国家卫生和计划生育委员会"十三五"规划教材
全国高等医药教材建设研究会"十三五"规划教材

全国高等学校药学类专业第八轮规划教材
供药学类专业用

U0292528

药物设计学

第 3 版

主　编　方　浩
副主编　杨晓虹　孟繁浩
编　者（以姓氏笔画为序）

方　浩（山东大学药学院）
刘宏民（郑州大学药学院）
李玉艳（中国药科大学）
李敏勇（山东大学药学院）
杨晓虹（吉林大学药学院）
张亮仁（北京大学药学院）
周虎臣（上海交通大学药学院）
孟繁浩（中国医科大学）
赵临襄（沈阳药科大学）
胡永洲（浙江大学药学院）
盛春泉（第二军医大学）

人民卫生出版社

图书在版编目（CIP）数据

药物设计学/方浩主编. —3 版. —北京：人民卫生出版社，2016

ISBN 978-7-117-21921-1

I.①药… Ⅱ.①方… Ⅲ.①药物-设计学-医学院校-教材 Ⅳ.①R914.2

中国版本图书馆 CIP 数据核字（2016）第 028643 号

| 人卫社官网 | www. pmph. com | 出版物查询，在线购书 |
| 人卫医学网 | www. ipmph. com | 医学考试辅导，医学数据库服务，医学教育资源，大众健康资讯 |

药物设计学

第 3 版

主　　编：方　浩

出版发行：人民卫生出版社（中继线 010-59780011）

地　　址：北京市朝阳区潘家园南里 19 号

邮　　编：100021

E - mail：pmph @ pmph. com

购书热线：010-59787592　010-59787584　010-65264830

印　　刷：北京汇林印务有限公司

经　　销：新华书店

开　　本：850×1168　1/16　印张：23

字　　数：633 千字

版　　次：2007 年 8 月第 1 版　　2016 年 2 月第 3 版
　　　　　2022 年 7 月第 3 版第 7 次印刷（总第 15 次印刷）

标准书号：ISBN 978-7-117-21921-1/R · 21922

定　　价：52.00 元

全国高等学校药学类专业本科国家卫生和计划生育委员会规划教材是我国最权威的药学类专业教材,于1979年出版第1版,1987—2011年进行了6次修订,并于2011年出版了第七轮规划教材。第七轮规划教材主干教材31种,全部为原卫生部"十二五"规划教材,其中29种为"十二五"普通高等教育本科国家级规划教材;配套教材21种,全部为原卫生部"十二五"规划教材。本次修订出版的第八轮规划教材中主干教材共34种,其中修订第七轮规划教材31种;新编教材3种,《药学信息检索与利用》《药学服务概论》《医药市场营销学》;配套教材29种,其中修订24种,新编5种。同时,为满足院校双语教学的需求,本轮新编双语教材2种,《药理学》《药剂学》。全国高等学校药学类专业第八轮规划教材及其配套教材均为国家卫生和计划生育委员会"十三五"规划教材、全国高等医药教材建设研究会"十三五"规划教材,具体品种详见出版说明所附书目。

该套教材曾为全国高等学校药学类专业唯一一套统编教材,后更名为规划教材,具有较高的权威性和较强的影响力,为我国高等教育培养大批的药学类专业人才发挥了重要作用。随着我国高等教育体制改革的不断深入发展,药学类专业办学规模不断扩大,办学形式、专业种类、教学方式亦呈多样化发展,我国高等药学教育进入了一个新的时期。同时,随着药学行业相关法规政策、标准等的出台,以及2015年版《中华人民共和国药典》的颁布等,高等药学教育面临着新的要求和任务。为跟上时代发展的步伐,适应新时期我国高等药学教育改革和发展的要求,培养合格的药学专门人才,进一步做好药学类专业本科教材的组织规划和质量保障工作,全国高等学校药学类专业第五届教材评审委员会围绕药学类专业第七轮教材使用情况、药学教育现状、新时期药学人才培养模式等多个主题,进行了广泛、深入的调研,并对调研结果进行了反复、细致的分析论证。根据药学类专业教材评审委员会的意见和调研、论证的结果,全国高等医药教材建设研究会、人民卫生出版社决定组织全国专家对第七轮教材进行修订,并根据教学需要组织编写了部分新教材。

药学类专业第八轮规划教材的修订编写,坚持紧紧围绕全国高等学校药学类专业本科教育和人才培养目标要求,突出药学类专业特色,对接国家执业药师资格考试,按照国家卫生和计划生育委员会等相关部门及行业用人要求,在继承和巩固前七轮教材建设工作成果的基础上,提出了"继承创新""医教协同""教考融合""理实结合""纸数同步"的编写原则,使得本轮教材更加契合当前药学类专业人才培养的目标和需求,更加适应现阶段高等学校本科药学类人才的培养模式,从而进一步提升了教材的整体质量和水平。

为满足广大师生对教学内容数字化的需求,积极探索传统媒体与新媒体融合发展的新型整体教学解决方案，本轮教材同步启动了网络增值服务和数字教材的编写工作。34 种主干教材都将在纸质教材内容的基础上，集合视频、音频、动画、图片、拓展文本等多媒介、多形态、多用途、多层次的数字素材，完成教材数字化的转型升级。

需要特别说明的是，随着教育教学改革的发展和专家队伍的发展变化，根据教材建设工作的需要，在修订编写本轮规划教材之初，全国高等医药教材建设研究会、人民卫生出版社对第四届教材评审委员会进行了改选换届，成立了第五届教材评审委员会。无论新老评审委员，都为本轮教材建设做出了重要贡献，在此向他们表示衷心的谢意！

众多学术水平一流和教学经验丰富的专家教授以高度负责的态度积极踊跃和严谨认真地参与了本套教材的编写工作，付出了诸多心血，从而使教材的质量得到不断完善和提高，在此我们对长期支持本套教材修订编写的专家和教师及同学们表示诚挚的感谢！

本轮教材出版后，各位教师、学生在使用过程中，如发现问题请反馈给我们（renweiyaoxue@163.com），以便及时更正和修订完善。

全国高等医药教材建设研究会

人民卫生出版社

2016 年 1 月

国家卫生和计划生育委员会“十三五”规划教材
全国高等学校药学类专业第八轮规划教材书目

序号	教材名称	主编	单位
1	药学导论（第 4 版）	毕开顺	沈阳药科大学
2	高等数学（第 6 版）	顾作林	河北医科大学
	高等数学学习指导与习题集（第 3 版）	顾作林	河北医科大学
3	医药数理统计方法（第 6 版）	高祖新	中国药科大学
	医药数理统计方法学习指导与习题集（第 2 版）	高祖新	中国药科大学
4	物理学（第 7 版）	武　宏	山东大学物理学院
		章新友	江西中医药大学
	物理学学习指导与习题集（第 3 版）	武　宏	山东大学物理学院
	物理学实验指导***	王晨光 武　宏	哈尔滨医科大学 山东大学物理学院
5	物理化学（第 8 版）	李三鸣	沈阳药科大学
	物理化学学习指导与习题集（第 4 版）	李三鸣	沈阳药科大学
	物理化学实验指导（第 2 版）（双语）	崔黎丽	第二军医大学
6	无机化学（第 7 版）	张天蓝	北京大学药学院
		姜凤超	华中科技大学同济药学院
	无机化学学习指导与习题集（第 4 版）	姜凤超	华中科技大学同济药学院
7	分析化学（第 8 版）	柴逸峰	第二军医大学
		邸　欣	沈阳药科大学
	分析化学学习指导与习题集（第 4 版）	柴逸峰	第二军医大学
	分析化学实验指导（第 4 版）	邸　欣	沈阳药科大学
8	有机化学（第 8 版）	陆　涛	中国药科大学
	有机化学学习指导与习题集（第 4 版）	陆　涛	中国药科大学
9	人体解剖生理学（第 7 版）	周　华	四川大学华西基础医学与法医学院
		崔慧先	河北医科大学
10	微生物学与免疫学（第 8 版）	沈关心	华中科技大学同济医学院
		徐　威	沈阳药科大学
	微生物学与免疫学学习指导与习题集***	苏　昕	沈阳药科大学
		尹丙姣	华中科技大学同济医学院
11	生物化学（第 8 版）	姚文兵	中国药科大学
	生物化学学习指导与习题集（第 2 版）	杨　红	广东药科大学

续表

序号	教材名称	主编	单位
12	药理学(第8版)	朱依谆	复旦大学药学院
		殷　明	上海交通大学药学院
	药理学(双语)★★	朱依谆	复旦大学药学院
		殷　明	上海交通大学药学院
	药理学学习指导与习题集(第3版)	程能能	复旦大学药学院
13	药物分析(第8版)	杭太俊	中国药科大学
	药物分析学习指导与习题集(第2版)	于治国	沈阳药科大学
	药物分析实验指导(第2版)	范国荣	第二军医大学
14	药用植物学(第7版)	黄宝康	第二军医大学
	药用植物学实践与学习指导(第2版)	黄宝康	第二军医大学
15	生药学(第7版)	蔡少青	北京大学药学院
		秦路平	第二军医大学
	生药学学习指导与习题集★★★	姬生国	广东药科大学
	生药学实验指导(第3版)	陈随清	河南中医药大学
16	药物毒理学(第4版)	楼宜嘉	浙江大学药学院
17	临床药物治疗学(第4版)	姜远英	第二军医大学
		文爱东	第四军医大学
18	药物化学(第8版)	尤启冬	中国药科大学
	药物化学学习指导与习题集(第3版)	孙铁民	沈阳药科大学
19	药剂学(第8版)	方　亮	沈阳药科大学
	药剂学(双语)★★	毛世瑞	沈阳药科大学
	药剂学学习指导与习题集(第3版)	王东凯	沈阳药科大学
	药剂学实验指导(第4版)	杨　丽	沈阳药科大学
20	天然药物化学(第7版)	裴月湖	沈阳药科大学
		娄红祥	山东大学药学院
	天然药物化学学习指导与习题集(第4版)	裴月湖	沈阳药科大学
	天然药物化学实验指导(第4版)	裴月湖	沈阳药科大学
21	中医药学概论(第8版)	王　建	成都中医药大学
22	药事管理学(第6版)	杨世民	西安交通大学药学院
	药事管理学学习指导与习题集(第3版)	杨世民	西安交通大学药学院
23	药学分子生物学(第5版)	张景海	沈阳药科大学
	药学分子生物学学习指导与习题集★★★	宋永波	沈阳药科大学
24	生物药剂学与药物动力学(第5版)	刘建平	中国药科大学
	生物药剂学与药物动力学学习指导与习题集(第3版)	张　娜	山东大学药学院

续表

序号	教材名称	主编	单位
25	药学英语(上册、下册)(第5版)	史志祥	中国药科大学
	药学英语学习指导(第3版)	史志祥	中国药科大学
26	药物设计学(第3版)	方　浩	山东大学药学院
	药物设计学学习指导与习题集(第2版)	杨晓虹	吉林大学药学院
27	制药工程原理与设备(第3版)	王志祥	中国药科大学
28	生物制药工艺学(第2版)	夏焕章	沈阳药科大学
29	生物技术制药(第3版)	王凤山	山东大学药学院
		邹全明	第三军医大学
	生物技术制药实验指导★★★	邹全明	第三军医大学
30	临床医学概论(第2版)	于　锋	中国药科大学
		闻德亮	中国医科大学
31	波谱解析(第2版)	孔令义	中国药科大学
32	药学信息检索与利用*	何　华	中国药科大学
33	药学服务概论*	丁选胜	中国药科大学
34	医药市场营销学*	陈玉文	沈阳药科大学

注:*为第八轮新编主干教材;**为第八轮新编双语教材;***为第八轮新编配套教材。

全国高等学校药学专业第五届教材评审委员会名单

顾　　问　　吴晓明　中国药科大学

周福成　国家食品药品监督管理总局执业药师资格认证中心

主 任 委 员　　毕开顺　沈阳药科大学

副主任委员　　姚文兵　中国药科大学

郭　姣　广东药科大学

张志荣　四川大学华西药学院

委　　员（以姓氏笔画为序）

王凤山　山东大学药学院　　　　　　　陆　涛　中国药科大学

朱　珠　中国药学会医院药学专业委员会　　周余来　吉林大学药学院

朱依谆　复旦大学药学院　　　　　　　胡　琴　南京医科大学

刘俊义　北京大学药学院　　　　　　　胡长平　中南大学药学院

孙建平　哈尔滨医科大学　　　　　　　姜远英　第二军医大学

李　高　华中科技大学同济药学院　　　夏焕章　沈阳药科大学

李晓波　上海交通大学药学院　　　　　黄　民　中山大学药学院

杨　波　浙江大学药学院　　　　　　　黄泽波　广东药科大学

杨世民　西安交通大学药学院　　　　　曹德英　河北医科大学

张振中　郑州大学药学院　　　　　　　彭代银　安徽中医药大学

张淑秋　山西医科大学　　　　　　　　董　志　重庆医科大学

　　《药物设计学》教材自 2007 年首版以来，曾于 2011 年成功进行了第 2 版修订。在前两届编委的努力下，本教材第 1 和第 2 版先后入选国家"十一五"和"十二五"规划教材，已在全国高等学校药学教育中产生了广泛而深远的影响。第 3 版教材在修订过程中，基本传承了第 2 版教材的总体思路，以化学生物学为主线，以药物发现为目标，将药物设计学的传统理论和方法与现代前沿科技相结合，力求保持教材的三基五性；同时，重点在部分章节中新增了案例分析或药物研发实例，旨在帮助学生更好地理解相关原理在药物研发过程中的应用。

　　与第 2 版相比，本版有关章节做了如下调整：①第五章更名为"基于核酸原理的药物设计"，并新增"表观遗传与药物设计"一节内容；②第六章更名为"基于代谢原理的药物设计"，将上版"孪药"一节移入第八章，并补充了"药物代谢与新药设计"的相关内容；③新增"第八章　基于分子杂合原理的药物设计"，该章整合上版教材第七章涉及"孪药"的内容，全面阐释了分子杂合原理与多靶点药物的设计策略；④上版"第八章　类药性及其在药物设计中的应用"调整至第十三章，以便学生按药物发现进程更好地理解类药性评价所涉及的术语或参数，避免相关章节重复介绍；⑤上版"第十一章　基于片段的药物分子设计"和"第十二章　基于受体结构的药物分子设计"合并为"第十一章　基于靶点结构的药物分子设计"；⑥第十四章的第四节改为"创新药物研发实例：托法替尼的发现"，展现了疾病治疗靶标从发现至药物上市的整个过程。

　　教材修订后共十四章。第一章是药物设计的生命科学基础；第二、第三章是细胞间的信号转导及内源性生物活性物质的调节机制与有关药物设计；第四、第五章是基于核酸代谢和酶促原理的抗代谢物和酶抑制剂类药物的研究与发现；第六至第八章主要介绍在药物研究与开发中较成熟且实用的前药原理、生物电子等排体原理、分子杂合原理及其药物设计方面的应用；第九、第十章是基于组合化学、化学基因组学原理的药物设计；第十一至第十三章是计算机辅助药物设计在先导化合物发现和类药分析中的作用；第十四章则介绍了新药开发的基本途径与方法，通过该章的学习，希望能使学生对新药从发现到开发上市的基本过程有一定的认识。

　　承蒙人民卫生出版社和原主编徐文方教授的推荐，让我主持该教材的修订工作，深感责任重大；同时也非常感谢各位编委在教材编写中给予的大力支持。中国医学科学院北京协和医学院药物研究所的郭宗儒教授在教材编写方面给予我们大力支持并提出许多宝贵的建议，在此特别感谢！

　　本教材修订后，力图在上版教材的基础上结合近年来上市药物和新药设计的最新进展，通过案例分析和拓展性阅读等方式，帮助学生更好地理解药物设计学的精髓和最新进展。由于水平所限，难免有疏漏和不当之处，敬请广大读者批评指正。

方　浩

2016 年 1 月

第一章 药物设计的生命科学基础

学习要求

1. 掌握生物靶点的分类及药物与生物靶点相互作用的化学本质。
2. 熟悉生物膜的基本结构与功能及物质转运机制与调节。
3. 了解生物大分子的结构与功能。

第一节 药物作用的生物靶点

与药物特异性结合的生物大分子统称为药物作用的生物靶点。这些靶点的种类主要有受体、酶、离子通道和核酸,存在于机体靶器官细胞膜上或细胞质内。迄今所发现的药物作用靶点总数约 500 个,其中还不包括抗菌、抗病毒、抗寄生虫药等作用靶点,其中受体尤其是 G 蛋白偶联受体(G protein-coupled receptor, GPCR)靶点占绝大多数。就目前上市的药物来说,以受体为作用靶点的药物约占半数,以酶、离子通道或核酸为作用靶点的药物约占三成,其余药物的作用靶点尚不清楚。但随着人类后基因组学研究的逐渐深入,新的药物作用靶点不断被发现。据估测人类全部基因序列中蕴藏的可作为药物作用靶点的功能蛋白有 5000 ~ 10 000 种。

一、生物靶点的分类

（一）以受体为靶点

药物与受体结合才能产生药物效应,理想的药物必须具有高度的选择性和特异性。选择性即要求药物对某种病理状态产生稳定的功效,而特异性是指药物对疾病的某一生理、生化过程有特定的作用,即要求药物仅与疾病治疗相关联的受体或受体亚型相结合。现已问世的几百种作用于受体的新药当中,绝大多数是 GPCR 激动剂或拮抗剂。例如治疗高血压的血管紧张素 Ⅱ 受体拮抗剂氯沙坦(losartan)、依普沙坦(eprosartan),中枢镇痛的阿片受体激动剂丁丙诺啡(buprenorphine)、布托啡诺(butorphanol),μ 受体激动剂阿芬他尼(alfentanil),抗过敏性哮喘的白三烯(leukotriene, LT)受体拮抗剂普鲁司特(pranlukast)和扎鲁司特(zafirlukast),以及抗胃溃疡的组胺 H_2 受体拮抗剂西咪替丁(cimetidine)、雷尼替丁等(ranitidine)。

近年来,受体的亚型及新受体不断地被发现和克隆表达,有关它们的生化、生理、药理性质也被相继阐明,为新药的设计和研究提供了更准确的靶点和理论基础。同时,也为降低药物的毒副作用作出了很大的贡献。现已知道,肾上腺能受体有 α_1、α_2、β_1、β_2、β_3 亚型,多巴胺受体有 D_1、D_2、D_3、D_4、D_5 亚型,阿片受体有 μ、δ、κ、ε、σ 亚型,组胺受体有 H_1、H_2、H_3 亚型,5-羟色胺受体有 $5\text{-}HT_{1A-F}$、$5\text{-}HT_{2A-C}$、$5\text{-}HT_3$、$5\text{-}HT_4$、$5\text{-}HT_5$、$5\text{-}HT_6$、$5\text{-}HT_7$ 亚型等。孤儿受体(orphan receptor)是指其编码基因与某一类受体家族成员的编码基因有同源性,但目前在体内还没有发现其相应的配基。孤儿受体的发现以及应用反向分子药理学(reverse molecular pharmacology)的方法建立孤儿受体筛选新药的模型,为新药开发提供了更多的有效手段。

（二）以酶为靶点

由于酶是催化生成或灭活一些生理反应的介质和调控剂,因此,酶构成了一类重要的药物

笔记

作用靶点。酶抑制剂通过抑制某些代谢过程,降低酶促反应产物的浓度而发挥其药理作用。理想的酶抑制剂类药物应该对靶酶有高度的亲和力和特异性,如果仅和靶酶反应而不与其他部位作用,则药物剂量可减小,毒性也可减轻。近年来,合理设计的酶抑制剂发展较快,目前世界上销售量最大的20个药物中有近一半为酶抑制剂。如降压药物的血管紧张素转化酶抑制剂(angiotension converting enzyme inhibitor,ACEI)、肾素抑制剂、调血脂药 HMG-CoA 还原酶抑制剂、非甾体抗炎药物中的环氧化酶-2(cyclooxygenase-2,COX-2)抑制剂、抗肿瘤药物中的芳构化酶抑制剂,以及抗前列腺增生治疗药中的 5α-还原酶抑制剂等。一氧化氮(nitric oxide,NO)作为生物体内的重要信使分子和效应分子,在心血管、神经和免疫系统方面具有重要的生理功能,但过量产生或释放能导致多种疾病的发生和发展。一氧化氮合酶(nitric oxide synthase,NOS)抑制剂可阻止 NO 过量生成,因此具有重要的治疗意义。NO 以及有关的 NOS 抑制剂的研究已成为生物医学和药学研究的前沿领域之一。

(三) 以离子通道为靶点

带电荷的离子通过离子通道出入细胞,不断运动并传输信息,是人体生命过程的重要组成部分。离子通道阻滞药和激活剂可以调节离子进出细胞的量,进而调节相应的生理功能,用于疾病的治疗。如生物碱藜芦碱 I(veratrine I)和动物毒素海葵毒素(palytoxin)等能引起 Na^+ 通道开启,而结构中具有胍基正离子的河豚毒素(tetrodotoxin)则阻滞 Na^+ 通道。I 类抗心律失常药奎尼丁(quinidine)、利多卡因(lidocaine)、美西律(mexiletine)、恩卡尼(encainide)、普罗帕酮(propafenone)等即为 Na^+ 通道阻滞药。作用于 Ca^{2+} 通道的药物有 1,4-二氢吡啶类、苯烷胺类和硫氮杂䓬类等;其中 1,4-二氢吡啶类硝苯地平(nifedipine)、尼卡地平(nicardipine)、尼莫地平(nimodipine)、氨氯地平(amlodipine)、非洛地平(felodipine)等主要用于心血管疾病,如高血压、心律失常、心绞痛等的治疗。这些药物主要通过抑制细胞外的 Ca^{2+} 跨膜内流而产生效应。作用于 K^+ 通道的药物主要为 K_{ATP} 激动剂和拮抗剂,如治疗 2 型糖尿病的甲苯磺丁脲(tolbutamide)、格列本脲(glibenclamide)、格列吡嗪(glipizide)等磺酰脲类药物为 K^+ 通道拮抗剂,而尼可地尔(nicorandil)和吡那地尔(pinacidil)是 K^+ 通道激动剂,主要用于高血压、心绞痛的治疗。III 类抗心律失常药物多为 K^+ 通道拮抗剂,如胺碘酮(amiodarone)、索他洛尔(sotalol)以及多非利特(dofetilide)等。

(四) 以核酸为靶点

人们普遍认为肿瘤的癌变是由于基因突变导致基因表达失调并导致细胞无限增殖所引起的。因此,可将癌基因作为药物设计的作用靶点,利用反义技术(antisense technology)抑制癌细胞增殖。反义技术是指用人工合成的或天然存在的寡核苷酸,以碱基互补方式抑制或封闭靶基因的表达,从而抑制细胞增殖。但这种反义寡核苷酸的脂溶性较差,不易跨膜转运至细胞内,且易受核酸酶水解。为克服上述缺点,人们致力于它的结构修饰,并已取得了一定进展。

以已知的抗肿瘤药物为先导物,以 DNA 为靶点设计新的抗癌药物也正在开展。现已知道,放线菌素 D(dactinomycin D)和多柔比星(doxorubicin)等抗癌药是以嵌入的方式与 DNA 分子相互作用,因此分子的体积不能太大,以直径为 120nm 的球体最佳。以此为依据设计的新化合物将有利于化合物插入 DNA 分子中,破坏 DNA 结构,干扰其基因表达过程,达到抗肿瘤之目的。

二、生物大分子的结构与功能

结构特异性药物剂量很小就能产生强大的药理效应,证明靶细胞膜上有与药物发生特异性结合的受体。越来越多的受体已被鉴定为具有特殊生物学功能的蛋白质和核酸,这些受体大部分是细胞膜上具有三、四级结构的弹性内嵌蛋白质和细胞质内的可溶性蛋白质三维实体及 DNA 和 RNA 生物大分子。了解这些生物大分子的结构与功能是进行合理药物设计的关键。

（一）生物大分子结构方面的特征与共性

1. 具有多种单体的高聚物

（1）蛋白质多肽链的一级结构：蛋白质多肽链的一级结构是指以许许多多的氨基酸分子为基本单位,靠分子中的羧基和另一分子中的氨基脱水形成酰胺键（肽键）而连接起来的链状高聚物,通常称为多肽。多肽有 3 种不同形式:无分支开链多肽、分支开链多肽和环状多肽。一级结构基本上是指多肽链中氨基酸的种类和排列顺序,同时也指链内或链间二硫键的位置等。蛋白质多肽链的一级结构是在遗传基因（gene）的指导下有秩序地组成的,是由遗传基因所决定的。

（2）DNA 和 RNA 多聚核苷酸链的一级结构:不同的核酸分子是以许多的单核苷酸（单体）为基本单位,通过一个核苷酸的戊糖与另一个核苷酸的磷酸在聚合酶的作用下形成 3′,5′-磷酸二酯键,并按照不同的排列顺序聚合串联而成的长链大分子。这种排列顺序有着极其重要的生物学意义,是物种遗传的基础。

（3）多糖:多糖是由很多单糖脱水缩合而成的长链状结构的糖苷,在生物有机界中分布最广,是生物体重要的组成成分和主要的供能物质。多糖又可分为同多糖与杂多糖两类。同多糖由若干相同的单糖分子缩合而成,如纤维素、淀粉和糖原等,其完全水解后可产生若干相同的单糖分子;杂多糖则由若干个不同的单糖和糖的衍生物缩合而成,例如黏多糖类,其完全水解后,可产生若干不同的糖和糖的衍生物。有若干多糖是以与蛋白质结合成糖蛋白的形式存在的,在细胞膜表面构成了药物作用的特异性受体。

以上 3 种生物大分子物质的构成方式如图 1-1 所示。

2. 具有多层次结构

（1）蛋白质的三维空间结构:通过 X 射线晶体衍射法的研究发现,组成蛋白质的多肽链并不是伸直展开的,而是折叠、盘曲成一定的空间构象。蛋白质分子中除了具有肽键外,还有许多其他弱相互作用,如离子键、氢键、二硫键和疏水键等（图 1-2）。通过这些弱相互作用,多肽链上距离较远的那些基团相互吸引,使多肽链折叠盘曲成一定的形状,构成了蛋白质的二、三、四级结构。所以,蛋白质分子中的弱相互作用在稳定蛋白质的三维空间构象方面有着重要作用。

蛋白质的二级结构是指肽链本身有规律性的三维结构。这主要是指每一条多肽链本身的线性顺序中位置比较接近的氨基酸残基间所形成的立体结构,是由肽键中的羰基（O ═C）与亚氨基（—NH）之间形成氢键（NH—O ═C）来维系的。如果氢键出现子链间,则形成 α-螺旋结构（α-helix,图 1-3）;如果氢键出现于链间,则形成 β-折叠结构（β-plated sheet,图 1-4）。

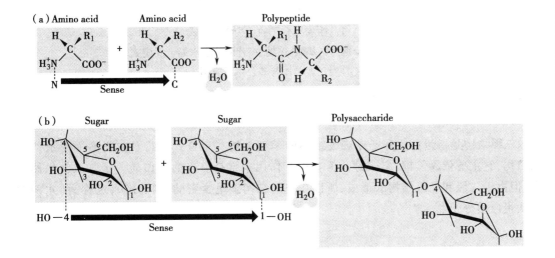

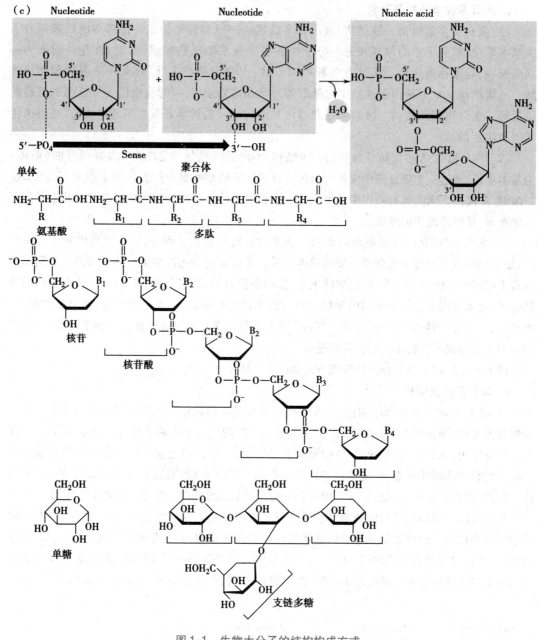

图1-1　生物大分子的结构构成方式

（a）、（b）、（c）分别为氨基酸、单糖、核苷酸的脱水缩合反应式，

（d）为三者单体与综合体对应图

　　三级结构是指蛋白质分子在二级结构的基础上按一定方式再行盘曲折叠而形成的空间结构，它主要依靠氢键、离子键及疏水相互作用来维持。有的蛋白质分子其肽链虽然很多，但由于二级和三级结构的形成，所以在空间结构上呈紧密的球状分子，也称为"水溶性球状蛋白质分子"。

笔记

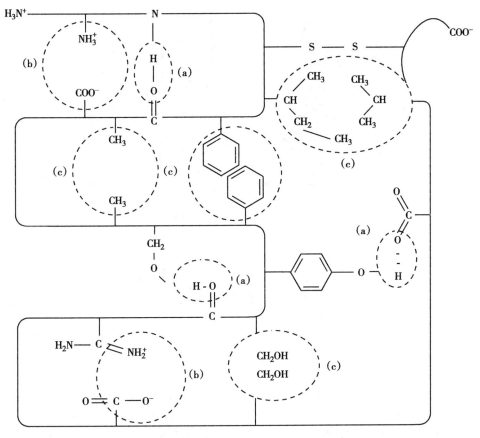

图 1-2　几种稳定蛋白质结构的弱相互作用的类型
(a)氢键;(b)离子键;(c)疏水相互作用

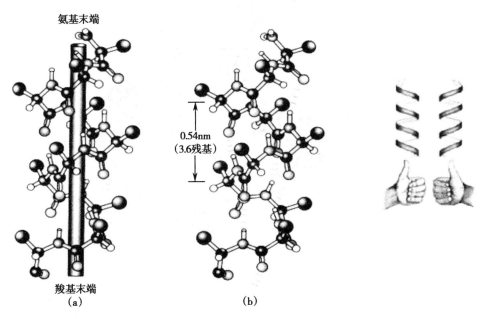

图 1-3　蛋白质多肽链的 α-螺旋结构示意图

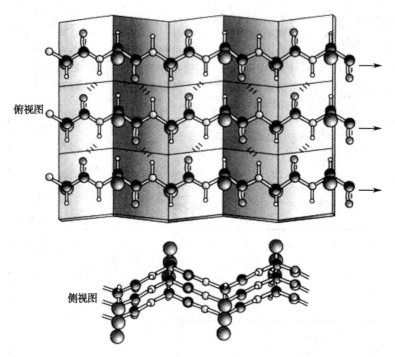

俯视图

侧视图

图 1-4 蛋白质的 β-折叠结构示意图

　　某些结构复杂的大分子蛋白质含有许多小的蛋白质单位,这种小的蛋白质单位也称为亚基。亚基与亚基之间借助弱相互作用聚合,构成一定的空间构象。这种含有多个亚基的蛋白质分子的空间结构就是四级结构,如图 1-5 所示。相比三级结构而言,四级结构是蛋白质分子更高一级的空间结构。

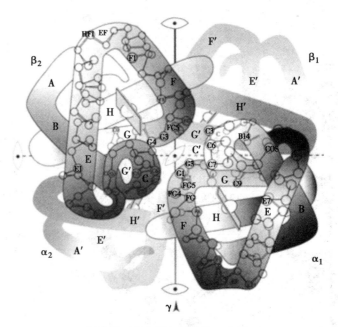

图 1-5 蛋白质四级结构示意图

　　蛋白质的分子结构一方面是与它所含有的氨基酸种类、数量及其在肽链中的排列顺序有关,另一方面也取决于多肽链所构成的空间结构,因此蛋白质分子的结构是非常复杂的。蛋白质结构的复杂性是其表现出生物活性多样性的重要原因。分子生物学的研究结果已证实,生物体的基因决定蛋白质分子一级结构中氨基酸的排列顺序,氨基酸的排列顺序又

笔记

将决定蛋白质分子的空间结构,而蛋白质的空间结构又可以影响生物体的生化反应和生理功能。

（2）DNA 与 RNA 的三维空间结构:无论是核糖核酸（RNA）还是脱氧核糖核酸（DNA）,都是通过某些化学键（如氢键）在一级结构的基础上使本来长链状的分子盘曲而形成全部双螺旋（DNA）或局部双螺旋（RNA）的二级空间结构,还能进一步形成超螺旋的高级结构。

1）DNA:每一个 DNA 分子是由两条互相裹绕着的（5′—3′;3′—5′）、走向相反的多聚核苷酸链所组成,脱氧核糖和磷酸排列在每条链的外侧,碱基在内侧。两条长链上的单核苷酸是相对的,每两个相对的单核苷酸中的碱基间通过氢键互补配对,其排列情况见图 1-6。DNA 分子中的两条链则被称为两条互补的链,链中因其互补碱基对的大小不一,所以在自然状态下并不形成两条平行排列的长链分子,而是"缠绕-轴向"盘旋成双股螺旋形的分子。由于碱基配对（互补）的特点,因此只要 DNA 分子中一条多核苷酸链的核苷酸排列顺序确定了,另一条链的核苷酸排列顺序也就随之而确定了。

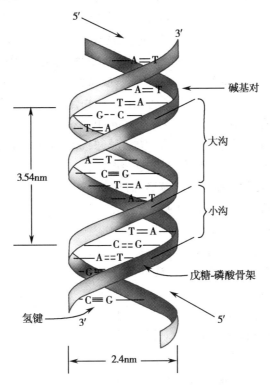

图 1-6　两条走向相反的 DNA 核苷酸链的碱基配对
关系和 DNA 分子双螺旋模式图

相对的碱基排列是有规律的,一般总是通过鸟嘌呤（G）与胞嘧啶（C）、腺嘌呤（A）与胸腺嘧啶（T）通过氢键互补配对（图 1-7）。这种特异性配对关系称为"互补原则",这种现象称为碱基互补,这种配对的碱基称为互补碱基对。

一个 DNA 分子的碱基对数目很多,一般少则数十个,多的可达数百万。如果一个 DNA 分子以 100 对碱基来计算,那么这 100 对碱基在分子中排列的可能方式就是 4100 种以上。这表明 DNA 分子是多种多样的,正是这些多种多样的 DNA 分子蕴藏着个体无数的遗传信息,并传给子代。也就是说,遗传信息就蕴藏在 DNA 分子上的许多碱基排列顺序中,DNA 分子的碱基排列顺序和碱基配对关系是生物物种遗传的基础。一个 DNA 分子上一部分结构发生细微的变化,就意味着遗传基因的突变。

2）RNA:RNA 是由与 A、G、C、U 等碱基与相应的各种核苷酸通过磷酸二酯键而形成的多核苷酸长链分子,以单链形式存在,但单链的 RNA 分子可通过自身回折而形成一定的空间构象。

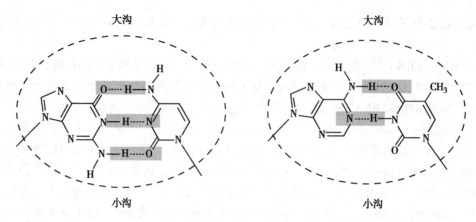

图 1-7 DNA 碱基配对及对应碱基之间的氢键模式图

这种回折的多核苷酸链中,腺嘌呤(A)与尿嘧啶(U)、鸟嘌呤(G)与胞嘧啶(C)之间分别相互配对,形成许多短的二、三级结构的局部双螺旋,其作用与蛋白质合成密切相关。参与蛋白质生物合成的 RNA 有 3 种:①mRNA,作为蛋白质生物合成的模板,将 DNA 中的遗传信息带到核糖体上作为蛋白质合成的模板,称为信使核糖核酸。②tRNA,作为氨基酸的搬运工具,将活化了的氨基酸转运到核糖体上 mRNA 的特定部位。每一种氨基酸均由一种或一种以上特异的 tRNA 转运,称为转运核糖核酸——核蛋白。③rRNA,作为蛋白质生物合成的场所,为核蛋白体的组成成分,可能是核蛋白体中蛋白质合成的装配机,也称为核蛋白体核糖核酸。

3 种 RNA 的功能不同,它们的空间结构也有差异,例如转运核糖核酸(tRNA)的核苷酸链均排列呈三叶草形。现已有近百个 tRNA 分子其一级结构已全部搞清,其二级结构都是呈三叶草形,而且其中有一半碱基形成碱基对。不同的 tRNA 分子结构有许多共同特征,可总结如下:①它们是含有 73~93 个核苷酸的单链;②一般每个分子中含有 7~15 个稀有碱基,这些稀有碱基通常是在核苷酸链形成之后由 A、G、C、U 甲基化或二甲基化而成,其功能尚不清楚;③它们的 5′末端是磷酸化的,一般为 pG 表示;④约有一半的碱基形成碱基对并形成双螺旋,有 5 组碱基不形成碱基对,它们是 3′CCA 末端区、TψC环(Ⅲ号环)、外臂区、双氢尿嘧啶环(Ⅰ号环)和反密码子环(Ⅱ号环);⑤它们的 3′末端碱基顺序是 CCA,活化的氨基酸即连接在 3′-OH 之上;⑥反密码子环含有 7 个碱基,处于中间的 3 个碱基是反密码子(图1-8)。

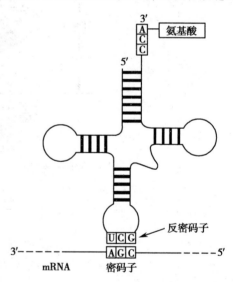

图 1-8 tRNA 的反密码子核苷酸序列
与 mRNA 密码子核苷酸序列结合模式图

tRNA 的立体构型现已阐明,为 L 形,并有两段螺旋区,每一段双螺旋约含 10 对碱基,并且互呈直角,因此分子形成 L 形。其中,连接氨基酸的 CCA 末端是 L 端,L 的另一端是反密码环,双 hU 环和 TψC 环形成 L 的角。C 末端及邻接螺旋与分子其他部分的相互作用不强,在氨基酸活化或蛋白质合成时可改变构型(图 1-9)。

生物大分子除了自身的结构层次外,还可和其他分子相互作用。羧肽酶、胰岛素等蛋白质含有锌,血红蛋白中含有铁,许多酶含有维生素或金属离子作为辅助因子。有些核酸和多糖也能和金属离子结合。多个酶蛋白构成一个酶系,不少蛋白质还可与核酸、多糖和脂质相互结合构成核蛋白、糖蛋白和脂蛋白。这些复合型生物大分子都有其特殊的生物学意义。值得一提的是,糖蛋白和脂蛋白对形成具有生物活性的生物膜结构特别重要,而生物膜则可认为是极其复杂的生物有机体的最简单、最基本的结构层次——亚细胞器的外层部分。以蛋白质为例,上述生物大分子的多层次结构如图 1-10 所示。

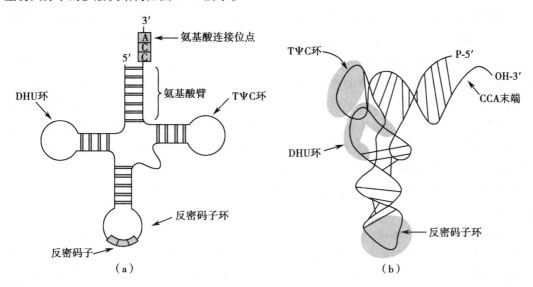

图 1-9 tRNA 的 L 形立体结构
(a)tRNA 二级结构;(b)tRNA 三级结构

3. 生物大分子结构的可变性

(1)一级结构的改变:生物大分子在体内合成后,往往需要经过某些"加工"才能变成具有特定结构和生物功能的分子。最早发现一些蛋白水解酶是以无活性的酶原形式被合成,经切断某些肽键或切去某些肽段而被激活。后来陆续发现不少激素和分泌蛋白都有更大的前体。不仅蛋白质,有些核酸也有大分子前体。这些无活性的前体在体内经剪裁和重组才能变成有生物活性的分子。例如糖蛋白上的某些糖链先是合成由 14 个糖基组成的糖链,再转移到蛋白上,而后切去 9 个糖基,并接上另外一些单糖,才成为有功能的糖蛋白。

"加工"的另一种方式是个别单体的化学修饰。例如胶原蛋白中的赖氨酸和脯氨酸在蛋白合成后被羟化为羟赖氨酸和羟脯氨酸,而另

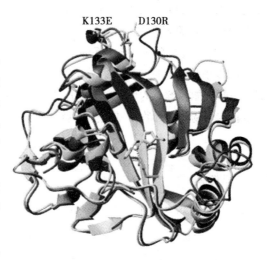

图 1-10 人体中碳酸酐酶 C 的三维结构模式图
图中的小球代表一个锌原子,箭头代表
β-片层结构,螺旋代表 α-螺旋结构

一些氨基酸则被甲基化或磷酸化等。有些核酸中的稀有碱基也是在生物大分子合成后经酶促反应修饰而成的。海藻酸等多糖的原始产物是同多糖,而后某些糖基结构发生改变,整个分子由同多糖变成异多糖。

第 3 种"加工"方式是接枝。在一些蛋白质或多糖的某些单体上可接上一些糖链、脂肪酸或肽链,使其变成具有分支结构的复合大分子。有些糖类还能进一步交联成网状结构。

(2)高级结构的改变:生物大分子的高级结构是靠分子内的非共价键来维系的,这些非共价键使分子中的很多基团不能自由转动。另一些多数在表面的基团因不参与非共价键的形成,自由度较大,可处于不停的热运动中。有些非共价键可因外来分子或周围环境的影响而改变,从而使生物大分子的局部空间构象有所改变。

笔记

有时,构象的改变和生物活性呈现密切相关。研究最多的是酶蛋白,在底物等诱导下空间构象发生改变,有利于催化反应的进行。酶反应的诱导契合学说就是以这种现象为依据,以经典的羧肽酶A为例,当底物的羧基和酶活性位点的145位精氨酸结合后,分子表面的248位酪氨酸摆动120°位移1.2nm,更接近底物中被水解的肽键,最终这一肽键被催化断裂。

变构效应是结构可变性的另一类型。某些分子作用于生物大分子的一定部位,可引起相距较远的另一部位空间构象的改变,进而起到调控作用。以血红蛋白与氧的结合为例,氧和血红蛋白4个亚基中的第1个结合就削弱了这个亚基和其他亚基的相互作用,使其他亚基更易于和氧结合。生物体合成某一化合物时,相应的酶系开始运转,一旦此化合物过剩,它本身就作为变构抑制剂使酶系中的某些关键性酶受到抑制,使合成过程中断。另外发现很多细胞表面的糖蛋白可作为外来信息的受体。一般认为携带信息的分子先和糖部分结合,然后再把信息传递到细胞内,而在信息传递过程中很可能存在着蛋白部分空间构象的改变。

(3)结构可变性的幅度:生物大分子结构的可变性是有限度的,超过一定限度就会引起其性质的改变(如溶解度降低等)和生物活性的丧失,通常称之为变性。由于变性是破坏有规则的高级结构,因此很多因素可引起生物大分子变性,如热、极端pH、高离子强度、破坏氢键的试剂(脲)以及各种表面活性物质都可引起生物大分子的变性。但是通过适当的途径除去这些因素,可使变性的生物大分子恢复天然构象,并呈现原有活性。例如很多脲变性的蛋白,可在除去脲后恢复活性;又如热变性的DNA突然冷却不能恢复天然构象,但慢慢冷却可重新形成双螺旋。

(二)生物大分子功能方面的特征与共性

1. 作用的专一性   生物大分子在机体内行使各种各样的功能,参与了形形色色的反应,它们行使的功能和参与的反应都有高度专一性,这就是药物小分子与生物大分子靶点相互作用并产生特定生物效应的物质基础。生物大分子的专一生物效应可以概括为表1-1。

表1-1   生物大分子的专一生物效应

类别		生物效应
蛋白质	酶	作为生物催化剂,催化特定生化反应的进行
	抗体	特异性识别并结合抗原
核酸		1种碱基仅能与特定的碱基形成氢键,实现配对;3个核苷酸组成的密码了仅能决定1种氨基酸
糖类		不同种类的糖链仅能识别特定的生物信号

生物大分子作用的高度专一性犹如锁与钥匙的配对。为什么生物体能制造出这么多配对的"锁"和"钥匙"?这是因为生物大分子是由多种单体组成的。核酸有4种单体,3个核苷酸构成1个密码子,决定1个氨基酸,这样共有64个密码子,远远超过了蛋白质中常见氨基酸的数目,以至于有些氨基酸对应了几个密码子。结构多变、功能纷繁且专一的蛋白质由20种单体组成。例如,胰岛素由51个氨基酸组成,如果以50个氨基酸为例,可能有20^{50}种不同的一级结构。由此可见,蛋白质完全能被制成千万种不同的"锁"和"钥匙"。

多年来,人们对糖类的兴趣越来越大,原因之一是大量事实证明生物体内的许多识别过程与糖类有关,诸如细菌和病毒对宿主细胞的黏着、同种细胞聚集形成特定的组织和器官、细胞对外来信息的识别等。糖类之所以能参与多种识别过程,全在于糖类的结构多变性。两个相同的氨基酸构成的二肽只有1种,而两个相同的单糖构成的二糖却有11种;三个不同的氨基酸可构成 6 种三肽,而构成的三糖却有 1056 种之多。不难推测,只要用少数几个单糖就可提供成千上万种不同的糖链,并以此作为生物体内专一识别过程中的一方。

2. **作用的配合与协调**　生物大分子的变构效应说明生物大分子中的各亚基之间或同一分子中的几个不同区域之间的相互关系。生物体内的成千上万种生物大分子更是相互配合,又彼此协调统一。生物体之所以是活的有机生命体,全在于这种协调统一。

生物体内存在着许多条"流水作业线",每条"流水线"都由多个生物大分子组成,它们各司其职,又相互配合,共同完成某一反应。例如肾上腺素通过肝细胞和肌细胞细胞膜受体、cAMP、蛋白激酶级联激活磷酸化酶,从而加速糖原分解。该过程中,前一步被活化的酶将在下一步反应中发挥催化作用。该"流水线"以图 1-11 表示。在这类体系中,不仅生产过程连续不断,而且生产速度越来越快,整个过程中有一种逐级放大的作用。

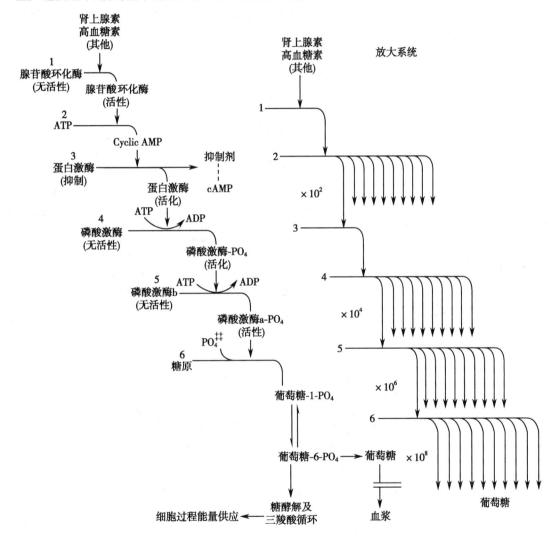

图 1-11　有关通过腺苷酸环化酶活化作用的各种活性物质的细胞放大图解

蛋白质的生物合成可分为转录、翻译等阶段,全过程则是一个极其复杂的调控过程,并有蛋白质、核酸等多种生物大分子参与。简言之,平时与 DNA 结合的调节蛋白在外来因素的作用下从 DNA 上脱落并开始转录 mRNA,后者进入核糖体。在生长因子、氨基酸激活酶、tRNA 等多种蛋白质、核酸和酶的协作下,氨基酸被缩合成蛋白质并在生物体内的特定部位行使功能。该过程中的某些产物又可进一步调节蛋白的构象改变,重新和 DNA 结合,导致转录停止并终止蛋白质的生物合成。引起和终止细胞内蛋白质生物合成的信息往往来自于细胞外,接收这些信息的受体则是细胞表面的含糖或含脂质的蛋白质生物大分子。

第二节   药物与生物大分子靶点的相互作用

一、药物与生物大分子靶点相互作用的化学本质

药物分子和靶点的结合除静电相互作用外,主要是通过各种化学键连接,形成药物-靶点复合物。下面讨论药物与靶点间可能产生的几种化学键的情况。

（一）共价键结合

共价键是药物和靶点之间产生的最强相互作用,一旦形成将不易断裂,属于不可逆性结合。在外部介质中,只有当加热和使用活性较大的化学试剂时大部分共价键才能开裂。例如某些有机磷杀虫药、胆碱酯酶抑制剂和烷化剂类抗肿瘤药都是通过与其作用的生物靶点间形成共价键结合而发挥作用的(图1-12)。

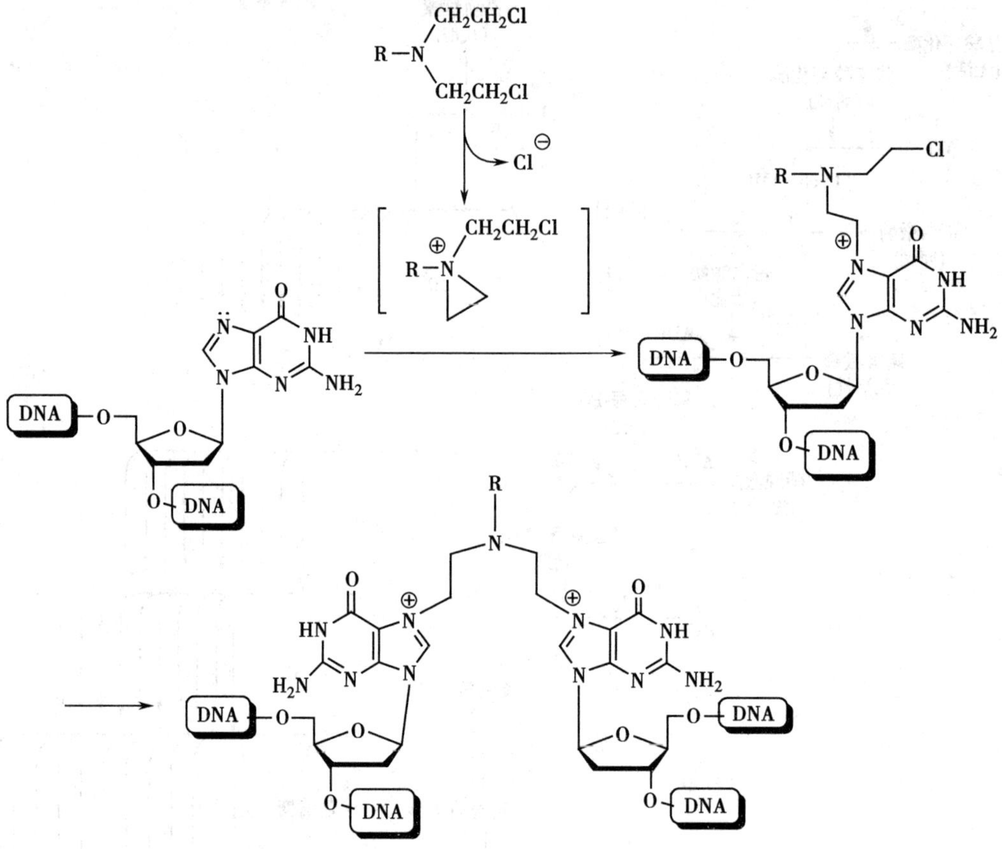

图1-12   烷化剂和DNA双螺旋碱基间的共价键结合

β-内酰胺类抗生素也是通过共价键作用发挥药效(图1-13)。青霉素(penicillin)的抗菌机制是通过与转肽酶生成共价键,阻断细菌细胞壁的合成。该药一旦到达靶点结合部位,其结构中的β-内酰胺环反应活性高,易与转肽酶活性位点发生反应形成共价键,导致转肽酶失活。

（二）非共价键的相互作用

药物与生物大分子靶点之间形成不可逆的共价键,对于杀灭病原微生物和肿瘤细胞等情况通常效果明显。但是对于多数作用于人体内生物大分子靶标的药物而言,药物和靶点之间的持久作用是非常有害的。多数情况下,临床使用的药物与其生物大分子靶点之间的相互作用是建立在弱相互作用的基础上。这些弱相互作用一般是非共价键,包括离子键、氢键、疏水相互作用等。

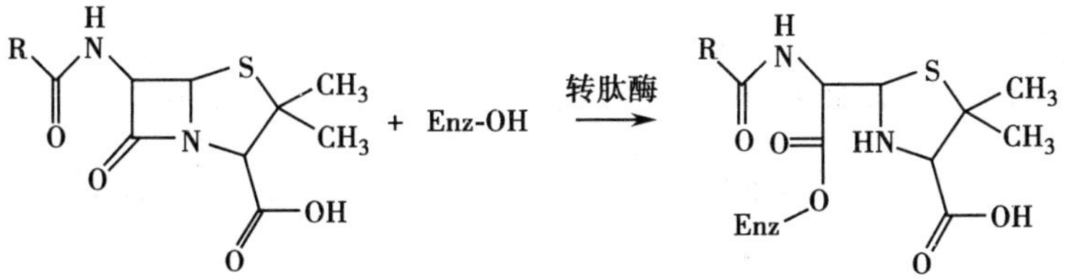

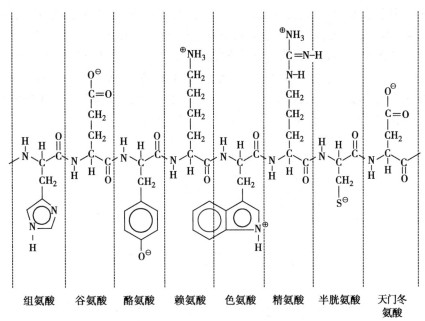

图 1-13　青霉素类抗生素与转肽酶的共价键结合

例如在生理 pH 条件下,药物分子中的羧基、磺酰氨基和脂肪族氨基等基团均呈电离状态,季铵盐在任何 pH 时都呈电离状态。大多数带电荷的药物为阳离子,少数为阴离子。另一方面,主要由蛋白质构成的生物大分子靶点其分子表面也有许多可以电离的基团,如精氨酸和赖氨酸的碱性基团,在生理 pH 时全部质子化,生成带正电荷的阳离子。组氨酸的咪唑环、色氨酸的吲哚环也可以质子化,但程度较低,视环境条件而异。天门冬氨酸和谷氨酸的酸性基团在生理 pH 时通常完全电离,生成阴离子基团(图 1-14)。药物结构的离子化基团可与生物大分子靶点中带相反电荷的离子形成离子键。药物-靶点之间形成的这种离子键的结合是非共价键中最强的一种,是药物-靶点复合物形成过程中的第一个结合点。其他尚有多种非共价键形式,在药物-靶点相互作用过程中起着重要的作用。药物-靶点间相互作用的非共价键类别见表 1-2。

图 1-14　带有电荷的蛋白多肽链

表 1-2　药物-靶点相互作用的非共价键类别

键型	键能(kJ/mol)	实例
加强的离子键	-40	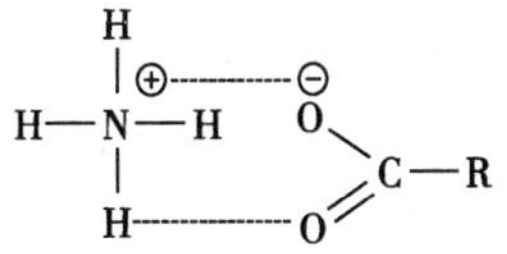
离子键	-20	
离子-偶极	-(4~30)	
偶极-偶极	-(4~30)	

续表

键型	键能（kJ/mol）	实例
氢键	– （4~30）	=O —— $HO^{\ominus}$
电荷转移	（4~）	
疏水相互作用	– 4	
范德华力	– （2~4）	

　　生物大分子靶点多数是蛋白质，从蛋白质分子的空间结构看，电荷密度分布是不均匀的。如果一个药物分子结构中的电荷分布正好与其特定靶点区域相适应，那么药物的正电荷（或部分正电荷）与生物大分子靶点的负电荷（或部分负电荷）产生静电引力，使药物与靶点相互接近；反之亦然。当接近到一定程度时，药物分子结构可以与生物大分子靶点通过其他弱相互作用结合。有些药物分子还可以与靶蛋白中的金属离子形成配位键，进而实现两者的结合。此外，药物分子中的疏水结构可能与靶蛋白中的疏水残基在水相中具有避开水而相互聚集的倾向，从而产生疏水相互作用。图 1-15 表示药物分子与靶点的结合模型。

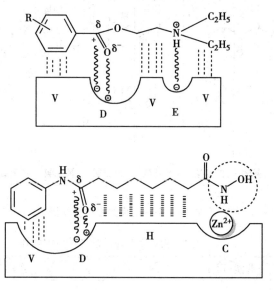

图 1-15　抗肿瘤药物 SAHA 和局部麻醉药分子与不同靶点的相互作用模型
C:配位键；D:偶极相互作用；E:离子键；H:疏水相互作用；V:范德华力

二、药物与生物靶点相互作用的适配关系

（一）药物与靶点的互补性

　　药物作用的靶点通常是具有高级三维结构的生物大分子中的一个小的区域，在三维空间上它具有一定的特异性。生物大分子靶点与结构特异性药物的结合会引起整个大分子的构象变化，生成一种适合发挥生物效应的构象。

笔记

　　在结构特异性药物与靶点的相互作用中有两点是特别重要的,一是药物与靶点分子中电荷的分布与匹配,二是药物与靶点分子中各基团和原子的空间排列与构象互补。药物与靶点的互补性程度越大,则其特异性越高,作用越强,该互补性随着药物-靶点复合物的形成而增高。药物分子中取代基的改变、手性中心的变化均可引起与靶点相互作用的活性基团的空间构象发生变化,从而改变药物-靶点复合物的稳定性,进而影响药效的强弱。

　　分析吗啡(morphine)和合成镇痛药的化学结构,可见有如下特点:①分子中存在一个平坦的芳环结构;②一个碱性中心,并能在生理 pH 条件下大部分电离为阳离子;③含有哌啶或类似于哌啶的空间结构,而烃基部分在立体构型中,突出于平面的前方。因此,从该镇痛药的共同结构特征,可以总结出镇痛药的受体作用图像。早期提出了吗啡类镇痛药与其受体相嵌互补的三点结合受体图像,所设想的靶点相对应的包括三个部分:①一个平坦的结构,可以和药物的苯环通过范德华力结合;②一个阴离子部位,能和药物的正电中心结合;③一个方向合适的口袋,与哌啶环相适应(图 1-16)。

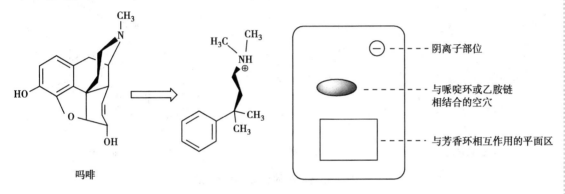

图 1-16　吗啡类镇痛药的结构特征与相应靶点的互补关系

　　酸性非甾体抗炎药的共同结构特征是:①有一个可解离的酸性基团;②芳环平面结构;③与芳环非共平面的取代基。与其相适应的靶点模式如图 1-17 所示。

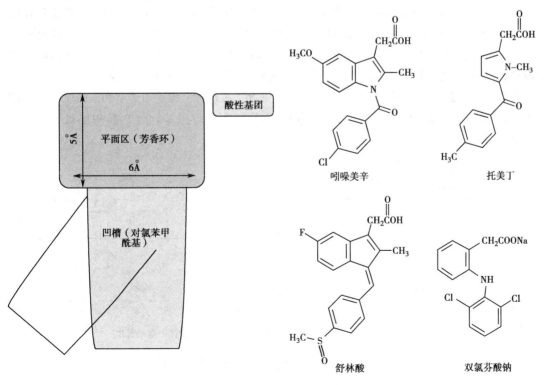

图 1-17　酸性非甾体抗炎药的结构特征与相应靶点的互补关系

（二）影响药物与靶点结合的立体化学因素

生物大分子靶点通常都有特定的三维空间结构，因此药物与靶点的相互作用过程中，发生相互作用的原子或基团之间的距离能够显著影响药物与靶点作用力的强弱。通常药物的立体化学性质能显著影响其生物活性，下面主要从几何异构和光学异构两个方面进行简述。

顺反异构是由双键或环等刚性或半刚性系统导致分子内旋转受到限制而产生的。顺反异构体的理化性质和生理活性都有较大的差异，如己烯雌酚（diethylstilbestrol）的顺式和反式构型在生物活性上有很大区别（图 1-18）。雌激素的构效关系研究发现，两个羟基氧原子之间的距离与其生物学活性密切相关，而甾体母核对雌激素并非必需结构。人工合成的反式己烯雌酚中，两个羟基的距离是 1.45nm，这与雌二醇（estradiol）两个羟基的距离近似，表现出较强的生理活性；顺式己烯雌酚中羟基间的距离为 0.72nm，作用大大减弱。

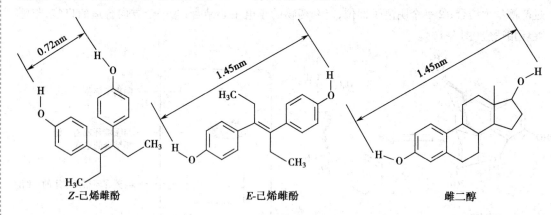

图 1-18　己烯雌酚的顺反异构示意图

存在光学异构体的药物，不同构型的光学异构体的药理作用可能相同，也可能不同。例如左旋和右旋氯喹（chloroquine）具有相同的抗疟活性。但许多药物的不同光学异构体的生物活性并不相同，例如 R-（-）-异丙基肾上腺素（isoproterenol hydrochloride）作为支气管舒张剂，比 S-（+）-异丙基肾上腺素强 800 倍；R-（-）-去甲肾上腺素（norepinephrine）的支气管舒张作用比 S-（+）-去甲肾上腺素强 70 倍；R-（-）-肾上腺素的血管收缩作用比 S-（+）-肾上腺素（adrenaline）强 12～20 倍；S-（+）-乙酰基-α-甲基胆碱对痛风的作用比 R-（-）-异构体高约 200 倍。药物中光学异构体活性的差异反映了药物与靶点结合时较高的立体要求。一般认为，这类药物需要通过三点与靶点结合。如图 1-19 中 R-（-）-肾上腺素通过下列三个基团与受体在三点结合：①氨基；②苯环及其两个酚羟基；③侧链上的醇羟基。而 S-异构体只能有两点结合。

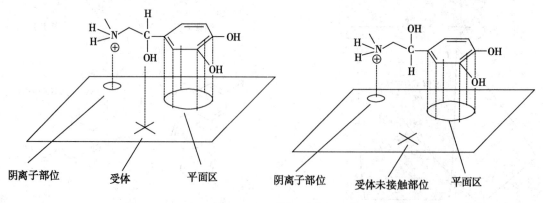

图 1-19　R-（-）-和 S-（+）-肾上腺素与受体结合示意图

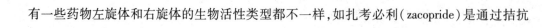

有一些药物左旋体和右旋体的生物活性类型都不一样，如扎考必利（zacopride）是通过拮抗

5-HT_3 受体而起作用,为一类新型的抗精神病药。深入的研究证明,(R)-异构体为 5-HT_3 受体拮抗剂,而(S)-异构体则为 5-HT_3 受体激动剂。又如$(-)$-依托唑啉(etozolin)具有利尿作用,$(+)$-依托唑啉-则有抗利尿作用(图 1-20)。这类药物中,一个对映体能抵消另一对映体的部分药效。

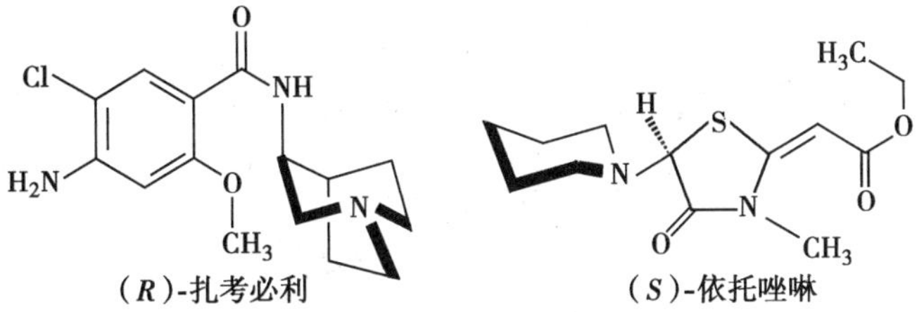

图 1-20　扎考必利的(R)-异构体和依托唑啉的(S)-异构体

光学异构体药物的两个对映体在活性上的表现可有作用完全相同、作用相同但强度(有无或大小)不同、作用方式不同等几种类型,据研究认为这与药物的手性中心在靶点结合中的部位有关。如药物的手性中心不在靶点结合的部位,则对映体的作用完全相同;如药物的手性中心在靶点结合的部位,则对映体或者作用强弱不同,或者作用方式不同,如由抑制剂变成了激动剂。作用方式不同的对映体应该拆分后供药用。

不同光学活性的药物,不仅表现在与生物大分子靶点的相互作用不同,而且还可能影响药物进入机体后的吸收、分布和排泄过程。例如胃肠道对 D-葡萄糖、L-氨基酸、S-甲氨蝶呤(methotrexate)和 L-$(+)$-维生素 C 等有立体选择性,可优先吸收、主动转运。在药物代谢过程中代谢酶对药物的立体选择性也可导致代谢差异,代谢酶系多为具有光学识别作用的大分子,通过对底物的立体识别性作用,造成代谢速率和药效、毒性的差异。

三、药物与靶点相互作用的基本理论

药物小分子与生物大分子靶点结合后,可引起生物大分子靶点的构象变化,进而产生药理活性。结构特异性的药物,在剂量很小时就能产生强大的药理效应。例如哇巴因(ouabain)的有效剂量只能覆盖心室肌 2.5% 的细胞表面,而乙酰胆碱(acetylcholine)的有效剂量也只能覆盖心室肌细胞表面的 0.016%。这说明结构特异性药物并非作用于机体的所有分子表面,而仅仅是作用于机体特定部位的生物大分子靶点。有关药物-靶点之间的相互作用,曾有过不同的学说。这些研究工作为从分子水平上阐明药物-靶点相互作用的机制提供了理论基础。

（一）占领学说

占领学说(occupation theory)系由 Clark 和 Gaddum 等首先提出的,认为药理效应与靶点被药物结合的数量成正比,而且这种结合是可逆的,其剂量与效应的关系符合质量作用定律(mass action law)。即：

$$[R] + [D] \frac{K_1}{K_2} [RD] \rightarrow E$$

式中,$[D]$ 代表药物浓度,$[R]$ 代表未结合的自由靶点浓度,$[RD]$ 代表药物-靶点复合物浓度,E 代表药理效应,K_1 和 K_2 分别代表药物与受体结合和解离的速率常数。根据这一学说,单位体积内的靶点总数 $[Rt]$ 和药物浓度决定靶点被药物占领的数量。在一定条件下,这个数量取决于药物与靶点的亲和力。即占领的靶点数量越多,则药物的效应越强;若全部靶点被占领,则药效将达到最大。因此,药物的效应 E 与 $[RD]$ 成正比。平衡时：

$$K_1[R][D] = K_2[RD]$$

$$\frac{K_1[R][D]}{K_2[RD]} = KD \qquad\qquad （式 1-1）$$

笔记

式中,KD 为药物-靶点复合物解离常数,令受体总数为 Rt,故:

$$[Rt] = [R] + [RD]$$

$$[R] = [Rt] - [RD]$$

代入式(1-1):

$$KD = \frac{([Rt] - [RD])[D]}{[RD]}$$

$$[RD]KD + [RD][D] = [D][Rt]$$

$$[RD] = \frac{[Rt][D]}{KD + [D]} = \frac{[Rt]}{\frac{KD}{[D]} + 1}$$

$$\frac{[RD]}{[Rt]} = \frac{1}{\frac{KD}{[D]} + 1} = E \qquad\qquad （式1-2）$$

式(1-2)表明,在药物浓度[D]一定的条件下,被占领受体的浓度[RD]和解离常数 KD 的倒数成正比。KD 的倒数即代表亲和力,因此说,被占领的靶点数与亲和力成正比。随后这一学说由 Stephenson 和 Ariens 做了补充和修正,其要点如下:

1. 药物产生最大效应不须占领全部靶点,而只须占领全部靶点的 1/1000~1/100,其余靶点是剩余的。

2. 药物和靶点的结合能力并不代表其引起效应的能力,前者称为结合力或亲和力(affinity),后者称为内在活性(intrinsic activity)。亲和力和内在活性均大者是激动剂(agonist),亲和力大而无内在活性者是拮抗剂(antagonist),介于两者之间的是部分激动剂(partial agonist)。

按 Ariens-Stephenson 学说,激动剂和拮抗剂都对受体具有强大的亲和力,这种强大的亲和力使它们能够形成药物-靶点复合物。但只有在空间构象和电荷分布上与受体互补和匹配,使两者紧紧嵌合在一起,进而发生电荷转移,引起受体构象的改变,并随之产生一定程度的生理效应,此为激动剂的作用特点;反之,虽然能与靶点结合形成复合物,但只占据了激动剂与靶点的结合部位,并不引起受体构象的改变,此为拮抗剂的作用方式。一般来说,拮抗剂对受体具有强大的亲和力,但缺乏内在活性,可用它们来对抗具有较大内在活性的内源性活性物质,见表1-3。

表 1-3   某些激动剂及其竞争性拮抗剂的结构-活性关系

靶点	激动剂		拮抗剂	
	N-甲基组胺	吡唑-3-乙胺	对甲苯海拉明	氯吡胺
组胺受体				
	去甲肾上腺素	去氧肾上腺素	酚苄明	酚妥拉明
肾上腺素受体				

（二）诱导契合学说

Koshland 等人提出的诱导契合学说(induced-fit theory)认为,受体也和酶一样,它们作用部位的蛋白质弹性三维实体具有较大的柔性,当特定的药物与受体接触时,由于分子间的各种键力如离子键、氢键、疏水键和范德华力等的相互影响,诱使受体作用部位的构象可逆性改变,因而与药物更相适应地契合,进而使整个受体分子的构象呈可逆性改变,引起相邻部位酶的活性改变或引发生化反应,从而产生相应的药理效应(图1-21,图1-22)。

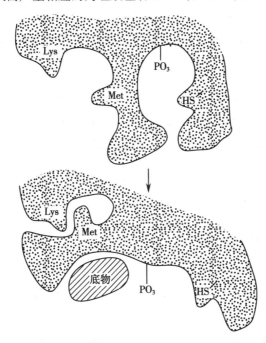

图 1-21 葡萄糖磷酸异构酶的构象改变

由于底物的诱导作用,该酶发生了巯基(—SH)暴露、磷酸根移位等构象变化。

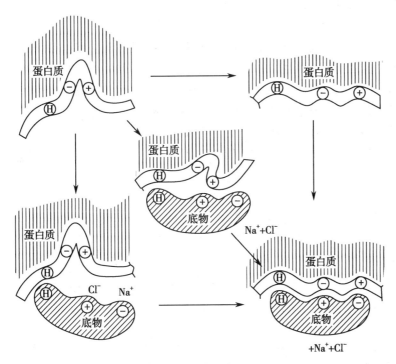

图 1-22 底物诱导酶产生构象变化

图中的Ⓗ、⊕和⊖代表在蛋白质链、底物分子以及溶液离子间的疏水键和静电吸引。
所形成的复合物能解离,蛋白质通过展开过程重新折叠成原有的构象因此,如果药物与靶点结合形成一种构象,使药物结合不太牢固而易于解离,则是一种激动剂;如果复合作用的结果并不导致构象变化,并且结合得较稳定,则是一种拮抗剂。影响受体生物大分子与药物小分子产生诱导契合作用的主要因素有:①主要引力是疏水键、离子键、氢键,以及螯合作用;②主要斥力是静电排斥和空间位阻;③蛋白质的三维空间结构决定这些力在特有情况下作出不同的组合;④蛋白质中氨基酸的排列顺序在决定其三维空间结构时起主要作用;⑤仅有一小部分氨基酸的残基直接决定相互作用的特异性,但某些远离活性部位的残基在决定必需氨基酸的空间结构中也起一定作用。

(三)变构学说

Karlin 等提出的药物-靶点作用的变构学说(allosteric theory)认为,无论药物是否存在,靶点本身就有两种构象状态:一种是松弛型构象 R,另一种是紧密型构象 T,它们和药物的结合部位大体相似,但微观解离常数不一样,可用下列反应式表示:

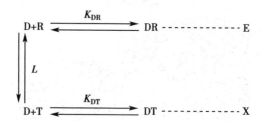

D 代表药物,K_{DR} 是 DR 的微观解离常数,K_{DT} 是 DT 的微观解离常数,L 是没有药物存在时 R 与 T 之间的平衡常数。

当 D 为激动剂时,和 R 的亲和力大,K_{DR} 较小,促使更多的 T 转化为 R;相反,当 D 为拮抗剂时,和 T 的亲和力大,K_{DT} 较小,促使更多的 R 转化为 T。药物的效应和 R 在整个靶点数目中所占的比例成正比。激动剂和拮抗剂可作用在靶点上相同的结合部位,产生竞争性拮抗;也可作用在靶点上不同的结合部位,通过变构作用相互消长。

(四)速率学说

速率学说(rate theory)系由 Paton 提出,认为药物作用并不取决于被占领靶点的数量,而取决于单位时间内药物与靶点接触的总次数。并认为一个激动剂与受体结合后能很快分解,使受体恢复自由,然后又和药物分子形成新的结合,每一次结合就为药理效应构成一个刺激"量子",因而药理效应的强弱与形成这种结合物的结合速率及解离速率成正比。结合速率及解离速率均快的药物为激动剂,在单位时间内可产生若干脉冲,触发靶点发生构象改变;结合速率快而解离速率慢的则为拮抗剂,它们与靶点结合较牢固,脱离靶点比较困难;至于部分激动剂的解离速率与结合速率则介于两者之间。

(五)大分子微扰学说

大分子微扰学说由 Belleaw 提出,其基本观点与诱导契合学说相似,认为药物(或底物)与生物大分子相互作用时,会对生物大分子产生微扰作用,即药物对生物大分子的构象发生扰动,使两者有更好的互补性和适配性。这一变化与体系的相对自由能有关。药物对生物大分子的微扰作用分成两种:①特异性构象微扰,是激动剂与生物大分子的结合;②非特异性构象微扰,是拮抗剂与生物大分子的结合。

(六)二态模型的占领-活化学说

1979 年 Ariens 和 Miranda 提出了二态模型的占领-活化学说,把激动剂和拮抗剂对受体的作用区别为在同一个分子上的两个不同的作用点。未被药物占领的靶点有两种状态:一种是静息态,另一种是活化态,两者之间存在着动态平衡。激动剂对活化态受体有较高的亲和力,使平衡向生成活化态的方向移动;而拮抗剂对非活化态受体具有较高的亲和力,使平衡向生成非活化态的方向移动。

笔记

以上各种学说从不同角度说明了药物-受体作用的一些现象,也为今后进一步从分子水平研究和阐明药物-受体相互作用奠定了基础。

第三节 生物膜与药物的跨膜转运

一、生物膜的基本结构与功能

（一）生物膜的基本结构

近年来,利用电镜、X射线衍射和冷冻蚀刻等微观方法的分析观察,不断深化了对生物膜超微结构的认识。生物膜不仅具有一定的结构排列,而且有非常精细的各种功能布局。它的基本模式目前被广泛承认的是流动镶嵌学说:以液晶态的脂质双层为基质,镶嵌和穿插着可以活动的球状蛋白质团块或微丝、微管等,其共同组成生物膜(图1-23、图1-24)。

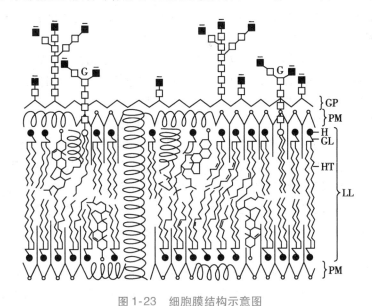

图 1-23 细胞膜结构示意图

LL:双分子层磷脂;HT:亲脂端;H:极性端;GL:甘油部分;
PM:单分子层蛋白质;GP:糖蛋白;G:糖脂

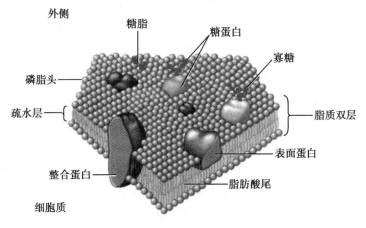

图 1-24 细胞膜结构立体模式图

1. 脂质双层 两层脂质中,磷脂分子的亲脂性的两个脂肪酸长链端部排向中央,亲水性的碱基端则排列在内、外两个表面,与水分子有规则地组成一层晶形排列而又可以流动的液晶态基质,约厚45nm。这种流动只是与膜平行的横向活动,其流动程度取决于组成类脂质的脂肪酸的不饱和程度和局部温度。脂肪酸的不饱和程度越高或局部温度上升,流动性就增大。而少量胆固醇的掺入则可使局部流动性减低。

2. 蛋白质　组成生物膜的蛋白质多属 α-螺旋状的肽链二级结构,有的折叠卷曲成为三或四级结构的团块,有许多种结构形式,分别执行着各种不同的功能。按分布在脂质双层的部位不同,可分下列两类:

(1)整合蛋白:整合蛋白占膜蛋白总量的70%~80%。蛋白质多肽链中亲脂性的氨基酸部分嵌入脂质双层中,亲水性的氨基酸部分则游离在脂质双层的表面。这些内嵌蛋白质有的是转运物质的载体、离子泵或酶,有的则是结合活性物质(内源性调节物质或药物等)的受体。

(2)表面蛋白质:表面蛋白质只占蛋白质总量的20%~30%,多附在脂质双层的内侧表面,常组成一种细丝状的肌动(纤)蛋白(actin)和附在其上能与 Ca^{2+} 起接触作用的肌钙蛋白(troponin)以及另一种带有ATP酶的粗丝状的肌球蛋白(myosin),它们可以相互滑动收缩,组成细胞中各种活动的细胞运动器。此外,还有一种由微管蛋白(tubulin)链绕聚形成的微管(microtubule)支撑细胞膜,与细胞的形态运动和分裂等活动有关。

不仅表面蛋白可以收缩,整合蛋白也可以转动,而且它们还能移动。如乙酰胆碱受体整合蛋白质随着神经肌肉发生成长,逐渐由散布分布集中到肌细胞膜的神经肌肉突触的一点上。当把这条支配神经切断后,这些受体就又分散到整个肌细胞膜上。

3. 糖链　糖的含量最少,仅含有约5%,也不是所有生物膜都含有,如内质网和革兰阳性菌的生物膜就不含有。这些糖分子均系由单糖,如半乳糖、甘露糖、岩藻糖、半乳糖胺、葡萄糖胺以及唾液酸等相互连接组成分支链,多数连在整合蛋白或少数连在类脂质的外侧亲水性的一端上,像触角或天线一样伸展在膜外,对一定的物质具特异性亲和力。因此,有的就和蛋白质等共同组成具有特殊选择性的受体或载体。上述类脂质和糖链一般在滑面内质网中由酶促反应形成,蛋白质则主要由粗面内质网合成,然后共同在高尔基复合体中加工成糖蛋白或糖脂等膜组分,并形成新的脂膜,进行膜的更新。

4. 金属离子　细胞膜涉及的金属离子主要有 Ca^{2+}、Mg^{2+} 等,它们的量虽少,但常常是膜上一些酶或受体等功能活动的纽带,具有触发细胞各种功能活动的作用。这些金属离子通常与膜上的专属性离子载体、离子泵、酶或肌钙蛋白等结合并发挥生理学作用。

(二)生物膜的液晶态

早期科学家发现苯甲酸胆固醇酯有一种特殊的性质。该化合物加热到140℃时即由固体溶解变成浑浊状,至179℃才变成透明液体;在145~179℃该物质分子即成为一种既具有固态的晶体排列,又具有液态流动性的过渡状态,称为液晶态(liquid crystal state)。

由于生物膜磷脂双层的有规则排列及其具有亲水和亲脂的两向性,因此,在正常生理体温范围内就与水形成一种向溶性(lyotropic)的近晶型(smectic)液晶。长链状的磷脂分子不仅能绕长轴旋转,而且排在一层的分子可以在本层平面上流动。液晶在特性上既具有液体的流动性、黏稠度和波传播等性质,更具有较晶体更敏感的光、热、电等特性。内环境中一定的光、热、电等微小变化,即可使液晶分子的排列构型发生改变。最明显的如对光的折射,可出现从白→红→黄→绿→蓝→紫的可逆性变化。特别是由于膜的液晶态基质的排列构型改变,导致整合蛋白离子载体、载体或酶等构型也发生改变,使膜对离子等物质的通透性发生变化,以及膜上某些酶的活性改变,从而产生生命活动中细胞的各种重要功能。因此,生物膜的液晶态是机体对内外环境的一些微小能量信号进行放大、转换和传播等重要生理功能的一种物理性形态。

二、生物膜的物质转运机制与调节

1. 被动转运与膜的除极化　被动转运(passive transport)又称下山转运或顺梯度转运,是指药物从膜的高浓度一侧向低浓度一侧的扩散过程,不消耗能量,不需要载体参与,故无饱和与竞争抑制现象,转运速率与膜两侧的浓度差成正比,浓度差越大,转运越快,当膜两侧的药物浓度达平衡时转运停止。转运的程度与药物的理化性质、分子量、脂溶性、极性及解离度等密切相关,非解离型、极性小、脂溶性大的药物易通过生物膜,临床应用的大多数药物以此种方式转运。

常用的药物多属于弱酸性或弱碱性化合物,在体液内只部分解离,因而存在解离型与非解离型两种互变形式。解离型的极性高,脂溶性低,难以通过细胞膜;而非解离型的极性低,脂溶性高,易于通过细胞膜。药物解离的多少与药物所在溶液的 pH 有关,弱酸性药物在碱性体液中易于解离,弱碱性药物则在酸性体液中易于解离。解离特性以 pH 表示,是指弱酸性或弱碱性药物在 50% 解离时溶液的 pH。各种药物有其固定的 pH,同一药物所处体液的 pH 有微小变化时,其解离度可发生显著性变化,从而影响药物在体内的转运。如口服弱酸性药物丙磺舒(probenecid)($pK_a = 3.4$)后,在胃液(pH = 1.4)中非解离型与解离型之比为 100:1,即 99% 为非解离型,解离型约为 1%;而在血液中(pH = 7.4)非解离型和解离型之比为 1:10 000,即 0.01% 为非解离型,解离型约为 99.99%。

当细胞膜两侧的 pH 不同时,弱酸性药物在酸性侧解离少,以非解离型为主,这样就容易通过细胞膜而转运到碱性侧;在碱性侧弱酸性药物则主要呈解离型,不易通过细胞膜。因此在弱酸性药(如巴比妥类)中毒时,碱化尿液可加速这些药物的排出。

2. 主动转运与膜的复极化　主动转运(active transport)又称上山转运,药物的转运与细胞膜两侧的浓度高低无关,需要依靠细胞膜上的特异性载体并消耗能量,药物可以从低浓度一侧向高浓度一侧转运。载体对药物有特异的选择性,当载体的结合力达到饱和时,单位时间内的转运达最大速率,因此主动转运有饱和性、选择性和竞争性抑制现象。临床可利用丙磺舒竞争性抑制青霉素的分泌而提高青霉素的血药浓度,而依他尼酸(ethacrynic acid)可竞争性抑制尿酸的排泄,成为其诱发痛风不良反应的原因。

三、影响膜转运的分子药理学

1. 膜稳定剂类药物的分子机制　机体由于功能上的需要,使生物膜内外的一些物质常维持较大的浓度差,如 K^+ 在细胞内的浓度较细胞外高 40 倍,Na^+ 浓度则恰好相反。由于 K^+ 的直径 < 3.5nm,因此可以由膜孔扩散到膜外,但相应的带负电荷的蛋白质和 Na^+ 等却不能通过,所以相互牵引。K^+ 被吸引排列在膜外,带负电荷的离子等就相对应地排列在膜内,形成膜外带正电荷、膜内带负电荷的极化现象(图 1-25)。当膜受到局部环境中理化因素等信号刺激时,常可通过膜的液晶态相的可逆性改变,首先使膜上的 Na^+ 载体整合蛋白质构型发生改变,特异性地让 Na^+ 由膜外涌入膜内,产生去极化以及反极化的现象,形成动作电位的 0 相和以后的 4 相两上升相;随后膜上的另一种 Cl^- 和 K^+ 载体内嵌蛋白质构型也相继发生改变,特异性地让 Cl^- 由膜外涌入膜内,而 K^+ 则由膜内涌出膜外,形成动作电位的 1 和 3 相两下降相,并产生复极化,这样就形成一次动作电位的生理活动。

局部麻醉药如普鲁卡因(procaine)、利多卡因(lidocaine),抗心律失常药奎尼丁(quinidine)、维拉帕米(verapamil)等均由于具有亲脂性的烃基或芳环,可嵌入 Na^+ 载体附近的类脂质层中,而另一端则具有一个能形成氢键的侧链,并带有一个能质子化成阳离子的胺基,因而在膜外表产生亲水性和排斥 Na^+ 的作用,阻滞 Na^+ 内流,阻滞动作电位的 0 和 4 相的去极化和反极化作用,因而阻止细胞的兴奋传导。故卡因类在神经纤维局部可导致局麻作用,而吸收后就和奎尼丁等一样选择性地作用于心肌细胞膜,导致心率减慢。很多 β 受体拮抗药就兼有类似于上述抗心律失常和局麻作用,由于都是阻滞生物膜对 Na^+ 的转运,因此统称为膜稳定剂。此外,如镇静药、抗组胺药等也都具有不同程度的阻滞 Na^+ 载体的作用(图 1-26)。四乙基铵(tetraethylammonium)和琥珀酰胆碱(succinylcholine)等则阻滞细胞膜上的 K^+ 载体,延阻动作电位中受体细胞膜

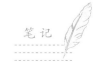
笔记

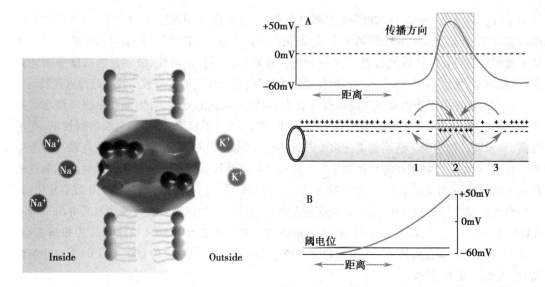

图 1-25 因离子浓度梯度而产生的跨膜电位示意图

3 相的复极化过程,故均出现先兴奋后抑制的双相作用。前者阻断神经节的传导,产生神经节阻断作用;后者选择性地作用于横纹肌终板,导致横纹肌松弛效果。

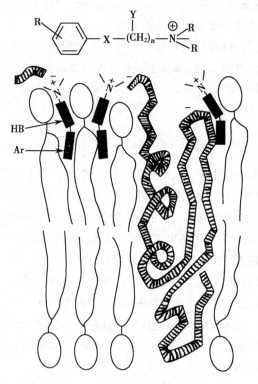

图 1-26 膜稳定剂类药物的作用机制

2. **抑制 ATP 酶的药物作用机制** 机体细胞每经过一次动作电位以后,必须迅速将流入的 Na^+ 排出膜外,并将溢出的 K^+ 重摄取回膜内。为了完成这一生理任务,细胞膜上常有一种 Na^+,K^+-ATP 酶,简称钠泵。近来发现它是一种四聚体的内嵌蛋白质,也是一种分解 ATP 的酶。在 Mg^{2+} 的活化下,膜内侧的亚单位分解 ATP 为 ADP,并与磷酸根结合,释放能量。当膜内侧的亚单位与磷酸根结合时,对 K^+ 的亲和力高,而对 Na^+ 的亲和力低。但结合的磷酸根很快就解离,又变成对 Na^+ 的亲和力高,而对 K^+ 的亲和力低的构型。当内侧亚单位的构型变化时,其相连接的外侧亚单位也随之发生连锁的构型变化,释放出的能量就推动膜内侧的两个亚单位逆向转动,

笔记

并带动膜外侧的两个亚单位做相应转动,于是四聚体的整合蛋白质就分两步将细胞内的 Na^+ 排出膜外,同时将 K^+ 吸入膜内,以维持膜内高 K^+ 和膜外高 Na^+ 的生理功能状态。

强心苷(cardiac glycoside)因增加 2 时相 Ca^{2+} 的主动运输并抑制心肌细胞膜上的 Na^+,K^+-ATP 酶,使膜内的 Na^+ 增加,后者自肌浆网取代释放 Ca^{2+},增加胞质游离 Ca^{2+} 浓度,促进心肌细胞收缩,同时也减少 ATP 的过度消耗。中毒时,因心肌细胞显著失去 K^+,导致自律性增高,故急救时须补充钾盐,以防止心律失常(图 1-27)。DDT 等杀虫剂也系抑制昆虫神经肌肉中的 Na^+,K^+-ATP 酶,破坏 Na^+、K^+ 的正常分布,从而产生神经毒的麻痹作用。

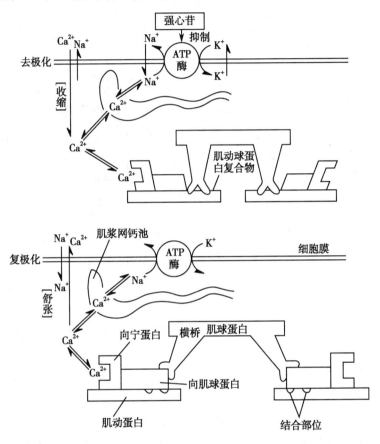

图 1-27　强心苷作用机制示意图

水溶性大分子,如葡萄糖也是由一种与葡萄糖有特殊亲和力的四聚体的整合蛋白载体进行载运。更大些的大分子物质则是通过这些物质对膜上相应受体的特殊亲和力先吸附在膜上,引起膜上的 Ca^{2+} 载体构型一过性地变化,Ca^{2+} 进入膜内,与膜内侧表面的肌动蛋白细丝结合,触发肌球蛋白粗丝上的 ATP 酶,分解自线粒体产生的 ATP,释放能量,引起整个微丝收缩,牵引细胞膜产生皱褶,并凹陷包围膜外的高分子物质,形成小泡,最后小泡与细胞表面的胞膜断离,进入细胞质内,这和吞噬细胞吞噬过程完全相似,常称胞吞作用(endocytosis)。反之,一些高分子物质由细胞内排出时,该物质在细胞内先被一层细胞器膜包围成小泡,小泡膜也和细胞膜一样,膜外带正电荷,膜内带负电荷。由于小泡胞膜外带正电荷,就被细胞膜内侧的负电荷吸引,使小泡移向细胞膜内侧,与胞膜融合。当细胞受激动产生动作电位达 2 相时,Ca^{2+} 载体蛋白构象改变,通道打开,于是少量 Ca^{2+} 进入细胞膜内,并与激动蛋白细丝结合,触发肌球蛋白粗丝上的 ATP酶,分解 ATP 释放能量,引起整个微丝收缩,将小泡与细胞膜从融合处拉开成裂口,于是小泡内物质就被排出细胞膜,该过程常称胞吐作用(exocytosis)。腺细胞排出分泌物、神经细胞突触前膜释放递质以及肥大细胞等的脱颗粒都是按这种方式进行的。

以上所述,如离子泵、特定物质的载体以及胞吞和胞吐等转运过程均依赖酶促反应,并须消耗一定的能量,但可不随浓度梯度而定向转运,因此常称特殊转运。影响生物膜的特殊转运从而产生药理作用也常是药物作用机制的一个重要方面,如前述的哇巴因等不仅抑制心肌细胞膜的 Na^+,K^+-ATP 酶,透过血脑屏障,也能抑制中枢神经细胞突触前膜的 Na^+,K^+-ATP 酶,而钠泵在这里还肩负着重摄取去甲肾上腺素递质的功能。因此,也和地昔帕明类药物竞争性阻断这种钠泵载体一样,均因阻断这类递质的重摄取,增加递质与突触后膜受体的作用,从而产生抗抑郁作用(图 1-28)。

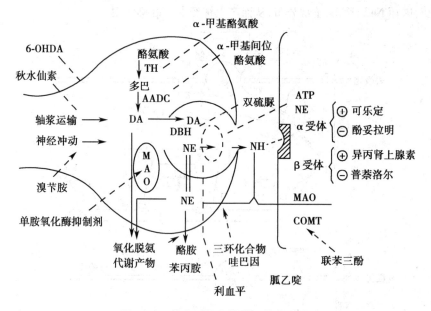

图 1-28　药物对 NE 代谢环节的影响

利血平选择性地抑制交感神经元中小囊泡膜的 Mg^{2+}-ATP 酶,阻止小囊泡重摄取去甲肾上腺素类递质,使小囊泡空竭,因而产生降压作用。

胍乙啶则不仅有类似于利血平抑制交感神经元中小囊泡膜上 Mg^{2+}-ATP 酶的作用,而且也抑制交感神经元突触前膜的 Na^+,K^+-ATP 酶,阻止去甲肾上腺素类递质的重摄取。同时也由于脑膜稳定,不宜去极化,Ca^{2+} 进入细胞膜减少,去甲肾上腺类递质的胞吐释放也受阻,因此降压作用较利血平强而迅速。同样,色甘酸钠(cromoglicate sodium)因选择性稳定肥大细胞膜,使 Ca^{2+} 不易进入膜内,因而阻止肥大细胞脱颗粒释放组胺和迟发性过敏反应物质(SAR-S)及炎症过敏介质,故用以防治过敏性哮喘。病毒、链球菌溶血素、雌激素、组胺、多烯族抗菌药物以及过量维生素 A 等可与溶酶体膜上的胆固醇酯蛋白作用,使溶酶体膜通透性增高,容易破裂脱颗粒,引起溶酶体内各种分解酶的释放,导致一系列炎症病理变化(如类风湿关节炎等)或药物毒副作用(如两性霉素 B 的肾损害等)。而皮质激素、非甾体抗炎药和氯喹等则可稳定溶酶体膜,因而具有对抗上述炎症的作用。可见,生物膜的物质转运不仅是机体代谢物质进出的枢纽,更是维持各种生理功能活动的基础。因此,通过药物调节机体生物膜的转运机制常被广泛应用,起着多方面的药理效能。

【summary】

The biological macromolecules, specifically binding with the drugs are named biological targets for drug action. The main kinds of these targets are receptors, enzymes, ion channels and nucleic acid. The majority of them are receptors, especially G protein-coupled receptor (GPCR).

Learning about the structure and function of the biological macromolecules is crucial for rational drug design. There are many features and commonalities on the structure and function of the biological macromolecules. In structure, they are all copolymers containing many monomers (eg. α-amino acids,

笔记

nucleotides, monosaccharide) and possess relatively stability but extremely complex multi-level structures, moreover, their structures are variable under specific conditions. In function, they have a high degree of specificity and cooperate with each other to complete many extremely complex responses.

Drug molecules bind with biological macromolecules generate drug-recepter complex to exert their function. In addition to the electrostatic interactions, their intention mainly though varieties of chemical bonds containing covalent bonds and non-covalent bonds. Most of drugs show their activities combining with their corresponding receptors via non-covalent bonds, such as ionic bond, ion-dipole, hydrogen bond, hydrophobic interaction and Vander Waals interaction.

The targets for drug is usually a small domain, located in a biological macromolecule which possess advanced three-dimensional structure. They are certainly specific and have a certain rigid structure. Combination with structural specificity drug leads to the change of the receptor macromolecules conformation and generate an advantage conformation to exert their biological effects, but the receptor region itself does not produce large conformational transmutation. The complementary between the drug and the receptor is important. Ideal drug must possess high selectivity and specificity. The drug should match the electric charge distribution, spatial arrangement of atoms and stereochemical conformation of the receptor molecules. In the interaction of the atoms/groups of the drug and receptor, the distance of the role atoms/groups have large effect on the mutual attraction. The distance of the functional groups in the drug, the change of chrial center and spatial arrangement of substituent both have large impact on the complementary of the drug-receptor complex, then effect the combination of the drug and receptor.

There are six basic theories of mode of action between drug and target, including occupation theory, induced-fit theory, allosteric theory, rate theory, macromolecule perturbation theory, and two-state model of the occupation-activation theory. Various theories explain some phenomenon in the interaction between the drug and receptor from different angles, and also provide the basis for the further research and clarify the molecule-level of drug-receptor interaction.

Cell membranes are involved in a variety of cellular processes such as cell adhesion, ion conductivity and cell signaling and serve as the attachment surface for the extracellular glycocalyx, cell wall and intracellular cytoskeleton. The plasma membranes contain different structures or domains that can be classified as: (a) protein-protein complexes; (b) lipid rafts, and (c) pickets and fences formed by the actin-based cytoskeleton. Because of the hydrophobic interior of the lipid bilayer, polar molecules cannot enter the cell. However, transport proteins, each specialized for a certain molecule, can transport polar molecules across the membrane. Based drug-membrane interactions and transfer of new drug design method Determine the molecular layer of the conformation of drugs may be optimized to work better with the protein receptors. Position is part of the drug applied to their work, as some of the equilibrium position of the distribution of receptors associated with this distribution help to explain the precise location of the part of drug activity.

【key word】 biological macromolecules, biological targets, receptors, drug-recepter complex, macromolecules conformation, cell membrane, new drug design

【思考题】

1. 生物大分子结构方面的特征与共性有哪些?

2. 生物大分子功能方面的特征与共性有哪些?

3. 试述药物-受体相互作用的化学键类别及特点。

4. 如何理解药物与受体的互补性?

5. 影响药物-受体相互契合的立体化学因素有哪些?

笔记

6. 根据药物-受体相互作用的 4 种动力学学说解释 agonist 和 antagonist。
7. 生物膜的基本组成与结构特征有哪些？
8. 举例说明以被动转运和特殊转运为特征的分子机制。

（方　浩）

第二章　基于细胞信号转导途径的药物设计

学习要求

1. 掌握基于细胞信号转导途径的药物设计原理。
2. 熟悉细胞信号转导的基本途径。
3. 了解基于细胞信号转导途径的药物设计在新药研究中的应用实例。

　　生物体的生长发育主要受遗传信息及环境变化信息的调控。遗传基因决定个体发育的基本模式,但很大程度上受控于环境刺激或环境信息。对细胞而言,环境信息包括细胞的外界环境和内部环境两个方面。在遗传密码被破译和转录翻译的基本规律获得突破之后,如何控制细胞的基因表达和细胞的增殖、分化、发育就成为生物学的最大挑战。环境刺激在此过程中起着重要的调节作用,这就是"细胞信号转导"(signal transduction)研究的主要内容。细胞信号转导是细胞通过细胞膜或胞内受体感受信息分子的刺激,触发细胞内一系列生物化学事件链,从而影响细胞生物学功能的过程(图2-1)。干预信号转导途径中的任一环节,都会影响生物体的生理、生化、病理过程。因此,针对细胞信号转导过程合理地设计新药,从而达到预防和治疗疾病的目的,已成为药物设计的重要方面。

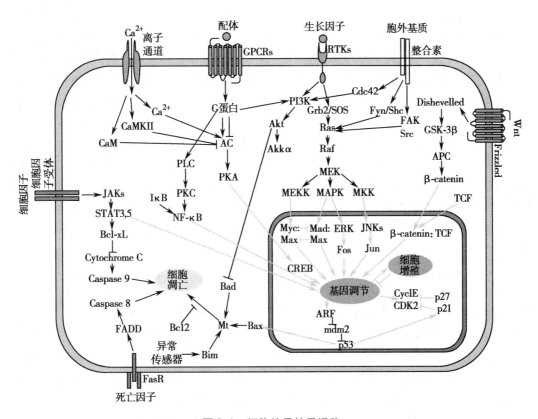

图2-1　细胞信号转导通路

第一节   细胞的信号转导

一、信号与信号转导的物质基础

（一）信息和信号

信息（information）是指将体内固有的遗传因素和环境变化因素传递到功能调整系统的消息或指令。信号（signal）是指传递信息的载体，既有小分子、大分子等化学物质，也有生物电、温度等物理因素。信号转导（signal transduction）是指经过不同的信号分子转换，将信息传递到下游或效应部位。

（二）信息的特征

1. 级联反应（cascade）   信息的多级水平传递也称"瀑式反应"。根据先后次序，分为上游和下游。

2. 网络结构（network）   信息传递（或信号转导）的多种途径和它们之间的相互作用。多种多样的信号转导途径，它们之间有一些共同的作用环节，这样就构成网络结构。网络结构存在于细胞内或细胞间的微环境中，也存在于功能系统及整体环境中。

3. 多样性（diversity）   由信号分子的多样性、接收分子的多样性及传导方式的多样性决定。各种信号分子、细胞、组织、生物种属之间存在的特异性，形成了同一信号有多种多样的表现形式。

4. 可逆性（reversibility）   体内存在信号终止系统，使信号传递完成后，能够恢复到原来的状态。这是生物体保持自身稳定状态的必要条件。

（三）基因与信息

基因指 DNA 分子中能编码的一条多核苷酸链，是具有一定长度的片段。基因对生物信息有两个方面的意义：一方面，基因是贮存遗传信息的载体，是决定物种和个体差异的物质基础，在个体的发生、发育过程中指导机体各种组成成分的生物合成；另一方面，在环境信号的刺激下促进或抑制基因的表达，对信号分子、信号接收系统、信号转导系统的组成成分进行调控，保证生物信息的正常运行。因此，基因既是信息的来源，又是信息传递过程中的一个环节。

现代生命科学的重大进展之一是能够接近并干预基因，为药物研究和疾病防治带来革命性转折。人类已在疾病的防治中引入了基因诊断和基因治疗技术。基因工程技术为基因克隆、疾病基因分析、转基因动物的制备等研究提供了快捷和方便的手段，使人们不仅能够更深入地认识生命的本质，而且能够利用外源性基因（如大肠埃希菌、昆虫、植物、哺乳动物等）生产药物。人类基因组计划有望揭开人类生命遗传物质基础的神秘面纱，而后基因组学（post-genomics）的研究又将为人类的健康保障事业展示极为广阔的前景。

（四）蛋白质与信息

现代生命科学进展最突出的特征是越来越多地揭示了生物大分子的结构和功能特性。生物大分子除了上述 DNA 遗传物质、多糖、脂质外，更引人注目的是蛋白质和多肽分子。蛋白质分子大而复杂、功能多变而完善，在信号转导过程中起着极为重要的作用。蛋白质分子既可作为信号分子，如细胞因子、生长因子、某些激素等；又是信号接收系统的主要成分，如各种受体、离子通道等；还是细胞内信号转导系统的主要成分，如 G 蛋白、蛋白激酶、转录调节因子等。细胞效应的发挥主要依赖于蛋白质。信息传递过程中的小分子也依赖于蛋白质，如合成神经递质、炎症介质、第二信使等小分子物质的合成酶是蛋白质，接收信号的受体、离子通道等也是蛋白质。因此，体内信号转导的主体是蛋白质，小分子扮演辅助角色，使蛋白质的功能更快捷灵敏。

笔记

如同第一章所述,蛋白质作为生物大分子,具有多种功能构型和结构域,如与其他分子相作用的结构域、功能结构域、跨膜结构域等,这些结构特点保证了蛋白质功能的特异性。同类功能的蛋白质有许多亚型,使蛋白质的功能具有显著的多样性特征。蛋白质在信号转导功能中的变化有两个方面:其一是由基因转录调节引起的蛋白质合成数量的增减;其二是蛋白质构型的改变。构型变化是信号转导中蛋白质分子最重要的变化,有变构、化学修饰(磷酸化、甲基化等)、二聚化/多聚化、与细胞膜脂质成分相互作用等方式。这些是信号转导快捷、灵敏、准确的基础。

二、化学信号分子

(一)信号分子的种类

根据生物体与环境的关系,环境对生物体作用的信号分为体外信号和体内信号。其中体外信号包括物理性的光、声、电、热、机械力等,化学性的正常或污染物质,生物性的细菌、病毒、寄生虫等。体内信号分为物理信号如生物电(神经冲动、心肌动作电位)、机械力(肌肉收缩等)、渗透压、酸碱度等和化学信号。细胞分泌化学信号是细胞间通讯的最主要的途径。凡是由细胞分泌的,能够调节特定靶细胞生理活动的化学物质都称为细胞间信息物质,也称为第一信使。外界刺激、其他细胞产生的刺激、神经刺激都可以引起分泌细胞、神经细胞末梢等分泌化学信号到胞外,通过长短不同距离的传输到达靶细胞,完成胞间通讯。根据化学本质,细胞间信息物质可分为类固醇衍生物、氨基酸衍生物、多肽/蛋白质、脂类衍生物和气体分子。根据细胞分泌和传递信息物质方式的不同,细胞间信息物质可分为内分泌激素、神经递质、局部化学介导因子和气体信号分子(表2-1)。

表2-1 主要细胞间信号分子的分类

类别		名称	分泌部位	组成	主要作用
1. 内分泌激素					
含氮类	氨基酸衍生物	肾上腺素	肾上腺髓质	儿茶酚胺(仲)	升高血压,增加心率,糖原分解
		去甲肾上腺素	肾上腺髓质	儿茶酚胺(伯)	
		甲状腺素(T_4)	甲状腺	含碘酪氨酸衍生物	增加代谢(广谱)
	小肽类	促甲状腺素释放因子(TRH)	下丘脑	3肽	刺激腺垂体分泌促甲状腺素
		促性腺素释放因子(GnRH)	下丘脑	10肽	刺激腺垂体分泌促性腺素
		生长激素释放抑制素(SRIH)	下丘脑	14肽	抑制腺垂体分泌生长激素
		加压素(ADH)	下丘脑	14肽	增加血压
	蛋白质类	促肾上腺皮质激素释放因子(CRH)	下丘脑	41个氨基酸	刺激腺垂体分泌促肾上腺素
		生长素(GH)	脑腺垂体	191个氨基酸	刺激肝脏生成生长调节素,促进肌肉和骨骼生长
		胰岛素	胰岛 B 细胞	双链,51个氨基酸	糖的利用,刺激蛋白质、脂肪合成

续表

	类别	名称	分泌部位	组成	主要作用
含氮类	蛋白质类	甲状旁腺激素（PTH）	甲状旁腺	84 个氨基酸	调节钙、镁和磷酸根离子
		表皮生长因子	小鼠颌下腺	53 个氨基酸	刺激上皮等细胞分裂
	糖蛋白	促卵泡激素（FSH）	脑腺垂体	双链，210 个氨基酸	刺激雌二醇分泌
		促黄体激素（LH）	脑腺垂体	双链，207 个氨基酸	刺激卵母细胞成熟及分泌黄体酮
		促甲状腺激素（TSH）	脑腺垂体	双链，204 个氨基酸	刺激甲状腺分泌
甾类		雌二醇	卵巢		促进雌性器官发育成熟
		黄体(孕)酮	卵巢黄体		增加子宫血液,减少子宫收缩
		睾酮	睾丸		促进雄性器官发育成熟
		皮质醇	肾上腺皮质		影响蛋白质、糖、脂代谢,增强免疫能力
		皮质酮	肾上腺皮质		影响蛋白质、糖、脂代谢
		醛固酮	肾上腺皮质		调节水分与离子平衡

2. 神经递质

	类别	名称	分泌部位	组成	主要作用
	胆碱类	乙酰胆碱	神经终端		神经肌接头处兴奋
	氨基酸	γ- 氨基丁酸（GABA）	神经终端		中枢神经抑制性递质
	单胺类	去甲肾上腺素	神经终端		中枢及周围神经兴奋和抑制
		5- 羟色胺			以抑制性效应为主
	肽类	神经肽(脑啡肽)		5 肽	抑制疼痛

3. 局部化学介导因子

	名称	分泌部位	组成	主要作用
	嗜伊红趋化因子	肥大细胞	4 肽	某些中性粒细胞的趋化因子
	组胺	肥大细胞	氨基酸衍生物	血管扩张和渗漏
	神经生长因子	交感神经支配的组织	双链,各 118 个氨基酸	感觉与交感神经的生存、生长
	前列腺素 E_2	多种类型的细胞	脂肪酸衍生物	平滑肌收缩

4. 气体信号分子

	名称	分泌部位	组成	主要作用
	一氧化氮	血管内皮细胞	NO	血管功能调节等

笔记

（二）信号分子的特性

大多数激素属于内分泌激素,它由体内的各种特殊内分泌细胞分泌,释放入血液,随血流运输到生物体各部分。在血液中混合的各种激素到达靶细胞后,被其表面专一受体识别并从血液"拖拽"出来,其作用距离很长。神经递质为神经元末梢在受到神经动作电位刺激时的分泌物,在神经细胞之间或神经细胞与靶细胞之间形成化学突触连接。局部化学介导因子在被细胞分泌后,很快被吸收或破坏,因此只能对邻近细胞起作用,体内的许多细胞都能分泌一种或多种局部化学介导因子。一氧化氮则以气体形式从血管内皮细胞扩散到其周围细胞并穿过质膜作用于靶细胞内部。它们的特点如下:

1. **特异性**　即胞间信号分子与其受体特异性地结合。胞间信号分子只对能识别它的靶细胞、靶器官起作用,如垂体促甲状腺激素只作用于甲状腺细胞。但这并不意味着一种信号分子只产生一种生理效应,许多激素可对全身多种细胞起作用,并产生多种效应,如甲状腺素和胰岛素。胞间信号分子既不具备酶活性,也不直接参与细胞的物质与能量代谢过程,因此它本身并不直接介导细胞活性,只有在与靶细胞受体蛋白结合后,改变受体蛋白的构象转换为细胞内信号后才能调节细胞功能。

2. **胞间信号作用的复杂性**　同一化学信号可对不同的细胞产生不同的效应。如乙酰胆碱刺激骨骼肌细胞的收缩,但却降低心肌细胞的收缩速率和力量。这是由于乙酰胆碱在骨骼肌终板内的受体为 N 型(烟碱型),而在平滑肌、心肌和外分泌细胞上的受体为 M 型(毒蕈碱型),即不同靶细胞的受体蛋白不同,诱导的反应也不同。但有时受体蛋白相同,同一化学信号分子仍产生不同的反应。如乙酰胆碱在心肌、平滑肌中引起肌肉收缩的变化,而在分泌细胞中引起分泌。这是由于不同的细胞受体接收化学信号后,细胞内其他受影响的蛋白质组成不同,各自按独有的程序和方式作出不同反应。此外,不同的信号分子在相同的细胞中也可产生相同的反应,如胰高血糖素与肾上腺素在肝细胞中与各自的受体结合后都使糖原分解并释放入血液。

3. **不同化学信号的时间效应各异**　动物体内的神经递质介导的反应最快,如神经肌肉连接处,神经终端释放乙酰胆碱于几毫秒内就引起骨骼肌细胞的收缩和随后的再松弛,这对动物运动是十分重要的。多数分泌激素协调细胞代谢时,反应也比较快,如血糖水平增加会刺激胰腺内分泌细胞向血液中分泌胰岛素,胰岛素浓度的增加又反过来刺激肝脏和肌肉利用更多的血液内的葡萄糖,使血糖水平下降,最后胰岛素的分泌速率和肝脏、肌肉利用葡萄糖的速率都恢复到原有水平,血糖浓度因之保持相对恒定。在动物发育过程中,起到影响其细胞、组织器官分化的一些分泌化学信号的效应时间常较持久。如青春期大量雌性甾体激素雌二醇自卵巢中的分泌细胞产生后,传输到身体的各个不同部分,引起乳房增大等多种变化,这种效应持久,常以年计。

4. **水溶性和脂溶性的胞间信号分子时间效应**　大多数内分泌激素、生长因子、神经递质、局部化学递质是亲水性的,只能与细胞表面受体结合,通过信号转换在细胞内起作用。它们分泌后往往在几秒甚至几毫秒内被清除掉,或者进入血液中经几分钟后被清除掉,这类水溶性的化学信号分子介导较为短暂的反应。而甾体类和甲状腺素等亲脂性激素不溶于水,在血液中靠与特殊载体结合运转,常可停留较长时间(以小时计)。它们从血液中释放后,很容易穿过靶细胞质膜进入细胞,与胞内受体结合为复合体,受体复合体再与 DNA 结合,改变基因表达模式,影响生长分化与发育,表现为持续较长的效应。

（三）信号分子的产生与释放

生物体接收环境信号后,在体内生理调节系统产生和释放信号分子,将信息传递到功能部位的功能细胞,引起生理效应。信号产生主要由三大系统来完成,它们释放信号分子的方式各有特点。

1. **神经系统** 主要以突触传递方式进行,在接受刺激后神经末梢突触囊泡中的神经递质释放到突触间隙,分别作用于突触后膜的效应器,或反馈性作用于突触前膜。近年来发现,神经元或神经胶质细胞可以分泌神经营养因子,以顺向或逆向方式作用于邻近神经元。

2. **内分泌系统** 将激素释放到血液,经循环作用到远端部位。

3. **免疫系统** 以自分泌(autocrine)方式作用于分泌细胞本身或邻近同种细胞;以旁分泌(paracrine)方式作用于邻近异种细胞;以接触分泌(juxtacrine)方式将分泌物质结合在细胞表面,作用于与其接触的有关细胞,如细胞黏附分子。

（四）信号分子的灭活与消除

信号分子的灭活与消除是细胞保持正常和准确信号传递的基本要求之一,不适当的、持续不断地释放信号就会形成"噪声",会使细胞产生"适应",不再对信号作出反应。信号分子的灭活和消除有以下几种形式:

1. **酶分解和代谢** 神经递质可由代谢酶分解或生物转化,如去甲肾上腺素可被单胺氧化酶和儿茶酚氧位甲基转移酶代谢、乙酰胆碱可被胆碱酯酶水解、多肽和蛋白质可被肽酶和蛋白酶分解等。

2. **神经递质转运体** 神经递质的另一种灭活方式是经突触前膜、突触后膜、突触囊泡或神经胶质细胞上神经递质转运体,转运至细胞内或囊泡内。这类转运体是有 12 次跨膜的大分子家族,有转运不同神经递质的亚型。

3. **离子转运体** 在离子跨膜转运后,需要恢复到静息水平,这一过程依赖于细胞膜或细胞器膜的离子转运体系,这种体系有被动的,也有需要消耗 ATP 的主动过程。如 Na^+,K^+-ATP 酶转运系统等。

三、细胞的信号接收系统

细胞外的信号分子须与细胞膜受体结合,通过细胞膜受体的跨膜转导,将胞外信号转导至细胞内。参与跨膜转导的膜受体主要有:

（一）细胞膜离子通道受体

细胞膜离子通道受体,又称直接配体门控通道型受体,其分子结构庞大而复杂,由单一肽链反复 4 次穿透细胞膜形成 1 个亚单位,由 4~5 个亚单位组成离子通道复合体(图 2-2A),受体激动时离子通道开放使细胞膜去极化或超极化,引起兴奋或抑制效应。其配体主要有乙酰胆碱、甘氨酸、γ-氨基丁酸(GABA)等。

（二）G 蛋白偶联受体

G 蛋白偶联受体是受体中最重要的一类,它们须与 G 蛋白偶联才能产生胞内信使,如 cAMP、cGMP、DG、IP3 等,将信号传到胞内。它们是一个单链肽,有 7 个 α-螺旋的跨膜结构,常称为七跨膜受体(图 2-2B)。其配体主要有肾上腺素、5-羟色胺、多巴胺、神经激肽、趋化因子等。

（三）具有酶活性的受体

受体本身是一种具有一次跨膜结构的蛋白酶,在胞外部分与配体结合而被激活,通过胞内的激酶反应将胞外信号传至胞内(图 2-2C)。主要配体有细胞生长因子,如 PDGF、EGF 和胰岛素等蛋白信号分子。

（四）胞质受体或核受体

一些脂溶性的小分子信号分子可以透过细胞膜进入细胞质,在细胞质内存在它们的相应受体,这些受体与配体结合后形成同源或异源二聚体进入细胞核,在核内直接调节基因转录(图 2-2D)。核受体的配体为脂溶性小分子,如甾体激素、甲状腺素、维生素等。

笔记

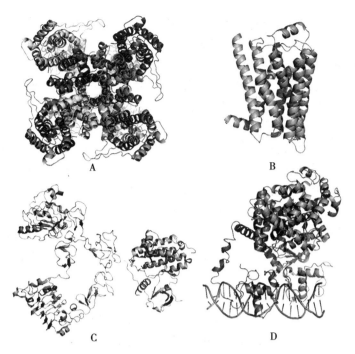

图 2-2　参与跨膜转导的膜受体结构

A：TRPA1 离子通道（transient receptor potential cation channel subfamily A member 1）的结构（PDB ID 为 3J9P）；B：β₂ 肾上腺素 G 蛋白偶联受体的结构（PDB ID 为 2RH1）；C：EGFR 的胞外区域（PDB ID 为 4KRO）和胞内激酶区域（PDB ID 为 4WRG）的结构；D：RXR（retinoid X receptor）、PPARγ（peroxisome proliferator-activated receptor）与 DNA 的复合结构（PDB ID 为 3DZY）

四、细胞内信号转导系统

在细胞内传递特定调控信号的化学物质称为细胞内信息物质，主要包括第二信使、第三信使、信号转导蛋白或酶。外界刺激（如激素）被细胞表面受体接受后，通过膜上的受体蛋白偶联激活同样处于膜上的酶或离子通道，产生第二信使（胞内信使），完成跨膜信号转换，最终引起细胞反应。第二信使主要包括环腺苷酸（cAMP）和环鸟苷酸（cGMP）、钙离子、1,4,5-三磷酸肌醇、甘油二酯、神经酰胺、花生四烯酸、一氧化氮等。

（一）胞内信使 cAMP 和 cGMP

1. cAMP 和 cGMP 的产生与灭活　如图 2-3 所示，胞内信使 cAMP 在腺苷酸环化酶的催化下由 ATP 脱去一个焦磷酸形成，在环核苷酸磷酸二酯酶（cAMP-PDE）的催化下水解灭活。细胞内微量的 cAMP（仅为 ATP 的千分之一）在短时间内迅速增加数倍以至数千倍，从而形成胞内信使。cGMP 则是由 GTP 通过与 cAMP 相同的途径产生和灭活。

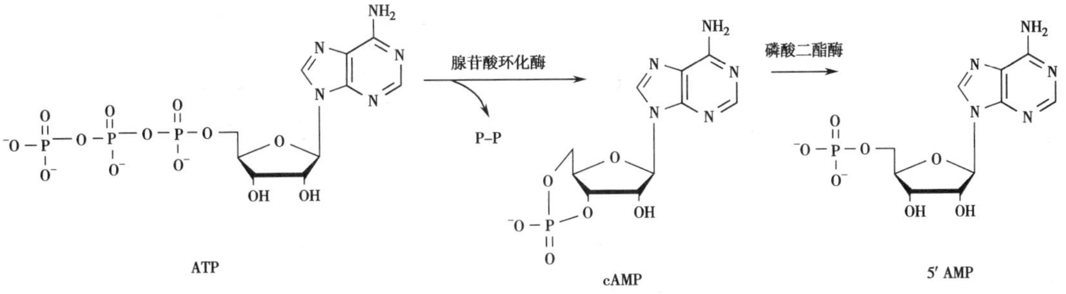

图 2-3　cAMP 的合成与分解

2. cAMP 和 cGMP 介导的生物学作用 cAMP 介导的内源性调节物质以儿茶酚胺为主,还包括胰高血糖素、加压素、甲状旁腺素、降钙素、生长素、黄体生成素、生乳素、胸腺素、促肾上腺皮质激素、促甲状腺素、促黑色细胞素、4-甲基组胺以及前列腺素 E 等。

以机体中较广泛存在的肾上腺素为例来说明 cAMP 的产生过程。肾上腺素被释放后与相应靶细胞膜外侧调节亚单位上的 β 肾上腺素受体(简称 β 受体)结合,改变调节亚单位的构型,进而改变相邻的内侧潜效催化亚单位——核苷酸环化酶的构型,活化腺苷酸环化酶。催化膜内侧的 ATP 在 Mg^{2+} 存在下被活化的腺苷酸环化酶转变为 cAMP,cAMP 使膜上无活性蛋白激酶的催化亚单位脱离抑制,成为活化型蛋白激酶。后者从 ATP 中把一个磷酸基转移到附近的底物蛋白上,使底物蛋白改变构型和位置,从而使 Na^+、K^+、Ca^{2+} 载体依次开放。

由于膜内外的各种离子存在浓度梯度,因此就产生先 Na^+ 内流的去极化,然后 Cl^- 内流、K^+ 外流,随后 1、3 相复极化。在此过程中,由于 Ca^{2+} 的内流抵消 K^+ 缓慢外流的电位改变,因而出现"平顶"的 2 相,由此完成一次动作电位的变化,使化学能迅速转变为电能,从而产生神经传递或肌肉收缩等各种细胞的生理活动。

cAMP 也活化胞质内可溶性的无活性蛋白激酶,如通过活化糖原、脂肪等代谢酶,而使糖原、脂肪分解,释放能量,以供细胞的各种功能活动之需。此外,这种可溶性的活化型蛋白激酶还可进入核内,使结合于双螺旋 DNA 上的带负电荷的磷酸骨架上的带正电荷的组蛋白接受一个磷酸基而呈带负电荷,进而减低组蛋白结合包裹 DNA 的能力,使 DNA 双螺旋松开,RNA 聚合酶得以与 DNA 结合,转录某种 mRNA,从而翻译合成具有一定功能的蛋白质酶(图 2-4)。

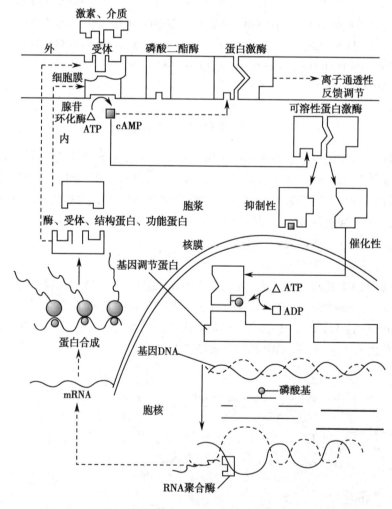

图 2-4 cAMP 活化基因转录、翻译、合成功能性蛋白过程示意图

进入胞质的 Ca^{2+} 除对上述酶促代谢和细胞各种功能活动均有触发作用外,还能激活胞膜上及胞质内存在的磷酸二酯酶,使 cAMP 开环分解成 5-AMP 失活,而 Ca^{2+} 也随即被膜上存在的 Ca^{2+} 泵排出胞质,完成一次信息传递的生理活动。

cGMP 介导的内源性调节物质以乙酰胆碱为代表,包括胰岛素、前列腺素 F_{20}、2-甲基组胺、5-羟色胺以及缩宫素等。它们也像 cAMP 介导的内源性调节物质一样与各自靶细胞膜上的专属性受体结合,如机体中广泛存在的乙酰胆碱与相应靶细胞膜外侧调节亚单位上的 M 胆碱受体结合,改变调节亚单位的构型,进而改变相邻的内侧潜效催化亚单位——核苷酸环化酶的构型,活化腺苷酸环化酶。催化膜内侧的 GTP 在 Mn^{2+} 存在下被活化的腺苷酸环化酶转变为 cGMP,而 cGMP 在细胞内侧除产生与 cAMP 相拮抗的作用外,还促进磷酸二酯酶对 cAMP 的破坏灭活,因而导致与上述第一类内源性调节物相反的生理功能活动。例如慢性锰中毒患者,由于大量 Mn^{2+} 在中枢神经细胞内促进 cGMP 的形成,后者拮抗 cAMP 的作用,并促使 cAMP 分解灭活,因此产生 cAMP 低落的一系列神经症状。

胞内信使 cAMP 和 cGMP 是一对非常重要的生理调节物质,在存在上相互消长,在功能上相互拮抗,共同平衡调节机体细胞内各种功能活动的增高或降低。近来一些国外学者如 Gold Berg 等引用中医药学中"阴阳学说"的矛盾辩证关系来解释细胞内外这两类内源性调节物质对信息的传递、放大和制约平衡的调节原理,以及它们失调时的病理变化和药理学作用机制,并用"阴阳学说"的代表符号生动地描述了细胞内这两种第二信使互为消长的动态平衡关系。

（二）钙离子作为胞内信使

细胞环境中存在多种普通的离子,如二价的 Mg^{2+}、Ca^{2+},一价的 Na^+、K^+、Cl^- 等。在生物进化过程中,为什么特别选择 Ca^{2+} 作为信使呢?

Ca^{2+} 不像 cAMP,本身浓度可由环化酶活化而增高,由 PDE 活化而减少,Ca^{2+} 这种简单的离子不能轻易地产生或消灭。Ca^{2+} 作为胞内信使的基础,首先是细胞质与胞内钙库或胞外 Ca^{2+} 之间存在浓度梯度,这种梯度则是靠膜上的 Ca^{2+} 转移系统维持。由于胞内的 Ca^{2+} 浓度很低,而胞外的 Ca^{2+} 浓度要高几个数量级,因此当一种刺激能使胞外即使少量的 Ca^{2+} 进入细胞溶质时,就令细胞溶质的 Ca^{2+} 浓度大幅增加,继而同一些与 Ca^{2+} 能够高度亲和的蛋白质或酶结合,使其激活,引起生理反应,从而起到传递胞外信号的作用。

（三）磷脂酰肌醇信号通路

磷脂酰肌醇信号通路是 G 蛋白偶联受体信号转导通路中的一种途径。在磷脂酰肌醇信号通路中胞外信号分子与细胞表面 G 蛋白偶联型受体结合,激活质膜上的磷脂酶 C（PLC-β）,使质膜上的 4,5-二磷酸磷脂酰肌醇（PIP2）水解成 1,4,5-三磷酸肌醇（IP3）和二酰基甘油（DG）两个第二信使,胞外信号转换为胞内信号,这一信号系统又称为"双信使系统"（double messenger system）。

IP3 与内质网上的 IP3 配体门控钙通道结合,开启钙通道,使胞内的 Ca^{2+} 浓度升高,激活各类依赖钙离子的蛋白。用 Ca^{2+} 载体离子霉素（ionomycin）处理细胞会产生类似的结果。

DG 结合于质膜上,可活化与质膜结合的蛋白激酶 C（protein kinase C,PKC）。PKC 以非活性形式分布于细胞溶质中,当细胞接受刺激,产生 IP3,使 Ca^{2+} 浓度升高,PKC 便转位到质膜内表面,被 DG 活化,使蛋白质的丝氨酸/苏氨酸残基磷酸化,使不同的细胞产生不同的反应,如细胞分泌、肌肉收缩、细胞增殖和分化等。DG 的作用可用佛波醇酯（phorbol ester）模拟。

IP3 信号的终止是通过去磷酸化形成 IP2,或被磷酸化形成 IP4。Ca^{2+} 由质膜上的 Ca^{2+} 泵和 Na^+-Ca^{2+} 交换器抽出细胞,或由内质网膜上的钙泵抽进内质网。

DG 通过两种途径终止其信使作用:一是被 DG-激酶磷酸化为磷脂酸,进入磷脂酰肌醇循环;二是被 DG 酯酶水解成单酯酰甘油。DG 的代谢周期很短,不可能长期维持 PKC 活性,而细胞增殖或分化行为的变化又要求 PKC 的长期活性所产生的效应。人们发现另一种 DG 生成途

笔记

径,即由磷脂酶催化质膜上的磷脂酰胆碱断裂产生的 DG,用来维持 PKC 的长期效应。

（四）酪氨酸蛋白激酶途径

酪氨酸蛋白激酶(TPK)途径的受体有两种:一种是生长因子受体,胞内区具有酪氨酸蛋白激酶的活性,这类属于催化型受体;另一种胞内区很短,没有酪氨酸蛋白激酶活性,但可以激活胞质内的蛋白酪氨酸激酶。

1. 受体型 TPK-Ras-MAPK 途径　胰岛素、表皮生长因子(EGF)或血小板源生长因子(PDGF)类配体与 TPK 受体结合后,受体二聚体化和自身磷酸化。然后中介分子如 Grb2 和 Sos 与受体胞内区上已磷酸化的酪氨酸结合,进一步激活 Ras 蛋白,活化后的 Ras 蛋白再激活 Raf,Raf 是丝氨酸/苏氨酸蛋白激酶,通过磷酸化级联反应依次激活丝裂原活化蛋白激酶激酶(MAP-KK)和丝裂原活化蛋白激酶(MAPK)。最后 MAPK 进入细胞核,通过磷酸化调节转录因子的活性,影响某些基因的转录。

2. JAK-STAT 途径　细胞因子受体与配体结合后,通过胞质内的 JAK(just another kinase,一类可溶性胞质酪氨酸蛋白激酶家族)磷酸化。活化的 JAK 进而使其受体信号转导和转录激活因子(STAT)磷酸化。几种磷酸化的 STAT 与另一种 DNA 结合蛋白形成复合体,转移至核内,与细胞因子诱导基因的上游增强子区段结合,诱导基因的表达。

（五）其他第二信使

DAG(甘油二酯)作为第二信使,可激活蛋白激酶 C,增加该酶对 Ca^{2+} 及磷脂的亲和性,刺激底物蛋白发生磷酸化而引起特定的生理效应。

IL3、NGF、TNF-α、FAS、电离辐射、射线、激素等细胞外信号和受体可以激活第二信使神经酰胺,使神经酰胺增多,从而激活不同的蛋白激酶和蛋白磷酸酶,如 JNK、PKC、Rac、KSR、Raf、PP2A、PP1,启动级联信号通路,将细胞外的信息传递到细胞内,引起凋亡。

细胞内产生的花生四烯酸及其代谢物在细胞内可发挥第二信使作用。花生四烯酸活性代谢物二十碳酸类是海生软体动物海兔感觉神经元突触前抑制作用的第二信使。这种代谢物在海兔神经节细胞中能引起双向反应中的迟发成分——超极化,介导由组胺等引起的效应,发挥第二信使作用。

花生四烯酸及其代谢物亦能促进或放大其他第二信使系统,如 cAMP 和 cGMP。细胞内形成的花生四烯酸及其代谢物亦可释放至细胞外,作为第一信使作用于产生它们的细胞或邻近细胞,通过另外的第二信使产生效应。如在成纤维细胞内,激素促进细胞内的前列腺素合成,而形成的前列腺素则作用于细胞表面促进受体 cAMP 的形成。

NO 在心血管系统中发挥作用的机制可能是通过提高细胞中鸟苷酸环化酶(guanylate cyclase,GC)的活性,使细胞内的 cGMP 水平增高,继而使依赖 cGMP 的蛋白激酶对心肌肌钙蛋白I的磷酸化作用增强,使肌钙蛋白 C 对 Ca^{2+} 的亲和性下降,使肌细胞膜上的 K^+ 通道活性也下降,从而导致血管舒张。

五、第三信使

在细胞核内,负责外信息传递的物质称为第三信使,又称为 DNA 结合蛋白。第三信使是一类可与靶基因特异序列结合的核蛋白,能调节基因的转录。

胞内受体多为 DNA 结合蛋白,存在于细胞质或细胞核中,通过调节基因的转录控制相应蛋白质的表达。能与此类受体结合的物质有类固醇激素、甲状腺素等脂溶性激素。

目前已知的通过 DNA 结合蛋白的细胞受体调节的激素有糖皮质激素、盐皮质激素、雄激素、孕激素、雌激素、甲状腺素(T_3 及 T_4)和 1,25-$(OH)_2$-D_3 等,上述激素除甲状腺素外均为类固醇化合物。细胞内受体又分为核内受体和胞液内受体,如雄激素、孕激素、雌激素、甲状腺素的受体位于细胞核内,而糖皮质激素的受体位于胞液中。

类固醇激素与核内受体结合后,可使受体的构象发生改变,暴露出 DNA 结合区。在胞液中形成的类固醇激素-受体复合物以二聚体形式穿过核孔进入核内。在核内,类固醇激素-受体复合物作为转录因子与 DNA 特异基因的激素反应元件结合,从而使特异基因易于(或难于)转录。

甲状腺素进入靶细胞后,能与胞内的核受体结合,甲状腺素-受体复合物可与 DNA 上的甲状腺素反应元件(TRE)结合,调节许多基因的表达。此外,在肾、肝、心及肌肉的线粒体内膜上也存在甲状腺素受体,与甲状腺素结合后能促进线粒体某些基因的表达,如甲状腺素可加速氧化磷酸化可能与此有关。

需要注意的是,细胞间信息分子或激素通常并不是通过一种途径产生生理效应,其作用模式错综复杂。

六、对信号转导系统的药物干预

（一）影响信号分子的药物

早期的药物设计主要针对内源性调节物质信号分子,有信号分子衍生物、信号分子代谢酶抑制剂、神经递质和离子转运体抑制剂等。

1. 信号分子衍生物,如神经递质衍生物、前列腺素衍生物、胰岛素、细胞因子等。

2. 信号分子代谢酶抑制剂,如胆碱酯酶抑制剂、单胺氧化酶抑制剂、血管紧张素转化酶抑制剂。

3. 神经递质和离子转运体抑制剂,如胺泵抑制剂(三环类抗抑郁药,影响 5-HT 和 NA 的再摄取)、Na^+-K^+ 泵抑制剂(强心苷,加速 K^+ 外流)、质子泵抑制剂等。

（二）影响信号接收系统的药物

1. **离子通道开放剂或拮抗剂**　如钙离子拮抗剂、钠通道阻滞药(抗心律失常)、钾通道开放剂等。如 BMS204352 治疗脑卒中,在脑卒中局部缺血时,能减少钾离子损伤性向神经细胞流入;尼可地尔(nicorandil)和吡那地尔(pinacidil)能有效预防与治疗缺血性心肌梗死。

2. **受体拮抗剂或激动剂**　这是迄今为止药物设计中的主要靶点。随着对受体研究的深入,不同的受体亚型被分离鉴定,受体的三维结构被阐明,许多高选择性的受体激动剂或抑制剂已成功用于各种疾病的治疗中。

（三）影响细胞内信号转导系统的药物

随着生命科学研究的进展,对生物体内细胞转导系统研究的深入,药物设计和研究也从对第一信使的调节转向对细胞内第二和第三信使及基因转录的调控上。

1. **第二信使的调节**　如 cAMP 和 cGMP 的结构类似物、第二信使物质代谢酶抑制剂(如茶碱等磷酸二酯酶抑制剂,可减慢 cAMP 和 cGMP 的分解,增强它们的生理效应)、钙调节剂、各种激酶的调节剂等。

2. **第三信使的调节**　较成熟的是核内受体的配体,如甾体激素、甲状腺素、维生素 D_3、维 A 酸等。

关于影响信号分子和影响信号接收系统的药物设计在药物化学教科书中已有详尽论述,以下仅就基于调节第二和第三信使的药物设计的热点领域加以阐述。

第二节　基于调节第二信使的药物设计

cAMP(2-1)、cGMP(2-2)等第二信使广泛存在于机体各种组织细胞内,是细胞对外界刺激反应的一类关键性中介物质,影响着多个方面的细胞功能活动。若某一组织细胞内的这类中介调节物质失常,就会相应地导致各种器官系统的功能性疾病。如在高血压、哮喘、肥胖症、尿崩症、抑郁症、帕金森病、银屑病患者中及肿瘤等病变组织细胞中,cAMP 较正常值低;而在冠心病、心肌梗死、糖尿病、甲状腺功能亢进、躁狂症等患者中,cAMP较正常值高。因此,随着亚细胞水平的分子药理学研究的发展,调节机体功能活动的新药设计研究已从第一信使(内源性调节物质、受体激动剂和拮抗剂)的寻找,深入到细胞内第二和第三信使的直接调节。

环核苷酸在人体的很多生理和生化过程中起重要的调节作用,cAMP和cGMP作为细胞内的一对第二信使已经有了不少研究。近年的研究揭示环核苷酸不仅是激素的第二信使,而且与体内的其他调节系统有着十分密切的关系,如G蛋白调节系统、蛋白激酶C系统、磷脂酰肌醇系统等。所有这些调节系统影响着细胞的正常分化生长,这些系统的调节失控将会最终导致细胞的癌变。因此,通过环核苷酸类似物、衍生物寻找调节控制细胞分化生长的药物十分引人注目。

一、调节 cAMP 和 cGMP 信号通路的药物设计

(一) cAMP 和 cGMP 类似物的设计

如已发现8-氯cAMP(2-3)能选择性地作用于依赖cAMP的蛋白激酶Ⅱ的调节亚基上,起到诱导肿瘤细胞分化的作用,目前已进入临床试用。

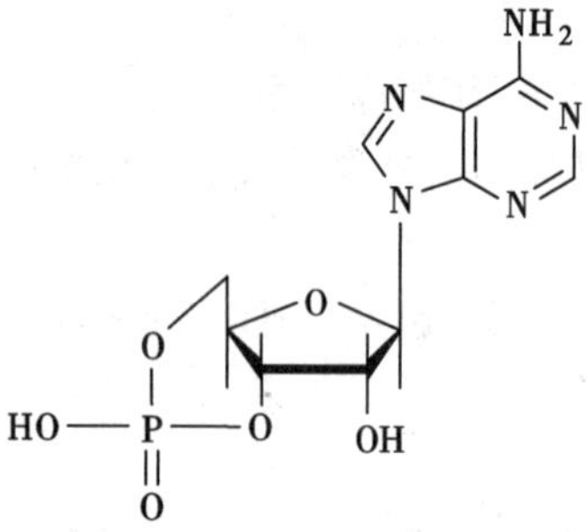

2-1 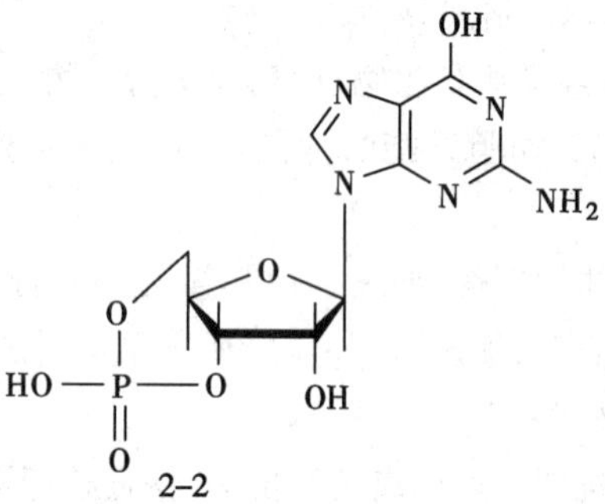   2-2 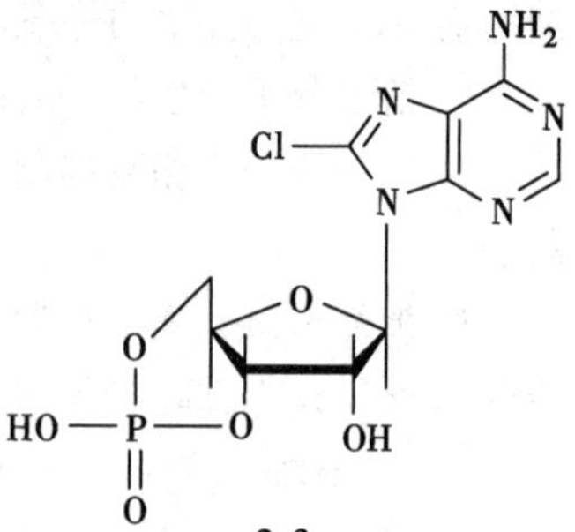   2-3

cAMP本身不易透过细胞膜,且易被组织细胞内的磷酸二酯酶分解代谢,因此根据阿糖胞苷抗白血病的发现,改变cAMP分子中核糖的2位羟基构象,合成以阿拉伯糖代替核糖的Ara-cAMP(2-4)及其衍生物。这些化合物都具有一定的生物活性。更进一步的结构优化中,通过引入脂溶性基团,如丁酰基取代6位氨基上及核糖2位羟基上的氢,以加大空间位阻。如化合物 $N^6,O^{2'}$-二丁酰cAMP(2-5)不仅易透过细胞膜,而且不易被磷酸二酯酶分解,具有松弛平滑肌、扩冠、强心和改善心肌缺氧状况的作用,用于治疗心绞痛及心肌梗死。cAMP也是细胞膜接触抑制的中介,能抑制细胞的过度增殖,因此其衍生物对银屑病和白血病也有一定的效果。通过比较cAMP的多种衍生物的作用,发现8位取代具有最大位阻,能激活蛋白激酶且不易被磷酸二酯酶分解,尤以8-巯基取代物作用最强,化合物 $N^6,O^{2'}$-二丁酰8-巯基-cAMP(2-6)也已应用于临床。

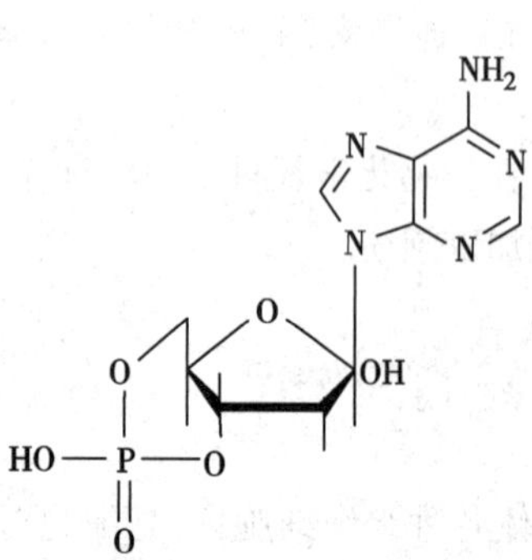

2-4 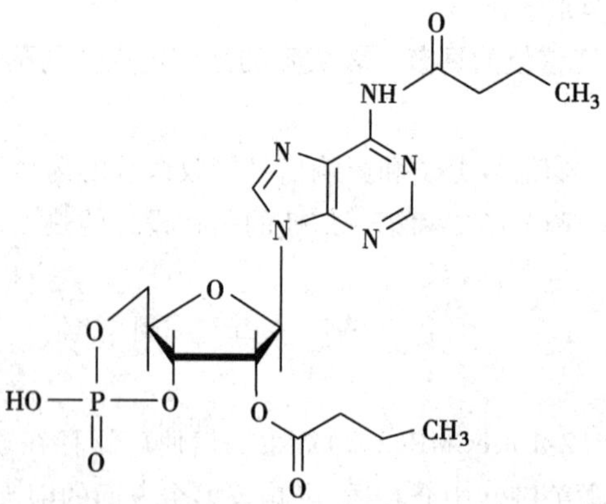   2-5

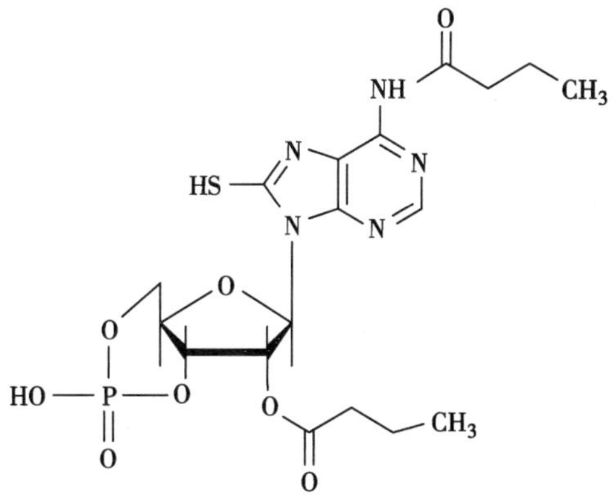

2-6

（二） 磷酸二酯酶抑制剂的设计

细胞内的cAMP通过腺苷环化酶生成，通过磷酸二酯酶破坏灭活。因此，调节这两种酶的活性就可控制细胞内的cAMP含量，从而产生一定的生理效应。其中，腺苷酸环化酶具有高度立体专一性，目前还没有直接作用于该酶的小分子药物，仅发现该酶可被Ca^{2+}兴奋、被Li^+抑制。这可能也是Li_2CO_3治疗精神病躁狂症的作用机制。而磷酸二酯酶则不同，已发现许多化合物可影响其活性。由于比较多的常见疾病过程均与cAMP水平降低有关，因此磷酸二酯酶抑制剂的研究也成为药物研究的热点。

磷酸二酯酶（PDEs）包括许多种亚型，根据其对底物的专一性、抑制剂的敏感性和钙/钙调蛋白的依赖性，可将其分为11个亚型（PDE-1～11），其中研究比较多的是PDE-4和PDE-5抑制剂。

1. 磷酸二酯酶Ⅳ（PDE-4）抑制剂　PDE-4主要分布于各类炎症细胞中，能专一性地水解cAMP，促进炎症的发展。PDE-4抑制剂通过选择性地抑制PDE-4，使胞内的cAMP水平升高，在抗炎和抗哮喘方面显示出广阔的应用前景。

黄嘌呤类是最早发现的具有PDE-4抑制活性的化合物。早在20世纪30年代，茶碱就已被用于治疗哮喘，其药理作用广泛，对PDE-4抑制不强、选择性不高，人们对其进行结构改造合成了一系列类似物（图2-5）。

其中dyphyline已经在美国上市用于治疗哮喘；bamifyline和doxofyline在欧洲获准上市；verofyline正处于临床评价阶段；在茶碱的3位引入4-氯苯基得到的arofyline与茶碱比较，PDE-4的抑制活性明显增强，且没有中枢神经刺激作用，对心脏无影响，是一个有前途的黄嘌呤类抗哮喘药。

Ibudilast（2-7）具有中度选择性PDE-4抑制活性，$IC_{50} = 0.8\mu mol/L$，已在日本上市，口服用于哮喘。Euro-Celtique公司发现了若干嘌呤、异鸟嘌呤和二硫代黄嘌呤类PDE-4抑制剂，如化合物（2-8）在30nmol/L浓度时能有效抑制牛气管平滑肌中的PDE-4活性。Napp公司将黄嘌呤结构与rolipram拼合，发现了强效PDE-4选择性抑制剂V11294A（2-9），$IC_{50} = 200 \sim 300nmol/L$，临床研究用于治疗哮喘，口服吸收良好，无致吐副作用，作用时间达24小时。

Roflumilast（2-10）是高选择性PDE-4抑制剂，对PDE-4的IC_{50}值为$0.6 \sim 0.9nmol/L$，用于治疗哮喘和慢性阻塞性肺疾病。如图2-6所示，roflumilast与Gln443形成氢键，与和Mg^{2+}络合的水分子形成氢键，与Phe446形成相互作用。Roflumilast的环丙基伸向由Ile410、Met411、Phe414和Met431组成的疏水口袋中，二氟甲氧基伸向由Asn395和Tyr403组成的口袋中。

笔记

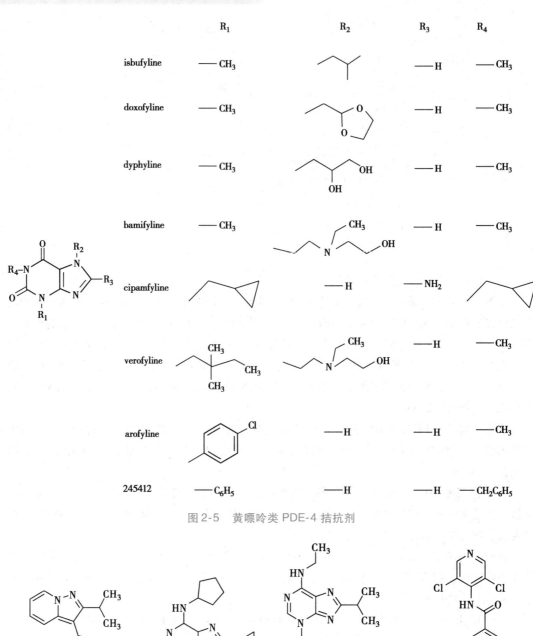

图 2-5 黄嘌呤类 PDE-4 拮抗剂

	R_1	R_2	R_3	R_4
isbufyline	—CH₃		—H	—CH₃
doxofyline	—CH₃		—H	—CH₃
dyphyline	—CH₃		—H	—CH₃
bamifyline	—CH₃		—H	—CH₃
cipamfyline		—H	—NH₂	
verofyline			—H	—CH₃
arofyline		—H	—H	—CH₃
245412	—C₆H₅	—H	—H	—CH₂C₆H₅

2-7   2-8   2-9   2-10

2. 磷酸二酯酶 V（PDE-5）抑制剂 PDE-5 抑制剂最初被用来作为治疗心绞痛和高血压的药物来研究,如西地那非(sildenafil,2-11)最初临床用于心绞痛和高血压的治疗,现在主要用于男性勃起功能障碍(male erectile dysfunction,ED)的治疗。阴茎勃起是在外周和中枢神经系统的联合作用下,以阴茎海绵体平滑肌松弛和血管舒张为目的的血流动力学过程。在性和视觉的刺激下,海绵窦神经和内皮细胞释放一氧化氮(NO),促使 cGMP 增多,使细胞内的钙离子水平下降,从而导致海绵体平滑肌细胞舒张,流入阴茎的血流增加使海绵窦扩张,静脉回流减少,阴茎勃起。

    PDE-5 是对 cGMP 专属性的磷酸二酯酶亚型,主要存在于支气管、阴茎血管平滑肌和血小板中,是阴茎中代谢 cGMP 的同工酶,能促使 cGMP 降解为 GMP,终止阴茎勃起的过程,同时参与细

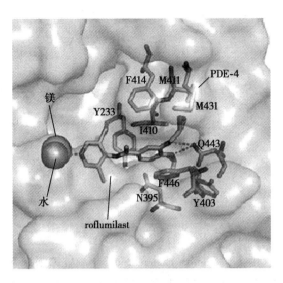

图2-6　Roflumilast 在 PDE-4 中的结合模式（PDB ID 为 1XMU）

胞间的信号转导、细胞内钙水平的调节和心血管的收缩。PDE-5 抑制剂选择性地阻断 cGMP 的降解过程，促使 cGMP 水平升高和持续发挥作用，平滑肌松弛，增加海绵体动脉的最大血流速度和平均血流速度，促使阴茎勃起（图 2-7）。

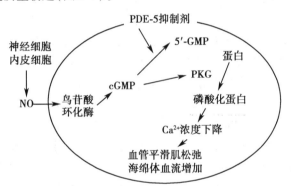

图2-7　PDE-5 的作用机制

扎普司特（zaprinast, 2-12）是较早发现的 PDE-5 抑制剂，Turko 等以该化合物为母体，将扎普司特结构中的环三氮烯用亲脂性较大的烷基吡唑啉酮取代，在芳香环的 C5′位引入磺酰胺，得到了一类吡唑啉并嘧啶酮类 PDE-5 抑制剂。其中西地那非（2-11）由美国 Pfizer 公司开发，于 1998 年上市，成为世界上首个用于 ED 的 PDE-5 抑制剂。

2-11

2-12

伐地那非（vardenafil, 2-13）是西地那非的结构类似物，其对 PDE-5 的选择性高，且抑制活性强（$IC_{50}=0.7\text{nmol/L}$）。由德国 Bayer 公司开发，于 2003 年上市。

他达那非（tadalafil, 2-14）对 PDE-5 的选择性更强，且具有半衰期长的特点，作用时间可达 36 小时。由美国 Elily 公司开发，于 2003 年上市。

笔记

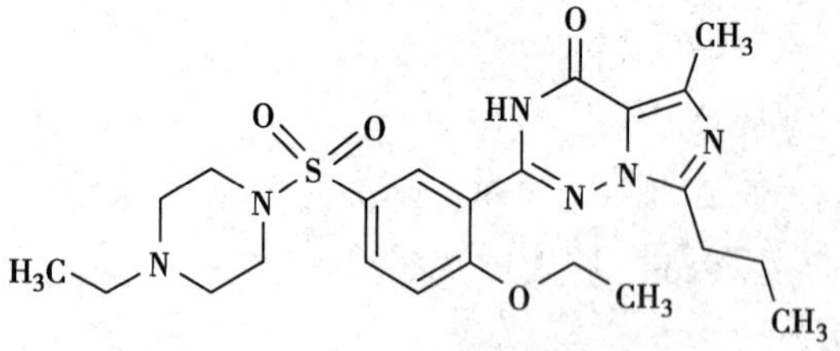

2-13

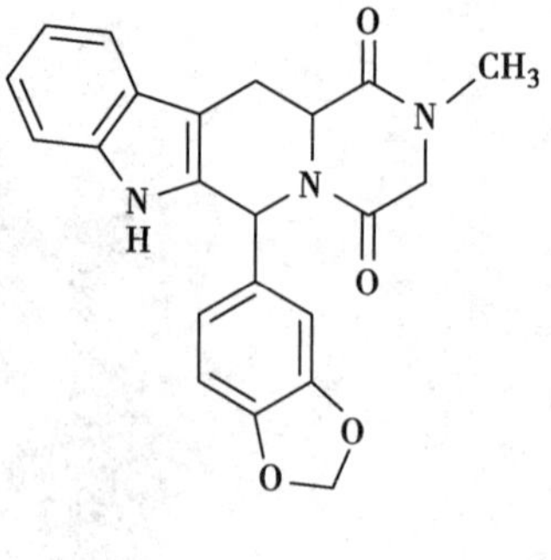

2-14

二、调节钙的药物设计

钙拮抗剂又称钙通道阻滞药(calcium channel blockers),能抑制跨膜钙内流及细胞内的钙释放,降低细胞内的游离钙浓度及其利用率,抑制 ATP 酶的活性,降低心肌收缩力,使平滑肌松弛,血管扩张,降低外周血管阻力。临床上钙拮抗剂主要用于治疗高血压、心绞痛、心律失常等。此外,还可用于原发性肺动脉高血压、缺血性脑卒中、肥厚型心肌病等,是一类应用广泛的心血管系统药物。

二氢吡啶类(DHP)是目前作用最强、特异性高、研究最充分、临床应用最多的一类钙拮抗剂。它们的共同结构特征是具有二氢吡啶母体结构;4 位具有邻位或间位吸电基(一般为硝基)取代的苯基;2 和 6 位具有较小分子的烷基取代(一般为甲基);3 和 5 位为羧酸酯基,其中一个酯基一般为甲酯,另一个为较大基团的酯。首先用于临床的是硝苯地平(nifedipine,2-15),具有强烈的血管扩张作用,适用于冠状动脉痉挛,首选用于重症高血压,也用于治疗心肌梗死、心动过速及心力衰竭等。尼卡地平(nicardipine,2-16)、尼群地平(nitrendipine,2-17)、尼莫地平(nimodipine,2-18)、尼索地平(nisoldipine,2-19)、西尼地平(cilnidipine,2-20)、阿兰地平(aranidipine,2-21)、乐卡地平(lercanidipine,2-22)等均属第二代钙拮抗剂,其冠状动脉扩张作用更强大。如尼索地平的作用比硝苯地平强 100 倍,作用维持时间更长,且耐受性良好;尼莫地平为脑血管扩张药,用于蛛网膜下出血症;尼群地平为血管扩张型抗高血压药;尼卡地平为脑血管扩张药,用于治疗轻、中度高血压和心绞痛;西尼地平为一长效降血压药;乐卡地平的降压作用是尼群地平的 2~3 倍,心动过速等副作用较少。近年还不断有该类药物上市,以提高其选择性、降低毒副作用,改善药动学性质,满足临床多方面的需求。

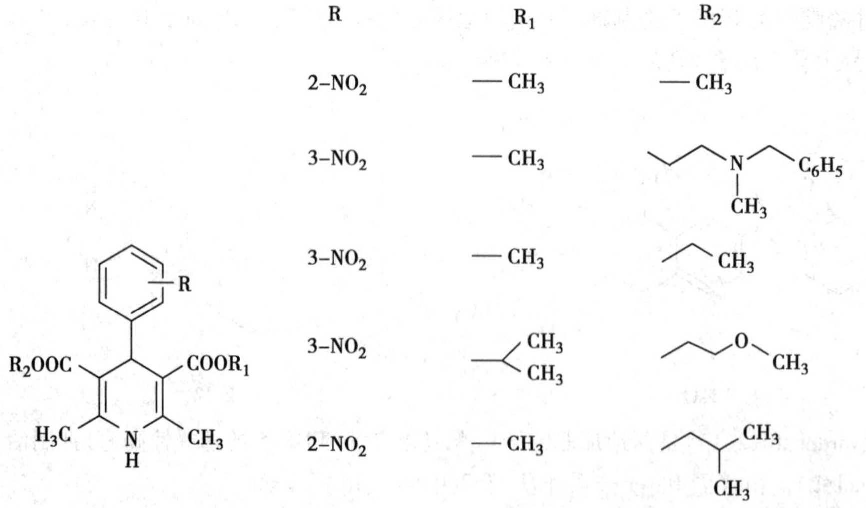

	R	R_1	R_2	
	2-NO$_2$	—CH$_3$	—CH$_3$	2-15
	3-NO$_2$	—CH$_3$		2-16
	3-NO$_2$	—CH$_3$		2-17
	3-NO$_2$			2-18
	2-NO$_2$	—CH$_3$		2-19

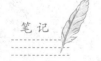

3–NO$_2$	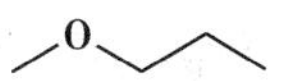 O-propyl	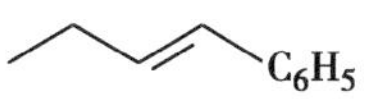 pentenyl-C$_6$H$_5$	2–20
2–NO$_2$	—CH$_3$	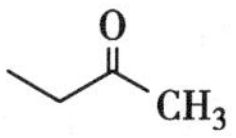 C(=O)CH$_3$	2–21
3–NO$_2$	—CH$_3$	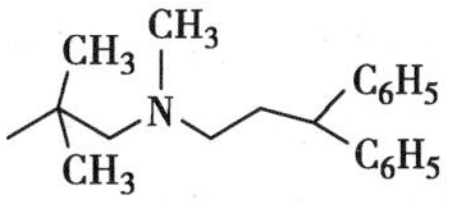 N(CH$_3$)(CH$_2$C(CH$_3$)$_3$)(CH$_2$CH(C$_6$H$_5$)$_2$)	2–22

钙拮抗剂还有苯基烷胺类,如普尼拉明(prenylamine,2-23)、维拉帕米(verapamil,2-24);苯并硫䓬类,如地尔硫䓬(diltiazem,2-25);哌嗪类,如桂丙齐特(cinpropazide,2-26)等也均选择性地阻滞心肌细胞膜上的 Ca^{2+} 载体,阻止 Ca^{2+} 进入胞质,减慢心率和降低心肌耗氧量,已成为一类高效低毒的冠心病防治药物。维拉帕米阻滞钙离子向细胞内流,能阻碍慢反应电活动,是治疗室上性心动过速的首选药物;还能阻滞子宫平滑肌细胞膜上的 Ca^{2+} 载体,具有安胎作用。桂丙齐特除用于冠心病及支气管痉挛性哮喘外,也能阻滞肥大细胞膜的 Ca^{2+} 载体,防治颗粒过敏,已应用于临床。

反之,促进 Ca^{2+} 进入细胞质的药物目前除发现抗菌药物 A23187(2-27)具有 Ca^{2+} 载体性质外,还设计合成了一系列离子载体多环化合物,它们均具有多个氧原子排成一定空间骨架的分子,这种骨架由于其空间大小和极性离子吸引力,选择性地将一定的阳离子包裹起来,借助于外周的非极性,可使离子透过类脂物质的细胞膜。已经药理试验的 Ca^{2+} 载体如 X-537A(2-28),由于促进 Ca^{2+} 进入心肌细胞,可增加心排血量,具有强心作用,也可用于某些金属中毒的急救,还可促进儿茶酚胺透过细胞膜,这类药物的广泛效用目前还正在研究中。

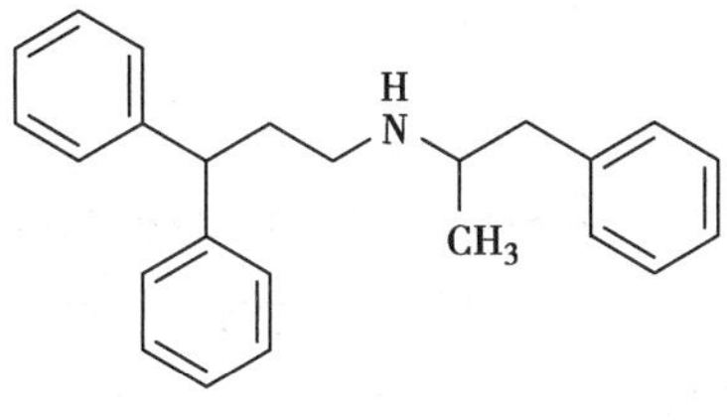

2–23

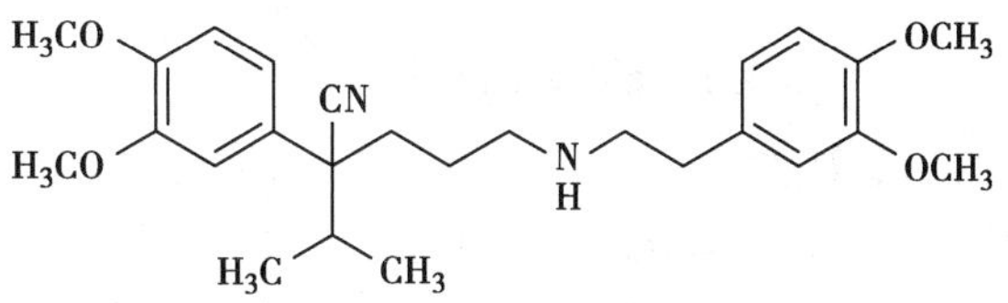

2–24

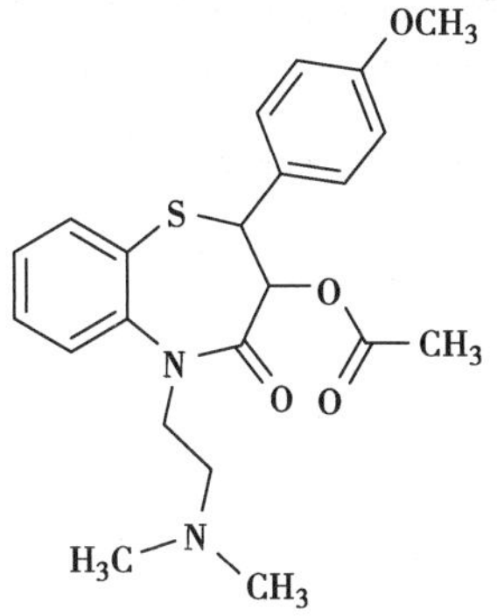

2–25

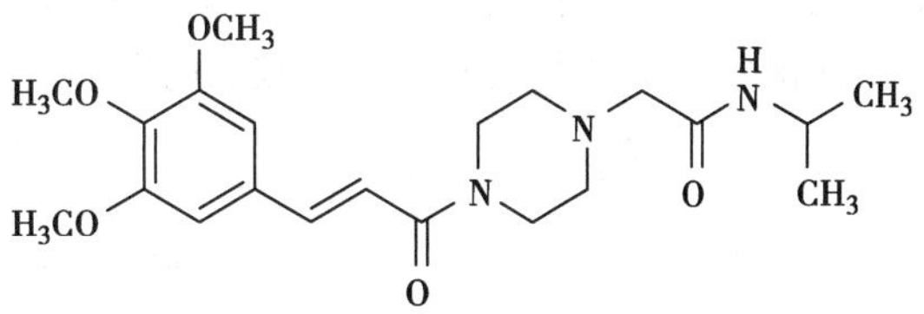

2–26

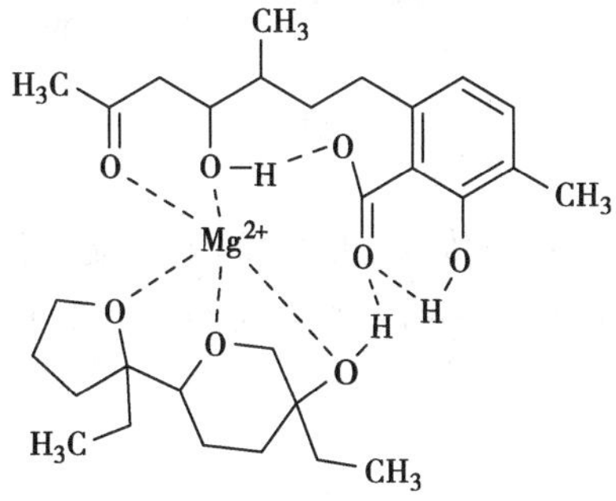

2–27

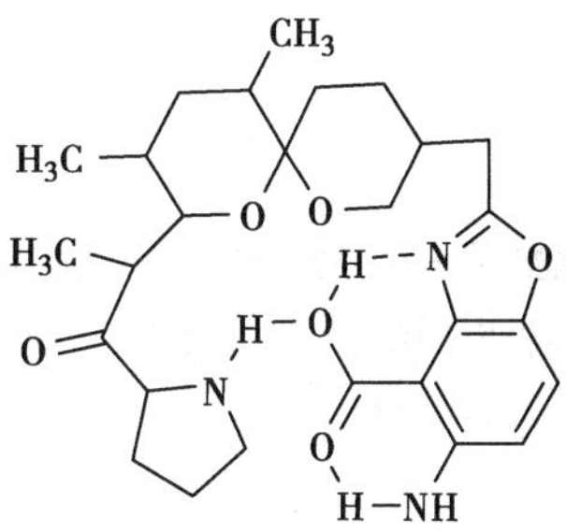

2–28

三、调节激酶系统的药物设计

（一）糖原合成激酶-3 抑制剂

糖原合成激酶-3（GSK-3）最早被发现是由胰岛素控制的影响糖原合成磷酸化的激酶。它在人体大脑内广泛分布，其失调会导致微管蛋白 tau 的高度磷酸化。磷酸化的 tau 蛋白组合成为配对的螺旋纤维（PHFs），最终形成和阿尔茨海默病密切相关的 NFTs。因此，通过抑制糖原合成激酶-3 治疗阿尔茨海默病成为最近研究的一大热点。

菘蓝成分靛玉红的衍生物（6- bromo- indirubin-3′- oxime，2-29）和星形孢菌素（staurosporine，2-30）均可有效地抑制糖原合成激酶-3。

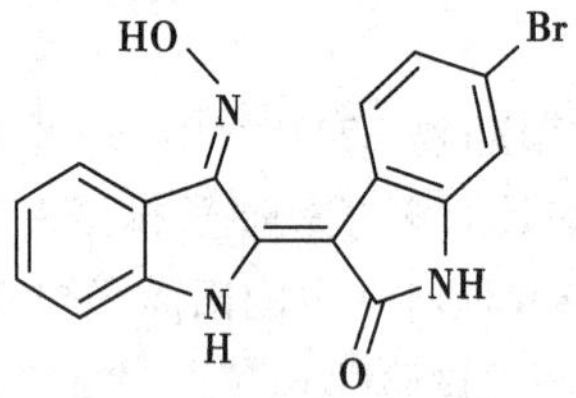

2-29 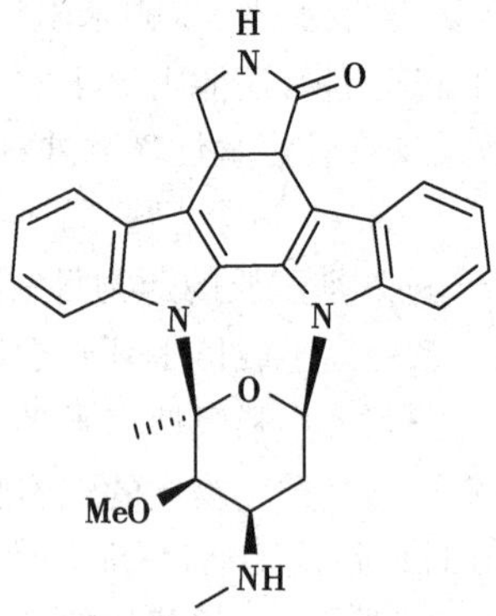   2-30

（二）蛋白酪氨酸激酶抑制剂

蛋白酪氨酸激酶（PTK）是一组酶系，催化 ATP 的磷酸基转移到蛋白质底物酪氨酸残基的酚羟基上的反应，对调节细胞增殖起重要作用。通过对 PTK 的抑制将有效地控制细胞的增殖，对肿瘤细胞有较大特异性的化合物将很有希望成为新的抗肿瘤药物。

1. **槲皮素（quercetin，2-31）和染料木素（genistein，2-32）等天然黄酮和异黄酮类化合物** 通过抑制以 ATP、GTP 为磷酸供体的酪蛋白酪氨酸激酶的磷酸化，对蛋白酪氨酸激酶活性具有抑制作用。但是槲皮素和染料木素对蛋白酪氨酸激酶的选择性差，它们还可抑制蛋白激酶 A、蛋白激酶 C 和磷酸化激酶等，具有较大的毒副作用。

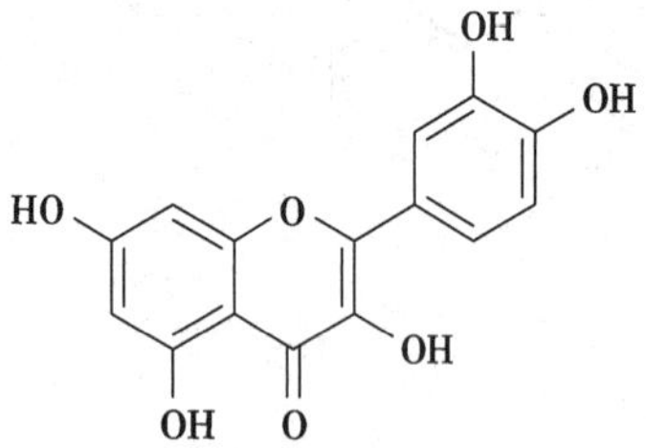

2-31 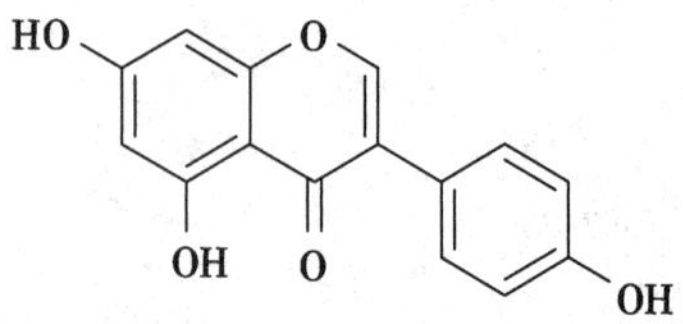   2-32

2. **甲磺酸伊马替尼（STI571，2-33）** 是一种信号传导通路的抑制剂，能非常有效地抑制蛋白酪氨酸激酶的活性，对治疗慢性粒细胞白血病具有一定的效果，被 FDA 批准上市，成为抗肿瘤药物领域的一个亮点。

2-33

第三节　基于调节第三信使的药物设计

第三信使是一类可与靶基因特异序列结合的核蛋白,能调节基因的转录。胞内受体多为DNA 结合蛋白,存在于细胞质或细胞核中,通过调节基因的转录控制相应蛋白质的表达。能与此型受体结合的物质有类固醇激素、甲状腺素等脂溶性激素。

激素等内源性调节物质作为天然配体能通过细胞内核受体(或胞质受体)选择性地活化一定的基因,其机制是目前研究较成熟的例子(图2-8)。普遍认为胞质受体的 A、B 两个亚基与相应的内源性调节物结合后,变构入核,B 亚基选择性地与染色质 DNA 上非组蛋白的 AP_3 部分即酸性第三部分结合,当 B 亚基与 AP_3 部位结合后,A 亚基迅速解离,并按 B 亚基与 AP_3 结合的相应部位与 DNA 结合,使 DNA 双螺旋松开,以使 RNA 聚合酶能在 DNA 上占据启动位点,于是DNA 的一个片段即可转录产生 mRNA,后者进入胞质,在核糖体蛋白体上翻译合成特定的蛋白质酶,通过这种酶的代谢反应产生生理效应。例如糖皮质激素可在肝脏和肾脏诱导产生与糖原异生作用有关的一些酶,从而促进糖原异生作用的进行。盐皮质激素能在靶细胞内诱导与 Na^+转运有关的醛固酮,从而促进留钠排钾的水盐代谢效应。

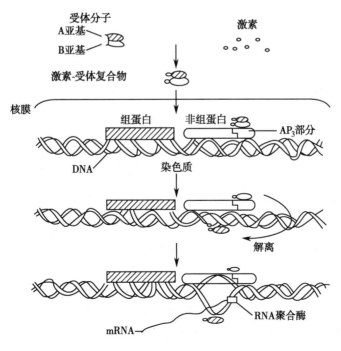

图 2-8　激素等内源性调节物质基因激活示意图

核受体(nuclear receptors,NRs)是位于细胞核内或与相应配体结合后由胞质转到细胞核内的一大类结构类似的蛋白质构成的一个超家族。核受体超家族(nuclear receptors superfamily)属于一类由配体激活的转录因子。目前已经发现300多种核受体,可分为Ⅰ类受体(类固醇类受体)、Ⅱ类受体(TR、RAR等)和Ⅲ类受体(孤儿受体)。

核受体本身或受其调控的基因表达紊乱是糖尿病、肥胖、生殖系统疾病、炎症、心血管疾病、前列腺癌和乳腺癌等病理过程的重要病因。大量研究表明,核受体本身可被特异性配体(天然或人工合成)激活或抑制的属性使它成为很好的药物作用靶标。如他莫昔芬部分拮抗雌激素受体治疗乳腺癌;曲格列酮激活过氧化物酶体,激活PPARγ受体而缓解2型糖尿病;比卡鲁胺拮抗雄激素受体治疗前列腺癌;贝沙罗汀激活视黄醇受体(RXR)治疗表皮T淋巴细胞瘤;此外,氧固醇受体(LXR)和胆酸受体(FXR)是治疗糖尿病的潜在药物靶标,维生素D受体(VDR)是治疗癌症的潜在药物靶标。

一、维甲酸受体和类维甲酸受体配基的药物设计

9-顺式维甲酸(2-34)是维生素A的衍生物,是第一个发现的维甲酸受体(RXR)的配体。人们进一步发现植烷酸(2-35)、二十二碳六烯酸(DHA,2-36)等RXR的激动剂。通过分析维甲酸及其合成同系物类视黄醇激活维甲酸核受体α、β、γ三个亚型的作用,发现配体对RXRα的激动作用最弱,对RXRγ亚型的作用最强,表明RXR配体具有选择性。激活后的核受体在治疗急性前髓细胞白血病和各种增生性皮肤病有明显作用。天然的RAR、RXR激动剂全反式维甲酸(ATRA,2-37)、13-顺式维甲酸(13-cis-RA,2-38)、9-顺式维甲酸等已被开发成治疗皮肤癌的药物,广泛应用于临床。最近很多体内外研究表明维甲酸及类似物诱导编程性细胞死亡,是由介导核受体RARs和RXRs而实现的。

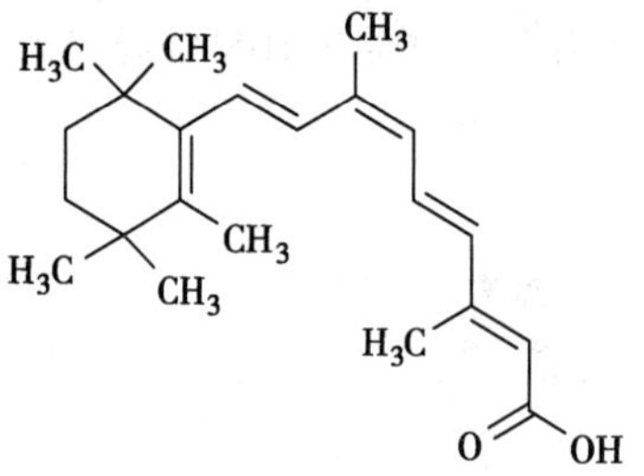

2-34

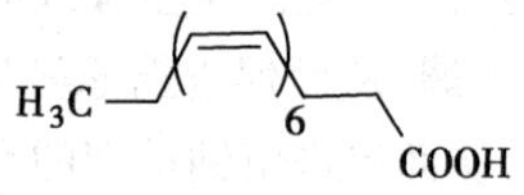

2-35

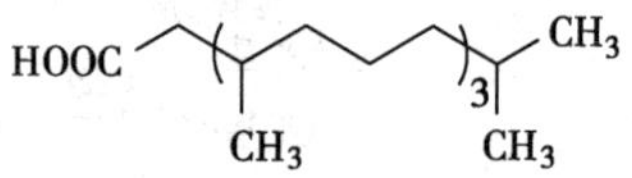

2-36

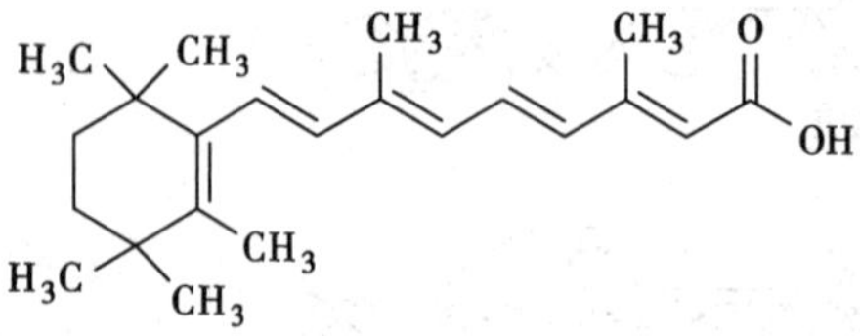

2-37

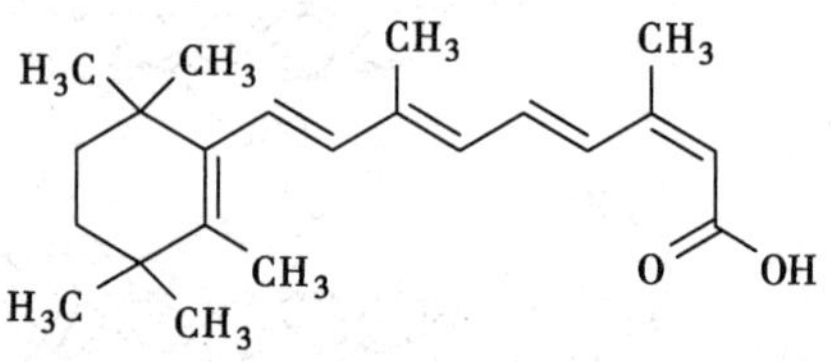

2-38

Ligand医药公司在对TINPB(2-39)系列化合物充分研究的基础上,用取代亚甲基将对位苯甲酸分子与5,5,8,8-四甲基-5,6,7,8-四氢化萘部分相连,合成全新的targretin(2-40),已经作为治疗银屑病、卡波西肉瘤和皮肤T细胞淋巴瘤的药物上市。

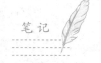
笔记

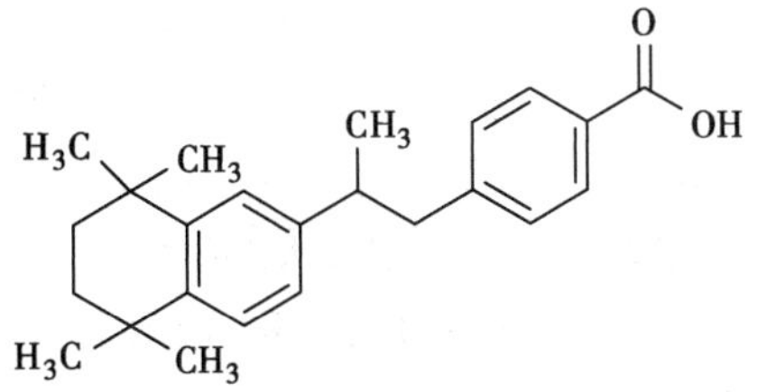

2-39

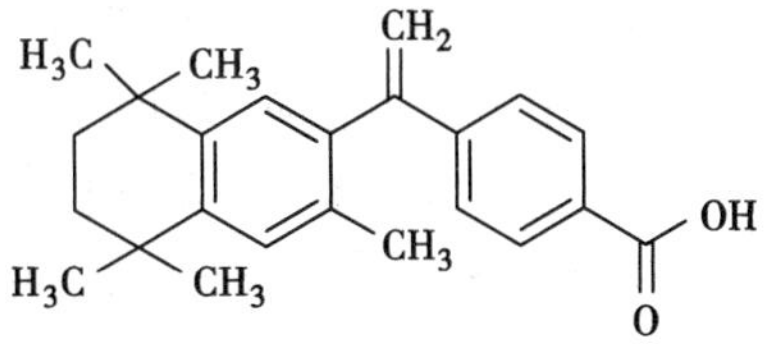

2-40

二、过氧化物酶体增殖因子激活受体配体的药物设计

过氧化物酶体增殖因子激活受体(PPAR)能被过氧化物酶体增殖因子激活,故而得名。过氧化物酶体增殖因子激活受体(PPARα、β、γ)受多不饱和脂肪酸(PUFA)、类花生酸类脂质和花生四烯酸代谢物、三萜化合物和多种合成配体激活,促使一系列脂源性蛋白的后转录调节而增加脂肪的贮存。

8-羟基花生四烯酸(2-41)是 PPARα 的天然配体。降血脂药物如氯贝丁酯(clofibrate,2-42)使 PPARα 表达增高,PPARα 上调肝脂肪酸结合蛋白的转录表达,降低血清甘油三酯和低密度脂蛋白(LDL)的浓度,并增加高密度脂蛋白(HDL)的浓度。

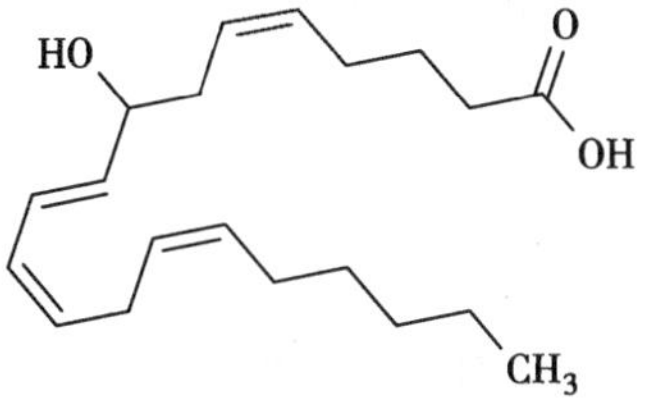

2-41

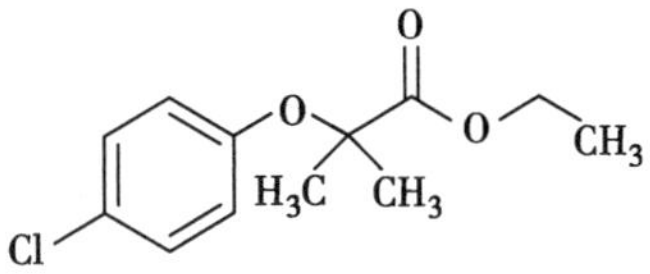

2-42

PPARγ 配体按来源可分为天然和合成两类,大部分配体结构包含一个极性头和一个疏水的尾。许多外源性多不饱和脂肪酸(PUFA)、脂肪酸及其代谢产物都是 PPAR 的天然激动剂,它们在结构上都含有一个羧基功能基团和一个疏水区,其中多不饱和脂肪酸与 PPAR 的亲和能力最强。脂肪酸及其衍生物激活受体后能影响自身的代谢,一些脂肪酸衍生物(如白三烯、前列腺素)与 PPAR 的亲和力比脂肪酸本身还高。脂质氧化途径的其他产物如8-羟基二十碳四烯酸也能与 PPAR 结合。20 世纪90 年代,转录激活测试发现一些中等长度和碳链长度 >6 的脂肪酸可以激活 PPARγ,后来 Kliewer、Forman、Krey 等人证实了一些不饱和脂肪酸如亚油酸、亚麻酸、花生四烯酸和二十碳五烯酸等是 PPARγ 的激动剂。部分前列腺素如15-脱氧前列腺素 J₂(2-43)、前列腺素 H₁ 和 H₂ 是较强的天然 PPARγ 配体,其活性达到微摩尔级。2001 年,美国科学家发现低密度脂蛋白的氧化产物十六烷基壬二酸基卵磷脂(2-44)可以很好地与 PPARγ 结合,达到纳摩尔级,是迄今为止最强的天然 PPARγ 激动剂。

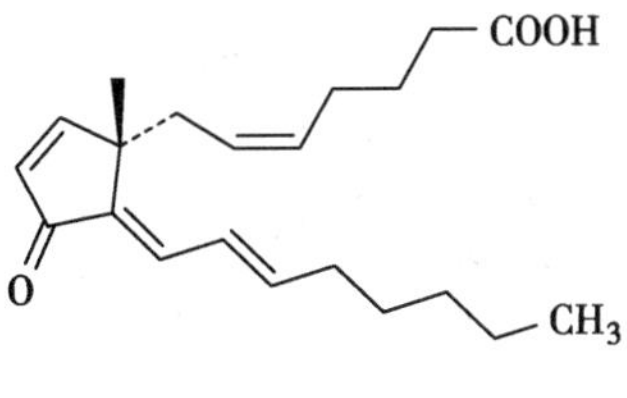

2-43

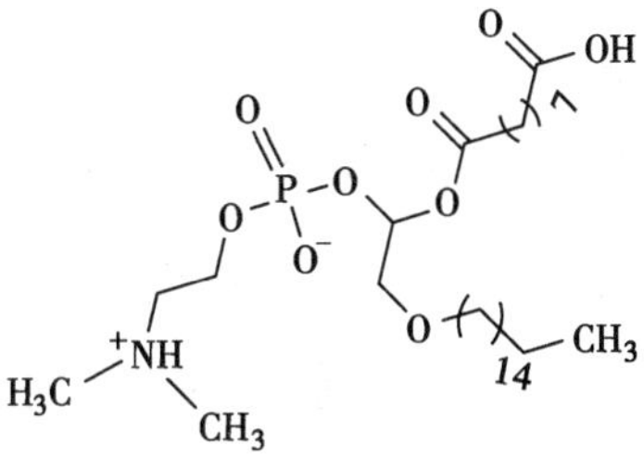

2-44

噻唑烷二酮类药物(TZD),如曲格列酮(troglitazone,2-45)、吡格列酮(pioglitazone,2-46)、罗格列酮(rosiglitazone,2-47)在临床上显示可增强 2 型糖尿病患者的胰岛素作用,降低血清葡萄糖。TZD 直接与 PPARγ 受体结合,为 PPARγ 有效的选择性激动剂。TZD 是一类典型的含有一

个极性头和疏水尾的 PPARγ 激动剂，较天然激动剂有着更强的活化 PPARγ 的能力，尤其是罗格列酮的活性达到纳摩尔级。葛兰素制药公司的科学家在 TZD 化合物衍生方面做了大量的工作，他们首次得到了 PPARγ- 罗格列酮的复合晶体结构，该结构首次在分子水平上揭示了 PPARγ 与激动剂的结合模式，为进一步化合物优化提供了结构基础。罗格列酮亲水性的噻唑烷二酮杂环与 PPARγ 的 Gln286、Ser289、His323、His449 和 Tyr473 形成氢键作用；罗格列酮的另一端则与 Ile281、Gly284、Cys285、Ile341、Met348 和 Met364 形成疏水作用。

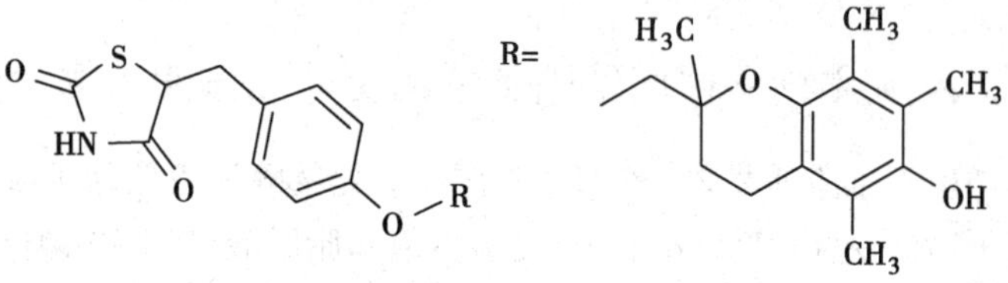

O
S
HN
O
O
R
R=
H_3C
O
CH_3
CH_3
OH
CH_3

2-45

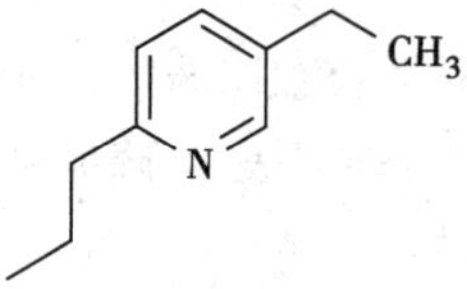

CH_3
N

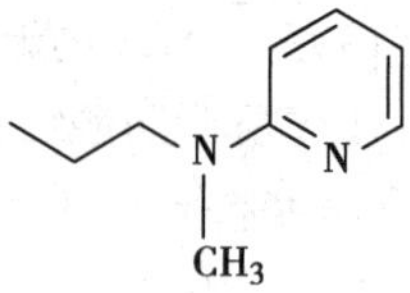

N
N
CH_3

2-46 2-47

三、维生素 D 受体配体的药物设计

维生素 D 受体（VDR）分布于 30 多种类型的细胞（如肠、骨、肾、免疫系统等）中，在肠道系统中扮演着胆酸传感器的作用。1α,5 -（OH）$_2$- 维生素 D_3（2-48）是 VDR 的天然激动剂，（2-48）及其活性代谢物的类似物可通过与核受体 VDR 作用而激活钙内环境稳定、细胞分化及靶细胞的免疫调节等生物反应。VDR 已成为治疗癌症、银屑病等疾病的新靶点。

人们主要通过两种方法研究 VDR 调控基因的转录：①研究大量化合物与 VDR 结合的专一性和选择性；②分析和确定（2-48）及其类似物与 VDR 的作用是如何引起构象变化并提高 VDR 与 RXR 异二聚化的。（2-48）与 VDR 结合后激活基因转录活性。当（2-48）侧链 C_{20} 的构型转化成（2-49），其活性较原来增加 200 ~ 5000 倍。具有不同构型侧链的 gemini（2-50）与 VDR 结合时的有效阈值较（2-48）、（2-49）更低。Gemini 能抑制 HL-60 和 MCF7 细胞系的无性生长，ED_{50} 分别为 380 和 316nmol/L。维 A 酸、前列腺素 E_2、地塞米松（DEX）和（2-48）具有协同作用，能增强细胞生长周期抑制和细胞程序化凋亡，VDR 的蛋白表达水平明显高于单独使用（2-48），而 RAR 的蛋白表达则没有升高趋势，这表明核受体之间可以相互协同作用，其机制比化合物（2-48）单独用药更复杂。

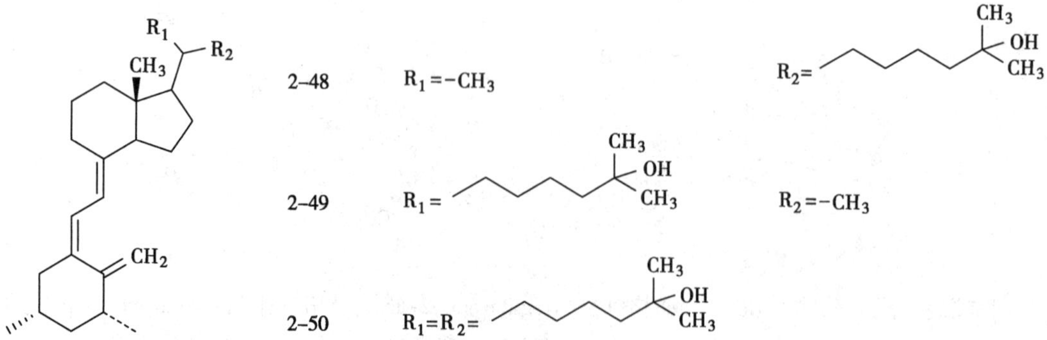

R_1
R_2
CH_3
CH_2
2-48 R_1=-CH_3
R_2=
CH_3
OH
CH_3
2-49 R_1=
CH_3
OH
CH_3
R_2=-CH_3
2-50 R_1=R_2=
CH_3
OH
CH_3

笔记

【summary】

In this chapter the principle of cell signal transduction was illustrated. Cell signal transduction is the process by which an extracellular signal molecule activates a membrane receptor that in turn alters intracellular molecules to create a response. There are some important components of signal transduction cascades including: first, second, third messenger and cell membrane receptor. First messengers are extracellular substance that binds to a cell-surface receptor and initiates intracellular activity. Second messengers are molecules that relay signals from receptors on the cell surface to target molecules inside the cell, in the cytoplasm or nucleus. Third messengers are molecules responsible for the information transfer inside and outside nucleus. Cell surface receptors (membrane receptors, transmembrane receptors) are specialized integral membrane proteins that take part in communication between the cell and the outside world. Some important cellular signal transduction pathway including G protein-mediated signal transduction; Tyrosine protein kinase-mediated signal transduction; Guanylate cyclase signal transduction pathway and Nuclear receptor-mediated signal transduction. After introducing all the basic concepts of cell signal transduction, this chapter focus on illustrating drug design base on those important components of signal transduction. At second part, the principle and example of drug design based on second messengers including cAMP and cGMP, PDEI, calcium was stated first. Then drug design based on protein kinase and how they disturbing the signal transduction pathway were presented. At third part, drug design base on third messengers such as RXR, PPAR, VDR agonist was explained in detail.

【key word】 signal transduction, messager, information, drug design

【思考题】

1. 细胞信号转导的要素有哪些?

2. 细胞膜受体如何联系胞内外的信号分子?

3. 分析信号分子之间的级联反应。

4. 阐述基于细胞内信号转导的药物设计的最新进展。

5. 基于类固醇受体配体的药物设计的原理是什么?

（周虎臣 赵亚雪）

第三章　基于生物活性肽的药物设计

学习要求

1. 掌握类肽的基本概念、设计原理和方法。
2. 熟悉类肽在药物设计中的应用。
3. 了解某些重要内源性生物活性肽的结构和功能。

迄今为止，许多来源于动植物体内的肽类物质已用于人类疾病的治疗。具有生命活性的肽类化合物中，很多属于生物体自身的内源性活性物质，也被称为内源性生物活性肽。然而肽类物质由于存在不能口服、自身稳定性差等原因，其临床应用受到很大限制。在药学研究中，针对具有生物活性的肽类化合物进行结构修饰和改造，有可能获得更适合于临床应用的结构类似物［即类肽（peptidomimetics）、肽模拟物、肽拟似物或拟肽］。基于生物活性肽的药物设计已成为新药发现的重要途径之一。

第一节　肽类化合物的结构与功能

一、肽类化合物的结构特征

肽和蛋白质是由相同或不同的氨基酸经酰胺键缩合形成开链或环状聚合物。构成人体的天然氨基酸共有 21 个，均为 L-构型。由于构成肽键原子的电子 p-π 共扼，具有部分双键性质，因而由 C_α-C_1-N-C_α 构成的肽键基本为一平面，为 $180° ± 10°$，呈反式构象存在，角度用 ω 表示。由 C_1-N-C_α-C_1 形成的两面角 ϕ 表征，由 N-C_α-C_1-N 形成的两面角为 ψ。在肽链中 ϕ 和 ψ 两个扭角可有较大的变化，决定了肽分子的柔性程度及其构象。显然，肽链在空间的配置是由连续的氨基酸残基的 ϕ 和 ψ 角引起的，决定了分子中诸原子的坐标。另一个可变化的角度是各个氨基酸残基的 α-碳侧链在空间的取向，由于单键的转动，造成原子在空间的不同配置，这些角度用 χ_1、χ_2…表示。肽键的二面角 ϕ、ψ 和 ω 的定义见图 3-1。

肽分子中由于非共价键力的相互作用，使原子或基团之间、肽侧链之间会相互排斥或吸引而结合在一起。若发生结合作用，则紧固呈折叠形式，并且除少数情况外，大都将水分子挤出链外。这种相互作用本质上为非共价键作用，包括盐桥、疏水作用和氢键等，是由肽键和侧链上特定基团的性质所决定的，对维持多肽或蛋白质的结构和功能起重要作用。氢键对于维持肽和蛋白质的二级和三级结构有非常重要的意义。氢键虽然较弱（约 5kcal/mol），但分子中众多的氢键足以起到稳定作用。氢键具有方向性，在空间形成不同取向的氢键，会使肽链以不同的形式存在，例如 α-螺旋、β-折叠和不规则结构的形成都是由于不同取向的氢键所致。α-螺旋、β-折叠、β-转角和 γ-转角等构成了肽链的二级结构（详见第一章）。

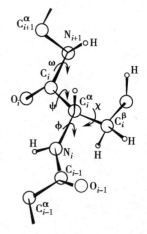

图 3-1　肽键的二面角
ϕ、ψ 和 ω

二、机体中某些重要的内源性生物活性肽

（一）神经肽

1. P物质　P物质（substance P，SP，3-1）是存在于人、哺乳动物和禽类的大脑和肠道中的十一肽。它具有典型的激肽作用，如兴奋平滑肌和舒张血管而降低血压。SP能在各种脑区作为神经递质发挥作用，产生拮抗吗啡和内啡肽作用。

$$\text{Arg-Pro-Lys-Pro-Gln-Gln-Phe-Phe-Gly-Leu-Met-NH}_2 \qquad 3\text{-}1$$

2. 神经激肽　神经激肽A和B（neurokinin A和B，3-2和3-3）是从猪脊髓萃取物中分离得到的，并于1984年人工合成，显示像P物质一样的降血压作用。

$$\text{His-Lys-Thr-Asp-Ser-Phe-Val-Gly-Leu-Met-NH}_2 \qquad 3\text{-}2$$

$$\text{Asp-Met-His-Asp-Phe-Phe-Gly-Leu-Met-NH}_2 \qquad 3\text{-}3$$

3. 神经紧张素　神经紧张素（neurotensin，NT，3-4）于1973年从牛小肠中分离得到，除典型的血浆激肽效应（降低血压、对肠和子宫的收缩作用）外，还能在不影响生长激素释放的情况下增加黄体生成素（LH）和促卵泡成熟激素（FSH）的分泌。

$$\text{pGlu-Leu-Thr-Gln-Asn-Leu-Pro-Arg-Arg-Pro-Tyr-Ile-Leu} \qquad 3\text{-}4$$

4. 内啡肽和脑啡肽　1975年从人和动物的脑组织中分离得到的内源性阿片样物质脑啡肽（enkephalin）为两种天然五肽，即甲硫啡肽（methionine enkephalin，ME，3-5）和亮啡肽（leucine enkephalin，LE，3-6）。稍后又从垂体物中分离得到 α-、β-、γ- 和 δ- 肽类物质（3-7、3-8、3-9 和 3-10），统称为内啡肽。所有的内啡肽都有相同的初序列对应于脑啡肽 ME 的结构。几乎在所有神经系统的区域和神经垂体及肾上腺皮质中都存在不同量的脑啡肽，脑啡肽在痛觉传递中作为脊髓中疼痛抑制神经的递质起作用。由于多肽本身的性质，脑啡肽和内啡肽难以用于治疗，并且将其镇痛作用从成瘾性和依赖性中分离出来的愿望也尚未实现。

$$\text{Tyr-Gly-Gly-Phe-Met(Met-enkelphalin)} \qquad 3\text{-}5$$

$$\text{Tyr-Gly-Gly-Phe-Leu(Leu-enkelphalin)} \qquad 3\text{-}6$$

$$\text{Tyr-Gly-Gly-Phe-Met-Thr-Ser-Glu-Leu-Ser-Gln-Thr-Pro-Leu-Val-Thr} \qquad 3\text{-}7$$

$$\text{Tyr-Gly-Gly-Phe-Met-Thr-Ser-Glu-Leu-Ser-Gln-Thr-Pro-Leu-Val-Thr-Leu-Phe-}$$
$$\text{Leu-Asn-Ala-Ile-Ile-Leu-Asn-Ala-Tyr-Leu-Gly-Glu} \qquad 3\text{-}8$$

$$\text{Tyr-Gly-Gly-Phe-Met-Thr-Ser-Glu-Leu-Ser-Gln-Thr-Pro-Leu-Val-Thr-Leu} \qquad 3\text{-}9$$

$$\text{Tyr-Gly-Gly-Phe-Met-Thr-Ser-Glu-Leu-Ser-Gln-Thr-Pro-Leu-Val-Thr-Leu-Phe-}$$
$$\text{Leu-Asn-Ala-Ile-Ile-Leu-Asn-Ala-Tyr} \qquad 3\text{-}10$$

（二）下丘脑产生的释放激素和释放抑制激素

1. 促甲状腺素释放激素　促甲状腺素释放激素（thyrotropin- releasing hormone，TRH，3-11）是一个三肽，1969年从羊和猪的下丘脑中分离得到。TRH调节促甲状腺素和催乳素的合成和释放，促进血浆中的游离碘向甲状腺组织的摄入，并用于治疗和诊断甲状腺疾病。

$$\text{pGlu-His-Pro-NH}_2 \qquad 3\text{-}11$$

2. 促黄体激素释放激素或促性腺激素释放激素　黄体激素释放激素（luteinizing hormone- releasing hormone，LHRH，3-12）也称为促性腺激素释放激素，于1971和1974年分别从猪和羊的下丘脑组织中分离得到，具有黄体激素释放和促卵泡成熟激素释放活性。

$$\text{pGlu-His-Trp-Ser-Tyr-Gly-Leu-Arg-Pro-Gly-NH}_2 \qquad 3\text{-}12$$

3. 促肾上腺皮质激素　促肾上腺皮质激素（adrenocorticotropic hormone，ACTH，3-13）产生于

笔记

腺垂体,刺激肾上腺皮质细胞分泌和产生甾体激素如皮质醇和醛固酮等。通过反馈机制,皮质激素抑制 ACTH 的垂体分泌。自 1956 年以来,150 多种部分 ACTH 序列已合成出来,链长主要为 1 ~ 16 或 1 ~ 28。

Ser-Tyr-Ser-Met-Glu-His-Phe-Arg-Trp-Gly-Lys-Pro-Val-Gly-Lys-Lys-Arg-Arg-
1   5   10   15
Pro-Val-Lys-Val-Tyr-Pro-Asn-Gly-Ala-Glu-Asp-Glu-Ser-Ala-Glu-Ala-Phe-Pro-
  20   25   30   35
Leu-Glu-Phe

3-13

4. 缩宫素和后叶加压素　缩宫素(oxytocin,3-14)和后叶加压素(vasopressin,3-15)的实际形成部位是下丘脑,然后这两种肽从下丘脑转运到神经垂体,与后叶激素运载蛋白结合并储存,为环状九肽。1957 年缩宫素和后叶加压素被确定结构并成功合成。后叶加压素通过增加肾渗透性引起水的再吸收,如果后叶加压素水平太低,水的再吸收就不再有保障,甚至引起尿崩症。后叶加压素还可以增高血压和肠蠕动。缩宫素用于产科的引产,例如在生育中保持子宫收缩和催乳。后叶加压素的最重要的治疗作用是在尿崩症中的抗利尿作用。

```
    ┌─S──S─┐
Cys-Tyr-Ile-Gln-Asn-Cys-Pro-Leu-Gly-NH₂   3-14
    ┌─S──S─┐
Cys-Tyr-Phe-Gln-Asn-Cys-Pro-Arg-Gly-NH₂   3-15
```

(三) 内分泌活性肽(胃肠肽、胰腺肽)

1. 胰泌素和胰高血糖素　胰泌素(secretin,3-16)是 1961 年从十二指肠黏膜中分离得到的,4 年后发现该化合物为线形二十七肽,刺激胰腺产生含酸式碳酸盐的分泌物。

胰高血糖素(glucagon,3-17)是一个二十九肽,于 1953 年从猪的胰腺中分离得到,1956 年其结构被阐明。该化合物刺激糖原和氨基酸产生葡萄糖,增高血糖(胰岛素拮抗)。胰高血糖素可用于治疗胰岛素寿命过长的低血糖状态、心脏病及 β 受体拮抗药过量。

His-Ser-Asp-Gly-Thr-Phe-Thr-Ser-Glu-Leu-Ser-Arg-Leu-Arg-Asp-Ser-Ala-Arg-
Leu-Gln-Arg-Leu-Leu-Gln-Gly-Leu-Val-NH₂　　　　　　　　　　3-16

His-Ser-Gln-Gly-Thr-Phe-Thr-Ser-Asp-Tyr-Thr-Lys-Tyr-Leu-Asp-Ser-Ala-Arg-
Ala-Gln-Asp-Phe-Val-Gln-Trp-Leu-Met-Asp-Thr-NH₂　　　　　　　3-17

2. 促胃液素和缩胆囊素-促胰酶素　促胃液素 I(gastrin I,3-18)于 1946 年结构被阐明,它们形成于胃窦黏膜内衬,对胃内的盐酸分泌和胰腺中的酶分泌产生强烈的刺激作用。它的 C 端 Trp-Met-Asp-Phe-NH₂ 四肽具有天然激素的生物学性质。缩胆囊素-促胰酶素(cholecystokinin-pancreozymin,CCK-PZ,3-19)为三十三肽,其结构的 C 端五肽序列与促胃液素相同,由一些肠细胞释放到血液中,并到达胆囊,引起胆汁释放到肠内,促进消化。

pGlu-Gly-Pro-Trp-Leu-Glu-Glu-Glu-Glu-Glu-Ala-Tyr-Gly-Tyr-Gly-Trp-Met-Asp-
Phe-NH₂　　　　　　　　　　　　　　　　　　　　　　　　　　3-18

Lys-Ala-Pro-Ser-Gly-Arg-Val-Ser-Met-Ile-Lys-Asn-Leu-Gln-Ser-Leu-Gln-Ser-
Leu-Asp-Pro-Ser-His-Arg-Ile-Ser-Asp-Arg-Asp-Tyr(SO₃H)-Met-Gly-Trp-Met-
Asp-Phe-NH₂　　　　　　　　　　　　　　　　　　　　　　　3-19

3. 胰岛素(insulin,3-20)　为一环状五十一肽,1921 年由 Banting 和 Best 发现,1955 年 Sanger 阐明了它的一级结构,1963 年 ZAHN 等完成了全合成。胰岛素对任何器官都没有专属性,但在肝、肌肉和脂肪细胞中进行的大量代谢活动都依赖于胰岛素,胰岛素能促进葡萄糖的代

笔记

谢,影响葡萄糖的运转,胰岛素分泌的减少是导致糖尿病的主要原因。

```
        5                    1                              21
       Cys-Gln-Glu-Val-Ile-Gly                            Asn
        |                    |                              |
       Cys-Ala-Ser-Vai-Cys-Ser-Leu-Tyr-Gln-Leu-Glu-Asn-Tyr-Cys
        |                |   10           15                 |
        S                S---S                               S
        |                                                    |
        S                                                    S
        |   10              15                               |
       Cys-Gly-Ser-His-Leu-Val-Glu-Ala-Leu-Tyr ── Leu-Val-Cys
        |                                                    |
       Leu        Ala-Lys-Pro-Thr-Tyr-Phe-Phe-Gly-Arg-Glu-Gly
        |          30              25                   21
       His-Gln-Asn-Val-Phe
        5                 1
```

3-20

（四）心血管系统活性肽

1. 肾素-血管紧张素系统的活性肽　由于肾素(renin)-血管紧张素(angiotensin)系统在血压调节之中起重要作用,当血压降低或交感神经兴奋时,肾素即从近肾小球的肾细胞分泌,然后肾素底物血管紧张素原(angiotensinogen,3-21)释放一种生物学非活性十肽——血管紧张素Ⅰ(3-22)。血管紧张素Ⅰ在血管紧张素转化酶(ACE)的作用下,形成血管紧张素Ⅱ(3-23)。血管紧张素Ⅱ具有收缩血管平滑肌的作用,是已知的作用最强的升压物质之一。因此,通过抑制ACE,阻止血管紧张素Ⅰ向血管紧张素Ⅱ转化,即可抑制血压升高,由此ACE抑制剂应运而生。经过肾素-血管紧张素系统降血压的另一途径是通过抑制肾素,阻断血管紧张素原转化为血管紧张素Ⅰ。

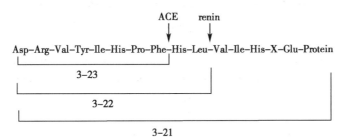

3-21

2. 缓激肽（bradykinin, 3-24）和胰激肽　是通过胰蛋白酶从血浆中的激肽原上裂解下来的九肽。缓激肽最重要的作用是扩张血管,例如扩张肾中的血管,导致血管通透性和血流的改善,因而增加利尿。通过对抗血管紧张素Ⅱ的形成,产生降血压作用。

Arg-Pro-Pro-Gly-Phe-Ser-Pro-Phe-Arg　　3-24

3. 心钠素（atrial natriuretic factor, ANF）　又称心房肽(atrial natriuretic peptide, ANP),1983年首次从鼠心肌的匀浆中分离到心房肽,并阐明了结构为二十八肽(Ser6 ~ Tyr33)。以后又相继发现一些 Ser6 N 端含不同氨基酸的心房肽结构,包括 Leu1 ~ Tyr33 的三十三肽(3-25)。1984年从人的心脏组织中制备了纯的 α-人心钠素(α-HANP),其结构为二十八肽(Ser6 ~ Tyr33)的 Met17 衍生物。它们的作用可看作是肾素-血管紧张素系统的功能拮抗剂,具有利尿、排钠、扩张血管作用。

```
 1              6            10   12           17
Leu-Ala-Gly-Phe-Ayg-Ser-Leu-Arg-Arg-Ser-Ser-Cys-Phe-Gly-Gly-Arg-Ile-Asp-Arg
                                          |                          Ile 20
                                          S
                                          |
                                          S
                                          |
Tyr-Arg-Phe-Ser-Asn Cys-Gly-Leu-Gly-Ser-Gln-Ala-Gly
 33              28              25
```

3-25

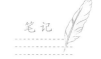

4. 内皮素（endothelin，3-26）　是产生于内皮细胞的由二硫键形成的环状二十一肽,具有收缩血管、促进细胞分裂和对神经递质释放的调节作用。

$$
\text{Cys–Ser–Cys–Ser–Ser–Leu–Met–Asp–Cys–Glu–Cys–Val–Tyr–Phe–Cys–His–Leu–Asp–Ile–Ile–Trp}
$$

3-26

5. 血管活性肠肽（vasoactive intestinal peptides，VIP，3-27）　为二十八肽,分布于十二指肠、神经系统和内分泌细胞中,具有舒张血管、增加心脏收缩和糖原分解的作用,也作为生长因子发挥作用。

$$
\text{His–Ser–Asp–Ala–Val–Phe–Thr–Asp–Asn–Tyr–Thr–Arg–Leu–Arg–Lys–Gln–Met–Ala–}\\
\text{Val–Lys–Arg–Leu–Leu–Gln–Gly–Leu–Val–Asn}
$$

3-27

（五）降钙素

降钙素(calcitonin)产生于甲状腺特异细胞,从牛(3-28)、蛙(3-29)和人(3-30)等不同来源的降钙素为 C 端含有相同的 Cys- Ser- Asn- Leu- Ser- Thr- Cys 残基由二硫键形成的环状三十二肽,降钙素通过刺激骨形成细胞引起磷酸钙在骨架上沉降,由此降低骨钙向血液中释放,降低血钙和磷酸盐水平。一些天然和人工合成的降钙素临床用于治疗骨质疏松症。

牛：$\text{H–Cys–Ser–Asn–Leu–Ser–Thr–Cys–Val–Leu–Ser–Ala–Tyr–Trp–Lys–Asp–Leu–}$
$\text{Asn–Asn–Tyr–His–Arg–Phe–Ser–Gly–Met–Gly–Phe–Gly–Pro–Glu–Thr–Pro–NH}_2$

3-28

蛙：$\text{H–Cys–Ser–Asn–Leu–Ser–Thr–Cys–Val–Leu–Gly–Lys–Leu–Ser–Gln–Glu–Leu–}$
$\text{His–Lys–Leu–Gln–Thr–Tyr–Pro–Arg–Thr–Asn–Thr–Gly–Ser–Glu–Thr–Pro–NH}_2$

3-29

人：$\text{H–Cys–Gly–Asn–Leu–Ser–Thr–Cys–Met–Leu–Gly–Thr–Tyr–Thr–Gln–Asp–Phe–}$
$\text{Asn–Lys–Phe–His–Thr–Phe–Pro–Gln–Thr–Ala–Ile–Gly–Val–Gly–Ala–Pro–NH}_2$

3-30

第二节　类肽的设计原理与方法

随着生物体中大量内源性生物活性肽的发现、结构及生理功能的阐明,靶点和参与肽的生物合成和降解酶的深入研究,肽类化合物已经成为新药研究中引人注目的对象。大多数生物活性肽可以在 nmol/L～pmol/L 数量级（10^{-12}～10^{-9}mol/L）显示出靶标亲和力。然而,肽类作为药物使用存在许多缺点,主要是:①易被内源性肽酶快速降解;②具有免疫原性,注射使用易产生过敏反应;③口服生物利用度较低;④因分子的柔性结构,可以与几种不同的靶点相互作用,缺乏选择性;⑤排泄快,作用时间短;⑥不能穿过血脑屏障,难以到达中枢神经起作用。虽然用药剂学方法从给药途径和剂型设计着手能解决一些问题,但多数肽类化合物作为药用仍然受到很大限制。

为克服上述缺点,需要对肽结构进行化学修饰或改造,得到人工合成的类肽化合物。通常类肽被定义为一类能够模拟天然肽分子,具有配基或底物样识别功能,可以与受体或酶相互作用,从而激活或阻断某种内源性活性肽的生物学作用的肽类似物或非肽。

　　类肽的化学结构虽然是由活性肽衍生而来的,其所模拟的只是肽的生物活性。一个设计成功的类肽应具有代谢稳定性、口服有优良的生物利用度、高度的靶点亲和力和选择性,以及尽可能少的毒副作用。

　　以内源性生物活性肽为先导物,设计类肽的途径有两个:一是通过改变天然活性肽的分子结构,衍生出活性肽的类似物或非肽类化合物;二是基于内源性活性肽的受体或代谢酶的分子设计,即设计非肽模拟物。本章重点介绍第一方面的内容。

一、构型限制性氨基酸的设计

　　肽可看作是 C^α 上有侧链 R 的 Gly 多聚体,连接在 C^α 上的 N 原子即为 N^α,形成的多肽有如下基本结构(3-31):

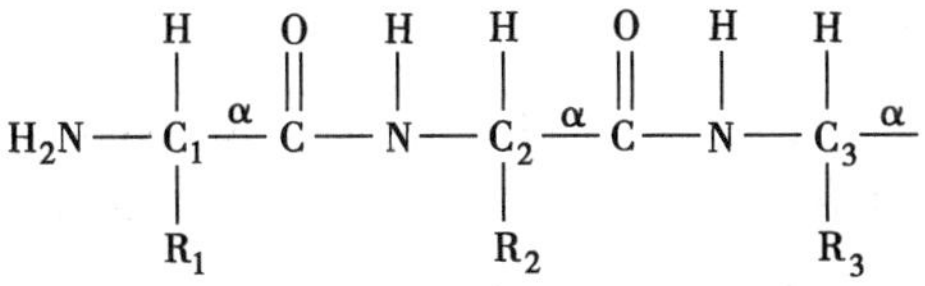

3-31

　　在生物活性肽的序列中,引入限制性氨基酸(constrained amino acids)的主要目的是为了获得对柔性肽分子构象的局部限制,尤其是限制 N^α-C^α 和 C^α-C(O)键的旋转及由共价和非共价空间相互作用引发的侧链构象变化。常用的限制性氨基酸取代有:

(一)氨基酸的 α-甲基化

　　氨基酸上的 C^α 上的氢原子被甲基取代后,使肽键骨架构象的二面角 ψ/ϕ 的变化区域即 N^α-C^α 和 C^α-C(O)键的旋转受到严格的限制。比如 Gly 经 α-甲基化后形成的 Ala,约有 70% 适合于 Gly 的构象空间是不适合于 Ala 的,而几乎 90% 的构象空间是不适于 α-氨基异丁酸(α-aminoisobutyric,Aib,3-32)的。对 Aib 构象行为的研究最为广泛深入,其优势构象多为右手和左手 α- 和 3_{10}-螺旋构象(3_{10}-螺旋中,3 为每 1 圈螺旋包含 3 个氨基酸残基,10 为氢键所封闭环的成环原子数),极少表现为伸展结构。它已被引入许多生物活性肽中,包括脑啡肽、血管紧张素和缓激肽等,以期获得高活性的选择性类肽。

　　与 Aib 不同,其他一些 α-甲基化氨基酸都具有手性,如含 α-甲基丁氨酸(α-Me-But,lva,3-33)、α-甲基缬氨酸(α-Me-Val,3-34)、α-甲基亮氨酸(α-Me-Leu,3-35)和 α-甲基苯丙酸(α-Me-Phe,3-36)等的三肽或多肽,都是以 β-转角和 3_{10}-螺旋优势构象存在,很少为完全伸展结构。

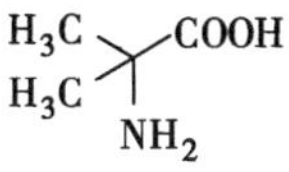

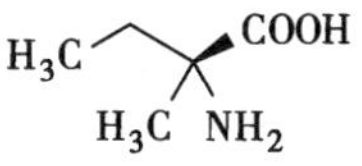

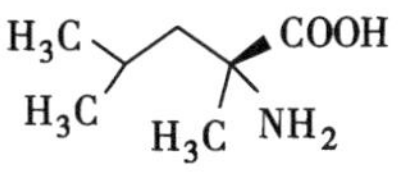

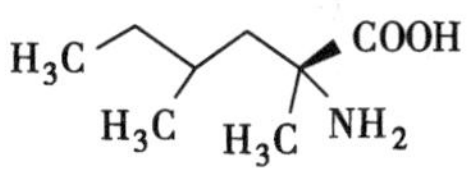

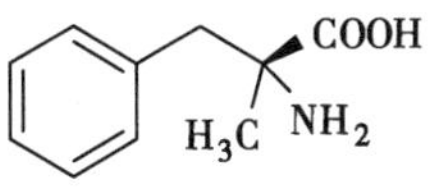

(二)α,α-二取代甘氨酸

　　Gly 残基 C^α 的两个氢原子被烷基或芳基取代得到 α,α-二取代甘氨酸,Aib 是这类氨基酸最简单的例子。Aib 残基所允许二面角的变化范围在 α- 和 3₁₀- 螺旋区域，但二乙基甘氨酸（α，α- diethylglycine，$n=1$，Deg，3-37）、二丙基甘氨酸（α，α- dipropylglycine，$n=2$，Dpg，3-38）、二苯基甘氨酸（α，α- diphenylglycine，Dφg，3-39）和二苄基甘氨酸（α，α- dibenzylglycine，Dbg，3-40）却都偏向于完全伸展结构。

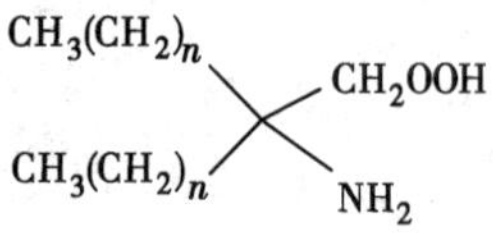

$n=1$，3-37
$n=2$，3-38

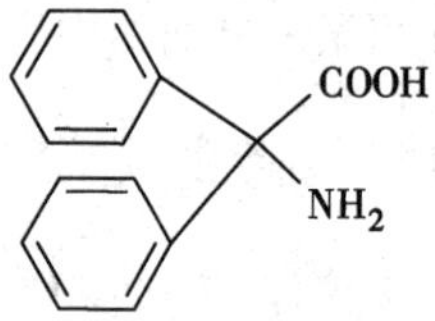

3-39

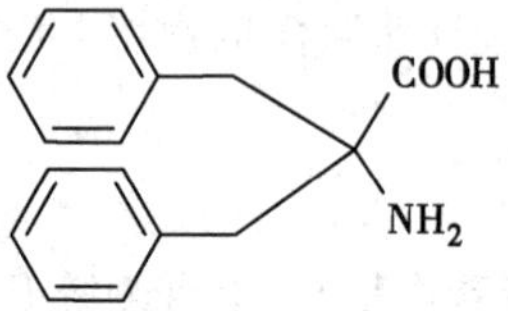

3-40

（三）α- 氨基环烷羧酸

α- 氨基环烷羧酸（α- aminocycloalkane carboxylic acid，Acᵐc）中的 A 是氨基，cᵐ 中的 c 为环，$m=3\sim7$ 为环的大小数值，c 为羧酸。结构 3-41（$n=m-3$）也是 α，α- 二烷基甘氨酸类型，可看作是 Cα 上带有环状侧链的 Gly。尽管 α，α- 二烷基甘氨酸与 α- 氨基环烷羧酸有相同的侧链碳原子数，但它们的构象却完全不同。如 Ac⁵c 和 Ac⁷c 偏向于折叠构象，而 Deg 和 Dpg 为完全伸展构象。由 α- 氨基环烷羧酸衍生的 α- 氨基吡咯酮酸（α- aminopyrrolidone carboxylic acid，Apc，3-42）与 Ac⁵c 结构相似，但 Apc 为一手性分子，其环状侧链可形成氢键，将其引入活性 valmuceptin 形成的类肽 Tyr-（D,L）-Apc-Phe-Val-NH₂ 呈现出阿片样活性，而 Ac⁵c 取代物则无活性。α- 氨基去甲冰片烷羧酸（3-43）因其环状烷基体积较大，具有更大的限制性，可能产生更高程度的优势构象。

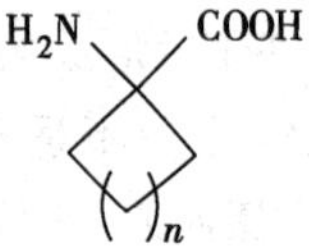

3-41

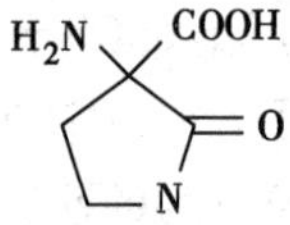

3-42

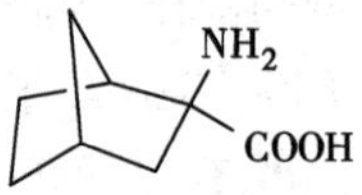

3-43

取代的 α- 氨基环丁酸已成功地用于增免疫苏精肽（tuftsin，3-44）拟似物的设计中，用苏氨酸、鸟氨酸、赖氨酸、缬氨酸和精氨酸替换增免疫苏精肽的相应残基得到肽拟似物（3-45、3-46、3-47、3-48 和 3-49），以期增加对人血清酶降解的稳定性，保留其刺激产生白介素-6 的活性。结果表明，化合物（3-45）的活性与（3-44）相同；化合物（3-46）和（3-47）由于改变了分子中易被水解的 Thr- Lys 键，增加了对酶水解的稳定性；化合物（3-48）和（3-49）增加细胞介素释放的活性强于增免疫苏精肽。

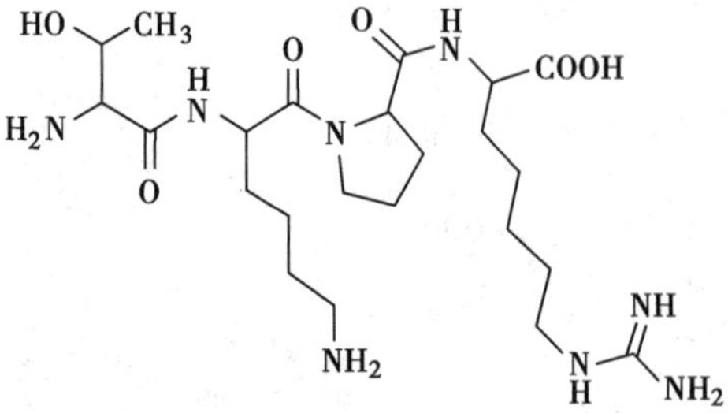

3-44

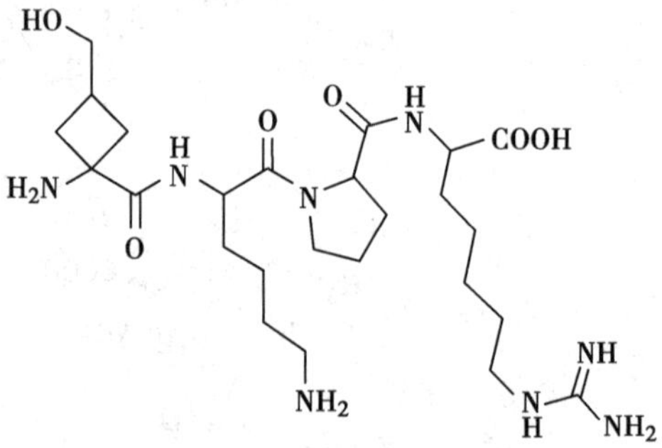

3-45

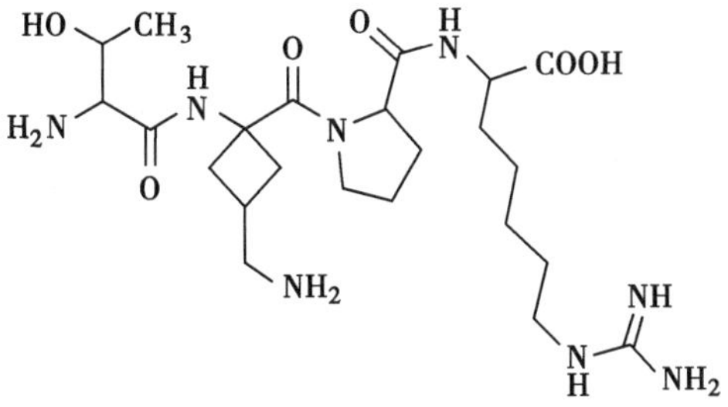

3—46

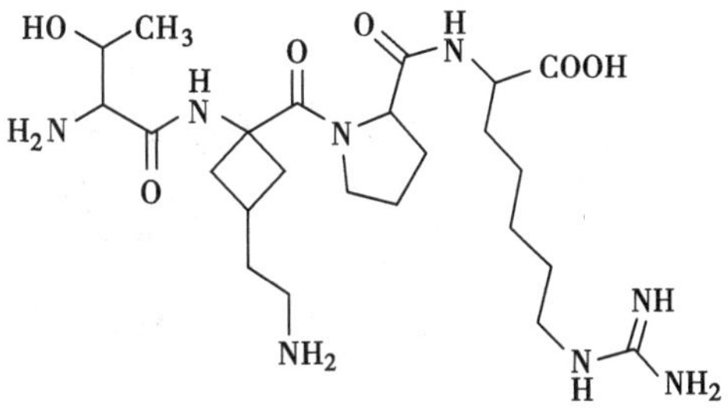

3—47

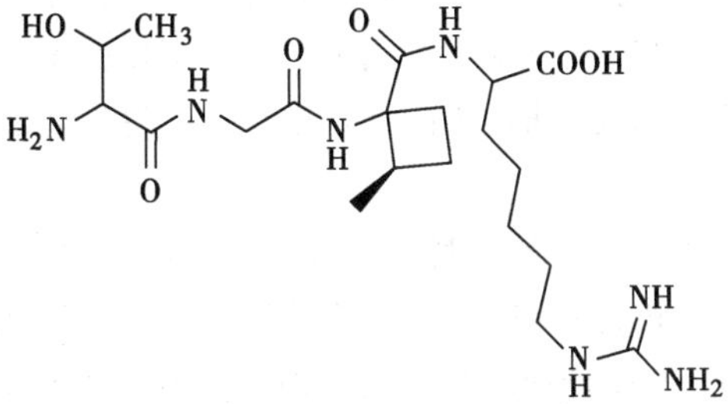

3—48

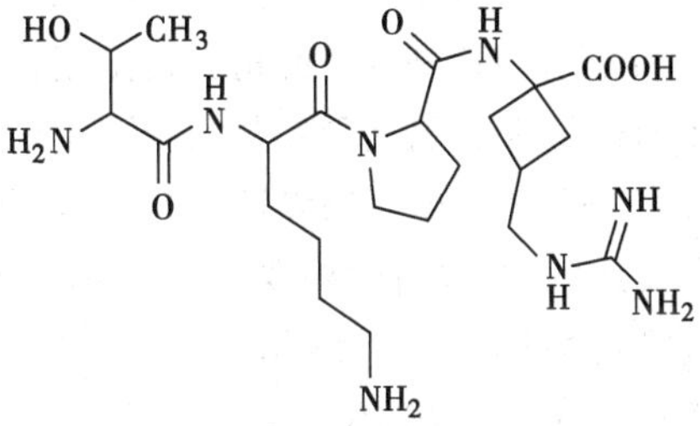

3—49

（四）苯丙氨酸类似物

苯丙氨酸类似物主要有 2- 氨基-3,3- 二苯基丙酸（Adp,3-50）、2- 氨基四氢萘-2- 羧酸（Atc,3-51）、2- 氨基茚基-2- 羧酸（Aic,3-52）、四氢异喹啉-3- 羧酸（Tic,3-53）和二氢吲哚-2- 羧酸（Dic,3-54）等。

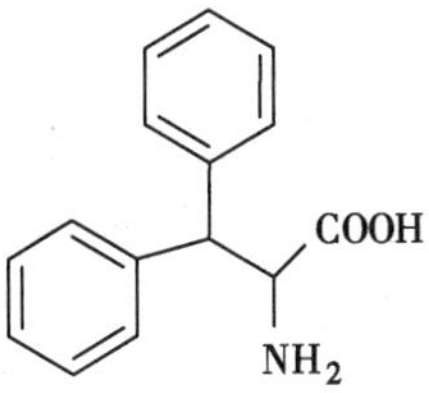

3—50

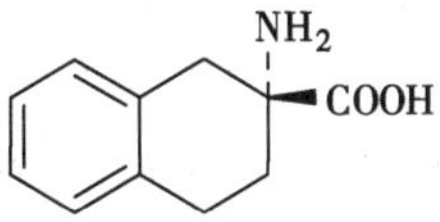

3—51

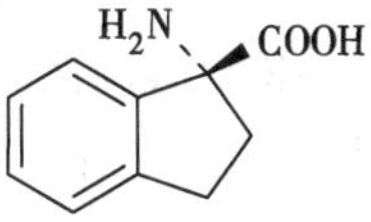

3—52

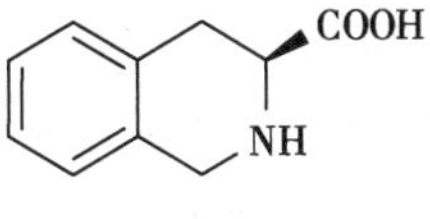

3—53

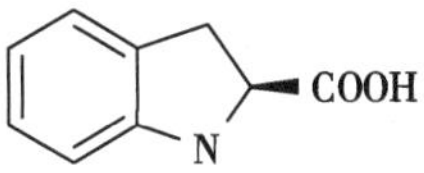

3—54

例如，为提高环状四肽阿片受体激动剂对不同受体亚型的选择性，将苯丙氨酸残基 Phe3（3-55）换成 Aic（3-56）或 Atc（3-57），提高了对 μ 受体的选择性，将 Phe3 换成 Tic（3-58）则无活性。四氢异喹啉羧酸（Tic）置换苯丙氨酸，由于氨基氮原子参与了杂环的构成,χ角变动范围很小,引起较大的构象变化，因而生物活性变化也较大。

H—Tyr—D—Orm—Phe—Glu—NH$_2$
3—55

H—Tyr—D—Orm—Aic—Glu—NH$_2$
3—56

H—Tyr—D—Orm—Atc—Glu—NH$_2$
3—57

H—Tyr—D—Orm—Tic—Glu—NH$_2$
3—58

（五）脯氨酸类似物

脯氨酸（Pro）类似物采用 N$^\alpha$C$^\alpha$ 环化方式模拟 Pro,它们的重要性质之一是存在顺反异构体（3-59）。

笔记

顺式　　　　　　　　　　　反式

3-59

由于 Pro 类似物的 N^α-C^α 键包含在吡咯烷内,故其两面角受到高度限制,C^α-$C(O)$ 键的旋转也被吡咯烷和 $C(O)$ 间的空间相互作用所限制,它们影响序列在前的氨基酸的构象。如序列在前的 L-氨基酸残基的二面角旋转限制在一定的区域,当 Pro 为顺式构型时,空间相互作用发生在序列在前的 L-氨基酸残基的侧链和 C^α 之间;当 Pro 为反式构型时,空间相互作用发生在序列在前的 L-氨基酸残基的侧链与 $C^\delta H_2$ 之间。

在设计 N^α-C^α 环化 Pro 类似物(3-60)中,如 1-氮杂环丙烷-2-羧酸(Azy,$n=0$)、1-氮杂环丁烷-2-羧酸(Aze,$n=1$)、脯氨酸(Pro,$n=2$)和 2-哌啶酸(Pip,$n=3$)都为环大小不同的 Pro 类似物。将环中的亚甲基部位 X 用电子等排体 O 或 S 取代得到的类似(3-61),它们都呈现不同程度的构象限制,其中六氢哒嗪-3-羧酸(Piz,3-62)已发现为天然缩宫素类似物的成分。

3-60　　　　　　　　　3-61　　　　　　　　　3-62

在脯氨酸分子中引入取代基是设计限制性脯氨酸拟似物的另一种方法,它们还可以被看作是两种氨基酸融合的产物。例如 3-苯基脯氨酸(3-63)融合了苯甘氨酸和脯氨酸的结构,可看作是这两个氨基酸的构象限制体。对脯氨酸而言,是在 3 位引入位阻较大的苯基;对苯氨酸则是将侧链 β-位的烷基与氮原子环合成四氢吡咯。用类似的策略将去甲亮氨酸与脯氨酸融合的构象限制体为 3-正丙基脯氨酸(3-64)。将 3-苯基脯氨酸置换缩胆囊肽(cholecystokinin)四肽(Boc-Trp-Met-Asp-Phe)末端的苯丙氨酸的拟似物对受体的亲和力更强。

焦谷氨酸(pyroglutamic acid,pGlu,3-65)也可看作是脯氨酸的拟似物,存在于许多天然肽类分子中,并被引入生物活性肽类似物的设计中。如将具有高限制性 pGlu 的衍生物 2,3-MepGlu(3-66)引入促甲状腺释放激素(thyrotrophin releasing hormone,TRH)的分子中得到的类肽,明显提高了 TRH 的稳定性。对天然存在的羟基脯氨酸的修饰包括引入另外的羟基(3-67)、改变环的大小(3-68)和羟基烷基化(3-69),以得到活性类肽。

3-63　　　　　3-64　　　　　3-65　　　　　3-66

3-67　　　　　3-68　　　　　3-69

笔记

（六）N^α-甲基化

N^α-甲基化氨基酸经常在天然肽类抗生素中出现。由于 N^α-甲基化导致 N^α 上氢原子的减少,含有这类氨基酸的肽其氢键形式与未甲基化的肽是不同的。N^α-甲基酰胺键都有顺反异构,因 N^α-甲基化造成的空间位阻也限制了二面角的旋转,减少了所允许的构象空间变化。同样,N^α-甲基化氨基酸也可能影响序列在前的残基 C^α-C(O) 键的旋转,当 N^α-甲基化氨基酸前一残基为 β-取代或带有支链的氨基酸,侧链构象将受到严格限制。

N^α-甲基化导致了酰胺键附近的空间位阻的增大,不仅在构象限制方面,同时在防止或减少肽键酶解、增加代谢稳定性和提高生物利用度方面都起了重要作用。

（七）引入 D-氨基酸

引入 D-氨基酸也是常见的修饰方法之一,在许多天然肽类中,D-氨基酸都为活性的关键残基,如皮啡肽中的 2 位 D-氨基酸是阿片活性所必需的残基。在许多情况下,引入 D-氨基酸能增强肽的生物活性,现已应用于脑啡肽、生长激素释放因子和缩宫素等生物活性肽类似物的研究中。如当脑啡肽分子中的 2 位 Gly 被 D-Ala 取代,所得的类肽活性高且代谢稳定性增强,而用 L-Ala 取代则无活性。同时,引入 D-残基可影响肽的二级结构。如 β-转角的中心残基,若以 D-氨基酸构成较 L-构型稳定。

（八）其他氨基酸类似物

其他氨基酸类似物如 α,β-不饱和氨基酸(3-70)可在肽链骨架中形成 β-转角构象。β-取代的 2,3-亚甲基氨基酸(3-71)可看作是 α,β-不饱和氨基酸中的双键被环丙烷取代的化合物类型,它们将限制 N^α-C^α 和 C^α-C(O) 键的旋转。另外,肽类分子中引入较大的侧链可产生构象限制,大基团则能限制其他侧链的运动。这些空间作用的结果必将导致肽链骨架的构象变化。如在环状或链状脑啡肽分子中分别引入萘基丙氨酸、O-叔丁基丝氨酸或 O-叔丁基苏氨酸,得到的类肽呈现较高的限制性且活性强于母体化合物。

3-70　　　　　　　　　　　3-71

二、肽链骨架的修饰

肽键(酰胺键)作为蛋白质和肽类化合物最基本的骨架特征,其在与酶或受体的结合中有重要作用,但它并不是绝对不可改变的。酰胺键在生物体内易被酶降解,为增强生物活性肽的代谢稳定性,用不同的原子或基团代替酰胺键或将酰胺键逆转,即通过生物电子等排置换法对肽骨架进行修饰是类肽设计的重要方法,图 3-2 给出一些酰胺的电子等排体。肽骨架的改变会引起肽链构型、构象或拓扑学的改变,并且在电性分布、疏水性、分子的偶极矩、氢键的形成能力方面都发生改变,因而影响生物活性的强度,甚至使作用翻转。当多肽的一个或几个酰胺键被电子等排体取代得到的肽类似物又被称为假肽(pseudopeptide)。

（一）亚甲基胺 [—CH₂NH—]

选择多肽分子中适当位置的肽键,将多肽分子原有的酰胺键还原为亚甲氨基,使之成为普通的 C-N 键,使其具有单键的性质降低刚性。在生理 pH 条件下,亚甲氨基的氨基因能质子化,故不能成为氢键受体。通过亚甲基胺质子化对肽二级结构影响的研究结果表明,假肽中还原的酰胺键在生理 pH 条件下仍保持 β-折叠倾向的构象形式。酰胺键的还原对生物活性有较大影响,甚至导致活性完全相反,如由激动剂变成拮抗剂或改变激动剂或拮抗剂的功效。当然,生物活性的变化亦随修饰部位的不同而有差异。还原型假肽的分子柔韧性增加,可引入一些限制性基团,如可以对碳原子或氮原子进行甲基化、乙基化或氧甲基化。

这一修饰方法已被引入肾素类肽抑制剂的研究中。作为肾素底物的最小肽段是血管紧张

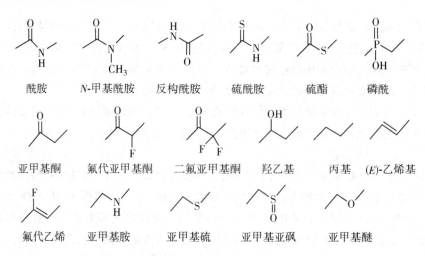

图 3-2 酰胺的电子等排体

素原的 His6- Pro- Phe- His- Leu- Leu- Val- Tyr13 八个氨基酸的肽段,为寻找能同肾素结合而不被肾素酶水解的竞争性肾素类肽抑制剂,将其中的某些肽键还原成亚甲氨基,得到一系列高活性类肽。体外实验表明其中化合物(3-72)活性最好。

$$\text{Pro-His-Pro-Phe-His-Leu}(-CH_2NH-)\text{Val-Ile-His-Lys} \quad \textbf{3-72}$$

(二) 亚甲基硫醚 [—CH$_2$S—] 和亚甲基亚砜 [—CH$_2$S(O)—]

亚甲基硫醚被认为是一种能提供分子极性、柔韧性和代谢稳定性的酰胺电子等排体,用其修饰线形脑啡肽得到的假肽在血浆中的半衰期为亮啡肽的 21 倍。引入该修饰类型衍生的高活性假肽如 Tyr- D- Ala- Gly- Phe(CH$_2$S)Leu- NH$_2$ 和 Tyr- c[D- Lys- Gly- Phe(CH$_2$S)Leu]比它们相应的酰胺母体对于 μ- 和 δ- 阿片受体具有更高的活性。

分子模型研究表明亚甲基硫醚与肽和蛋白质的二级结构相一致。酰胺键被亚甲基硫醚代替后,仍保留对肽骨架的立体限制性。

硫醚易被氧化为(R)-或(S)-构型的亚砜,得到的亚甲基亚砜也是一种有用的酰胺电子等排体,它可产生手性中心,为一种高限制性结构,具有较强的氢键接受体能力(与亚甲基硫醚比较)。用它修饰的类似物 c[Gly- Pro- (CH$_2$-(R/S)-SO)Gly- D- Phe- Pro]经核磁共振构象测定表明,由亚甲基亚砜修饰的假肽与其酰胺母体、前体亚甲基硫醚有明显不同的构象。当其被引入环状脑啡肽,因构型不同得到的两种异构体拟似物 Tyr- c[D- Lys- Gly- Phe(CH-(R/S)-SO)- Leu],它们的生物活性与相应的母体、前体相同。

(三) 亚甲基醚 [—CH$_2$O—]

用亚甲基醚键代替酰胺键的修饰在某些方面好于亚甲基硫醚修饰,其原因是:①同硫原子相比,氧原子的亲核性和被氧化的可能性几乎可以忽略不计;②氧醚具有较大的极性,可形成较强的氢键;③亚甲基醚键与酰胺键在几何形状上十分相近。如将该修饰引入 P 物质和亮啡肽中,得到的 P 物质类似物 P-Glu- Phe- Phe[CH$_2$O]Gly- Leu- Met- NH$_2$ 仍保留母体活性。亮啡肽类似物 Tyr[CH$_2$O]Gly- Gly- Phe- Leu- NH$_2$ 对 μ- 受体的活性是母体化合物的 2 倍,而对 δ- 受体的活性则有所下降。

(四) 硫代酰胺 [—C(S)NH—]

硫代酰胺作为酰胺的电子等排体被引入活性肽中,经光谱技术研究表明它具有与酰胺相似的 Z 平面构型,硫羰基的键长和硫原子的共价半径都大于羰基和氧的相应值,因其体积较大,对硫代酰胺附近的旋转角具有更大的限制性,含有该键的肽分子中残基所允许的二面角构象减少。与酰胺相比,硫代酰胺中的—NH 是较强的氢键供体,具有较强的酸性;而硫羰基则为较弱的氢键接受体。因此,在同 C(O)和 HNC(O)间形成氢键的能力比较而言,C(O)和 HNC(S)间氢键较强,而 C(S) 和 HNC(O) 间氢键较弱。在多肽的关键位置上引入硫代酰胺键,将导致化合物的构象可塑性增大或减小,这种变化取决于空间相互作用力和氢键力的强弱。

在缩宫素中引入硫代酰胺形成的假肽活性不高。在亮啡肽的 1 和 2 残基间引入硫代酰胺得到无活性的化合物,但将其引入到 2 和 3 残基间,则活性增高且具有 δ-受体选择性。在 P 物质、促胃液素等活性肽中引入该键得到的假肽与酰胺对应物相比,抗酶解的稳定性普遍增加。

（五）亚甲基酮［—COCH$_2$—］和氟代亚甲基酮［—COCHF—或—COCF$_2$—］

亚甲基酮与酰胺键相比,羰基碳和亚甲基碳间的键无任何双键性质,亚甲基的氢也不能形成氢键。当它代替了 ACE 抑制剂 Bz-Phe-Gly-Pro-OH 中 Phe 和 Gly 间的酰胺键,得到的假肽活性比母体肽分子强 100 倍。在一些天然氨基肽酶抑制剂中发现有亚甲基酮结构存在,其对丝氨酸蛋白酶的抑制机制可能是酶中的丝氨酸残基与抑制剂的酮羰基相互作用形成了半缩酮结构,它与肽键水解时形成的过渡态的四面体结构十分相似。亚甲基酮的这一结构修饰类型已被引入胃蛋白酶抑制剂、肾素等多种活性肽的修饰中。

当亚甲基的一或两个氢原子用氟原子取代,得到氟代亚甲基酮。由于氟的原子半径与氢原子接近,用其修饰的立体位阻最小。氟化还可增加水溶性,氟代亚甲基酮水化过程与肽键酶催化水解过程形成的四面体过渡态相似,在设计丝氨酸蛋白水解酶抑制剂时氟代类似物可提高抑制活性。

（六）(E)-乙烯型［—CH＝CH—］和 (E)-氟代乙烯型［—CH＝CF—］

聚合肽和蛋白质的肽键一般都为反式构型,因顺式对应物中的原子或基团空间相互作用,导致分子体系能量增加,因而顺式构型很少存在。在已报道的反式酰胺类似物中,反式碳碳双键在几何形状、键角、键长上最为相似。酰胺键仍具有一定程度的可塑性并能形成氢键,反式烯键代替反式酰胺键后消除了形成氢键的可能性。这种修饰能提供肽分子中特定的酰胺键在生物活性和构象行为上的有价值的信息。以反式烯键代替酰胺键增强了肽类分子的疏水性,提高了由生物转运细胞膜包括穿越血脑屏障的能力,同时也增强了代谢稳定性。

皮啡肽及其四肽类似物的 Phe 和 Gly 间引入该键形成的假肽的生物活性与母体分子相近。经核磁共振谱测定证明,在这些假肽中,影响反式烯键构象行为的参数基本相同,在 3 和 4 残基间引入反式烯键也不改变多肽分子的构象性质。所以单个肽键由反式烯键代替后,在优势构象上不会发生大的变化。这一修饰类型已被引入线状和环状脑啡肽、ACE 抑制剂等假肽的设计中。

在反式烯键的基础上发展了反式氟代烯键等排体。由于氟原子的电子性质与氧原子相近,因此反式氟代烯键更相似于酰胺键。在 P 物质的 Phe 和 Gly 间引入该修饰类型得到的假肽活性与天然肽相近,经测定其构象行为的参数均与 P 物质相似。这一结果表明酰胺键与氟代烯键十分相似。

（七）亚乙基［—CH$_2$CH$_2$—］

亚乙基也是还原酰胺键的一种修饰类型,由于无极性,故有许多不同的性质,应用该修饰类型不能形成分子内氢键,从而使肽骨架构象的可塑性增大。将其代替甲硫啡肽中 Tyr-Gly 的酰胺键,得到的假肽活性大大降低。而将修饰部位移至 Gly-Gly 之间得到的假肽 Try-Gly［CH$_2$-CH$_2$］Gly-Phe-Met-OH,在体外实验中比母体具有更高的活性。在修饰肠促胰酶肽时表现的活性与全酰胺母体相似,而在肾素抑制剂修饰中得到的假肽仅有极小的活性。

（八）酰胺键的逆转

逆转修饰是将酰胺键［—NH—C(O)—］中的羰基和亚氨基互换,以得到肽的类似物,是最常用的一种保护酰胺键提高抗酶解能力的方法。当分子中只有一个逆向肽键时,在 N 端出现偕二胺烷基(gAA),C 端则为二烷基丙二酸(mAA)结构。如果有两个连续的逆向肽键,则 N 端为

gAA，C 端为 mAA，中间出现一个反向氨基酸(rAA)(图 3-3)。

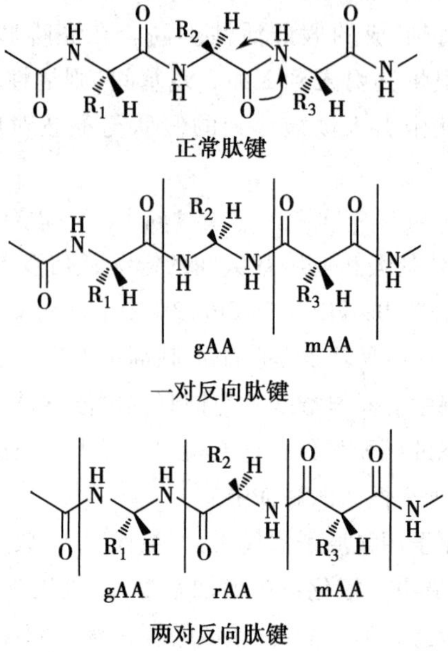
正常肽键
gAA
mAA
一对反向肽键
gAA
rAA
mAA
两对反向肽键

图 3-3 肽键的逆转

这种修饰类型引入活性肽形成的类肽具有活性强、选择性高和代谢稳定的特点。如 gastrin (3-73)的酰胺键逆转拟似物(3-74)是其受体的强效拮抗剂，结构中 N 端的异亮氨酸转变为异戊二胺，中间的天冬氨酸由正向变为反向，C 端的苯丙酰胺变成苄基丙二酰胺。

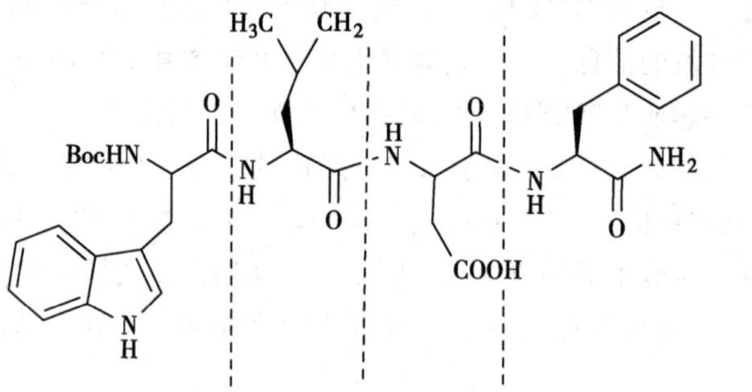

3-73

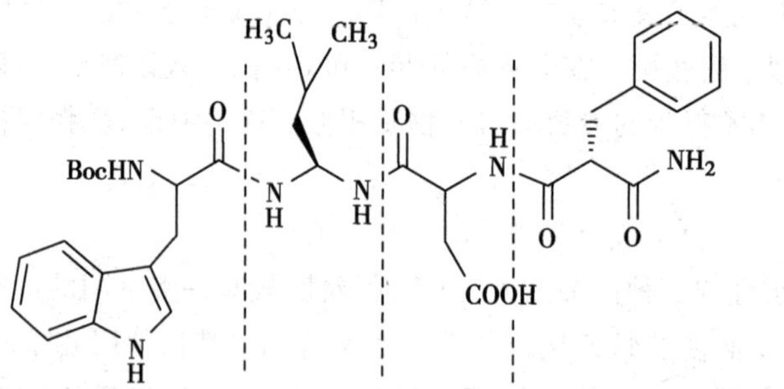

3-74

在肽键逆转的同时，常常伴随着氨基酸构型的转变，由 L- 变为 D- 构型，这样生成的类肽被称为逆向-翻转异构体(retro-inverso isomer)。所有氨基酸若都变换构型和肽键方向，除含有脯氨酸的残基外，仍然保持原来侧链的拓扑结构，对肽链不产生构象限制，但已不再是蛋白酶的底物。逆向-翻转类肽如果不是环肽，会出现电荷互补性问题，与其原型相比，末端相对应的电荷是相反的，因而不易与受体结合。解决的办法是在末端引入“假端基”或只对肽链的中间部分做逆向-翻转处理，保持肽链两端的结构不变。

笔记

三、二肽片段拟似物

将肽链中两个相邻键合的氨基酸用不同方式桥联,对肽的构象加以限制,两个被桥联限制的氨基酸应当是与靶点结合的重要药效团,而且在桥联环上可进一步有各种取代基、并环、稠合等限制因素。根据桥联的位置和方式可分为以下几种:

(一) 两个 α-碳的环合

肽链的酰胺键有部分双键性质,与酰胺相连的基团之间可呈顺反(Z/E)异构,肽通常以反式构型存在。为使两个 α-碳原子形成环状结构,必须以顺式构型相连,虽然在能量上是不利的,但这种环状的内酰胺模仿了肽链的 β-转角,往往产生有利的结合(图3-4)。

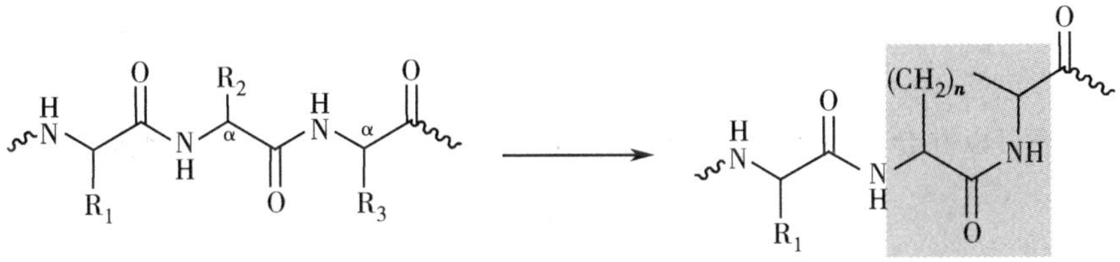

图3-4　两个 α-碳的环合

化合物(3-75)是七肽中 Ala4 与 Leu5 的侧链以二硫键形成的八元环结构的类肽。肽链中两个相邻的甘氨酸与苯丙氨酸相连,可以形成苯并内酰胺(3-76),限制了肽链的构象变化。化合物(3-76)也可看作是两个甘氨酸的 α-碳一个直接与苯环相连,另一个通过亚甲基与苯环邻位相连。

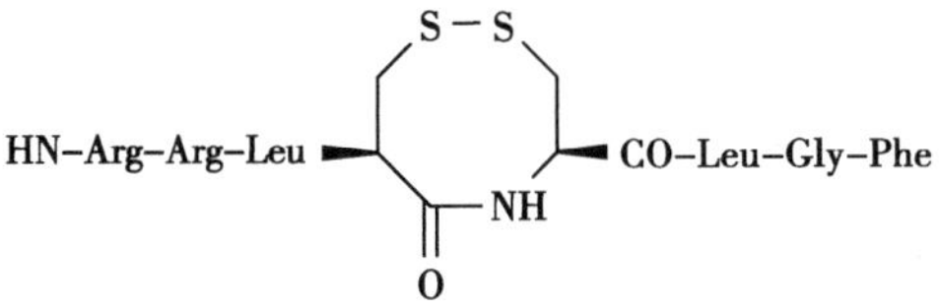

HN–Arg–Arg–Leu　　CO–Leu–Gly–Phe

3–75 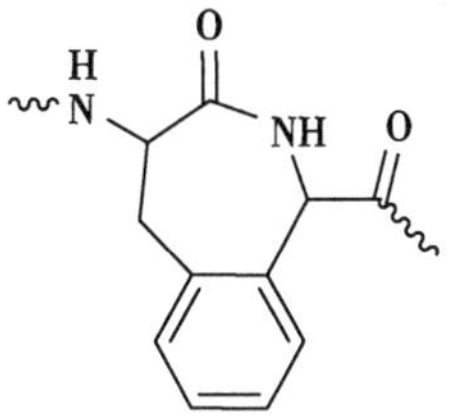　　　　　　3–76

(二) 两个氮原子间的环合

将肽链中第 i 个残基的氮原子与第 $i+1$ 个残基的氮用两个或两个以上碳原子相连接成环,因环内包含两个氮原子,形成哌嗪酮环(图3-5)及其同型物,在环合时酰胺键仍呈反式构型。

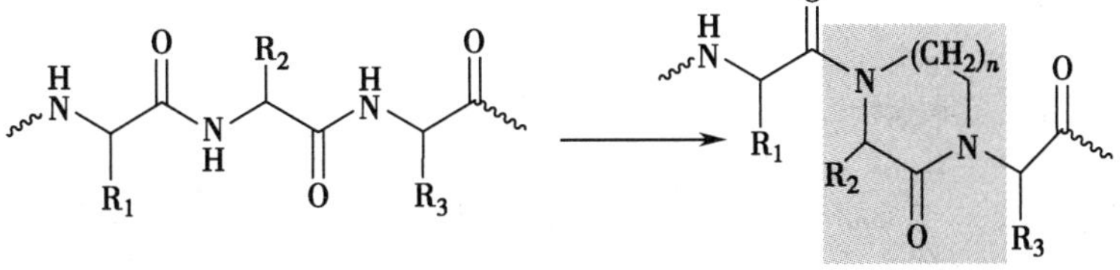

图3-5　氮原子间的环合

(三) α-碳与氮原子的环合

这种环合有两种方式,其一是第 i 个残基的 α-碳与第 $i+1$ 个残基的氮原子成环,形成五元(γ-)或六元(δ-)内酰胺环(图3-6A),仍保持酰胺键的反式构型;另一种环合方式是第 i 个残基的氮与第 $i+1$ 个残基的 α-碳原子成环,也形成哌嗪酮环(图3-6B)。但与两个氮原子间的环合

笔记

形成的哌嗪酮环不同,与内酰胺环相连的基团呈顺式构型。

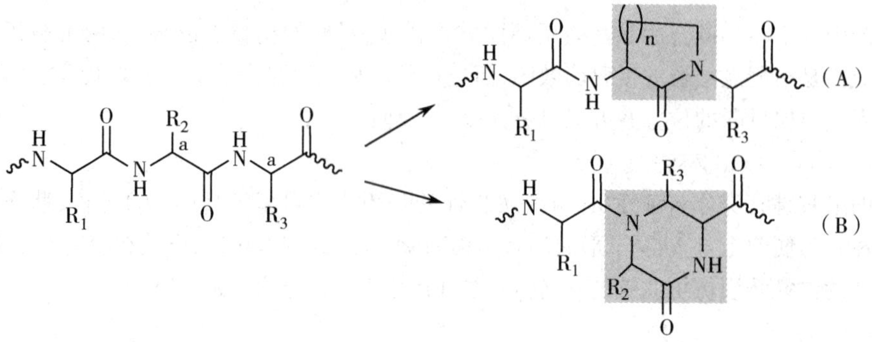

图 3-6 α-碳与氮原子的环合

内酰胺环还可以并合其他环或含有其他杂原子形成各种二肽及三肽的类似结构(图 3-7),

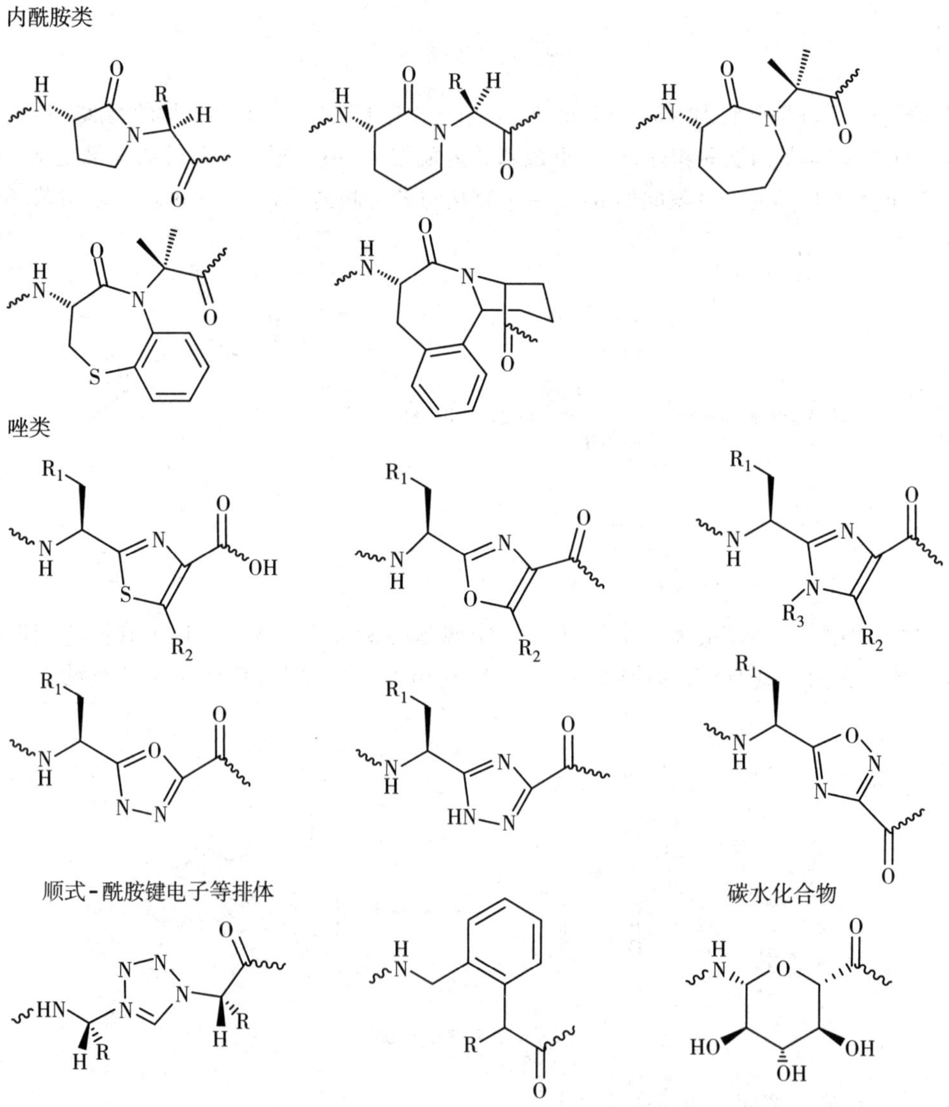

内酰胺类

唑类

顺式-酰胺键电子等排体   碳水化合物

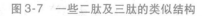

图 3-7 一些二肽及三肽的类似结构

这些类似结构都是基于侧链与侧链，或者侧链与骨架的成环修饰形成，包括内酰胺类、唑类化合物、顺式酰胺键的电子等排体及碳水化合物等。

　　将与上述结构类似的二肽或三肽结构片段引入活性肽分子中，可以起到稳定构象、提高活性的作用。如化合物（3-77）是一个含苯并内酰胺片段的血管紧张素转化酶（ACE）的强效抑制剂。

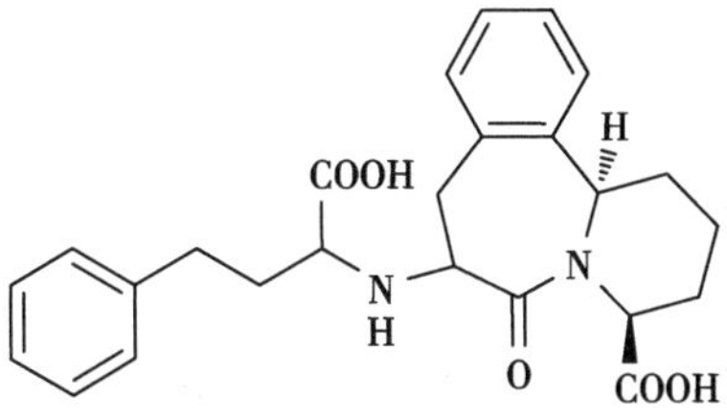

3-77

四、整体分子构象的限定

　　肽类分子的柔性决定了生物活性肽不可能具有特定的构象与靶点分子结合，对活性肽分子的整体性限制可通过肽的环化来实现，即通过环肽（cyclopeptide）策略来实现。肽的环化可以降低线形母体分子的柔性，稳定肽的特殊二级结构，但环化部分不应是参与酶或受体识别的氨基酸侧链或骨架。生物活性肽经环化后得到的稳定构象若与生物活性所要求的构象相似，则可以增加活性和提高选择性。事实上，许多天然肽也具有环状结构，如环状缩宫素（3-14）、加压素（3-15）、心房肽（3-25）、内皮素（3-26）等。但天然环状活性肽的环比较大，不易形成构象限制性结构，因此类肽的设计一般考虑小环结构，以 11～18 元环为宜。如治疗阿尔茨海默病（Alzheimer disease，AD）的 β-分泌酶抑制剂为 14 元环（3-78）、15 元环（3-79）和 16 元环（3-80）。

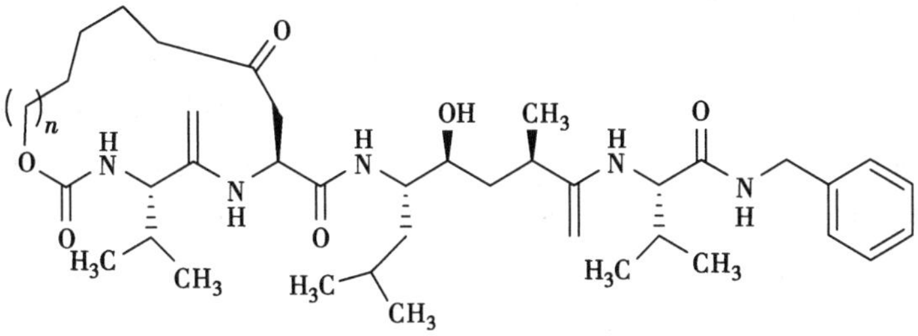

3-78　（n=1）　　3-79　（n=2）　　3-80　（n=3）

（一）骨架连接成环

　　骨架连接是成环方法之一，通过 N^α 原子分别与另一个 N^α 原子、侧链、N 端或 C 端形成环状化合物 A、B、C 和 D（图 3-8）。如在 P 物质环状类似物的设计中得到的类肽（3-81），其活性与母体相似，但在某些组织中的作用时间延长。但应注意的是骨架连接会影响类肽与靶点的氢键的形成，从而影响与靶点的亲和力，可能对活性有较大的影响。

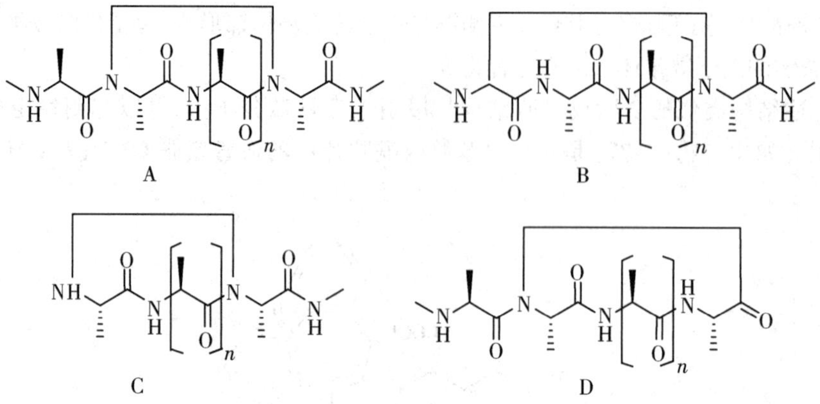

图 3-8　肽的骨架连接成环

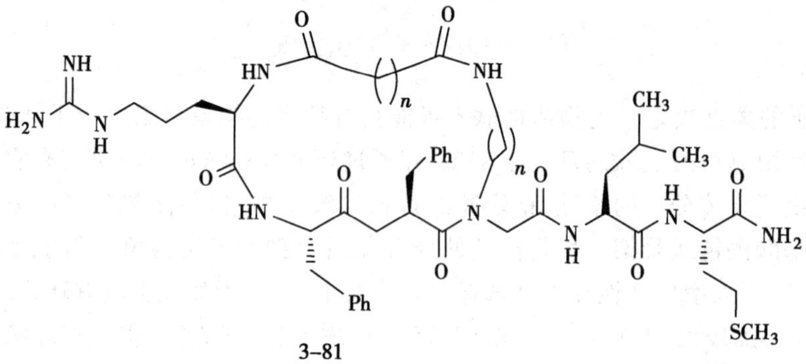

3-81

（二）侧链连接成环

　　侧链之间的环化应用更为普遍，还可以侧链与 C 端、侧链与 N 端或 C 端与 N 端连接成环，但应考虑 N 端或 C 端是否为保持活性所必需的。

　　肽分子中若含有一个碱性氨基酸残基，可以与 C 端以酰胺键成环；若含有一个酸性氨基酸残基，则可以与 N 端以酰胺键成环；分子中若含有两个酸性氨基酸残基或两个碱性氨基酸残基，可分别用乙二胺或丁二酸形成二酰胺的环状结构；分子中若同时含有酸性和碱性氨基酸残基，除可直接内酰胺化外，还可与适当的氨基羧酸缩合形成环状类肽。若分子中含有半胱氨酸（Cys）或其他含巯基的类似物，可以通过二硫键成环。

　　除较普遍使用的内酰胺键和二硫键环化方式外，还可采用其他多种环化方式。氨基甲酸酯用于连接氨基与侧链羟基形成环化物如（3-82）；芳环通过芳醚键连接环化，如天然血管紧张素转化酶抑制剂 K-13（3-83）；以磷酸二酯键连接形成的环化物（3-84），P（O）基团可作为氢键的接受体，对类肽的构象特征及与靶点的亲和力有较大影响；二硅氧烷连接两个侧链形成的化合物（3-85）已在脑啡肽的类肽设计中得到应用；用—CH₂CO—单元把肾素抑制剂中的 His 侧链与 N 端环合形成的类肽（3-86）具有高度亲和力；用单硫键取代几种生物活性肽中的二硫键，由于环径的缩小，形成的类肽的构象限制进一步增强，并提高了代谢稳定性，如由脑啡肽环合形成的单硫键类似物（3-87）的活性与二硫键对应物（3-88）相同，但半衰期延长。

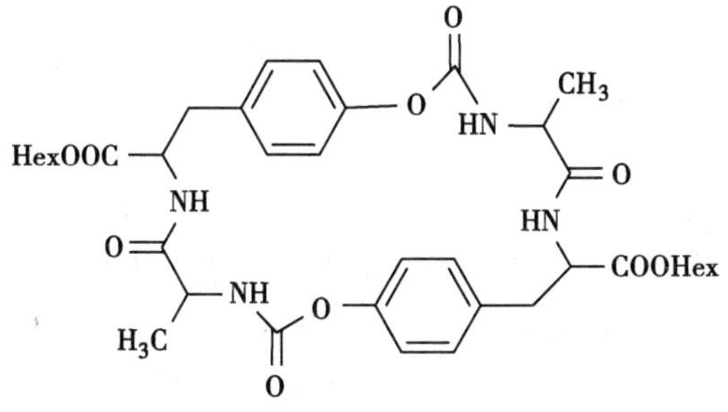

3-82

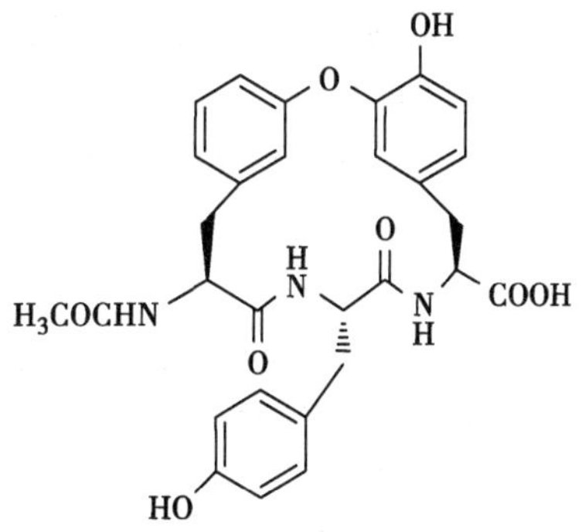

3-83

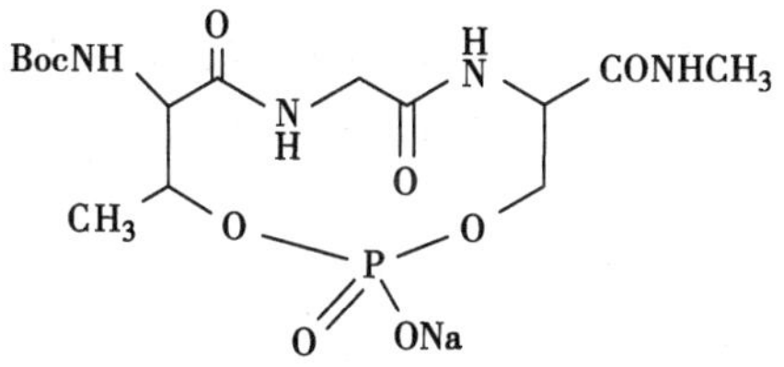

3-84

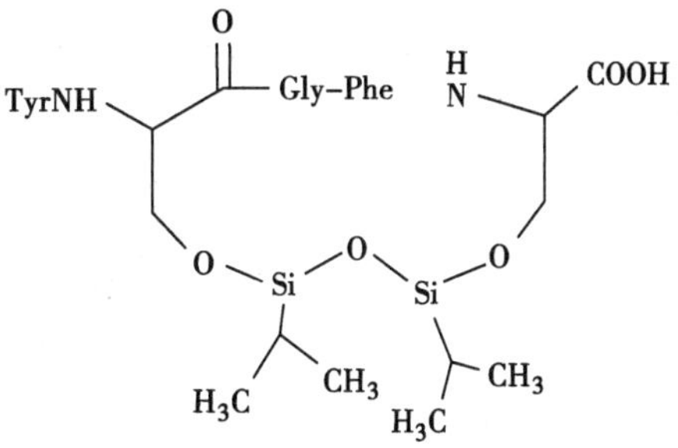

3-85

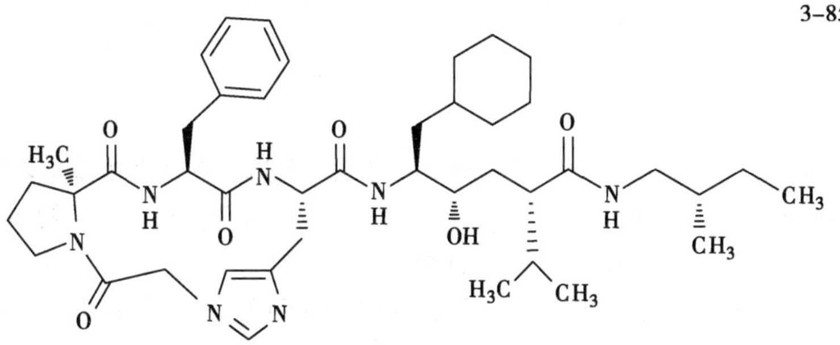

3-86

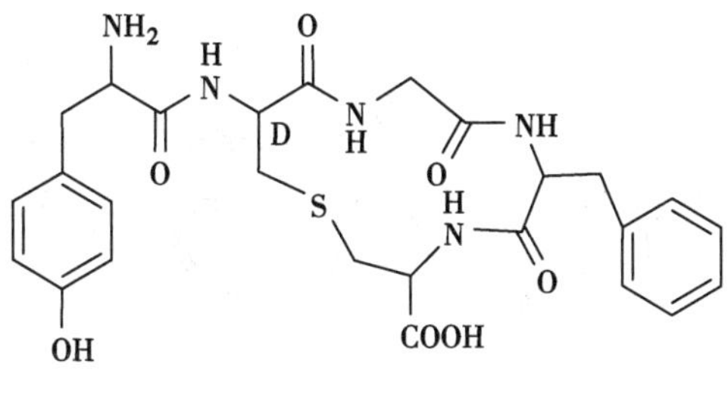

3-87

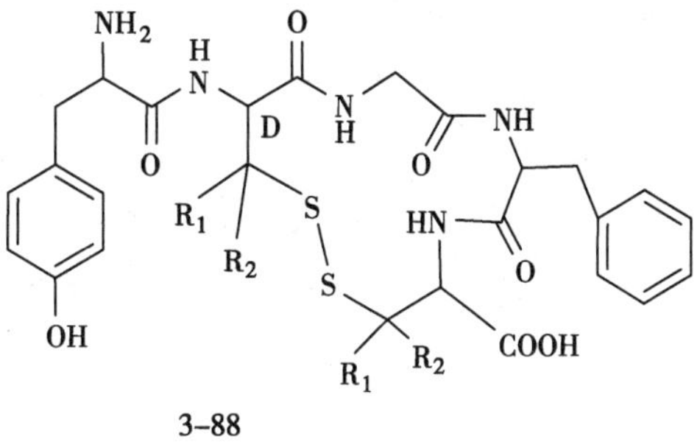

3-88

　　为了避免或降低具有大环结构的肽分子的柔韧性,可将其结构修饰成二环或多环的结构形式,以获得更稳定的构象。

　　环化作为一种重要的类肽设计方法,能降低环组分的自由度,随之降低母体分子的柔性,并稳定肽的特定的二级结构。如果环化后稳定的构象和生物活性所需要的结构类似的话,就可能提高其活性或选择性。

五、肽二级结构的分子模拟

　　多数活性肽呈现活性时都有确定的二级结构,这对生物活性是非常重要的,然而二级结构又具有柔性的可变性,所以用结构类似物固定二级结构,不仅可阐明活性肽的结构与性能的关系,也可能得到活性更强、选择性更高的类肽。

　　模拟肽链的二级结构化合物常常被称作组建单元,分子中有两个或两个以上的连接基掺入肽链中,可赋予分子以特定的二级结构的构象。这种构象模拟物应尽可能相似于原肽的构象,在合成上应容易引入所需的基团。以下分别介绍几类主要的肽二级结构的模拟结构。

（一）α-螺旋模拟物

　　在一段连续的肽单位中,如果所有的肽单位的 Cᵅ 其成对的二面角(ϕ、ψ)都分别取同样的数值,这一段连续的肽单位的构象一般是螺旋构象或称 α-螺旋。其构象特征除组成每一圈螺旋的氨基酸残基的个数、相邻两圈之间的螺距和二面角都有一定的数值之外,在相邻的螺旋之间可形成链内氢键。α-螺旋有右手螺旋和左手螺旋,右手螺旋比左手螺旋更稳定,因此天然蛋白质的螺旋多为右手螺旋。在已知的球状蛋白质中,约为31%的残基是右手螺旋结构。α-螺旋结构被每个残基的羰基氧和沿着这条链的第4个残基的—NH 基所形成分子内氢键而稳定。α-螺旋结构也可被引入的模拟结构所稳定。如结构片段(3-89)和(3-90)引入肽分子的 N 端可作为 α-螺旋结构的组建单元,所得到的类肽分子与未经该组建单元修饰的母体分子相比,前者表现出更高的螺旋性。

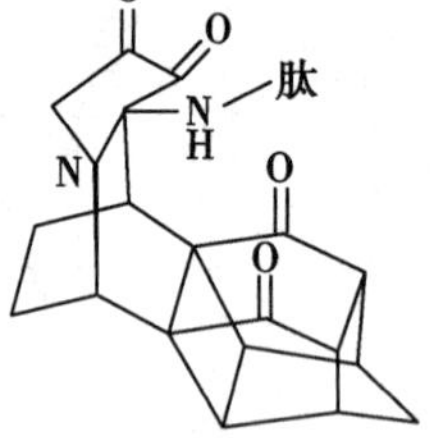

3-89 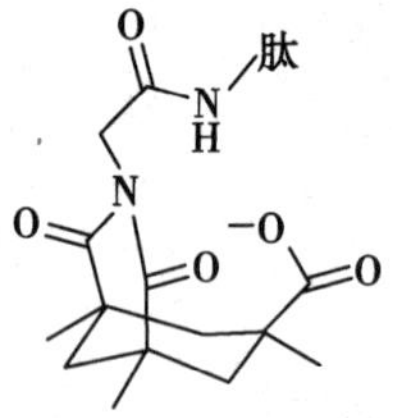   3-90

（二）β-折叠模拟物

　　β-折叠是一种肽链相当伸展的结构,它是由两条肽链或一条肽链内的两段肽链之间的C =O 与 N-H 形成氢键而成,β-折叠有两种类型:平行的和反平行的 β-折叠。在平行结构中,相邻的两条多肽链从 N 端到 C 端是同方向排列;而在反平行结构中,相邻的两条多肽链是反方向排列的。反平行的 β-折叠比平行的 β-折叠更稳定些,这可能是因为在平行的 β-折叠中其氢键是变形的。

　　首先在天然抗肿瘤物质 bouvardin 的构象研究中,将组建单元(3-91)引入肽分子中得到稳定的 β-折叠片层类似物,以后相继发现了组建单元(3-92)和(3-93)并引入活性肽中,经测定证实它们的构象仍为 β-折叠片层结构。

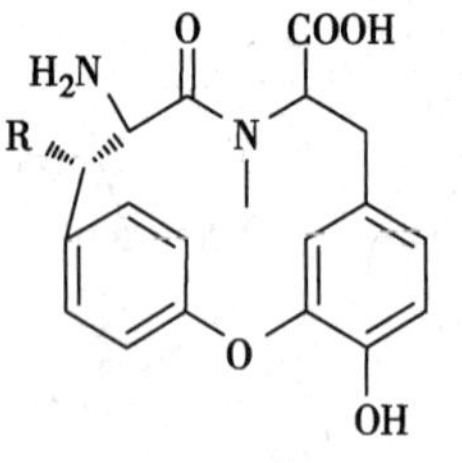

3-91   3-92 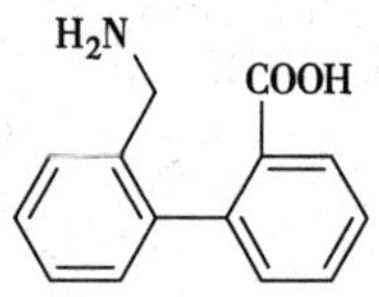   3-93
R =H, OH

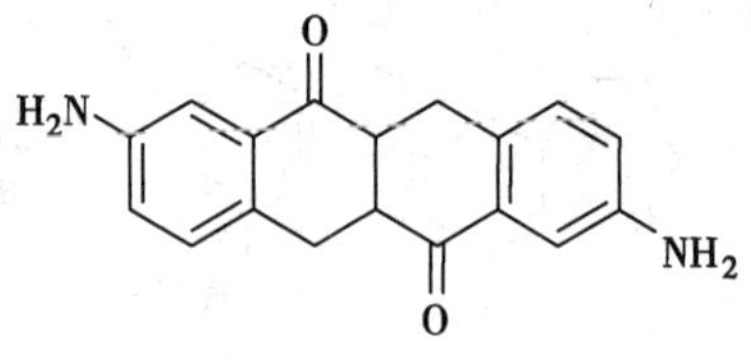

二级结构组建单元(3-94)和(3-95)引入肽分子后形成的类肽具有反平行的 β-折叠结构。

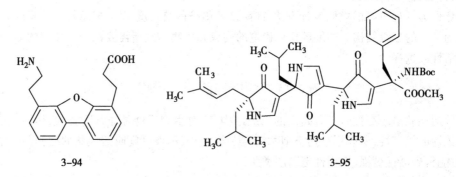

3-94   3-95

（三）β-转角模拟物

多肽中比较常见的二级结构还有 β-转角。在蛋白质分子中肽链经常会出现 180°的回折，在这种肽链的回折角上就是 β-转角的结构。一个 β-转角包括相连的 4 个残基，从结构上看就是第 1 个残基的 C═O 与第 4 个残基的 N-H 形成氢键。在有些蛋白质分子中，暴露在外的 β-转角结构是分子配位识别的重要位点。在生物活性肽中，β-转角是一种常见的构象形式，为了获得这种构象的稳定形式，人们设计了许多有代表性的模拟 β-转角的组建单元，包括一些由单环、双环及多环组成的杂环结构，含有两个可与氨基酸相连的功能基（图 3-9）。当把这些组建单元引入不同的生物活性肽中，所形成的部分类肽显示了高度活性。

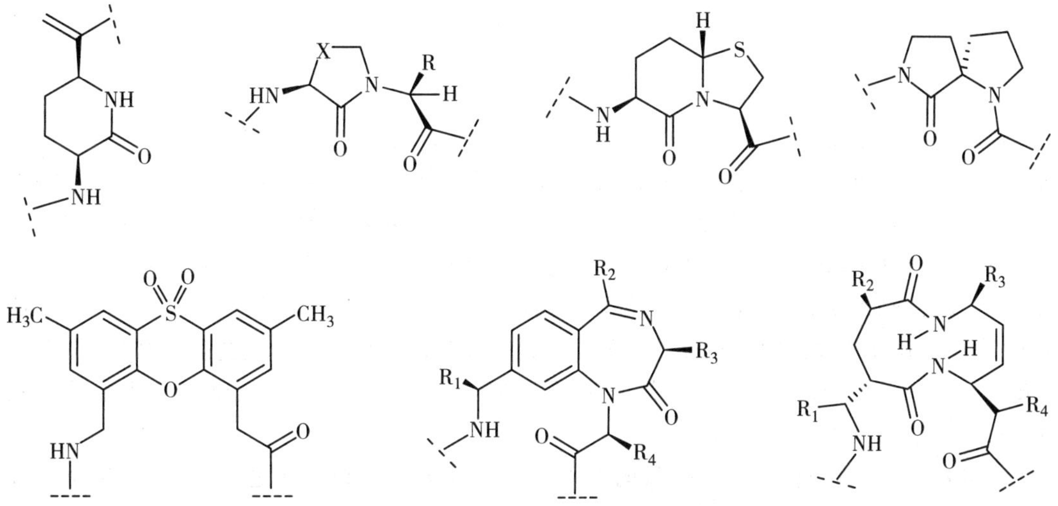

图 3-9 一些常见的 β-转角组建单元

癌基因产物 Ras 蛋白 C 端的半胱氨酸的 S-法呢基化是调节细胞转型的重要反应，该反应是由法呢基转移酶（FTase）催化的，抑制该法呢基化过程是设计新的抗癌药物的途径之一。模拟 Ras 蛋白的 C 端的柔性四肽 CA$_1$A$_2$X（C:Cys;A$_1$A$_2$:脂肪族氨基酸;X:Met 或 Ser）（3-96）是 Ras 法呢基化的有效抑制剂，以 1,5-二取代萘基代替 CA$_1$A$_2$X 中的两个疏水性氨基酸 A$_1$A$_2$，模拟法呢基转移酶底物 Ras 蛋白的 β-转角，得到的类肽（3-97）是一个法呢基化的强效抑制剂。

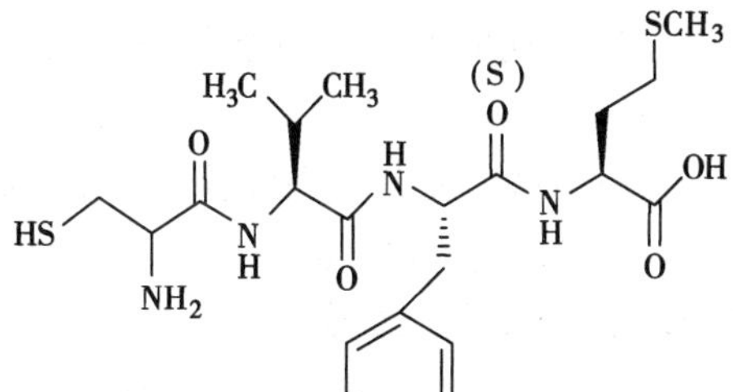

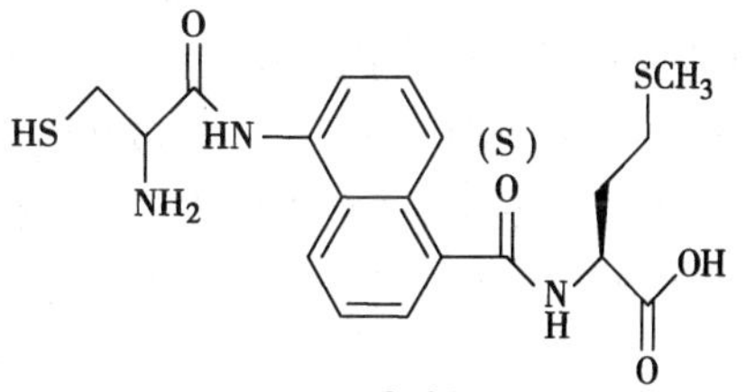

（四）γ-转角拟似物

γ-转角是由 3 个氨基酸通过与 β-转角类似的方式形成的。图 3-10 是一些有代表性的 γ-转角的结构片段。将图 3-10（A）的结构片段引入 Arg-Gly-Asp（RGD）拮抗剂所形成的类肽具有高度活性，但同样在引入脑啡肽分子中形成的类肽却无活性，可能的原因是 γ-转角破坏了脑啡肽分子适合受体的功能；将图 3-10（B）的结构片段引入缓激肽中所形成的类肽仍呈现活性。

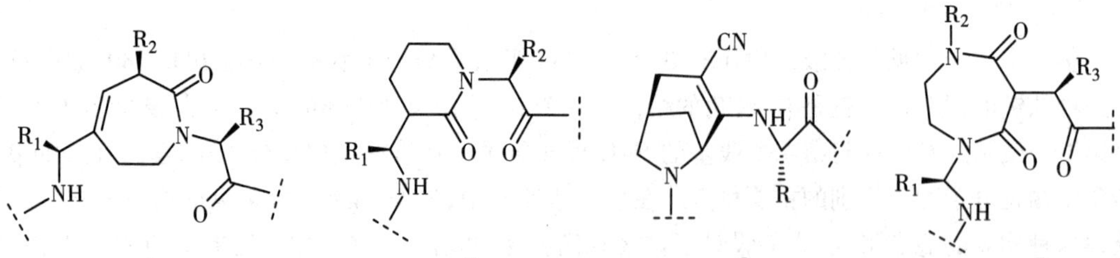

图 3-10   γ-转角结构片段

六、基于内源性活性肽与靶点结合后的
拓扑结构分子设计

理想的类肽可直接根据受体或代谢酶与其结合的天然活性肽相互作用时关键的功能基的性质和空间结构来设计,即替换肽骨架,但保留其结合基团所需的拓扑结构。尤其是将天然活性肽的药效团保留在一个刚性母核上,它具有全新的模板、必要的功能基团,并呈现适当的三维排列,来模拟原天然活性肽的拓扑结构。然而这种设计思路基本都离不开计算机辅助药物分子设计(CADD)技术的辅助。重要作用的功能基团可人工设计而后由分子对接软件验证,空间结构往往要借助从头设计软件(de novo design)来生长出一定的化学结构(见第十一章第一节),最终结果的验证还需借助 X 射线晶体衍射对靶点与小分子配体的共结晶模式进行研究。

大多数时候,我们很难从该类肽的平面结构中看出它与天然肽之间的关系,甚至很难辨认出其属于类肽。如以天冬氨酸肽酶抑制剂(3-98)和(3-99)来阐明该类肽模拟物的设计:在类肽(3-98)上我们可以看见一系列构象限定的痕迹,其与天冬氨酸肽酶的活性区域的结构被称为 β-链式或肽式。类肽(3-99)用非肽片段对(3-98)进行骨架替换后得到的哌啶类衍生物,被称为"基团替换性辅助结合型类肽(group replacement-assisted binding petidomimetics,GRAB petidomimetic),它与靶点活性区域结合的方式和(3-98)不同。天冬氨酸肽酶发生此结构互变的基础在于被称为"GATEKEEPER"的残基 Tyr75,哌啶环上 C4 位的苯环填补了由于旋转而位移的 Tyr75 的芳香环的空间位置,从而稳定了酶与小分子抑制剂的结合。此时从头设计显示出了比通常使用的半柔性对接更加优越的方面,更好地处理了靶点的柔性以及靶点与配体的互变结合。同时,这种迥异的结合模式说明,设计类肽模拟物的思路应转移到模拟天然配体与靶点结合之后所呈现的拓扑结构上来,而不是执着于模拟天然配体的平面结构。

Lonafarnib(SCH66336,3-100)是已上市的法呢基转移酶抑制剂,其对慢性骨髓单核细胞白血病和人卵巢癌有显著的抑制作用。该化合物从结构上看与天然肽相去甚远,只能通过计算机空间模拟看出它在拓扑结构上与 CAAXbox 的相似性,以及与靶点的结合模式。

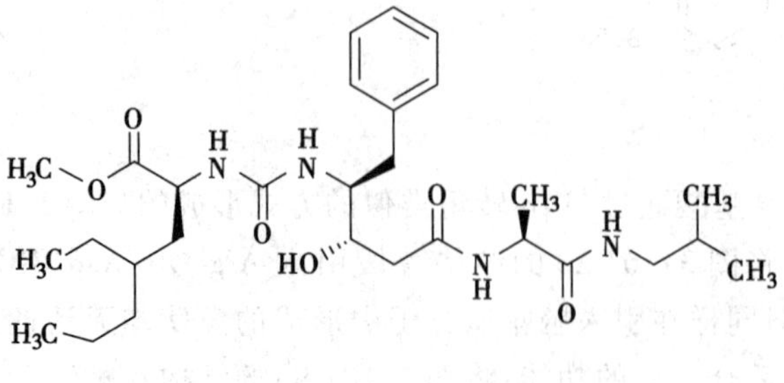

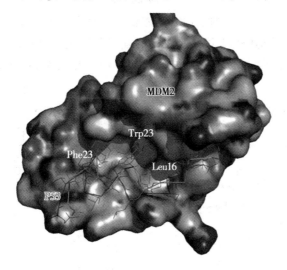

3-99 **3-100**

第三节 类肽在药物设计中的案例分析

一、苯并二氮䓬二酮类 HDM2-p53 抑制剂

p53 基因编码抑癌蛋白 p53,p53 蛋白是转录因子,调控与细胞周期和细胞凋亡相关的蛋白表达,具有维持基因组稳定、抑制或阻止细胞转化的功能,是肿瘤的遏制因子。p53 蛋白的突变以及野生型 p53 蛋白的功能障碍与肿瘤的发生有关。鼠双微体蛋白-2(MDM2,人的同源蛋白为HDM2)是泛素蛋白连接酶,能够与 p53 蛋白结合并使 p53 被蛋白酶体降解。研究表明,肿瘤细胞中 MDM2 过表达并与 p53 的结合是引起 p53 失活的原因之一。通过抑制 HDM2-p53 相互作用恢复 p53 的活性,使 p53 蛋白聚积和激活,诱导肿瘤细胞的凋亡可以治疗肿瘤。近年来寻找抑制 HDM2-p53 相互作用的药物成为抗癌药物研发的热点。

蛋白-蛋白相互作用具有疏水性的界面,对于药物设计是很大的挑战。Kussie 等通过 X 射线晶体学研究表明,p53 蛋白的 N 端 17～27 位的 11 个氨基酸形成的 α-螺旋复合物可紧密地嵌合到MDM2 的 N 端 109 个氨基酸形成的疏水裂隙中,两者之间主要靠疏水作用结合,特别是 p53 蛋白上的疏水氨基酸和芳香族氨基酸——苯丙氨酸 19、色氨酸 23 和亮氨酸 26 形成的三联体插入 MDM2的疏水裂隙中,以范德华力作用结合。以此结晶结构(图 3-11)为基础,设计和寻找与 p53 蛋白的疏水氨基酸三联体具有相似拓扑结构的拟肽化合物,获得了多种骨架结构的小分子拟肽化合物作为 HDM2 配体分子与 HDM2 的 p53 结合区域结合,阻止 HDM2 与 p53 的蛋白-蛋白相互作用。

图 3-11 HDM2 的氮端区域与 p53 多肽结合的晶体结构

苯并二氮䓬二酮是 α-螺旋结构的模拟物,苯并二氮䓬二酮化合物(3-101)是一种口服生物有效的 MDM2 拮抗剂,它与 p53 竞争结合 HDM2 蛋白,与 HDM2 蛋白的结合常数 K_i 为 0.88nmol/L。苯并二氮䓬二酮化合物与 HDM2 蛋白的共结晶结构显示,MI-773 结合在 HDM2 蛋白的 p53 结合区域。图 3-12 显示了苯并二氮䓬的拓扑结构模拟了 p53 蛋白 N 端多肽形成的 α-螺旋,它的取代基团模拟了关键氨基酸残基 Phe19、Trp23 和 Leu26 与 HDM2 蛋白的疏水相互作用,占据了 HDM2 的 p53 结合口袋。在 HDM2 过表达的肿瘤细胞中,苯并二氮䓬二酮化合物增加了 p53 基因的转录,并减少了表达野生型 p53 蛋白的肿瘤细胞的增殖,该化合物已经进入 I 期临床试验研究。

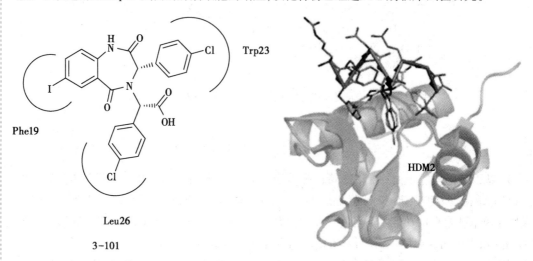

图 3-12 苯并二氮䓬二酮化合物(3-101)与结合 HDM2 的 p53 多肽结构叠合

二、β-分泌酶抑制剂

β-分泌酶又称 BACE1(β-site β-amyloid precursor protein cleaving enzyme 1),其活性部位具有相对亲水性、浅层、狭长的特点,是产生 β-淀粉样蛋白(β-amyloid protein,Aβ)的关键酶。抑制 β-分泌酶是治疗阿尔茨海默病的一条非常有前景的途径。近年许多研究单位和跨国医药企业对 β-分泌酶类肽抑制剂(β-secretase inhibitors on peptidomimetics)进行了大量研究。

含 statine、homostatine 的 β-分泌酶抑制剂

从放线菌分离得到的天然五肽类似物胃酶抑素(pepstatin,3-102)是肾素和其他天冬氨酸蛋白酶的有效抑制剂,在它和另外一些肾素抑制剂中都发现含有一个非天然氨基酸 statine(Sta)的残基。Sta 为 4S-氨基-3S-羟基-6-甲基庚酸(3-103),其中的结构片段羟亚甲基是肽键中羰基的电子等排体,因此 Sta 可作为在酶促反应中酶与水解底物形成的四面体过渡态中间体(3-104)的拟似物。

Iva-Val-Val-Sta-Ala-Sta   3-102

3-103   3-104

从胃酶抑素中含有的 Sta 残基具有肾素抑制作用中得到启示,如在 β-分泌酶底物的肽序列中引入 Sta,可能是设计 β-分泌酶类肽抑制剂的有效方法。OM99-2(3-105)、OM00-3(3-106)是该设计的典型代表化合物,对 BACE1 的 K_i 分别为 1.6 和 0.3nmol/L。OM99-2 与 BACE1 的共结晶结构 X 射线衍射显示,OM99-2 的中心羟基与 BACE1 的活性部位残基 Asp32 和 Asp228 形成氢键,氨基酸侧链 P4~P4'分别占据 S4~S4'口袋。以丙基取代甲基得 OM00-3,活性相应提高了 5 倍左右,遗憾的是 OM99-2、OM00-3 的细胞水平活性较差($IC_{50} > 10\mu mol/L$)。为了得到更高活性的化合物,以 OM00-3 为模板设计合成一系列 P1'位含环限制构象的衍生物(3-107~3-112)。吡咯烷等五元环的引入对 BACE1 的抑制活性有不同程度的影响(图 3-13),化合物(3-118)(BACE1 的 IC_{50} =3440nmol/L)和化合物(3-119)(BACE1 的 IC_{50} =9560nmol/L)相对于化合物(3-115)活性下降 300 多倍,但提示酮基在吡咯烷 4 位有利于抑制 BACE1 的活性。更重要的是,相对于先导物 OM00-3 而言,其细胞渗透性提高,对转染人 APPKM670/671NLCHO 细胞的 IC_{50} = 0.9μmol/L,大大提高细胞活性。

OM99-2、OM00-3 结构改造的另外一种方式是将 P2 和 P4 连接形成 14~16 元大环。BACE1 与化合物(3-80)的共结晶 X 射线衍射显示,16 元大环与 BACE1 中的 S2~S4 亚结构域结合,对转染人 APPKM670/671NL 的 CHO 细胞 IC_{50} = 3.9μmol/L,较大程度地提高了细胞渗透性,有利于细胞活性提高。

三、环肽类组蛋白去乙酰化酶抑制剂

细胞核内的组蛋白乙酰化过程和组蛋白去乙酰化过程分别由组蛋白乙酰基转移酶(histone acetyltransferases,HATs)和组蛋白去乙酰化酶(histone deacetylases,HDACs)共同调控。其中,HDAC 的高表达已被证实与肿瘤的发生发展存在密切关系。因此寻找具有抑制 HDAC 活性的组蛋白去乙酰化酶抑制剂(histone deacetylase inhibitor,HDACi)已成为抗肿瘤药物研究的前沿领域。

罗米地辛(romidepsin,FK228,3-113)是从青紫色素杆菌中提取得到的环四肽,2009 年被 FDA 批准上市用于治疗皮肤 T 细胞淋巴瘤(CTCL),也是全球第 2 个用于临床治疗的 HDAC 抑制剂。作为一个含有二硫键的环肽类化合物,该药进入肿瘤细胞后,分子内的二硫键可被细胞中的谷胱甘肽(glutathione)等还原成游离的巯基,转化成亲水性好的活性形式——还原型罗米地辛(redFK228,3-114)(图 3-14)。redFK228 依然是一个环肽分子,其侧链所连的游离巯基可与 HDACs 催化区域的 Zn^{2+} 螯合,环肽部分可与 HDAC 催化区域外侧的酶表面活性位点发生相互作用,从而保证该药具有较高的 HDAC 抑制活性和抗肿瘤细胞增殖能力。

后来又发现了其他环肽类 HDAC 抑制剂,如 chlamydocin(3-115)和 apicidin(3-116)。其中 clamydocin 通过分子结构中的环氧与 HDAC 酶催化活性中心的 Zn^{2+} 螯合。

3-105
BACE1 Ki=1.6nmol/L

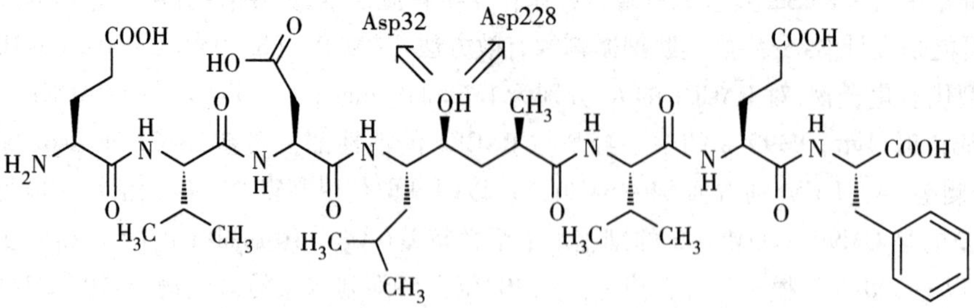

3-106

BACE1 Ki=0.3nmol/L

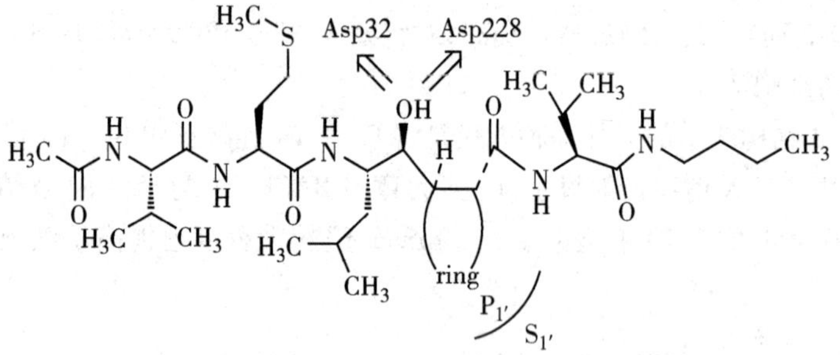

3-107 cyclopentane

Ring	BACE1 IC$_{50}$ nmol/L		Ring	BACE1 IC$_{50}$ nmol/L
3-107	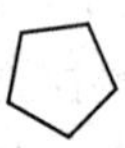 25	3-110	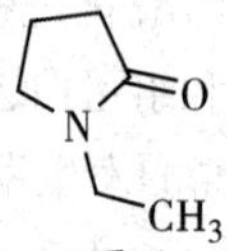	3350
3-108	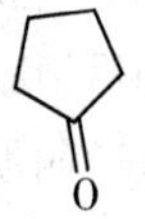 10	3-111	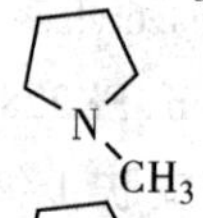	3440
3-109	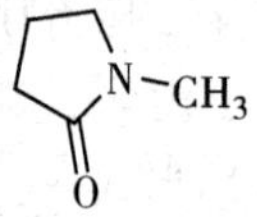 <10(79%@10nmol/L)	3-112	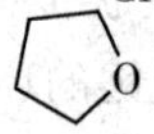	9560

图3-13   吡咯烷等五元环的引入对 BACE1D 的
抑制活性的影响

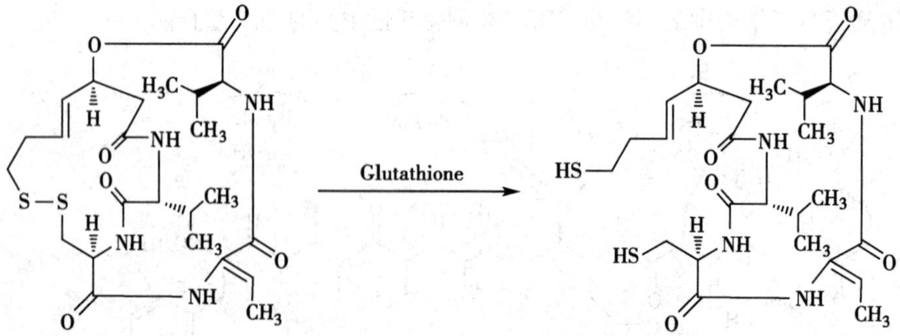

3-113   →Glutathione→   3-114

图3-14   罗米地辛在细胞质中被还原为活性形式

3-115

3-116

在上述环肽类 HDAC 抑制剂的启发下,Scripps 研究所的科研人员应用固相合成方法制备了一系列环肽类化合物库(3-117)。经过活性筛选,发现环肽化合物(3-118)和(3-119)具有良好的 HDAC 抑制活性,且该类结构不含有巯基等传统的锌离子螯合基团。

3-117　　　　　　3-118　　　　　　3-119

【summary】

Endogenous bioactive peptides, an important class of physiological active substances that exists in the organisms, are involved in a number of important physiological processes in terms of conjugating the corresponding receptors and triggering specific biological function. Many endogenous bioactive peptides have been isolated and identified, for instance, substance P (SP), neurokinin A and B, neurotensin (NT), methionine enkephalin (ME), and leucine enkephalin (LE), thyrotropin-releasing hormone (TRH), luteinizing hormone-releasing hormone(LH-RH), adrenocorticotropic hormone (ACTH), oxytocin, vasopressin thalamic, angiotensinogen, angiotensin Ⅰ, angiotensin Ⅱ, bradykinin, atrial natriuretic factor (ANF), endothelin, vasoactive intestinal peptides (VIP), and calcitonin.

Most bioactive peptides show the affinity of receptors at the concentration of nmol/L ~ pmol/L (10^{-12} ~ 10^{-9} mol/L). However, there are many drawbacks in the use of peptides as drugs, such as rapid degradation by endogenous endopeptidase, allergic reactions via injection caused by immunogenicity, low oral bioavailability, lack of selectivity because of flexible structure of molecules, fast excretion and short action time, and poor penetration through blood-brain barrier. To overcome these shortcomings, synthetic peptidomimetics were prepared by various chemical modifications and transformations to peptide structures.

笔记

According to Morgan and Gainor, peptidomimetics are defined as a class of peptides analogs or non-peptides that simulates peptides to interact with the receptor or enzyme, and act as an agonist or antagonist of endogenous bioactive peptides. Although the chemical structures of peptidomimetics derive from the peptides, they have little in common except for the biological activity. Metabolic stability, excellent oral bioavailability, high affinity and selectivity of receptors (agonists or antagonists to enzymes or receptors), and minimal side effects are desired in successful design.

There are two ways to design peptidomimetics and non-peptides, using endogenous bioactive peptides as a lead compound. Modification and transformation of the molecular structure of natural peptides is an effective and conventional way to provide peptide analogues and non-peptides. Another approach is to design non-peptide mimics on basis of the macromolecule structures of receptors or metabolic enzymes.

Many effective methods for designing peptidomimetics have been explored and summarized by medicinal chemist during the modification and transformation of peptide as follow: i) the introduction of conformationally restricted amino acids to peptide molecules, such as α-methylated amino acid, α, α-dialkyl glycine, α-amino naphthenic acid, phenylalanine analogues, proline analogues, N^{α}-methylation, D-amino acid. ii) the modification of peptide skeleton, for example, using methylene amine $[-CH_2NH-]$, methylene thioether $[-CH_2S-]$, methylene sulfoxide $[-CH_2S(O)-]$, methylene ether $[-CH_2O-]$, thioamides $[-C(S)NH-]$, methylene ketone $[-COCH_2-]$, (E) vinyl or (E) fluoro vinyl $[-CH=CH-]$ or $[-CH=CF-]$, and ethylene $[-CH_2CH_2-]$ in place of peptide bond (amide bond) $[-CO-NH-]$, or turning over the amide bond. iii) dipeptide analogues such as the cyclization between two α carbons atoms, or two nitrogen atoms, or between α carbon and nitrogen atoms. iv) the restriction of entire molecular conformation such as linking skeleton into rings and linking the side chain into rings. v) molecular modeling of secondary structure of peptides like α-helix, β-sheet, β-turn, γ-turn analogues, etc.. vi) the design based on topology structure of the combination of endogenous peptides and their receptors or metabolic enzymes.

In summary, peptidomimetics have been widely used in drug design, such as the successful designs of enkephalin analogues, β-secretase inhibitors and MMP inhibitors. The design and synthesis of peptidomimetics play a vital role in new drug research.

【key word】 endogenous bioactive peptides, peptidomimetics, design method, enkephalin analogues, β-secretase inhibitors, MMP inhibitors

【思考题】

1. 什么是类肽？类肽设计的核心思想是什么？

2. 类肽设计的主要方法和策略有哪些？

3. 举例说明类肽的设计在新药研发中的重要作用。

4. 列举 3~5 种临床应用中的类肽药物，写出结构式、药物名称和主要药理用途。

（周虎臣　朱明彦）

第四章 基于酶促原理的药物设计

学习要求

1. 掌握酶促反应的基本概念和酶抑制剂设计的基本原理。

2. 熟悉酶抑制剂类药物的发展现状,熟悉 NS3/4A 蛋白酶抑制剂波西匹韦的设计与发现过程。

3. 了解 HIV-1 RT、PTKs 和 NA 等药物作用靶酶的结构、功能和抑制剂。

酶(enzyme)是机体内催化各种代谢反应的生物催化剂,是由组织活体细胞合成分泌并对其特异性底物具有高效催化作用的天然蛋白质。在目前已知的 500 多种药物作用靶标中,酶是最重要的一类,约占 45%。随着人类基因组计划的研究成果与生物信息学的结合,药物基因组学和药物蛋白质组学研究的不断深入,未来将有 5000 ～ 7000 种功能蛋白将会成为药物设计与研究的实用性靶标,其中约 3500 种是酶靶。这些新靶标一旦被鉴定,通过合理药物设计或生物技术筛选,可以发现更多的新药。本章将在简要介绍酶促反应的基础上,重点介绍基于酶促原理的药物设计。

第一节 酶促反应的基础知识

在细胞中相对含量很低的酶在短时间内能催化大量的底物发生转化,体现酶促反应的高效性。酶作为生物催化剂和一般化学催化剂一样,具有用量少而催化效率高的特点;仅能改变化学反应的速度,并不能改变化学反应的平衡点;酶在反应前后本身不发生变化。

一、酶促反应理论

酶促反应涉及底物到产物的转换,如式(4-1)所示。游离酶(E)与底物(S)结合形成非共价结合的酶-底物复合物(E·S),假定这是一个快速可逆、无化学变化的过程,底物与酶的活性位点的亲和力为非共价键;然后发生化学转换,先生成酶-产物复合物(E·P),再释放产物(P),同时伴随游离酶(E)的再生。

$$E + S \Longleftrightarrow E \cdot S \Longleftrightarrow E \cdot P \Longleftrightarrow E + P \qquad (式4-1)$$

酶促反应有两个特点:一是特异性,二是加快反应速度。酶的活性位点是酶促反应具有特异性和加快反应速度的物质基础,酶的活性位点由氨基酸残基和辅酶(coenzyme)组成。辅酶即酶的辅助因子,可分成金属离子辅助因子和有机辅助因子两大类。金属离子辅助因子包括铁、铜、锌、钴、钙、镁等离子;有机辅助因子多与维生素有关,如烟酰胺腺嘌呤二核苷酸磷酸、四氢叶酸、磷酸吡哆醛等。酶可降低反应的活化能,但不改变反应过程中自由能的变化;加快反应速度,缩短反应到达平衡的时间,但不改变平衡常数。

(一) 酶促反应的特异性

酶促反应的特异性包括与底物结合的特异性和反应的特异性。底物与酶活性位点的作用力包含有机分子之间的所有作用力:静电作用、范德华力、疏水作用、氢键和阳离子-π 键,底物与靶酶的亲和力是各种作用力的综合结果。

酶对底物的特异性有以下两种类型:①绝对特异性:酶只作用于特定结构的底物,生成一种

笔记

79

特定结构的产物;②相对特异性:酶可作用于一类化合物或一种化学键。反应的特异性是指反应的立体选择性,即酶促反应仅生成立体异构体中的一种。

（二）底物浓度对反应速度的影响

对单一底物的酶促反应进行动力学分析相对简单,多底物反应相对复杂,解决的办法是每次只改变一种底物的浓度,使两个或多个底物酶促反应的动力学分析简化。设想如果一个或多个底物的浓度固定且饱和,反应速率仅取决于可变底物的浓度,这样动力学分析既可用于单一底物的酶促反应又可用于复杂的多底物的酶促反应。假定 E·P 复合物的逆转不是限速反应,那么产物到底物的可逆转变可以忽略。再假定如果反应结束时底物的消耗低于 5% ,那么反应速率保持不变。在这些假设条件下,P 的浓度是低的,式(4-1)可简化为式(4-2),k_{+1}、k_{-1}、k_2 分别为速率常数。

$$E + S \underset{k_{-1}}{\overset{k_{+1}}{\rightleftharpoons}} E \cdot S \overset{k_2}{\rightleftharpoons} E + P \tag{式 4-2}$$

通常动力学分析在反应呈稳态条件下进行,稳态条件也就是酶的浓度大大低于底物的浓度。在这样的条件下,经过简短的预平衡时期,E·S 和 E·P 的浓度趋于恒定,底物到产物的转换速率大大超过了 E·S 和 E·P 浓度的变化,这是一个非常有效的简化过程。

米氏方程(Michaelis-Menten equation)定量描述了稳态条件下酶催化反应的动力学参数(式4-3)。酶催化反应的起始速度(v)与酶的浓度$[E]$直接相关,然后以饱和动力学形式 v 随底物浓度$[S]$的变化而变化。在底物浓度很低的条件下 v 与$[S]$呈线性关系,结果 $v = [S]V_{max}/K_M$;随着底物浓度的提高,v 增加的速度低于底物浓度提高的速度;当底物浓度接近饱和时,v 与$[S]$无关并且趋于最大反应速度 V_{max}(图4-1)。

$$v = \frac{[S]V_{max}}{K_M + [S]} \tag{式 4-3}$$

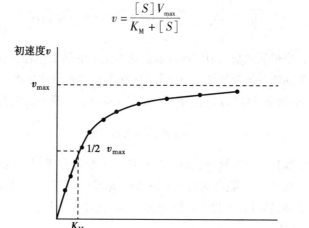

图 4-1 底物浓度对酶促反应速度的影响

二、酶的激活与抑制

（一）酶的激活作用

1. 酶原的激活 有些酶在细胞内合成或初分泌时只是酶的无活性前体,必须在一定条件下水解一个或几个特定的肽键,使构象改变才能表现出酶的活性。这种无活性的酶的前体称为酶原,酶原向酶转化的过程称为酶原的激活。酶原的激活实际上是酶的活性位点形成或暴露的过程。

2. 酶的变构激活 体内的一些代谢物可以与某些酶分子活性位点以外的某部位可逆结合,使酶发生变构并改变其催化活性,称为变构效应。如果此效应引起的协同效应使酶对底物的亲和力增加,从而加快反应速度,则为变构激活效应。

3. 酶的共价修饰激活 酶结构上的一些基团可与某种化学基团发生可逆的共价结合,从而改变酶的活性,这一过程称为酶的共价修饰或化学修饰。在共价修饰的过程中,酶发生无活性和有活性两种形式的互变。这种互变由不同的酶催化,酶又受激素的调控。酶的共价修饰包括磷酸化与脱磷酸化、乙酰化与脱乙酰化、甲基化与脱甲基化、腺苷化与脱腺苷化,以及巯基与二硫键的互变等,其中磷酸化修饰最为常见。

（二）酶的抑制作用

酶抑制剂(enzyme inhibitor)是一种与酶结合的化合物,通过阻止 E·S 的形成或阻止 E·S 生成 E·P 来抑制酶的活性。抑制剂与酶活性位点的可逆结合可用式(4-4)来描述。讨论底物或抑制剂与酶的非共价结合时,要知道这些作用是在水环境中完成的,必须考虑到水对反应的影响。

$$E + I \underset{k_{off}}{\overset{k_{on}}{\rightleftharpoons}} E \cdot I$$

$$-S \Updownarrow +S$$

$$E \cdot S \rightleftharpoons E \cdot P \rightleftharpoons E+P \qquad (式4\text{-}4)$$

在游离酶(E)、抑制剂(I)和酶-抑制剂复合物(E·I)之间存在平衡,抑制剂与酶的亲和力用抑制常数 K_i 来衡量,K_i 是达到平衡时 E·I 的解离常数,如式(4-5)所示。K_i 值越小,抑制作用越强。

$$K_i = k_{off}/k_{on} = [E][I]/[E \cdot I] \qquad (式4\text{-}5)$$

酶的抑制作用常用半数抑制浓度(IC_{50})表示,即在底物存在下使50%的酶活性被抑制所需的抑制剂浓度,通过式(4-6)可将 IC_{50} 换算成抑制常数 K_i。

$$IC_{50} = \left(1 + \frac{[S]}{K_M}\right)K_i \qquad (式4\text{-}6)$$

由于抑制剂多与酶的活性位点结合,从而抑制其催化活性,因此除去抑制剂后酶的活性可以恢复。根据抑制剂与酶结合的紧密程度不同,可将抑制剂的抑制作用分为可逆性抑制和不可逆性抑制。

1. 不可逆性抑制作用 不可逆性抑制剂通常以共价键与酶活性位点上的必需基团结合,使之失活。此种抑制剂不能用透析、超滤等方法除去。

例如有机磷农药特异性地与胆碱酯酶活性位点丝氨酸残基的羟基结合,使之失活,造成乙酰胆碱蓄积,迷走神经兴奋,呈现毒性状态。

2. 可逆性抑制作用 可逆性抑制剂通常以非共价键与酶和(或)E·S 可逆性结合,使之活性降低或消失。可采用透析或超滤的方法将抑制剂除去,恢复酶的活性。

从动力学角度可以把酶抑制剂分为快速可逆(rapid reversible)、缓慢结合(slow binding)、紧密结合(tight-binding)以及缓慢-紧密结合(slow-tight-binding)等4种不同的类型。

快速可逆性抑制剂与靶酶结合的动力学遵循简单的米氏方程。假定游离底物和结合底物之间达到平衡的速度明显快于底物化学转化成产物的速率,k_{+1}、$k_{-1} \gg k_2$,那么 $K_M = K_S$。根据快速可逆性抑制剂对游离酶和(或)者酶-底物复合物的优先选择性,快速可逆性抑制剂又可分为竞争性抑制剂(competitive inhibitors)、非竞争性抑制剂(noncompetitive inhibitors)和反竞争性抑制剂(uncompetitive inhibitors)。

第二节 酶抑制剂的设计原理

以酶作为药物的靶标历史最悠久,现今仍是重要的研究对象。临床应用的许多药物就是通过特异性地抑制酶的活性发挥治疗作用的,这些靶酶包括人体内固有的酶和侵入人体的病原体的酶

笔记

系。无论是哪种酶的抑制剂,抑制酶的活性是产生药效的基础,从而维持或提高底物量(浓度)水平,或者降低酶促反应产物量(浓度)水平,在临床上产生有益的效果。

一、酶抑制剂的发展与分类

临床常用的 2000 多种药物中很多品种是酶抑制剂,表 4-1 是代表性的酶抑制剂类药物及其靶酶。

表 4-1 酶抑制剂类药物及其靶酶

代表性药物或药物类型	靶酶	临床用途
青霉素、头孢菌素类	肽聚糖转肽酶	抗菌
喹诺酮类抗菌药物	细菌 DNA 旋转酶	抗菌
甲氧苄啶、甲氨蝶呤	二氢叶酸还原酶	抗菌、抗癌
克霉唑、酮康唑	羊毛固醇 14α- 脱甲基酶	抗真菌
阿昔洛韦、阿糖腺苷	病毒 DNA 聚合酶	抗病毒
齐多夫定	HIV 逆转录酶	抗病毒
沙奎那韦	HIV 蛋白酶	抗病毒
扎那米韦、奥司他韦	流感病毒神经氨酶	抗病毒
非那司提	甾体 5α- 还原酶	良性前列腺增生
氨鲁米特、法倔唑	芳香酶	雌激素介导的乳腺癌
氟尿嘧啶	胸苷酸合成酶	结肠直肠癌
依托泊苷	拓扑异构酶 II	小细胞肺癌、淋巴瘤
喷司他丁	腺苷酸脱氨酶	白血病
氨己烯酸	GABA 转氨酶	癫痫
反苯环丙胺、苯乙肼	单胺氧化酶	抗抑郁
卡托普利、依那普利	血管紧张素转化酶	抗高血压
强心苷	Na^+, K^+ - ATP 酶	心律失常
非布索坦、别嘌醇	黄嘌呤氧化酶	痛风
埃索美拉唑、奥美拉唑	H^+, K^+ - ATP 酶	溃疡
瑞舒伐他汀、辛伐他汀	HMG-CoA 还原酶	高血脂
阿司匹林、萘普生、布洛芬	前列腺素合成酶、环氧化酶	抗炎
艾瑞昔布、塞来昔布	环氧化酶 II	关节炎
新斯的明	乙酰胆碱酯酶	青光眼

下面以近 10 年上市的新的酶抑制剂为例,说明酶抑制剂类药物在以下三方面发挥着重要作用。

(一)控制感染性疾病的酶抑制剂类药物

酶抑制剂在控制感染性疾病方面起着重要作用,抑制一种宿主细胞中不存在的病原体的必需酶,这样的酶抑制剂选择性高、毒性低。例如整合酶(integrase)是人免疫缺陷病毒(human immunodeficiency virus,HIV)所特有的酶,在人体细胞中不存在,是理想的抗 HIV 药物设计靶点。雷特格韦(raltegravir,4-1)是第一个用于临床的 HIV-1 整合酶抑制剂,对于治疗多重耐药病毒感染安全有效。还有一些靶酶作为同工酶(isozymes)存在于病原体和宿主体内,特异性抑制剂可以识别同工酶的细微差别,优先与病原体的酶结合。第四代氟喹诺酮类抗菌药西他沙星(sitafloxacin,4-2)作用于细菌 DNA 旋转酶,对许多革兰阳性菌、阴性菌和对其他喹诺酮类耐药的菌株都有广谱抗菌作用,可用于治疗呼吸道和泌尿道感染。

笔记

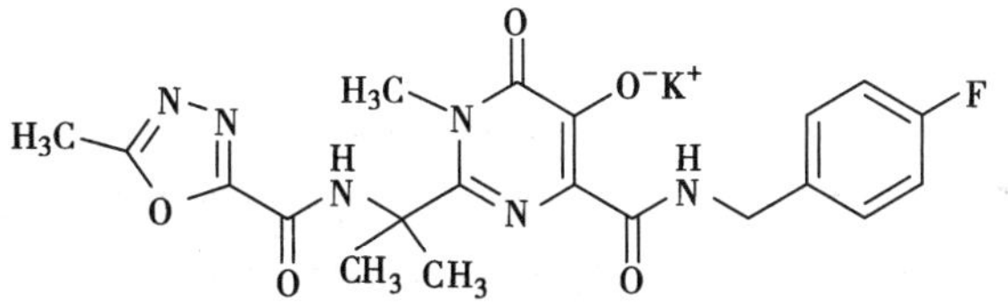

4-1 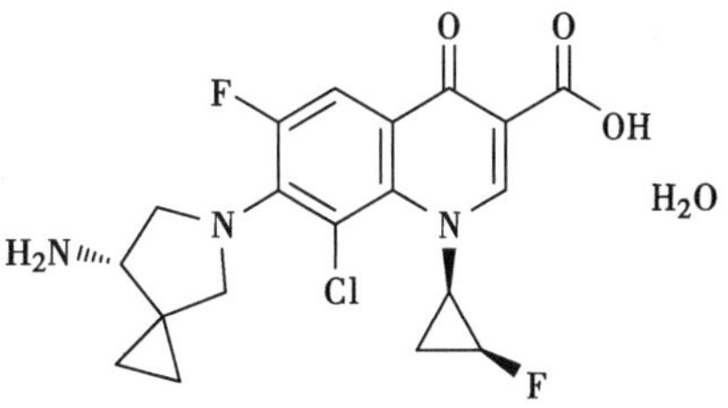　　　　　　　　　　　　　　4-2

丙型肝炎是一种由丙型肝炎病毒（hepatitis C virus，HCV）感染引发的肝脏疾病，近5年靶向NS3/4A蛋白酶、NS5A蛋白酶以及NS5B聚合酶的3类抑制剂先后上市，抗HCV药物取得突破性进展。NS3/4A蛋白酶抑制剂能够通过竞争性结合NS3/4A蛋白酶反应中心，改变其构象，破坏其与底物的结合，从而降低其活性，达到抑制HCV病毒复制的目的。代表药物包括波西匹韦（boceprevir）、特拉匹韦（telaprevir）和西美匹韦（simeprevir）。NS5A是一种由56～58kD组成的高度磷酸化的非结构蛋白酶，NS5A蛋白酶抑制剂能够通过干扰NS5A磷酸化水平，从而抑制HCV病毒的繁殖。代表性药物达卡他韦（daclatasvir，4-3）于2014年通过欧洲药监局批准上市。NS5B聚合酶抑制剂主要作用于NS5B聚合酶的中心区域，通过模拟NS5B聚合酶的天然底物结构，竞争性地与其高度保守的活性位点相结合，从而插入HCV正在合成的RNA链中，终止病毒合成。核苷类NS5B聚合酶抑制剂代表药物索非布韦（sofosbuvir，4-4）已经上市。

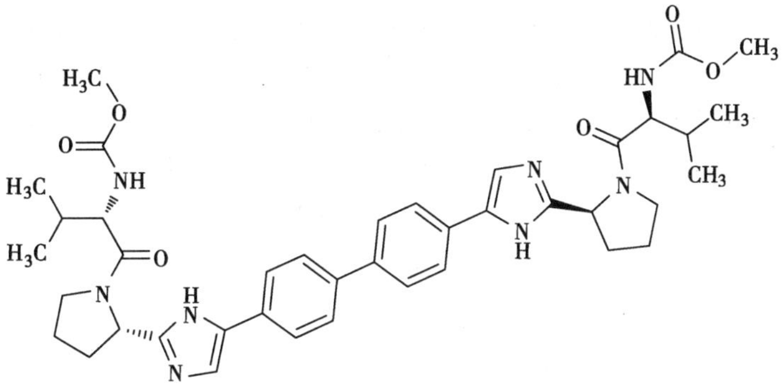

4-3

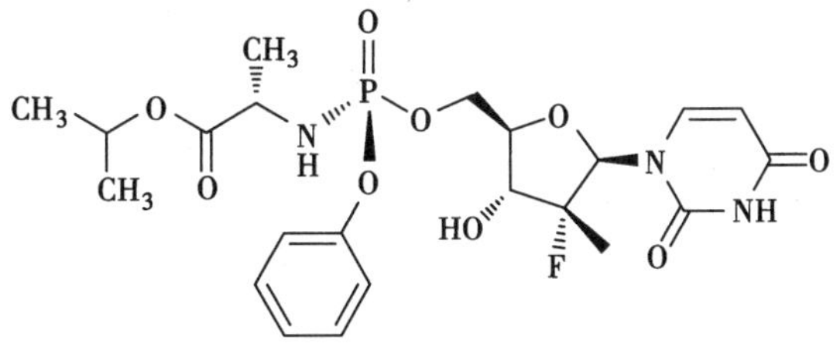

4-4

（二）抗肿瘤的酶抑制剂类药物

选择性地杀死肿瘤细胞而不伤害正常细胞，意味着对肿瘤细胞中同工酶的特异性识别，这是一项具有挑战性的工作。普拉曲沙（pralatrexate，4-5）为甲氨蝶呤（methotrexate）结构改造的产物，是二氢叶酸还原酶（dihydrofolate reductase）抑制剂，用于治疗复发性、难治性外周T细胞淋巴瘤。随着免疫学和分子生物学的发展，人们对肿瘤形成过程中的受体、基因和信号转导的深入了解，肿瘤的靶向治疗近10年有了重大突破，成为抗肿瘤药物研究的重要方向。蛋白质的修饰包括不可逆的糖基化、脂基化反应，也包括通过磷酸化/去磷酸化修饰改变蛋白的活性强度。蛋白激酶（protein kinases）正是一类催化蛋白质磷酸化反应的酶，能够催化ATP上的γ-磷酸基转移到许多重要蛋白质的氨基酸残基上，使其发生磷酸化，在细胞内的信号转导通路中占据了十分重要的地位，调节着细胞生长、分化、转移等一系列过程。在哺乳动物的信号传导通路中，根据底物的种类可将蛋白激酶分为丝氨酸/苏氨酸激酶、蛋白酪氨酸激酶、双重作用激酶和脂质激酶等 4 类。伊马替尼(imatinib,4-6)是第一个分子靶向抗肿瘤药物,通过特异性地抑制致癌基因 bcr-abl 的蛋白激酶的活性,切断肿瘤细胞的信息转导途径,诱导细胞凋亡,在慢性粒细胞白血病的治疗中显示特异疗效。截止到 2015 年 2 月,已经有 26 种小分子蛋白激酶抑制剂批准上市,用于治疗各种类型的恶性肿瘤,其中酪氨酸激酶抑制剂占据了 20 个,另外 6 个为丝氨酸/苏氨酸激酶抑制剂。

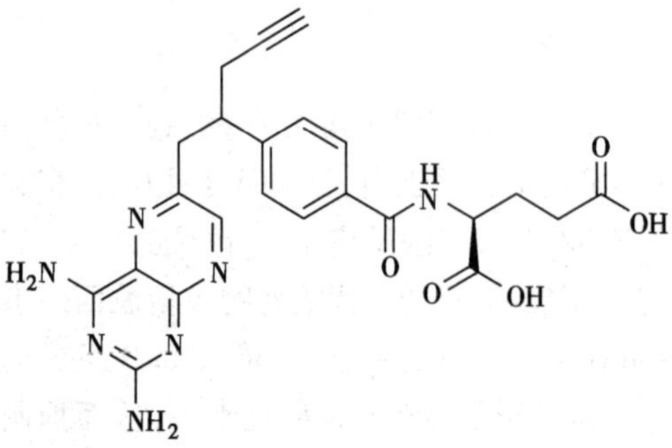

4-5 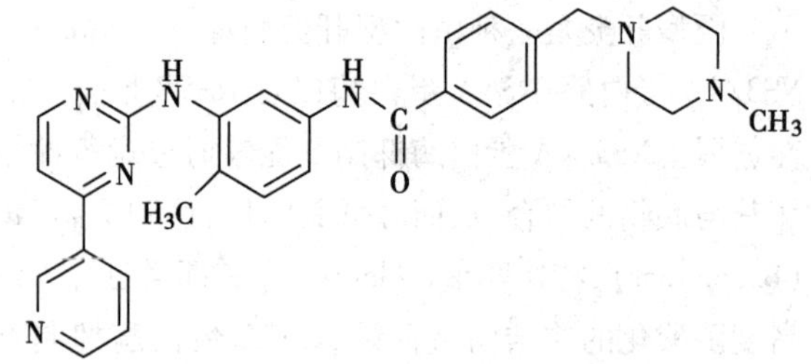   4-6

表观遗传修饰对肿瘤的发生发展过程有着重要影响,而组蛋白修饰是表观遗传修饰中的一种重要方式,组蛋白乙酰基转移酶(histone acetyltransferases,HATs)和组蛋白去乙酰化酶(histone deacetylases,HDACs)之间的动态平衡过程共同调控染色质结构和基因表达。HDACs 在很多肿瘤细胞中的表达水平都很高,并在肿瘤细胞的增殖和转移过程中起着关键作用。在哺乳动物中共发现 18 种 HDACs,按照与酵母的同源性可将其分为三种类型。第一种类型包括 HDACs 1、2、3、8;第二种类型包括 HDACs 4、5、6、7、9、10、11;第三种类型的 HDAC 以尼克酰胺腺嘌呤二核苷酸为辅酶,其与酵母 SIR2 家族蛋白具有同源性。伏立诺他(vorinostat,4-7)、罗米地辛(romidepsin,4-8)、贝利司他(belinostat,4-9)、西达苯胺(chidamide,4-10)和帕比司他(panobinostat,4-11)等 5 个 HDACs 泛抑制剂已经上市,用于外周皮肤 T 细胞淋巴瘤。

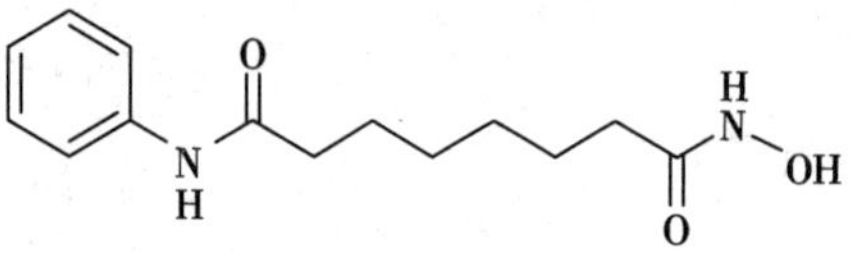

4-7

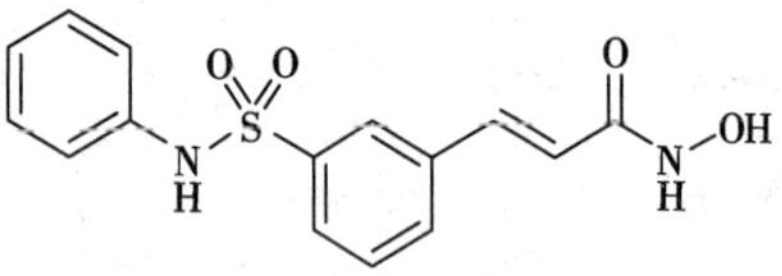

4-8

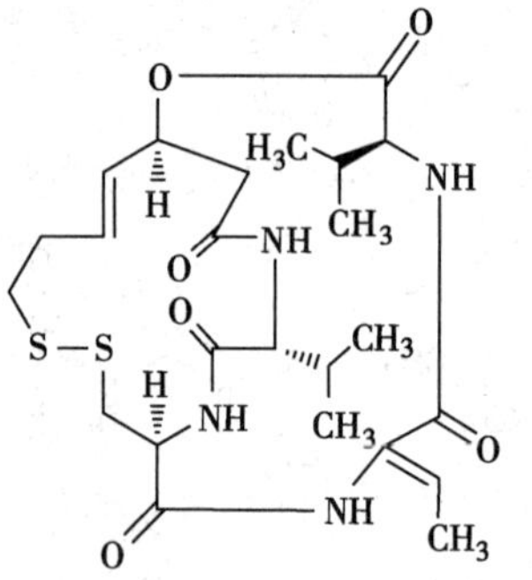

4-9

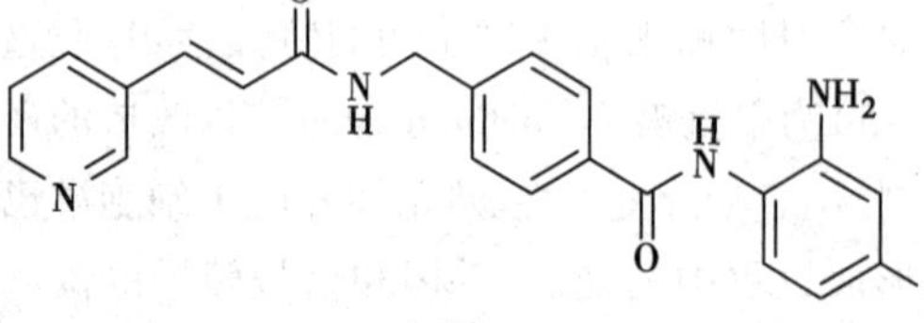

4-10 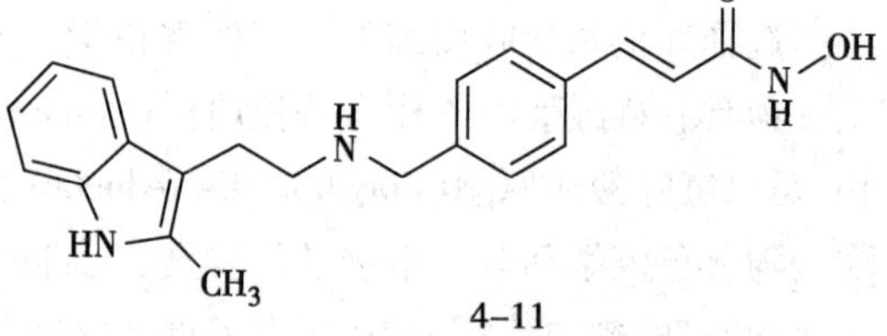   4-11

（三）调节代谢类疾病的酶抑制剂类药物

很多疾病与酶功能异常或代谢失衡有关,酶抑制剂通过阻断代谢途径或调节体内代谢物的浓度来治疗各种疾病。羟甲戊二酰辅酶 A 还原酶(3-hydroxy-3-methylglutaryl coenzyme A reductase,HMG-CoA 还原酶)催化 HMG-CoA 到甲羟戊酸的不可逆转换,是胆固醇生物合成的限速步骤,HMG-CoA 还原酶抑制剂是一类临床应用广泛的降血脂和降低胆固醇的药物。罗氟司特(roflumilast,4-12)是磷酸二酯酶-4(PDE-4)抑制剂,于 2010 年上市,用于治疗重度慢性阻塞性肺疾病。非布索坦(febuxostat,4-13)是第一个非嘌呤类选择性黄嘌呤氧化酶(xanthine oxidase)抑制剂,用于慢性痛风患者的持续高尿酸血症的长期治疗。

4-12　　　　　　　　　　　　　　　　4-13

二肽基肽酶Ⅳ(dipeptidyl peptidase Ⅳ,DPPⅣ)为丝氨酸蛋白酶,可以使 GLP-1 失活。DDPⅣ抑制剂通过抑制 DPPⅣ的活性来维持体内的 GLP1 水平,是 2 型糖尿病治疗药物的另一热点,西他列汀(sitagliptin,4-14)、维格列汀(vildagliptin,4-15)和沙格列汀(saxagliptin,4-16)是已上市的 DDPⅣ抑制剂。

4-14　　　　　　　　　4-15　　　　　　　　　4-16

二、酶抑制剂的合理设计

合理的酶抑制剂设计(rational enzyme inhibitor design)是将有关靶酶(target enzymes)催化机制和结构的相关知识用于指导药物的设计与发现。基于机制/结构的药物设计与计算机辅助药物设计技术、组合化学、快速筛选相结合,加快了新型酶抑制剂的产生速度。作为药物的酶抑制剂应具有以下特征:①对靶酶的抑制活性;②对靶酶的特异性;③对拟干扰或阻断代谢途径的选择性;④良好的药物代谢与动力学性质。活性高意味着达到一定药效所需的药物剂量低;而特异性是指抑制剂只抑制特定靶酶的活性,而不与其他的靶标作用。兼顾低剂量与高特异性可减少由于其他重要酶被抑制所导致的毒性以及毒性代谢产物的形成。药物具有良好的生物利用度,即在作用位点达到有效的浓度也是至关重要的。

大多数酶抑制剂在结构上与底物或反应中间体或产物相似,这样可以通过与底物或产物相似的方式与酶结合。这种相似性不仅反映在分子大小上,而且在电子分布上亦应相似。组合化学和快速筛选技术发现的酶抑制剂可能与底物或产物的结构差异很大,但可以与靶酶选择性结合。根据酶抑制剂与靶酶活性位点的作用力,可将酶抑制剂分为非共价结合的酶抑制剂(noncovalently binding enzyme inhibitors)和共价结合的酶抑制剂(covalently binding enzyme inhibitors)。非共价结合的酶抑制剂又称为可逆性酶抑制剂(reversible enzyme inhibitors),共价结合的酶抑制剂又被称为不可逆性酶抑制剂(irreversible enzyme inhibitors)。

(一) 基于非共价结合的酶抑制剂的合理设计

非共价结合的酶抑制剂不是通过形成共价键与酶的活性位点结合,因此其对活性位点的亲和力和特异性取决于静电力、色散力、疏水作用以及氢键的相互作用。在底物或产物结构中引入或消除官能团,提高抑制剂的作用强度,也就是提高生物活性。QSAR 方法通过建立一系列抑制剂的生物活性和化学结构之间的关系,使这种经验性的结构改造过程更加有效。

笔记

　　所有酶催化的反应都经历从基态经过过渡态最后形成产物的过程,在此过程中常常伴随高能量的中间体的生成。根据其作用机制,可将非共价键结合的酶抑制剂分为基态类似物抑制剂(ground- state analog inhibitors)、多底物类似物抑制剂(multisubstrate analog inhibitors)和过渡态类似物抑制剂(transition- state analog inhibitors)三类。下面分别介绍这三类抑制剂。

　　1. 基态类似物抑制剂　酶促反应的基态由底物和产物组成。基态类似物模拟底物或产物的化学结构,包括底物类似物和产物类似物,以底物类似物为多,通常作用于与底物相同的活性位点。

　　青霉素、头孢菌素以及碳青霉烯类 β - 内酰胺类抗生素的结构与细菌肽聚糖的 D- Ala- D- Ala 相似;含嘌呤和嘧啶结构的抗病毒、抗肿瘤药物以及作用于 HMG- CoA 还原酶的降血脂药物都是底物类似物。

　　2. 多底物类似物抑制剂　许多酶催化反应往往在活性位点同时结合两个或多个底物,这些底物需要有特殊的空间取向并且彼此紧密接近。多底物类似物模拟结合在酶活性位点的两个或多个底物的结构,通过共价键把两个或多个底物或底物类似物结合在一起。与单底物类似物相比,多底物类似物的优点在于与靶酶的结合力大大增强,并且特异性更高。设计与选择一个合适的连接基团是多底物类似物设计的难点。在甘氨酰胺核苷酸转甲酰基酶(glycinamide ribonucleotide transformylase,GAR TFase)的作用下,N^{10}- 甲酰基四氢叶酸(N^{10}- formyltetrahydrofolate,4-17)将甲酰基转给甘氨酰胺核苷酸(GAR,4-18),生成 N-甲酰基甘氨酰胺核苷酸(N-formyl GAR,4-19),这是嘌呤生合成的重要步骤。双底物类似物抑制剂 β-硫代甘氨酰胺核苷酸双脱氮叶酸(β- thioGARdideazafolate,4-20)通过稳定的硫醚键将两部分连接在一起,为 GAR TFase 的缓慢- 紧密结合抑制剂,$K_i = 250\text{pmol/L}$。

　　3. 过渡态类似物抑制剂　从底物到产物的化学反应过程中,会经过一个或多个过渡态,其中形成高能量过渡态的能量壁垒控制着反应速率。由于酶与过渡态之间的亲和力高于酶同底物或产物的亲和力,酶可以降低这种能量壁垒,使反应速率提高 $10^{10} \sim 10^{15}$ 倍。过渡态类似物抑制剂是一类特异的竞争性抑制剂,其结构类似于反应中不稳定过渡态的底物部分。

腺苷脱氨基酶(adenosine deaminase,ADA)可以使腺苷(adenosine,4-21)脱氨基生成肌苷(inosine,4-22)的反应速度提高 10^{12} 倍。在催化过程中,经过一个不稳定的水合中间体,该中间体与 ADA 形成复合物的反应常数为 10^{-17} mol/L,说明 ADA 是一个设计过渡态类似物的靶点。喷司他丁[pentostatin,(R)-deoxycoformycin,4-23]和助间型霉素(coformycin,4-24)都是 ADA 抑制剂,K_i 分别为 1×10^{-11} mol/L 和 2.5×10^{-12} mol/L,具有免疫抑制和抗肿瘤活性。而腺苷(4-21)的 K_i 为 30μmol/L,肌苷(4-22)的 K_i 为 10^{-4} mol/L。这两个抑制剂与靶酶的亲和力比底物腺苷(4-21)强 10^6 倍以上,它们是过渡态类似物抑制剂。

(二) 基于共价结合的酶抑制剂的合理设计

共价结合的酶抑制剂通常也是底物或产物的结构类似物。首先快速可逆地与酶活性位点非共价结合,一旦形成酶-抑制剂复合物,就通过各种机制与活性位点的化学活性基团发生反应,在酶与抑制剂之间形成共价键,使靶酶失活,因此共价结合的酶抑制剂又称为酶失活剂(enzyme inactivator)。靶酶上的活性基团多为亲核基团,例如丝氨酸、苏氨酸和酪氨酸的羟基,半胱氨酸的巯基,天冬氨酸和谷氨酸的羧基,以及赖氨酸的氨基和组氨酸的咪唑环等。靶酶 N 端的氨基和 C 端的羧基也可能是活性位点的亲核基团。精氨酸是唯一具有亲电侧链的氨基酸,能够与合适的亲核性抑制剂形成共价键。辅酶也可以是共价结合的位点。

共价结合酶的抑制剂可以分为两类:基于机制的抑制剂(mechanism-based inhibitors)和亲和标记抑制剂(affinity label inhibitors)。

1. 基于机制的酶抑制剂 基于机制的酶抑制剂也称为自杀性底物(suicide substrates)、酶诱导失活剂(enzyme-induced inactivators)。基于机制的酶抑制剂与靶酶的结合过程如式(4-7)所示,在形成可逆的酶-抑制剂复合物(E·I)的基础上,酶启动正常的催化循环,形成高活性复合物(E·I′),此步决定反应速率。高活性复合物(E·I′)或者与酶活性位点的氨基酸残基反应形成共价键结合的酶-抑制剂(E-I″);或者形成产物,活性酶游离。

$$E+I \underset{k_{-1}}{\overset{k_1}{\rightleftharpoons}} E \cdot I \overset{k_2}{\longrightarrow} E \cdot I' \overset{k_3}{\underset{k_4}{\diagup\diagdown}} \begin{array}{l} E-I'' \\ E+P \end{array} \qquad \text{(式4-7)}$$

基于机制的酶抑制剂具有以下特点:①同底物的化学结构相似,包括电性和立体两个因素的相似性;②通常状态下低反应性能的潜在基团或结构片段,在酶的催化阶段,经靶酶诱导激活,转化为反应性能强的活性基团或中间体;③与酶的活性位点共价结合,使酶不可逆性失活。

GABA 氨基转移酶是一种依赖磷酸吡哆醛(pyridoxal phosphate,PLP)的酶,参与 GABA 脱氨基生成丁醛酸的过程,同时丙酮酸接受氨基生成 L-丙氨酸。抗癫痫药物氨己烯酸(vigabatrin,4-25)就是基于机制的 GABA 转氨酶抑制剂,作用过程如下列方程所示。首先 GABA 氨基转移酶和 PLP 的结合物与氨己烯酸(4-25)的氨基形成 Schiff 碱,然后互变异构形成活性中间体(4-26)。中间体(4-26)或者水解生成酮类化合物,酶游离活化;或者被酶活性位点的亲核基团进攻,发生 Michael 加成反应,形成稳定的共价键结合的产物。Z-5-氨基-2-氟丁-2-烯酸(4-27)也是基于机制设计的 GABA 转氨酶抑制剂,K_i 和 K_{inact} 分别是 0.22mmol/L 和 0.21min^{-1}。

（图）

2. 亲和标记抑制剂 亲和标记抑制剂又称为指向活性部位抑制剂(active-sited directed inhibitors)。亲和标记抑制剂像快速可逆性抑制剂一样,以非共价的形式结合到酶的活性位点,一旦酶-抑制剂复合物形成,活性基团同酶活性位点的一个或者多个氨基酸残基发生 S_N2 烷基化、形成希夫碱或酰化反应,形成一个或多个共价键,如式(4-8)所示。亲和标记抑制剂通常也是底物或产物类似物,具有两个结构特征:①分子中与酶可逆结合的部分,即识别基团;②在识别基团上连接或修饰具有反应活性的化学基团或原子,或称活性基团。亲和标记抑制剂结构中的活性基团可能非选择性地与其他生物大分子作用,但是如果亲和标记抑制剂对靶酶的选择性很高,并且与酶活性位点有很大的亲和力,那么这个缺点就可以在动力学水平上克服。

$$E + I \underset{k_{-1}}{\overset{k_1}{\rightleftharpoons}} E \cdot I \overset{k_2}{\longrightarrow} E-I \qquad （式4-8）$$

设计一个有效的亲和标记抑制剂,首先要了解抑制剂与活性位点非共价结合的基本要求,即对识别基团的要求;然后确定引入活性基团的空间区域;如果附近没有亲核性氨基酸残基,可设计空间臂,在空间臂末端置入活性基团。活性基团的位置、取向、大小和内在反应活性等性质对一个亲和标记抑制剂来说都很重要。N^{10}-溴乙酰基-5,8-双脱氮叶酸(4-28)为 GAR TFase 的亲和标记抑制剂。

笔记

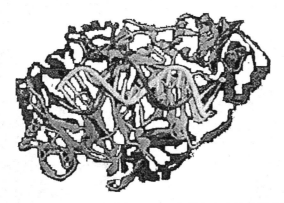

4-28

第三节　酶抑制剂类药物

以 HIV 逆转录酶抑制剂和蛋白酪氨酸激酶抑制剂为例,对酶抑制剂的设计策略加以说明。

一、HIV 逆转录酶抑制剂

自 1981 年首例艾滋病即获得性免疫缺陷综合征(acquired immune deficiency syndrome, AIDS)确认以来,艾滋病肆虐全球,严重威胁着人类的健康和生存。HIV 分为 HIV-1 和 HIV-2 两种亚型,HIV-1 是引起全球艾滋病蔓延的主要病原体。

整合酶(integrase)、逆转录酶(reverse transcriptase,RT)和蛋白酶(protease)是病毒复制过程中关键的 3 个酶,任何一个酶的失活都将阻碍病毒的复制。临床上现有 30 多种治疗 HIV-1 感染的药物,以逆转录酶为靶点的就有 17 个,其中 13 个为核苷类 RT 抑制剂(nucleoside reverse transcriptase inhibitors,NRTIs),4 个为非核苷类 RT 抑制剂(non-nucleoside reverse transcriptase inhibitors,NNRTIs);另外为 11 个蛋白酶抑制剂(protease inhibitors,PIs),1 个融合抑制剂,1 个整合酶抑制剂和 1 个趋化因子受体 5 抑制剂。这里主要介绍逆转录酶和非核苷类 RT 抑制剂。

（一）HIV 逆转录酶的结构特征

HIV-1 RT 是一个异二聚体,由 p66 和 p51 两个亚单位组成,如图 4-2 所示。p51 的多肽序列与 p66 的前 440 个氨基酸序列相同,它们分别构成了两个亚单位的聚合酶结构域。聚合酶结构域的构象很像人的右手,被分为手指、手掌、拇指和连接等 4 个亚结构域。尽管 p66 和 p51 有着相同的氨基酸序列,两者在空间构象上却有着显著的差异。p66 的各亚结构域共同构成一个模板-引物结合的凹槽,引物的 3′-OH 末端位于靠近聚合酶活性位点(含有 Asp110、Asp185、Asp186)的部位。p51 没有模板-引物结合的凹槽,它的活性部位序列被埋藏于别的序列中,不能发挥催化活性。因此每个 p66/p51 异二聚体只有一个有功能的聚合酶活性部位,它位于 p66 上。

图 4-2　HIV-1 逆转录酶与 DNA 双螺旋复合物结构示意图

（二）非核苷类 RT 抑制剂及其作用机制

已上市的 NNRTIs 有奈韦拉平(nevirapine,4-29)、地拉夫定(delavirdine,4-30)、依法韦仑(efavirenz,4-31)和依曲韦林(etravirine,4-32)。依曲韦林(4-32)是2008年新上市的第二代NNRTI,与其他抗逆转录病毒药物一起联合用于治疗HIV-1感染。NNRTIs的特点是:①对酶-底物复合物比对酶的亲和力更强,是非竞争性抑制剂;②NNRTIs与酶的变构区域作用不会影响底物结合区域的功能,因此细胞毒性很小;③在极低浓度即能抑制HIV-1的复制,且对HIV-1显示较高的特异性。

NNRTIs在结构上各不相同,但它们与HIV-1 RT的作用模式是相同的。NNRTIs与HIV-1 RT上一个非底物结合的变构部位结合,这一结合部位与底物的结合部位在空间上接近、在功能上相关,但有明显的区别,因此NNRTIs对RT的抑制为非竞争性抑制。如图4-3所示,在没有RT抑制剂结合的情况下,HIV-1 RT上没有NNRTIs结合位点。当NNRTIs与RT结合时,HIV-1 RT的氨基酸Tyr181、Tyr188和Trp229的芳环残基通过重新取向产生一个体积足以容纳NNRTIs的"疏水口袋"。小分子NNRTIs正是通过RT的这种构象改变进入"疏水口袋",通过各种作用力与RT活性位点的氨基酸结合,形成稳定的复合物。

以奈韦拉平(neyirapine)(4-29)为代表的3种NNRTIs与HIV-1 RT复合物的晶体结构(图4-4)显示,NNRTIs主要通过疏水作用与HIV-1 RT紧密结合,这种疏水作用是由酶的构象与化合物的构象发生互补性的重排产生的。NNRTIs能使p66中含有催化活性的天冬氨酸残基(Asp110、Asp185和Asp186)所在的β-片层发生重新定位,重新定位后的催化活性部位的构象与p51中的催化部位的构象类似,这种构象是没有活性的,即NNRTIs通过改变催化部位的构象来抑制RT的活性。NNRTIs与RT结合时形成一种蝴蝶状的构型,这一构型正好嵌入到RT上变构部位的袋状结构中。

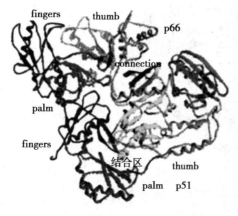

图4-3 HIV-1 RT结构与
HIV-1 RT/NNRTIs复合物结构比较示意图

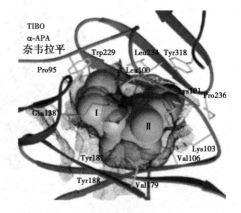

图4-4 奈韦拉平等3种NNRTIs
与HIV-1RT复合物的晶体结构

笔记

NNRTIs 具有半衰期长、吸收好、高效低毒、副作用小等优点,引起人们的极大关注,NNRTIs 的发现显著提高了抗 HIV 感染的临床疗效。但 NNRTIs 容易使 HIV-I RT 突变,产生耐药性,因此寻找新型 NNRTIs,改善或克服耐药性成为抗 HIV 药物研究的重要方向。

二、酪氨酸激酶抑制剂

人类基因组大约编码 519 种蛋白激酶,94 种蛋白酪氨酸激酶(protein tyrosine kinases,PTKs) 是其中最主要的一个家族,占激酶总数的 18%。在肿瘤靶向治疗中,PTKs 抑制剂占据着重要的地位。在 28 种已上市的小分子蛋白激酶抑制剂中,用于肿瘤治疗的有 26 种,其中 20 种为 PTKs 抑制剂、6 个为丝氨酸/苏氨酸激酶抑制剂;另外 2 种属于 PTKs 的 JAKs 抑制剂鲁索替尼(ruxolitinib,4-33)和托法替尼(tofacitinib,4-34)分别用于骨髓纤维化和类风湿关节炎。

4-33　　　　　　　　　　4-34

（一）PTKs 的结构特征

PTKs 主要分为受体型 PTKs 及非受体型 PTKs 两类。

1. **受体型 PTKs 的结构特征和类型**　受体型 PTKs 在细胞外存在一个结合配体的胞外区,配体一般为膜结合的多肽或者蛋白类激素,包括多种生长因子。胞内区为一个可以选择性地与底物结合并且将其酪氨酸残基磷酸化的催化域,且具有自磷酸化位点。此外,还存在一个跨膜结构域。受体型 PTKs 在未结合内源性配体时以单体形式存在,没有生理活性;只有当信号分子结合到其胞外结构域之后,两个单体受体分子在细胞膜上生成二聚体,同时激活其蛋白激酶功能,磷酸化尾部的酪氨酸残基,形成信号复合物,通过细胞内的信号转导途径,刺激细胞一系列的生化反应,产生细胞应答。

受体型 PTKs 主要包括:①表皮生长因子受体(epidermal growth factor receptor,EGFR)家族,包括 ErbB-1(EGFR)、ErbB-2(HER-2)、ErbB-3(HER-3)和 ErbB-4(HER-4),此类受体高表达于上皮细胞肿瘤中;②血小板衍化生长因子受体(platelet derived growth factor receptor,PDGFR)家族,通过作用于内皮细胞和间质细胞,促进血管形成;③成纤维细胞生长因子受体(fibroblast growth factor receptor,FGFR)家族,FGF 调节细胞分裂、增殖、迁移及分化的多效生长因子,此类受体在血管形成方面起重要作用;④血管内皮生长因子受体(vascular endothelial growth factor receptor,VEGFR)家族,包括 VEGFR-1(FLT-1)、VEGFR-2(KDR/FLK-1)和 VEGFR-3(FLT-4)。在实体瘤的恶性生长和转移中,肿瘤的新生血管为肿瘤的生长提供所必需的营养和氧气。VEGF 作为已知最强的血管渗透剂和内皮细胞特异的有丝分裂原,在内皮细胞的增殖、迁移和血管构建中具有重要作用。

2. **非受体型 PTK 的结构特征**　非受体型 PTK 一般没有细胞外结构,它们通常位于胞质中或者在细胞膜内侧与跨膜受体结合,通过细胞因子受体等执行信号传导功能。包括 JAK、ABL、SRC、ACK、CSK、FAK、FRK、SYK 和 TEC 等家族,其中 TEC 家族成员有 BTK、ITK、TEC、BMX 等较热门的研究靶点。

从伊马替尼(imatinib,4-6)与 BCR-ABL 的共结晶结构(图 4-5)可了解非受体 PTKs 的结构,C 端多为 α-螺旋结构,N 端多为 β-折叠结构,C 端和 N 端通过一个铰链连接,铰链区(hinge region)的细长狭缝为底物 ATP 结合口袋。

ATP与PTKs催化域的结合方式如图4-6所示,通过腺嘌呤结构与铰链区的保守氨基酸残基形成1~3个氢键作用,在大多数激酶抑制剂的设计中均可看到与铰链区的氢键结合作用;核糖环占据口袋保持三磷酸基团的构象,同时可以和附近的氨基酸残基形成氢键作用;三磷酸基团可以和镁离子络合,并且和活化环产生相互作用,最终将γ-磷酸转移到底物蛋白质的酪氨酸残基上。

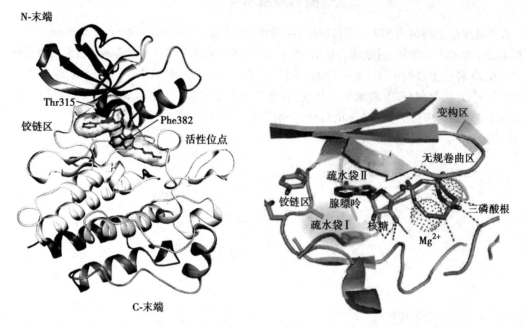

图4-5   ABL激酶与伊马替尼的共结晶结构   图4-6   ATP与激酶催化区域的结合模式

通过靶向PTKs可以有效地阻断肿瘤细胞内高水平的细胞信号传递,抑制肿瘤细胞增殖和转移,起到抗肿瘤的目的。目前靶向PTKs的成功策略有两种:单克隆抗体和小分子激酶抑制剂。下面介绍小分子激酶抑制剂的发展现状。

（二）PTKs抑制剂

设计小分子ATP或底物类似物,通过与ATP或底物竞争性结合胞内激酶催化区域,阻断分子内酪氨酸的自身磷酸化,阻断酪氨酸激酶激活,阻止下游信号转导,从而抑制细胞周期进程、加速细胞凋亡、抑制血管生成、抑制浸润和转移。

20个抗肿瘤小分子PTKs抑制剂的批准时间、靶蛋白、作用方式及其适应证如表4-2所示。

表4-2   已上市的抗肿瘤小分子酪氨酸激酶抑制剂一览表

序号	PTK抑制剂	批准年份	靶蛋白激酶	结合方式	适应证
1	伊马替尼（imatinib）	2001	BCR-ABL、多靶点	Ⅱ型	慢性粒细胞白血病
2	吉非替尼（gefitinib）	2003	EGFR	Ⅰ型	肺癌
3	埃罗替尼（erlotinib）	2005	EGFR	Ⅰ型	肺癌、胰腺癌
4	索拉菲尼（sorafenib）	2005	VEGFR、多靶点	Ⅱ型	肾癌
5	达沙替尼（dasatinib）	2006	BCR-ABL、多靶点	Ⅰ型	慢性粒细胞白血病
6	舒尼替尼（sunitinib）	2006	VEGFR、多靶点	Ⅰ型	肾癌、胃肠道间质瘤
7	尼洛替尼（nilotinib）	2007	BCR-ABL	Ⅱ型	慢性粒细胞白血病
8	拉帕替尼（lapatinib）	2007	EGFR、HER2	Ⅰ型	肾癌
9	帕唑帕尼（pazopanib）	2009	VEGFR2、多靶点	Ⅰ型	肾癌
10	凡德他尼（vandetanib）	2011	VEGFR、多靶点	Ⅰ型	甲状腺癌

笔记

序号	PTK 抑制剂	批准年份	靶蛋白激酶	结合方式	适应证
11	克唑替尼（crizotinib）	2011	ALK、c-Met	Ⅰ型	ALK 突变的非小细胞肺癌
12	博舒替尼（bosutinib）	2012	BCR-ABL、SRC	Ⅰ型	慢性粒细胞白血病
13	阿西替尼（axitinib）	2012	VEGFR、多靶点	Ⅰ型	肾癌
14	卡博替尼（cabozantinib）	2012	VEGFR、Kit、c-Met	Ⅱ型	甲状腺髓样癌
15	瑞格菲尼（regorafenib）	2012	VEGFR2、TIE2	Ⅱ型	甲状腺癌
16	普纳替尼（ponatinib）	2012	BCR-ABL	Ⅱ型	慢性粒细胞白血病、急性淋巴细胞白血病
17	阿法替尼（afatinib）	2013	EGFR、HER2	Ⅰ型 不可逆	非小细胞肺癌
18	依鲁替尼（ibrutinib）	2013	BTK	Ⅰ型 不可逆	套细胞淋巴瘤、急性淋巴细胞白血病
19	色瑞替尼（ceritinib）	2014	ALK	Ⅰ型	非小细胞肺癌
20	兰伐替尼（lenvatinib）	2015	VEGFR2/3	Ⅱ型	甲状腺癌

靶向 EGFR、VEGFR 和 ALK 等 3 种受体型 PTKs 的 14 个抑制剂中，包括以 EGFR 为靶点或主要靶点的吉非替尼（gefitinib，4-35）、埃罗替尼（erlotinib，4-36）、拉帕替尼（laptinib，4-37）和阿法替尼（afatinib，4-38）；以索拉菲尼（sorafenib，4-39）和舒尼替尼（sunitinib，4-40）为代表的 VEGFR 抑制剂；靶向间变性淋巴瘤激酶（anaplastic lymphoma kinase，ALK）的克唑替尼（crizotinib，4-41）和色瑞替尼（ceritinib，4-42）。

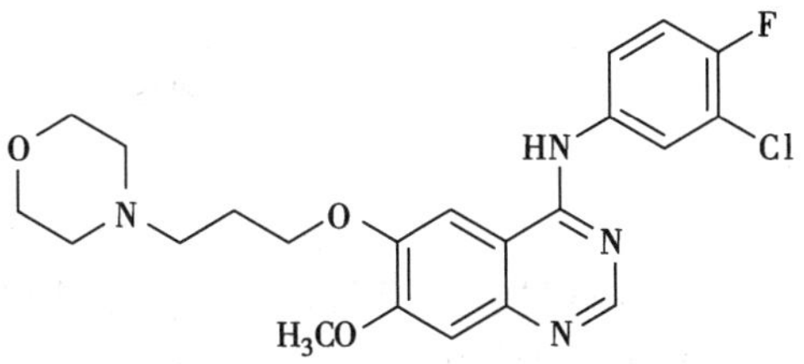

4-35

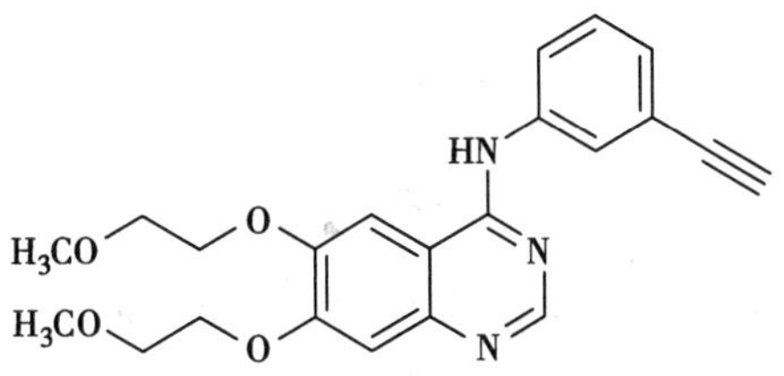

4-36

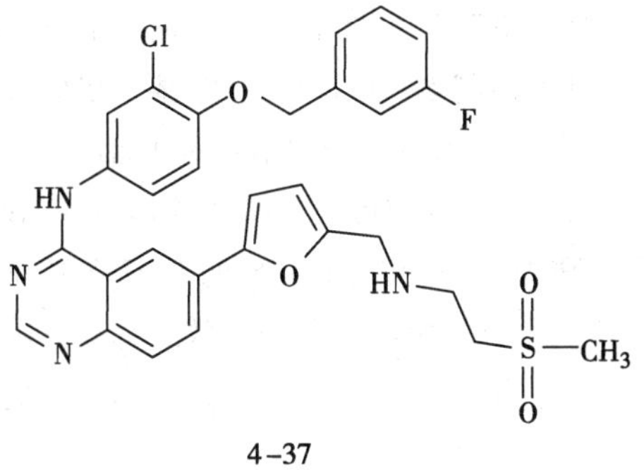

4-37

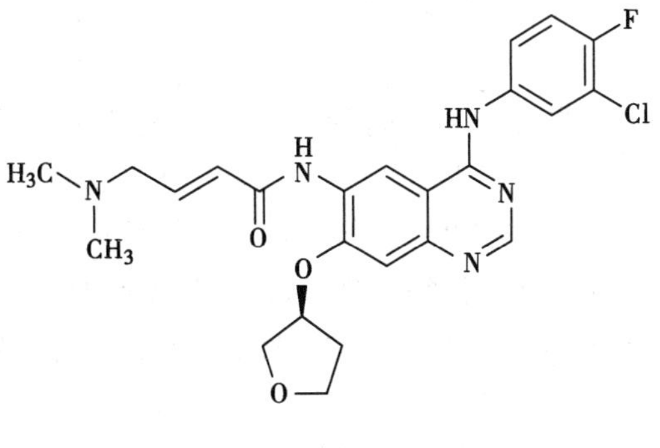

4-38

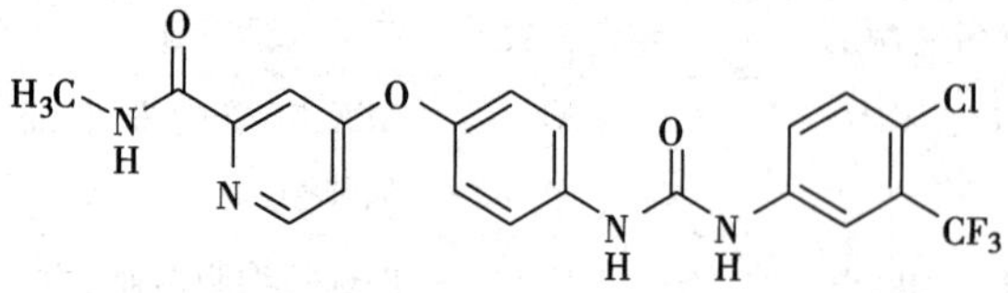

4-39

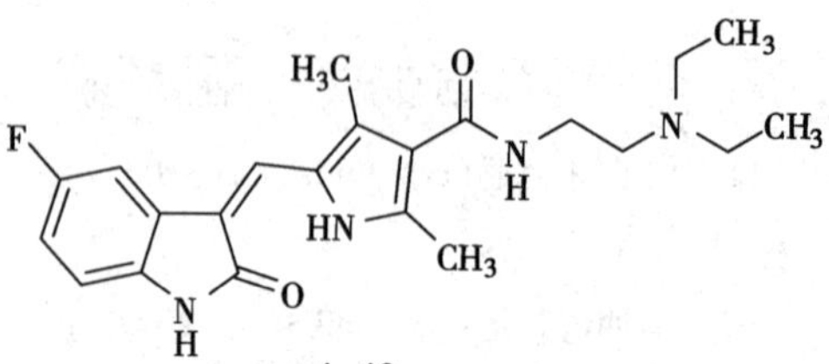

4-40

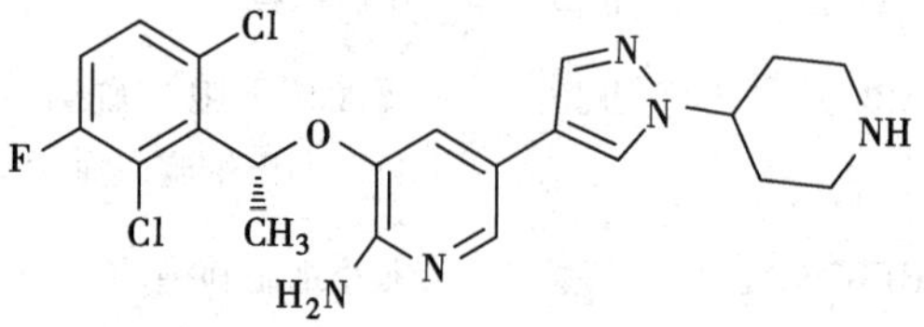

4-41

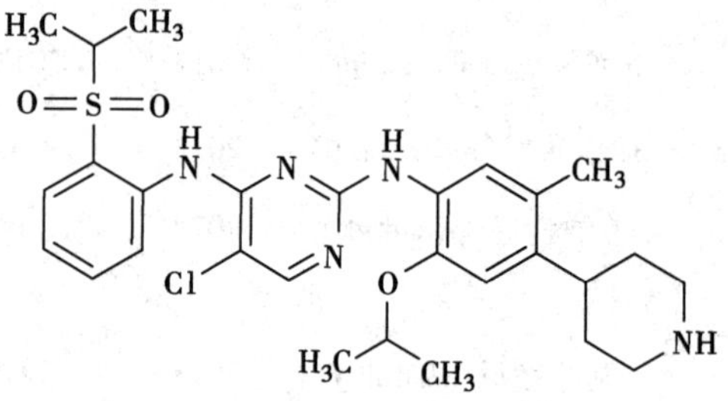

4-42

以 BCR-ABL 和 Bruton 酪氨酸激酶(Bruton tyrosine kinase,BTK)2 种非受体型 PTKs 为靶点的小分子抑制剂已成功上市 6 种药物,靶向 BCR-ABL 的代表性药物为伊马替尼和达沙替尼(dasatinib,4-43),是治疗慢性粒细胞白血病的有效药物;而依鲁替尼(ibrutinib,4-44)是唯一的 BTK 抑制剂,用于治疗套细胞淋巴瘤和急性淋巴细胞白血病。

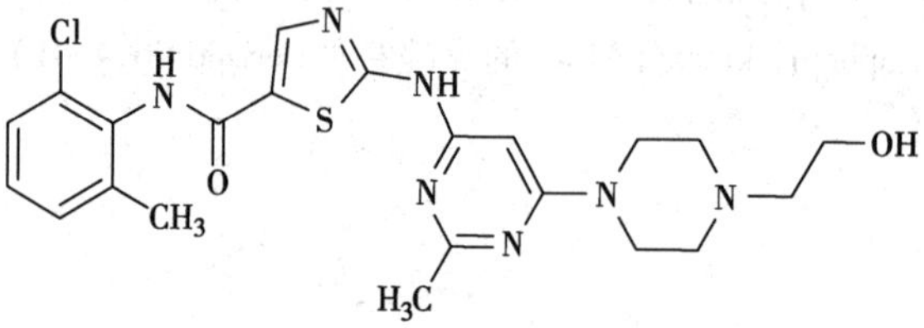

4-43

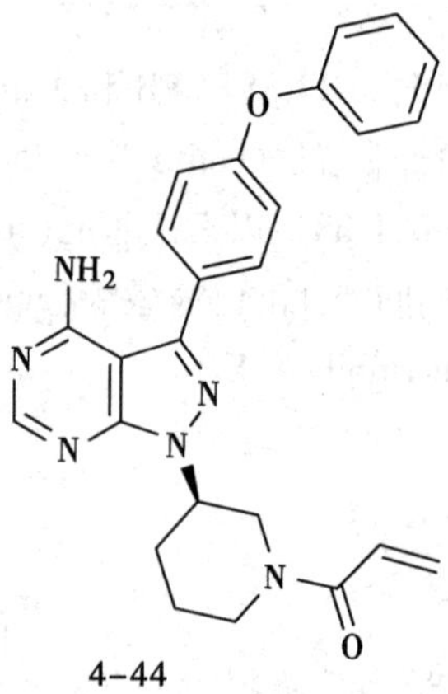

4-44

下面以小分子 EGFR 抑制剂为例,了解 PTKs 小分子抑制剂的进展与现状。吉非替尼(4-35)、埃罗替尼(4-36)、拉帕替尼(4-37)都属于可逆性 EGFR 抑制剂。其中吉非替尼和埃罗替尼用于治疗非小细胞肺癌;拉帕替尼是 EGFR/HER2 双重抑制剂,用于治疗 HER2 阳性的乳腺癌。这些可逆性 EGFR 抑制剂对非小细胞肺癌患者具有很好的疗效,但是对于一些具有突变型的 EGFR 非小细胞肺癌患者来说,特别是对具有 T790Met 突变的患者来说,治疗一段时间后产生获得性药物耐受性。阿法替尼(4-38)是首个不可逆性 EGFR 抑制剂,用于 19 号外显子缺失或者 21 号外显子的 L858R 点突变的转移性非小细胞肺癌患者的治疗。阿法替尼(4-38)能选择性地抑制 EGFR 和 HER2 的活性,从而有效地抑制酪氨酸激酶的自身磷酸化,IC$_{50}$分别为 0.5 和 15.0nmol/L。更为重要的是阿法替尼能抵制 EGFR 的 Thr790Met 突变,与 EGFR 的 Cys797 残基和 HER2 的 Cys805 残基不可逆性结合,从而对吉非替尼和埃罗替尼耐药的 EGFR 激酶有效。阿法替尼对于吉非替尼突变敏感的 Leu858ArgEGFR 激酶有效,对双突变的 EGFR 激酶(Leu858Arg、Thr790Met)也有效。

PTKs 是成熟的药物作用靶标,也是国内抗肿瘤创新药物研究的热门靶点,已经有 2 个小分子 PTKs 抑制剂上市,分别是 2011 年上市的埃克替尼(icotinib,4-45)和 2014 年上市的阿帕替尼

笔记

（apatinib,4-46）。埃克替尼是小分子 EGFR 抑制剂,用于治疗非小细胞肺癌;阿帕替尼是 VEG-FR-2 抑制剂,通过抑制肿瘤血管生成,发挥抗肿瘤作用,用于治疗晚期胃癌。这两个具有自主知识产权的一类新药的开发成功标志着我国的靶向抗肿瘤药物研究取得重大突破。

这些替尼类(-tinibs)药物并不是作用于单一的靶点,对其他激酶也有较强的抑制活性,从多向药理学(polypharmacology)的角度来说,可能是其临床有效性的原因,另一方面也会由于脱靶效应(off-target effect)造成一些不良反应。

第四节　案例分析:波西匹韦的发现

一、研究背景

丙型肝炎由丙型肝炎病毒(HCV)感染所致,主要经血液/体液传播。据世界卫生组织统计,全球 HCV 的感染率约为3%,约1.8亿人感染 HCV,60%~70%的感染人群发病,可导致肝脏慢性炎症坏死和纤维化,部分患者可发展为肝硬化甚至肝癌。HCV 是一种高度易变异性病毒,根据其基因序列的差异,可以分为Ⅰ、Ⅱ、Ⅲ和Ⅳ四种基因型,各基因型间没有免疫力,相互之间可以重复感染,这使得研制预防性和治疗性疫苗存在很大困难。近5年抗丙型肝炎药物取得重大突破,下面以 NS3/4A 蛋白酶抑制剂(NS3/4A protease inhibitor)波西匹韦(boceprevir)为例,说明基于酶蛋白结构的合理设计过程。

HCV 是一单股正链 RNA 病毒,基因全长为9600个碱基,编码组成含有3000个氨基酸的 $H_2N-C-E1-E2/NS1-NS2-NS3-NS4A-NS5A-NS5B-COOH$ 多聚蛋白前体,$H_2N-C-E1-E2$ 为结构蛋白区,NS2-NS5 为非结构蛋白区。NS3/4A 丝氨酸蛋白酶(NS3/4A serine protease)简称 NS3/4A 蛋白酶,催化裂解 NS3-NS4A 肽键,进一步裂解 NS4A-NS4B、NS4B-NS5A 和 NS5A-NS5B,生成成熟的功能性和结构性蛋白。NS3/4A 蛋白酶对 HCV 的生长和增殖具有重要作用,是研究抗 HCV 药物的理想靶标。

NS3/4A 蛋白酶的单晶 X 射线分析提示,其活性中心是处于酶的表面,呈平坦状展开,没有明显特征的疏水性结构域,而且被水分子覆盖。催化核心是由 N 端的 His57 和 Asp81、C 端的 Ser139 三元体构成。底物 P1 位置为 Cys 或 The,P1' 为疏水性、小体积氨基酸 Ala 或 Ser,P2、P3 和 P4 为疏水性氨基酸,P5 和 P6 为 Asp 或 Glu 等酸性氨基酸残基。

二、苗头化合物的发现

由于酶与底物的结合以在较大范围发生、多位点的弱结合力为特征,研究筛选小分子化合物以期达到抑制 NS3/4A 蛋白酶的目的并不成功,而模拟天然底物的长链肽,进行设计与修饰成为有效途径。通过模拟底物 P6~P5' 的结构域,设计含有 α-酮基酰胺片段的十一肽化合物(4-47),亲电性基团 α-酮基酰胺在十一肽的 P1 和 P1' 之间,该化合物对 NS3/4A 蛋白酶的抑制活性 K_i =

1.9nmol/L。化合物(4-47)与 NS3/4A 蛋白酶活性中心的结构相匹配,且酮基酰胺处于合适的位置,可与 Ser139 发生亲核性进攻,形成稳定的共价键,成为不可逆性抑制剂,如图 4-7 所示。

4—47

图 4-7 α-酮基酰胺片段与丝氨酸的羟基发生亲核进攻形成共价结合的示意图

三、先导化合物的确定及优化

苗头化合物(4-47)的相对分子质量为 1265,成药性差,接下来的工作是对其结构进行简化,改善物化性质和药动学性质,优化成可口服的抗 HCV 药物。

1. 减少氨基酸残基,由十一肽减为五肽 将化合物(4-47)的 C 端的 4 个氨基酸切除,得到的七肽化合物活性下降了 25 倍,但相对分子质量减少了 1/3。在 P1′处引入苯甘氨酸以增加 P1′的疏水性,再删除 P4 ~ P6 的 3 个氨基酸残基,并做适当的基团变换;考虑到 P2 可能与 Arg155 的亚烷基链发生疏水性结合,变换不同的烷基,发现较小的环丙基有利于结合,进而将 P1′的烷基也变换成环丙基,得到化合物(4-48),活性明显提高,$K_i = 15$nmol/L,但由于游离羧基的存在,不利于化合物进入细胞膜,未对感染细胞表现出活性,$EC_{90} > 5\mu$mol/L。

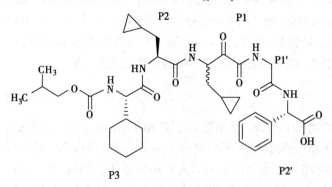

4—48

笔记

2. 改变侧链基团，再减少氨基酸残基 根据化合物(4-48)与NS3/4A蛋白酶共晶体的结构特征,进一步优化结构,对P2、P3和P2′进行多位点拟肽修饰,P2为二甲基环丙并脯氨酸、P3为叔丁基甘氨酸并且氨基用叔丁氧羰基修饰、P2′的羧基改造成二甲酰胺,得到的化合物表现出分子水平和细胞水平活性,但药动学性质不佳。

在P2和P3位置结构优化的基础上,去除P1′和P2′的两个氨基酸,使α-酮基酰胺处于端点,并将1个叔丁基改为环己基,得到的化合物(4-49)的$K_i = 25nmol/L$,对感染细胞的$EC_{90} = 0.4\mu mol/L$,分子量减小至532。

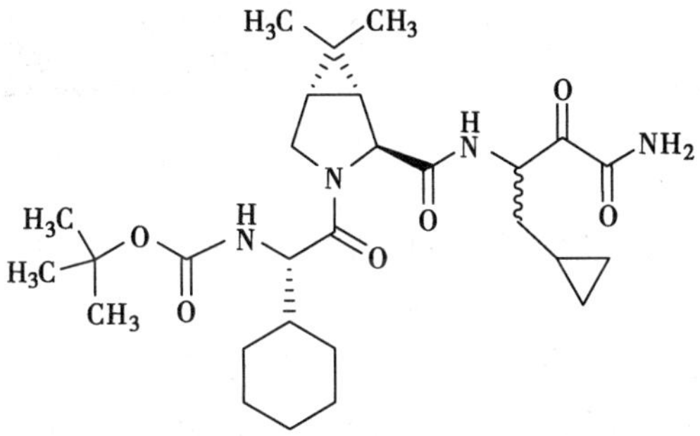

4-49

为提高对蛋白酶的代谢稳定性,将链状肽环合成环肽,进行非肽化的尝试,然而实验结果表明环肽的药动学性质并没有改善。

四、上市药物波西匹韦的确定

对先导化合物(4-49)进一步结构修饰,对P1处的环丙基用其他脂环替换,发现环丁甲基活性最高,再扩大环活性下降。P2处的二甲基环丙并脯氨酸片段已经是最佳结果。P3的氨基变换为烷基、芳烷基、酰胺基、氨甲酰基、脲基、磺酰胺基或磺酰脲基,发现用脲基代替胺甲酰氧连接基,活性和其他性质最佳,将以上优化结果综合形成化合物(4-50)。化合物(4-50)的体外活性$K_i = 14nmol/L$,对感染细胞的$EC_{90} = 0.35\mu mol/L$,$MW = 519$,对NS3/4A蛋白酶的抑制活性比同属丝氨酸蛋白酶的人嗜中性弹性酶强2200倍,有很高的选择性。在临床研究中,化合物(4-50)表现出良好的开发价值,被命名为波西匹韦(boceprevir),最终在2011年5月上市。

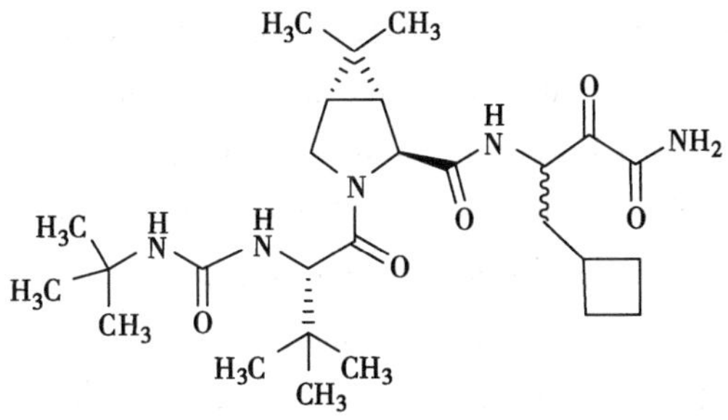

4-50

波西匹韦(4-50)与NS3/4A复合物的单晶X射线衍射图(图4-8)显示,两个叔丁基分别与S4和S3疏水腔发生疏水相互作用,P2的二甲基环丙并脯氨酸片段呈弯曲构象,与酶的Ala156、His57和Arg155侧链发生最大限度的疏水性交盖,环丁基占据了S1腔,α-酮基酰胺的羰基与Ser139形成可逆的共价结合,整个化合物骨架与酶发生多处的氢键结合。

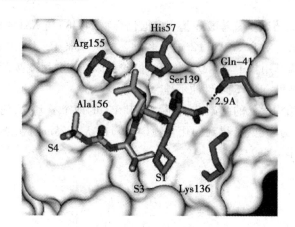

图 4-8　波西匹韦与 NS3/4A 复合物的单晶 X 射线衍射图

波西匹韦在大鼠、犬和猴体内的口服生物利用度分别为 26%、30% 和 4%；灌胃给药，大鼠、犬和猴体内的 *AUC* 分别为 1.5、3.1、0.12μmol/(L·h)。经Ⅲ期临床研究证明波西匹韦对丙肝患者有显著的治疗作用，于 2011 年 5 月上市。在聚乙二醇干扰素（Peg-IFN）联合利巴韦林（ribavirin）的基础上加用波西匹韦，可提高基因Ⅰ型初治慢性丙肝患者、复发患者以及无应答患者的持续病毒学应答率。

已上市的 NS3/4A 蛋白酶抑制剂还有特拉匹韦（telaprevir）和西美匹韦（simeprevir）。特拉匹韦也是以酶底物 NS5A-5B 为出发点，对十肽类似物进行结构简化和修饰，得到含酮基酰胺的模拟肽，与酶的催化中心 Asp139 发生可逆性的共价键结合，为不可逆性抑制剂。2011 年 5 月美国 FDA 批准本品与聚乙二醇干扰素 α 和利巴韦林联用，用于治疗成人慢性丙型肝炎。西美匹韦的结构特征是十四元环的大环内酰胺，与 NS3/4A 蛋白酶活性中心以非共价键稳定结合，为可逆性抑制剂。

【summary】

Enzymes are natural proteins that catalyze chemical reactions. Enzyme catalysis is characterized by two features：specificity and rate acceleration. The active site contains moieties that are responsible for both of these properties of an enzyme，namely，amino acid residues and，in the case of some enzymes，cofactors. A cofactor，also called a coenzyme，is an organic molecule or metal ion that binds to the active site，in some cases covalently and in others noncovalently，and is essential for the catalytic action of those enzymes that require cofactors.

Enzyme inhibition is a promising approach for the rational discovery of new leads or drugs. Rational design of enzyme inhibitor uses knowledge of enzymic mechanisms and structures in the design process，which is intended to complement laborious and resource-consuming screening processes，which consist of testing large numbers of synthetic chemicals or natural products for inhibitory activity against a chosen target enzyme. The effectiveness of an enzyme inhibitor as a therapeutic agent will depend on（1）the potency of the inhibitor，（2）its specificity toward its target enzyme，（3）the choice of metabolic pathway targeted for disruption，and （4）the inhibitor or a derivative possessing appropriate pharmacokinetic characteristics.

Enzyme inhibitors can be grouped into two general categories：noncovalently and covalently binding enzyme inhibitors. As the name implies，inhibition of enzyme activity by a noncovalently binding enzyme inhibitor is reversible，suggesting that noncovalent interactions are involved. A covalently binding enzyme inhibitor，also called an enzyme inactivator，is one that prevents the return of enzyme activity for an extended period of time，suggesting the involvement of a covalent bond.

Based on their kinetics it is possible to distinguish among rapid reversible，slow-binding，tight-binding, slow-tight-binding inhibitors. Noncovalently binding enzyme inhibitors (reversible inhibitors) were classified on the basis of structure, such as ground-state analog inhibitors, multisubstrate inhibitors, and transition state analog inhibitors, which mimic the structures of substrates and products, reaction intermediates, and transition states. Covalently binding enzyme inhibitors (irreversible inhibitors), including mechanism-based inhibitors and affinity label inhibitors, react with the chemically reactive groups found within the enzyme's active site.

【key word】 rational design of enzyme inhibitor, noncovalently binding enzyme inhibitors, covalently binding enzyme inhibitors, ground-state analog inhibitors, multisubstrate inhibitors, transition state analog inhibitors, mechanism-based inhibitors, affinity label inhibitors

【思考题】

1. 基于结构/机制的非共价键结合的酶抑制剂的分类及其特点。

2. 共价键酶抑制剂的类型及其设计思想。

3. 试举例说明抑制剂类药物的发展现状。

4. 简述 COX-2 选择性抑制剂的发展现状, COX-2 选择性抑制剂具有特异性的结构基础。

5. 简述 NA 的结构特点及其代表性抑制剂。

(赵临襄)

第五章 基于核酸原理的药物设计

学习要求

1. 掌握基于核酸生物代谢合成原理的药物设计主要策略。
2. 熟悉核苷类药物的结构特点及反义核酸与 siRNA 的主要作用机制。
3. 了解核酸的生物合成过程。

核酸是生物体内遗传信息储存与传递的一个重要载体,在生物功能的调控上也发挥着极其重要的作用,随着人们对核酸的结构与功能认识的不断深入,核酸正在发展成为一个药物设计的重要靶点。从核酸的结构与功能出发,可以将目前以核酸为靶点的药物设计分为以下几类:①基于核酸代谢机制的药物设计。在核酸的代谢合成与代谢分解过程中,有许多酶参与其中,这些酶尤其是某些特异性的酶就成为药物设计的理想靶点;同时模拟核酸代谢过程中的底物结构也是药物设计的一条重要途径。②基于核酸序列结构的药物设计。利用 Watson-Crick 碱基配对原理,设计与特定基因互补配对的序列,如反义核酸和小干扰 RNA,能特异性地抑制基因的表达,理论上这是一条理想的合理药物设计途径。③基于 DNA 双链结构的药物设计。DNA 通常以右手双螺旋的形式存在,并形成了两种形式的沟区,即大沟(major groove)与小沟(minor groove)。与 DNA 作用的药物有两种不同的作用方式:一种是药物与 DNA 中的碱基并主要是嘌呤碱基等部位形成共价结合;另一类是非共价结合,即药物与 DNA 通过氢键、电性和疏水相互作用而结合。结合模式又有碱基对插入模式和沟区结合模式。④基于 RNA 三维结构的药物设计。RNA 含有许多独立的结构域,许多蛋白质的功能都是通过与这些结构域的相互作用而发挥功能的,因此基于 RNA 设计药物可以达到阻断蛋白质功能的发挥,同时这些结构域与蛋白质一样具有非常丰富并相对稳定的三维结构,许多基于蛋白质结构的药物设计方法也可以用于基于 RNA 结构的小分子药物设计。本章将主要就前两种药物设计方式进行介绍。

第一节　核酸的生物合成

一、嘌呤核苷酸的合成

生物体内嘌呤核苷酸的合成有两条途径:其一是从头合成途径(*de novo* synthesis),即利用磷酸核糖、氨基酸及二氧化碳等简单物质,在一系列酶的作用下,合成嘌呤核苷酸;其二是补救合成途径(salvage synthesis),即利用体内游离的嘌呤或嘌呤核苷,在酶的作用下,合成嘌呤核苷酸。这两种合成途径在不同组织中的重要性各不相同,例如在肝组织中只进行从头合成,而在脑、脊髓等组织中则只能进行补救合成。

(一)从头合成

除某些细菌外,几乎所有生物体都能经从头合成途径合成嘌呤核苷酸。经放射性核素示踪实验证明,生物体能利用二氧化碳、谷氨酰胺、天冬氨酸、甘氨酸和四氢叶酸作为嘌呤环的合成前体或原料物,图5-1所示为嘌呤环上各原子的来源。

笔记

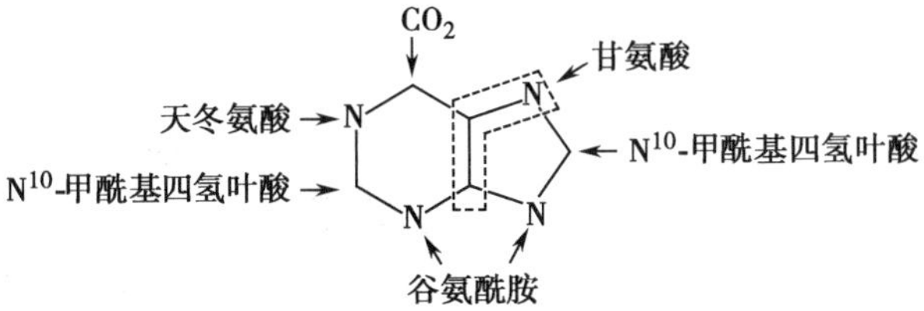

图5-1　从头合成中嘌呤骨架各原子的来源

在核苷酸的生物合成中,α-D-5-磷酸核糖-1-焦磷酸(phosphoribosyl pyrophosphate,PRPP, 5-2)是关键中间体,它是α-D-5-磷酸核糖(5-1)在PRPP激酶的作用下与腺苷三磷酸(adenosine 5′-triphosphate,ATP)反应而形成的(图5-2)。在嘌呤核苷的生物合成中,生物体不是先合成嘌呤再与磷酸核糖结合生成核苷酸,而是从PRPP开始,经过一系列的酶促反应,生成次黄嘌呤核苷酸,然后再转变成其他嘌呤核苷酸。其中关键的一步是PRPP的C-1位上的焦磷酸被谷氨酰胺的氨基所置换,同时C-1位的苷键由原来的α-构型变成β-构型。

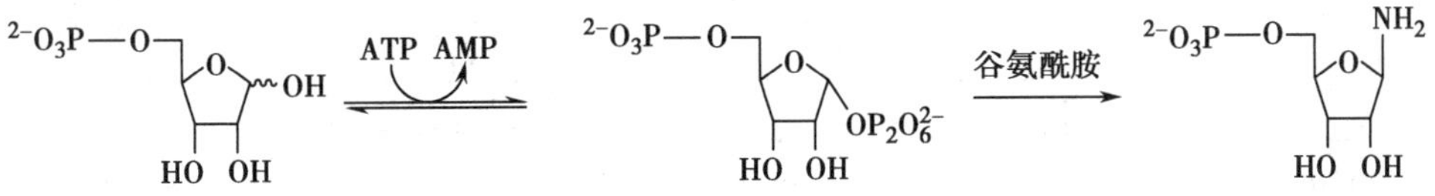

图5-2　PRPP的生物合成及其氨基化

嘌呤骨架中的其他3个氮原子和5个碳原子则来自于6种不同的前体,经过9步反应而完成(图5-3)。

(1)5-磷酸核糖胺(5-3)和甘氨酸反应合成甘氨酰胺核苷酸(5-4)。该反应在甘氨酰胺核苷酸合成酶的催化下完成,并由ATP供给能量。

(2)甘氨酰胺核苷酸经甲酰化生成α-N-甲酰甘氨酰胺核苷酸(5-5)。该过程由甘氨酰胺核苷酸甲酰基转移酶所催化,甲酰基来源于N^{10}-甲酰基四氢叶酸。

(3)甲酰甘氨酰胺核苷酸与谷氨酰胺反应转变成甲酰甘氨脒核苷酸(5-6)。该过程在甲酰甘氨脒核苷酸合成酶的催化下完成,并由ATP提供能量。

(4)甲酰甘氨脒核苷酸在ATP存在下,经氨基咪唑核苷酸合成酶的作用,转变成5-氨基咪唑核苷酸(5-7)。

(5)5-氨基咪唑核苷酸在氨基咪唑核苷酸羧化酶的催化下,与二氧化碳反应生成5-氨基咪唑-4-羧酸核苷酸(5-8)。

(6)5-氨基咪唑-4-羧酸核苷酸在ATP存在下,经氨基咪唑琥珀基甲酰胺核苷酸合成酶的催化,与天冬氨酸缩合生成5-氨基咪唑-4-(N-琥珀基)甲酰胺核苷酸(5-9)。

(7)5-氨基咪唑-4-(N-琥珀基)甲酰胺核苷酸在腺苷酸琥珀酸裂解酶的催化下,脱去1分子延胡索酸,转变为5-氨基咪唑-4-甲酰胺核苷酸(5-10)。

(8)5-氨基咪唑-4-甲酰胺核苷酸在氨基咪唑甲酰胺核苷酸甲酰基转移酶的催化下,甲酰化生成5-甲酰胺咪唑-4-甲酰胺核苷酸(5-11)。该过程的甲酰基由N^{10}-甲酰基四氢叶酸供给。

(9)5-甲酰胺咪唑-4-甲酰胺核苷酸在次黄嘌呤核苷酸环化水解酶的催化下,脱去1分子水而环化形成次黄嘌呤核苷酸(inosine monophosphate,IMP,5-12)。

IMP是合成腺嘌呤核苷酸(AMP,5-14)和鸟嘌呤核苷酸(guanosine 5′-monophosphate,GMP, 5-16)的前体。在生物体内IMP从天冬氨酸获得氨基以取代C-6位的氧生成AMP,反应经过两步完成,首先IMP在腺苷酸代琥珀酸合成酶的催化下,鸟苷三磷酸(guanosine 5′-triphosphate, GTP)供给能量,与天冬氨酸合成腺苷酸琥珀酸(5-13),然后在腺苷酸琥珀酸裂解酶的催化下分

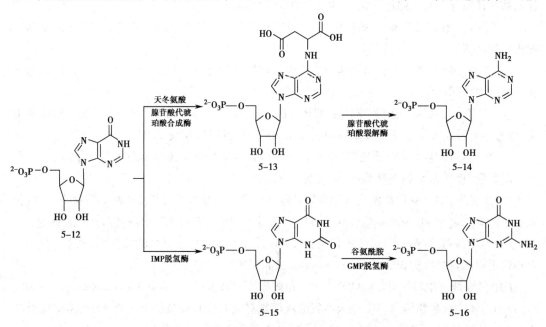

图 5-3　IMP 的从头合成途径

解生成 AMP(图 5-4)。从 IMP 生成 GMP 也经过两步反应,首先在次黄嘌呤核苷酸脱氢酶的催化下,以辅酶烟酰胺腺嘌呤二磷酸核苷(nicotinamide adenine dinucleotide,NAD)为氢受体,IMP 被

图 5-4　从 IMP 转化成 AMP 和 GMP 的生物合成途径

氧化生成黄嘌呤核苷酸(5-15),然后以谷氨酰胺的酰胺基作为氨基供体,在鸟嘌呤核苷酸合成酶的催化下,ATP 供给能量,将氨基转移到黄嘌呤核苷酸的 C-2 位生成鸟嘌呤核苷酸。

嘌呤核苷酸的从头合成过程通过"反馈抑制"进行精确的调控。反馈调控主要在合成过程中的以下几个环节进行:①嘌呤核苷酸合成的起始阶段的磷酸核糖焦磷酸激酶以及磷酸核糖酰胺转移酶被其合成产物 IMP、AMP 和 GMP 所抑制,这种抑制受 PRPP 的浓度所调控,当细胞内的 PRPP 浓度增加时,可增强酰胺转移酶的活性,加速 5-磷酸核糖胺的合成。②在 IMP 转变成 AMP 或 GMP 的过程中,过量的 AMP 能抑制腺苷酸琥珀酸合成酶的活性,控制 AMP 的生成,而不影响 GMP 的合成;同样,过量的 GMP 能抑制次黄嘌呤脱氢酶的活性,控制 GMP 的生成而不影响 AMP 的合成。③在 IMP 转变成腺苷酸琥珀酸时需要 GTP 存在,黄嘌呤核苷酸转变成 GMP 时需要 ATP 存在,GTP 可促进 AMP 的生成,而 ATP 可促进 GMP 的生成,这种交叉调控作用对维持 ATP 与 GTP 的浓度具有重要意义。

(二)补救合成

生物体内核酸的分解代谢可以产生游离的嘌呤及嘌呤核苷,细胞可以利用这些核酸降解产物重新合成嘌呤核苷酸。如腺嘌呤(5-17)在腺嘌呤磷酸核糖转移酶(adenine phosphoribosyl transferase,APRT)的特异性催化下与 PRPP 反应形成嘌呤核苷酸,而在次黄嘌呤-鸟嘌呤磷酸核糖转移酶(hypoxanthine-guanine phosphoribosyl transferase,HGPRT)的催化下则次黄嘌呤(5-18)和鸟嘌呤(5-19)分别转化成次黄嘌呤核苷酸和鸟嘌呤核苷酸(图5-5)。另一种补救合成途径是在核苷磷酸化酶的催化下,嘌呤(或嘌呤类似物)与 1-磷酸核糖反应形成核苷,该核苷在适当的细胞激酶的作用下转变为核苷酸。在此,如果由嘌呤和 1-磷酸-2-脱氧核糖在核苷磷酸转移酶的作用下则产生脱氧核苷。

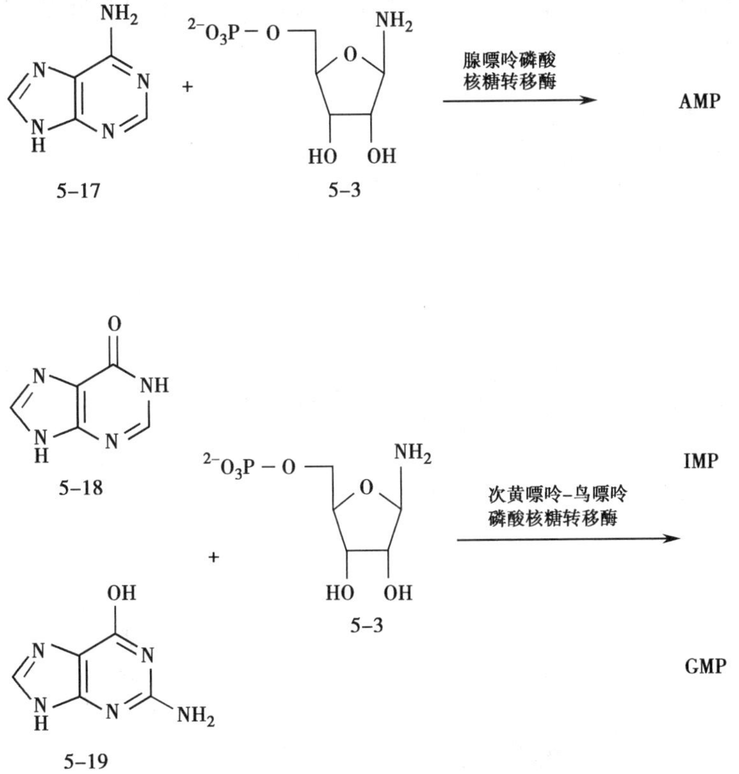

图 5-5 嘌呤核苷酸的补救合成途径

补救合成途径一方面与从头合成相比节省能量和氨基酸消耗,另一方面体内的某些组织如脑、骨髓中由于相关酶的缺乏,不能从头合成嘌呤核苷酸,它们只能利用嘌呤或嘌呤核苷合成嘌呤核苷酸,因此对这些组织或器官来说,补救合成途径具有更重要的意义。某些癌细胞或病毒感染细胞核苷酸的需求比正常细胞大,补救合成成为主要来源,因此补救合成途径也是设计化疗药物的一个关键性环节。

二、嘧啶核苷酸的合成

(一) 从头合成

从结构上比较,嘧啶碱基比嘌呤碱基简单,因此嘧啶核苷酸的合成也相对较容易。与嘌呤核苷酸的从头合成类似,放射性核素示踪研究表明,嘧啶环上的各原子也是来源于生物体内的简单物质(图 5-6)。

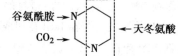

图 5-6 从头合成中嘧啶骨架各原子的来源

氨甲酰磷酸(5-21)是嘧啶生物合成的重要中间体,它是由谷氨酰胺(5-20)和碳酸氢盐在氨甲酰磷酸合成酶的催化下形成的,反应由 ATP 提供能量来源。氨甲酰磷酸在天冬氨酸转氨甲酰酶的作用下,将氨甲酰部分转移至天冬氨酸的 α-氨基上,形成氨甲酰天冬氨酸(5-22)。该反应受最终产物胞苷三磷酸(cytidine 5′-triphosphate,CTP)的反馈抑制,而氨甲酰磷酸的合成受尿嘧啶核苷酸(uridine 5′-monophosphate,UMP)的抑制。在二氢乳清酸酶的作用下,氨甲酰天冬氨酸经环合脱水转变为二氢乳清酸(5-23),然后在二氢乳清酸脱氢酶的催化下被氧化成乳氢酸(5-24)(图 5-7)。

接下来,乳清酸在乳清酸磷酸核糖基转移酶的催化下与 PRPP 反应形成乳清苷酸(5-25),乳清苷酸在乳清苷酸脱羧酶的作用下脱去羧基生成 UMP(5-26)。在这个过程中,PRPP C-1 的构型由 α 转变为 β。随后,UMP 进一步磷酸化生成尿苷三磷酸(uridine 5′-triphosphate,UTP)。当 UMP 转变成 UTP 后,UTP 再转变为其他的嘧啶核苷酸。在生物合成中,尿嘧啶、尿嘧啶核苷和尿嘧啶核苷酸都不能直接通过氨基化而转变成相应的胞嘧啶化合物,只有转变为尿苷三磷酸后,才能氨基化生成胞苷三磷酸。

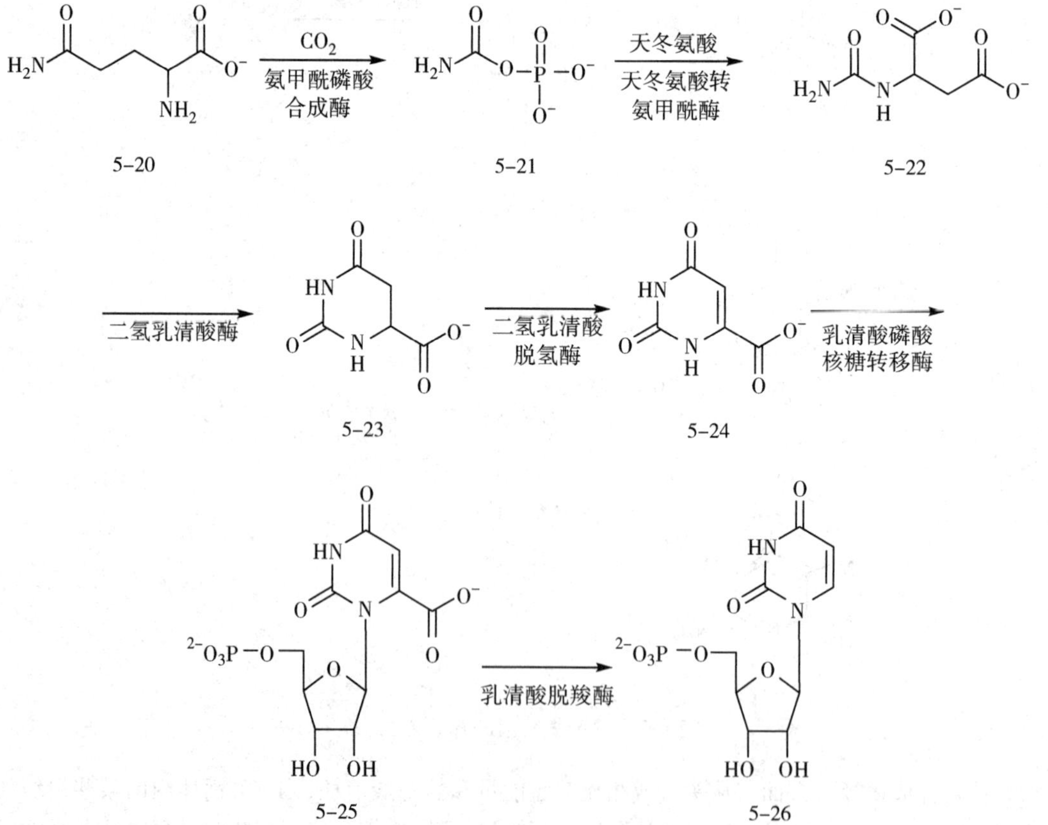

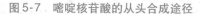

图 5-7 嘧啶核苷酸的从头合成途径

（二）补救合成

乳清酸磷酸核糖基转移酶不仅可以使乳清酸转变为乳清苷酸,还能水解 DNA 或 RNA 生成嘧啶类化合物。与嘌呤的补救合成类似,磷酸化酶能催化各种嘧啶与核糖 1-磷酸或 2-脱氧核糖 1-磷酸生成核苷的反应。在嘧啶核苷生成嘧啶核苷酸的过程中,细胞激酶是必需的,尿嘧啶核苷和胞嘧啶核苷都可以作为尿苷激酶的底物,脱氧尿嘧啶核苷和脱氧胸嘧啶核苷则是胸腺嘧啶核苷激酶的底物。病毒的胸腺嘧啶核苷激酶对其底物的特异性较低,因此可以利用这一特点来区别正常细胞和病毒感染细胞,设计抑制病毒感染的药物。

三、核苷二磷酸、核苷三磷酸及脱氧核糖核苷酸

（一）核苷二磷酸和核苷三磷酸

核酸生物合成的直接前体是核苷三磷酸,而核苷二磷酸则在能量转换上发挥作用。借助于特异性的核苷单磷酸激酶,可以使核苷单磷酸转变为相应的核苷二磷酸。如腺苷酸激酶催化 AMP 转变为腺苷二磷酸(adenosine 5'-diphosphate,ADP),而尿苷酸激酶催化 UMP 转变为尿苷二磷酸(uridine 5'-diphosphate,UDP),而这两种激酶都必须利用 ATP 作为磷酸基的给予体。在核苷二磷酸激酶的催化下,核苷三磷酸可与核苷二磷酸相互转变。

CTP(5-28)是从尿苷三磷酸(uridine 5'-triphosphate,UTP,5-27)转化来的,即 UTP 上 C-4 位的羰基在 CTP 合成酶的催化下被氨基置换(图 5-8)。在哺乳动物中由谷氨酰胺提供氨基,而在大肠埃希菌中则 UTP 可以直接与氨作用,这两个反应同样都需要由 ATP 提供能量。

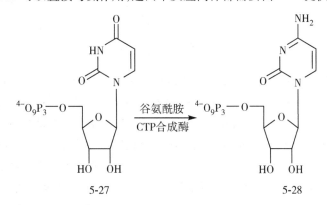

图 5-8　UTP 转化成 CTP 的生物合成途径

（二）脱氧核糖核苷酸

脱氧核糖核苷酸是脱氧核糖核酸合成的前体,脱氧核糖核苷酸中的脱氧核糖并非是先生成后再组合到脱氧核苷酸分子中的,而是通过核糖核苷酸的还原作用,以氢取代核糖分子中的 C-2 位的羟基而生成。还原反应是在核苷二磷酸(nucleoside 5'-diphosphate,NDP,5-29)水平上进行的,由辅酶 NADPH(β-Nicotinamide adenine dinucleotide 2'-phosphate reduced tetrasodium salt)提供电子,核糖核苷酸还原酶催化而形成,其催化机制比较复杂(图 5-9)。某一特定的核苷酸被核糖核苷酸还原酶还原成 2'-脱氧核苷酸时,需要特定的核苷酸促进,同时又受另一些核苷酸的抑制,这种促进与抑制作用的综合结果,使合成 DNA 的 4 种脱氧核糖核苷酸都能得到适当比例的供应。

图 5-9　dNTP 的生物转化途径

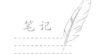

胸腺嘧啶核苷酸(thymidine 5′-monophosphate,TMP,5-32)是 DNA 的组成部分,它是由尿嘧啶脱氧核糖核苷酸(2′-deoxy-uridine 5′-monophosphate,dUMP,5-31)经甲基化而生成的(图5-10)。反应是在胸腺嘧啶核苷酸合成酶的催化下完成,其中甲基是由 N^5,N^{10}-亚甲基四氢叶酸供给的,同时它也作为电子给予体被氧化为二氢叶酸,后者则在二氢叶酸还原酶的催化下,以 NADPH 为还原剂又重新产生四氢叶酸。以上两种酶都是肿瘤化疗药物的靶点,因为随着肿瘤细胞 DNA 合成水平的增加,对 TMP 的需要量也急剧增加,对此过程的抑制就能抑制肿瘤细胞的生长。

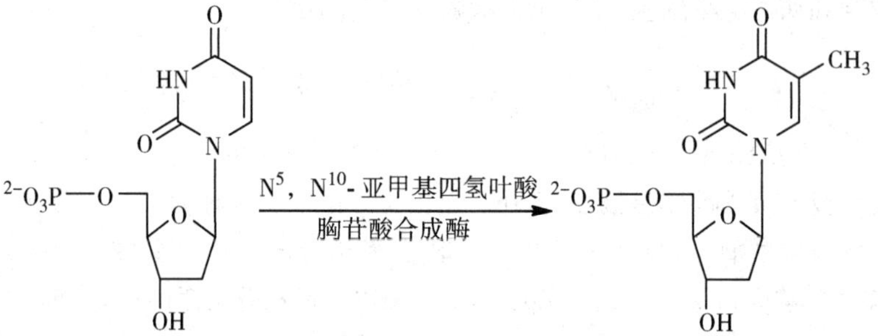

图 5-10　TMP 的生物转化途径

第二节　代谢拮抗类抗肿瘤、抗病毒药物的设计

一、叶酸类抗代谢物

叶酸是核酸生物合成的代谢物,也是红细胞发育生长的重要因子。叶酸是由蝶呤酸与 L-谷氨酸的氨基缩合而成的。叶酸缺乏时,白细胞减少,因此叶酸拮抗剂可以用于缓解急性白血病。存在于自然界中的叶酸有二氢叶酸和四氢叶酸两种形式,但在人体中只有四氢叶酸具有生理功能,二氢叶酸还原酶(dihydrofolate reductase,DHFR)催化二氢叶酸还原为四氢叶酸。在核酸的生物合成中,四氢叶酸是一碳单元的供给体。如在嘌呤核苷酸的合成过程中甘氨酰核苷酸的甲酰化是在甘氨酰胺核苷酸甲酰基转移酶的催化下,由 N^5,N^{10}-亚甲基四氢叶酸提供甲酰基;5-甲酰胺咪唑-4-甲酰胺核苷酸的合成也是经 N^{10}-甲酰基四氢叶酸提供甲酰基,在氨基咪唑甲酰胺核苷酸甲酰基转移酶的催化下由氨基咪唑-4-甲酰胺核苷酸合成。在嘧啶核苷酸 TMP 的合成中,dUMP 的甲基化是其合成的唯一途径,该甲基化反应是由 N^5,N^{10}-亚甲基四氢叶酸提供甲基,经胸苷酸合成酶催化而完成。长期以来,人们将作用于叶酸途径的各种酶,尤其是二氢叶酸还原酶和胸苷酸合成酶作为肿瘤化疗的重要靶点进行研究,合成了多种叶酸拮抗剂,并有多种药物已用于临床治疗。

(一)二氢叶酸还原酶抑制剂

氨基蝶呤(aminopterin,MTX,5-33)和甲氨蝶呤(methotrexate,AMT,5-34)是最早用于肿瘤临床治疗的二氢叶酸还原酶抑制剂。AMT 和 MTX 的化学结构与叶酸相似,它们通过竞争性抑制 DHFR 的活性,阻断二氢叶酸还原成为四氢叶酸,从而使细胞内的 N^5,N^{10}-亚甲基四氢叶酸减少直至耗竭,导致一碳单位的供给源中断,减少了 DNA、RNA 和蛋白质的生物合成,细胞最终死亡。另外,MTX 在细胞内可形成多聚谷氨酸盐形式,而使其体积增大和所带的负电荷数目增加,导致 MTX 可长期滞留在特定细胞内,从而使 MTX 对该类细胞的杀伤作用更敏感、抗癌作用强。但长时间使用 MTX 会在体内蓄积,毒副作用大,并且易产生耐药性。肿瘤细胞对 MTX 的耐药性的主要原因有:①DHFR基因的突变导致 MTX 与 DHFR 的亲和力下降;②DHFR 基因的扩增导致细胞内 DHFR 水平的增高;③MTX 在细胞内的吸收减少;④细胞内的 MTX 多聚谷氨酸盐含量下降。

笔记

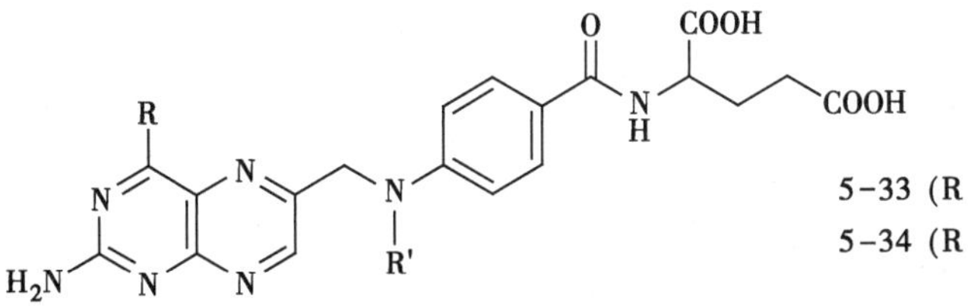

5-33 (R = NH₂,R'=H)
5-34 (R = NH₂,R'=Me)

为提高对肿瘤作用的选择性以及克服 MTX 易产生耐药性的缺点,人们对 MTX 和 AMT 的结构进行各种形式的改造,其中伊达曲沙(edatrexate,EDX,5-35)等蝶呤类似物表现出了很好的抗肿瘤性质,普拉曲沙(pralatrexate,5-36)在临床上用于治疗外周 T 细胞淋巴瘤。与 MTX 相比,这些药物在细胞内可以进行更广泛的多谷氨酸化,对 TS 也有强抑制作用,在肿瘤细胞内的保留时间更长,抗肿瘤活性比 MTX 更强,而且不易产生耐药性,毒副作用小,毒副作用主要表现在骨髓抑制和胃肠道反应。含呋喃环的经典 DHFR 抑制剂也表现出强的肿瘤生长抑制活性,生物学研究表明,9-位甲基取代的化合物(5-38)抑制活性是9-位无取代基(5-37)的 2 倍,而9-位乙基取代的化合物(5-39)抑制活性又强于甲基取代物。

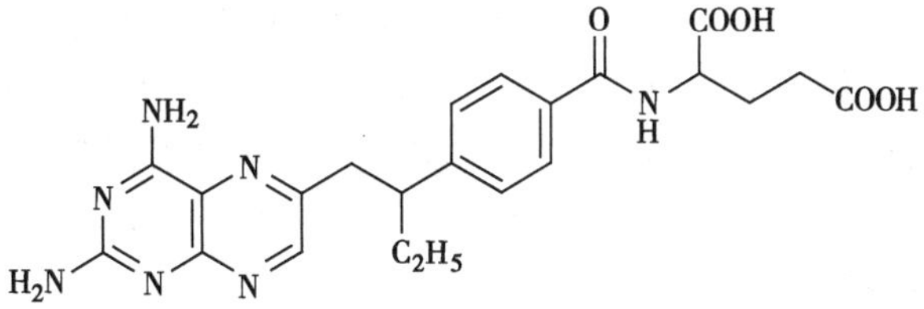

5-3 5

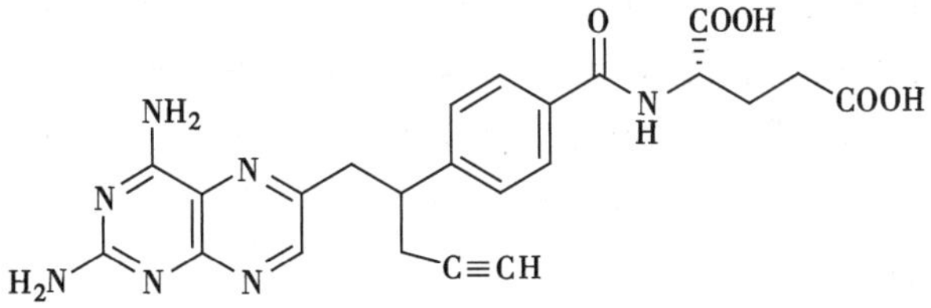

5-36

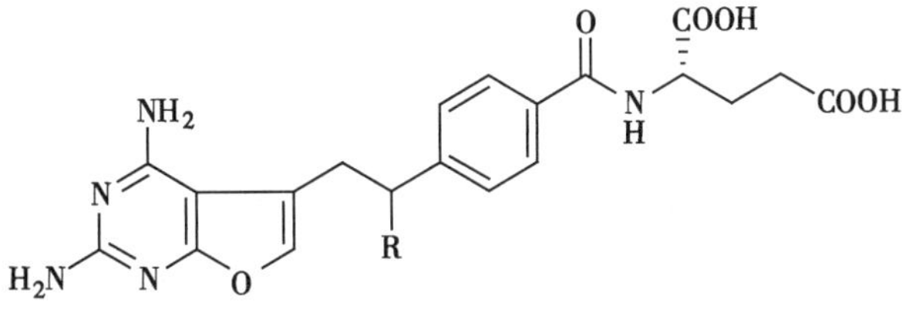

5-37 (R = H)
5-38 (R = Me)
5-39 (R = Et)

（二）胸苷酸合成酶抑制剂

在细胞的快速增殖过程中,胸苷的充足供应对 DNA 的合成十分关键,由于胸苷酸合成酶是从脱氧尿苷酸合成胸苷酸时的关键酶,所以发展胸苷酸合成酶特异抑制剂是近年来抗肿瘤药物研究的一个重要方向。第一个应用于临床的胸苷酸合成酶抑制剂是炔丙基去氮叶酸(DDPF,5-40),它是 10-炔丙基的叶酸喹啉类似物,对胸苷酸合成酶和二氢叶酸还原酶都有抑制作用,它对细胞周期的影响与 MTX 相似,抑制 DNA 的合成,对皮肤癌、卵巢癌、乳腺癌有一定的疗效。

ZD1694(tomudex,5-41)是水溶性的胸苷酸合成酶抑制剂,因它不影响 RNA 合成等细胞内的其他生命活动,故不良反应较小。它在临床试验中单独使用或与其他抗肿瘤化疗药物联用,对头颈部恶性肿瘤、前列腺癌、肺癌、胃癌、结直肠癌、软组织肉瘤、白血病等有较好的疗效。

笔记

5-40

5-41

（三）甘氨酰胺核苷酸甲酰基转移酶抑制剂

二去氮四氢叶酸（洛美曲沙，lometrexate，5-42）是第一个用于临床的甘氨酰胺核苷酸甲酰基转移酶抑制剂，为四氢叶酸的同类物，其不同之处是仅将5-、10-位的两个氮原子以碳代替。洛美曲沙对二氢叶酸还原酶的抑制作用不明显，而主要抑制甘氨酰胺核苷酸甲酰基转移酶，从而抑制嘌呤的合成，对 MTX、EDX 耐药者均有效。洛美曲沙可通过膜转运及谷氨酸化所产生的多谷氨酸转化物而增强与甘氨酰胺核苷酸甲酰基转移酶的结合，对于恶性纤维组织细胞瘤、卵巢癌、肺鳞癌及鼻咽癌都具有较好的疗效。

Agouron 公司开发的甘氨酰胺核苷酸甲酰基转移酶抑制剂 AG2034（5-43）属于第二代甘氨酰胺核苷酸甲酰基转移酶抑制剂，它是基于 *E. coli* 来源的甘氨酰胺核苷酸甲酰基转移酶的 X 射线晶体衍射结构设计的。甘氨酰胺核苷酸甲酰基转移酶活性位点的计算分析表明，硫原子的引入能增加额外的亲和作用。属于这一类型的抑制剂还有 Lilly 公司开发的 LY309887（5-44）。目前这些抑制剂都在临床试验中。

5-42

5-43

5-44

二、嘌呤类抗代谢物

最早用于抗肿瘤的嘌呤类化合物是巯嘌呤(5-45)和6-巯基鸟嘌呤(5-46)。巯嘌呤是次黄嘌呤的衍生物,对绒毛膜上皮癌和恶性葡萄胎有显著疗效,对急性和慢性粒细胞白血病也有效。副作用有恶心、呕吐或有食欲下降等胃肠反应,以及血细胞下降及偶见药物性再生障碍性贫血。巯嘌呤进入体内后,在次黄嘌呤-鸟嘌呤磷酸核糖转移酶的催化作用下,与PRPP反应生成6-巯基嘌呤核苷酸,从而抑制腺苷酸琥珀酸合成酶和肌苷酸合成酶,阻止肌苷酸转变为鸟苷酸和腺苷酸,即抑制体内嘌呤核苷酸的生物合成。另外,6-巯基嘌呤核苷酸还可以作为一个伪反馈抑制剂,抑制PRPP与谷氨酰胺反应生成5-磷酸核糖胺,影响IMP、AMP或GMP的形成,从而抑制DNA和RNA的合成。巯基嘌呤的衍生物6-甲巯基嘌呤(5-47)在体外细胞培养时无活性,但在体内具有抗癌活性,这有可能是6-甲巯嘌呤在体内代谢脱甲基后转变成巯嘌呤的结果。与甲巯基嘌呤不同,6-甲巯基嘌呤核苷酸是腺苷激酶的配体,很容易被磷酸化而转变成6-甲巯基嘌呤核苷酸,6-甲巯基嘌呤核苷和6-甲巯基嘌呤核苷酸对肿瘤细胞的生长都具有较好的抑制作用。

6-巯基鸟嘌呤的作用类似于巯嘌呤,主要用于急性白血病的治疗,常与阿糖胞苷合用用于急性骨髓细胞白血病的治疗。6-巯基鸟嘌呤也是次黄嘌呤-鸟嘌呤磷酸核糖转移酶的底物,代谢生成6-巯基鸟嘌呤核苷酸,但与6-巯基嘌呤核苷酸不同的是,6-巯基鸟嘌呤核苷酸能进一步磷酸化生成6-巯基鸟嘌呤二磷酸或6-巯基鸟嘌呤三磷酸,后者是多聚酶的底物,可以掺入RNA的链中。6-巯基鸟嘌呤也可成为2′-脱氧-6-巯基鸟嘌呤核苷酸或其对应的二磷酸、三磷酸衍生物,而经DNA聚合酶的作用掺入DNA链中。

氯法拉滨(clofarabine,5-48)为嘌呤核苷类似物,在临床用于治疗儿童顽固性或复发性急性淋巴细胞白血病。氯法拉滨经脱氧胞苷激酶磷酸化为单磷酸衍生物后,接着被其他激酶连续转变成活性形式的三磷酸衍生物。氯法拉滨三磷酸通过竞争抑制DNA聚合酶,通过掺入DNA链中而终止DNA链的延长及修复,并能有效抑制核酸还原酶,使细胞内脱氧核苷三磷酸的数目减少,最终导致DNA合成受到抑制。氯法拉滨三磷酸还能破坏完整的线粒体膜,导致细胞色素C及前细胞凋亡因子等的释放,直接或间接地对线粒体作用,诱导细胞的凋亡。

奈拉滨(nelarabine,5-49)是嘌呤核苷类抗代谢药物中的新成员,临床上用于治疗复发性T细胞急性淋巴细胞白血病。奈拉滨是阿糖鸟苷(Ara-G)的前药,后者对T细胞具有高选择性毒性。尽管Ara-G的活性从20世纪60年代就为人们所知,但由于其溶解度问题而没有用于临床研究。奈拉滨的水溶解能力约为Ara-G的10倍,它在体内被腺苷脱氨酶去甲基化后生成Ara-G,继而被激酶磷酸化形成Ara-GTP并连接到DNA链上,导致DNA合成的抑制和细胞死亡。Ara-G对T细胞的选择性毒性可能与其在T细胞中的蓄积高于B细胞,同时消除速度较慢有关。

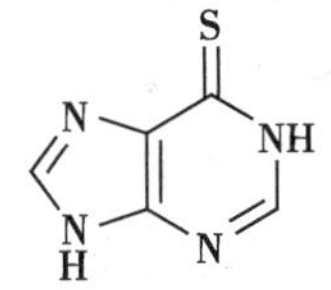

5-45 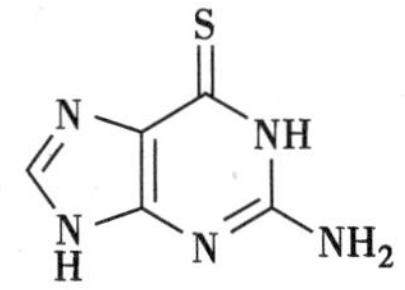   5-46 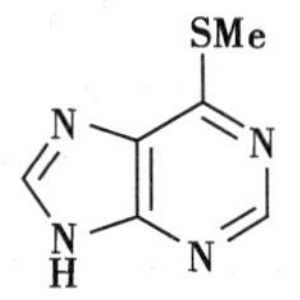   5-47

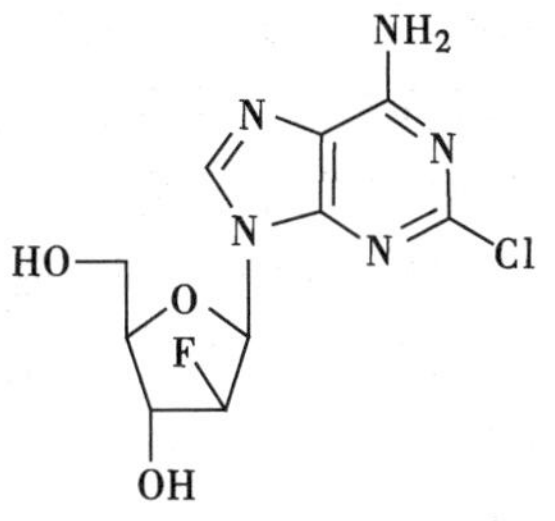

5-48 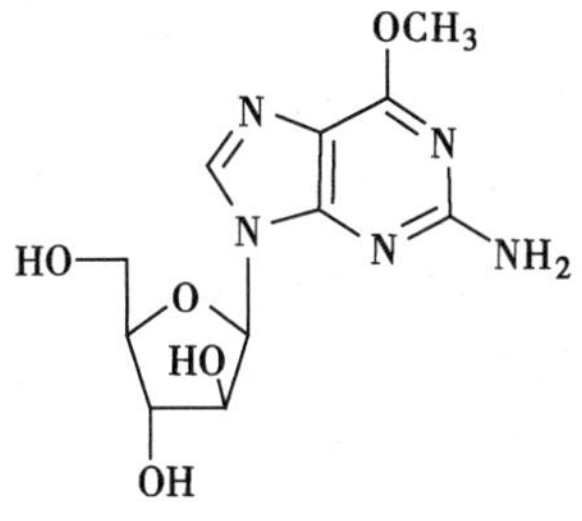   5-49

三、嘧啶类抗代谢物

尿嘧啶掺入肿瘤组织中的速度较其他嘧啶快,基于尿嘧啶的结构发展了多种肿瘤化疗药物。氟尿嘧啶(5-50)是根据电子等排原子概念设计的尿嘧啶衍生物,具有好的抗肿瘤活性。由于氟原子的原子半径与氢原子比较接近,氟代物的体积与原化合物几乎相等,同时 C—F 键比较稳定,在代谢过程中不易分解,因此氟原子不干扰含氟药物与相应靶点间的相互作用,能在分子水平代替正常代谢物,是胸腺嘧啶合成酶抑制剂,干扰脱氧胸腺嘧啶核苷酸的形成。氟尿嘧啶是临床上广泛应用于治疗实体瘤的抗肿瘤药物,但是氟尿嘧啶缺乏选择性,给骨髓、胃肠道、中枢神经系统等方面带来毒性。5-氟尿嘧啶脱氧核苷(5-51)和氟尿嘧啶一样,在体内均被转化为5-氟尿嘧啶脱氧核苷酸,5-氟尿嘧啶脱氧核苷酸是这些药物细胞毒作用的活性形式。5-氟尿嘧啶脱氧核苷的作用和适应证与氟尿嘧啶相同,对肝癌及头颈部癌的疗效比氟尿嘧啶好。5-氟尿嘧啶脱氧核苷以及氟尿嘧啶的其他衍生物替加氟(tegafur,5-52)和双呋氟尿嘧啶(5-53)在体内较稳定,在体内逐渐转变为氟尿嘧啶,是氟尿嘧啶的前药,毒性比氟尿嘧啶小 5~6 倍,化疗指数高。

5-50　　　　5-51　　　　5-52　　　　　5-53

在对尿嘧啶的结构改造时发现,5-位碳被氮取代的 5-氮杂脱氧胞苷地西他滨(decitabine,5-54)表现出较好的抗肿瘤活性,临床上用于治疗骨髓增生异常综合征。地西他滨在体内磷酸化后,掺入 RNA 和 DNA 链中,形成非功能性的氮杂 RNA 和 DNA,影响核酸的转录过程,并能抑制蛋白质的合成。盐酸阿糖胞苷(5-55)是嘧啶核苷的拮抗剂,抑制脱氧腺嘧啶核苷三磷酸掺入 DNA 中去,干扰 DNA 的合成,临床用于治疗急性白血病,特别是对急性粒细胞白血病疗效显著。阿糖胞苷在体内迅速被脱氨酶脱氨形成没有活性的阿糖尿苷,从尿中排出。环胞苷(5-56)是阿糖胞苷合成时的中间体,在体内的代谢速度要慢于阿糖胞苷,作用时间延长,副作用也较小,临床主要用于各类急性白血病,也用于单纯疱疹病毒感染的治疗。

吉西他滨(gemcitabine,5-57)是胞苷的糖环修饰物,盐酸吉西他滨是目前临床使用的肿瘤化疗药物,用于治疗中、晚期非小细胞肺癌。该药物属细胞周期特异性抗肿瘤药,主要杀伤处于 S 期(DNA 合成)的细胞,同时也阻断细胞增殖由 G_1 向 S 期的过渡进程。吉西他滨在细胞内由激酶逐步代谢成有活性的核苷二磷酸和核苷三磷酸,其细胞毒活性就来源于这两种核苷酸抑制 DNA 合成的联合作用。吉西他滨二磷酸可抑制核糖核酸还原酶,而该酶催化 DNA 合成过程中生成脱氧核苷三磷酸的反应,从而导致脱氧核酸(包括 dCTP)的浓度降低;吉西他滨三磷酸可与 dCTP 竞争性结合到 DNA 上,而细胞中 dCTP 浓度的降低可促进吉西他滨三磷酸与 DNA 的结合,结果核苷酸掺入合成过程中的 DNA 链上,从而阻止 DNA 的进一步合成。

卡培他滨(capecitabine,5-58)是一种口服的氟尿嘧啶类药物,它是基于改善氟尿嘧啶的选择性、毒性及安全性而发展起来的。卡培他滨经过以下酶解过程顺利地通过肠道而选择性地在肿瘤组织中释放氟尿嘧啶:首先在肝脏由羧基酯化酶转化成 5′-脱氧-5-氟-胞苷,接着由胞苷脱氨酶转化成 5′-脱氧-5-氟尿嘧啶,最后由胸苷磷酸酶转化成氟尿嘧啶,而后两种酶主要存在于肿瘤组织中。因此,卡培他滨是一种具有靶向效应的口服 5-氟嘧啶核苷类似物,可在肿瘤组织

笔记

内选择性地被激活而产生高浓度的活性细胞毒性物质,从而改善肿瘤患者的耐受力,并使抗癌活性最大化。此外,又因其本身不显示生物活性,避免了口服氟尿嘧啶引起的诸多不良反应。

5-54	5-55	5-56	5-57	5-58

第三节　核苷类抗病毒药物的设计

病毒是目前我们认识的最小的病原微生物,大小在 10～250nm。病毒是不能单独繁殖的生物体,它需要依靠宿主细胞的代谢系统来进行复制。正是因为病毒的复制周期和宿主细胞的功能难以分开,所以能杀灭病毒的药物往往对宿主细胞也有较大的毒性,同时由于病毒容易发生变异,使得抗病毒药物的研究愈加困难。如何能在杀灭病毒的同时,不对或很少对宿主细胞产生伤害,是抗病毒药物研究的一个难题。近年来,随着病毒的分子生物学研究的深入,对病毒感染与复制过程中的机制越来越清晰,基于病毒与宿主细胞之间微小的差异进行药物设计正在成为可能。

核苷或核苷酸是病毒复制过程中所必需摄取的物质,通过对核苷结构的改造,可以实现对病毒复制过程的干扰。核苷的结构改造包括糖环修饰和碱基修饰等途径。

一、基于核苷糖环修饰的药物

糖环修饰最常见的方式是针对脱氧核糖的 3′-羟基在 DNA 链的延伸过程中的作用而进行的。通过对 3′-羟基进行非羟基化取代、脱氧修饰或 L-构型修饰后,这些核苷类似物将被细胞激酶逐步磷酸化而生成三磷酸衍生物。核苷类似物发挥抗病毒活性的一个途径就是由于这些三磷酸衍生物是 DNA 聚合酶底物 dNTP 的竞争性抑制剂,它们通过与 DNA 聚合酶结合并连接到 DNA 链上,由于其 3′-羟基的缺失,不能再继续进行 5′→3′链的延长,因而使病毒 DNA 的复制被终止。齐多夫定(zidovudine,AZT,5-59)是第一个获准用于治疗 HIV-1 感染患者的药物。AZT 为脱氧胸苷的类似物,在体内经磷酸激酶的逐步磷酸化转变成为活性形式的三磷酸衍生物。三磷酸衍生物是 HIV-1 逆转录酶的竞争性抑制剂,阻碍前病毒 DNA 的合成(图 5-11)。

属于类似作用机制的抗病毒嘧啶类药物还有扎西他滨(zalcitabine,DDC,5-60)、司他夫定(stavudine,D4T,5-61)和拉米夫定(lamivudine,3TC,5-62)等;嘌呤类药物有去羟肌苷(didanosine,DDI,5-67)和阿巴卡韦(abacavir,5-68)等。AZT 及 D4T 抑制 HIV-1 的活性在活化的细胞内比在静止的细胞内强,而 DDI、DDC 和 3TC 均在静止细胞内的抗 HIV-1 活性强,因此临床应用时须将两类药物联用。

L-型核苷作为天然 D-型核苷的对映异构体,通常不能被正常哺乳动物的酶识别而能被病毒编码的酶或细菌识别,从而具有对宿主的低毒性和良好的抗病毒/抗菌活性,是抗 HIV、HBV 及其他 DNA 和 RNA 病毒药物研究的一个重要领域。3TC 在 1995 年被美国 FDA 批准作为一线药物用于 HIV-1 感染患者的治疗,1998 年又被美国 FDA 批准治疗慢性乙型肝炎。3TC 为 L-型

笔记

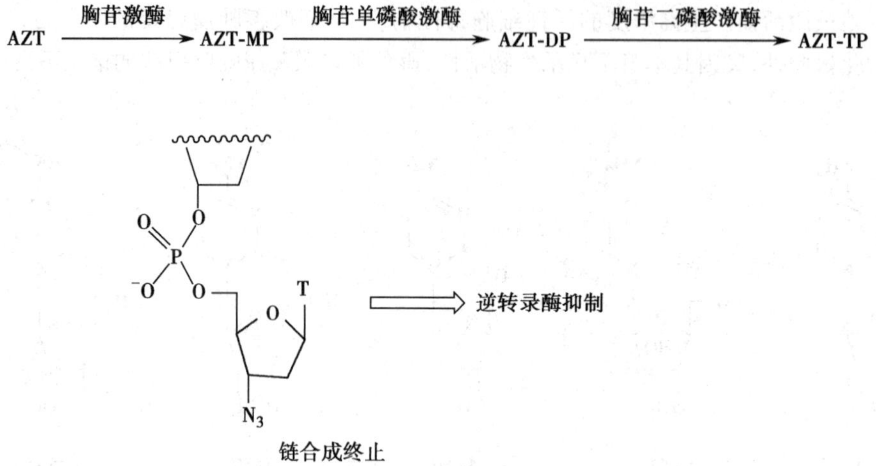

图 5-11　AZT 的活化及抗病毒作用

胞苷类似物,其抗病毒活性比对应的 D-型异构体强 50 倍,细胞毒性小,不易被脱氨酶破坏。恩曲他滨(emtricitabine,FTC,5-63)为 3TC 衍生物,是 HBV DNA 聚合酶/逆转录酶以及 HIV 逆转录酶底物 dCTP 的竞争性抑制剂。替比夫定(telbivudine,5-64)和克拉夫定(clevudine,5-65)是 L-胸腺嘧啶核苷类化合物,临床上用于治疗慢性 HBV 感染。

阿糖腺苷(AraA,5-66)是广谱抗病毒药物,不仅对 DNA 病毒,而且对 RNA 病毒都有作用,主要用于治疗单纯疱疹病毒性脑炎,也用于治疗免疫抑制患者的带状疱疹和水痘感染。AraA 还可以抑制 S-腺苷同型半胱氨酸水解酶的活性,这也是它具有细胞毒性的主要原因。AraA 的单磷酸酯也有抑制乙肝病毒复制的作用。

阿巴卡韦(abacavir,5-68)和恩替卡韦(entecavir,ETV,5-69)都是碳环核苷类似物,用碳环替代天然核苷结构中的呋喃环糖环可以提高核苷的酶及化学稳定性。阿巴卡韦在体内要经水解脱氨生成鸟嘌呤碳环核苷,随后再经逐步磷酸化成为活性形式的三磷酸衍生物,嘌呤 6-位环丙氨基的引入可以使药物的生物利用度大大提高。ETV 在细胞内易被细胞逐步磷酸化为活性的三磷酸衍生物,后者为 HBV DNA 聚合酶/逆转录酶底物 dGTP 的竞争性抑制剂及 DNA 链终止剂,是目前有效的抗 HBV 药物。

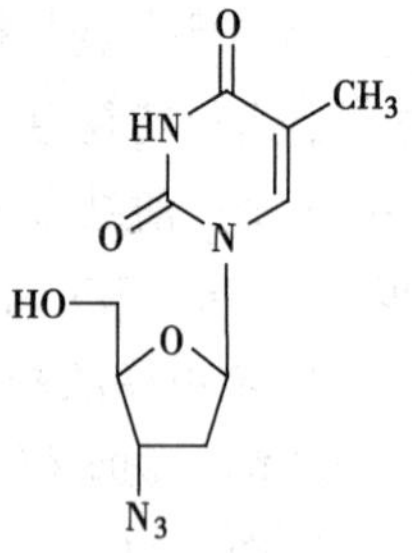

5-59 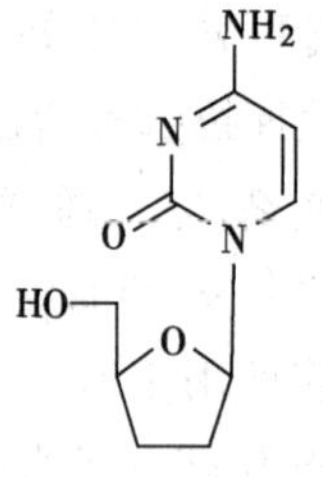　　　　　　5-60 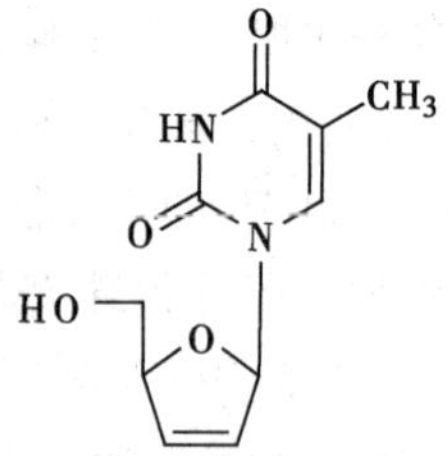　　　　　　5-61

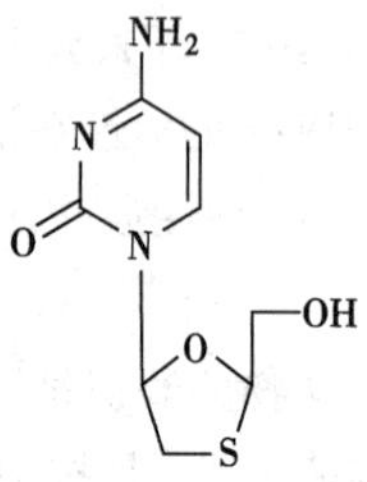

5-62 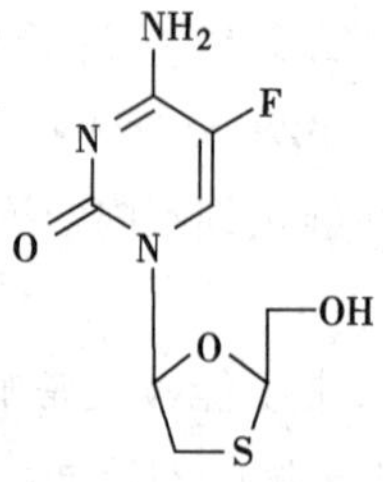　　　　　　5-63 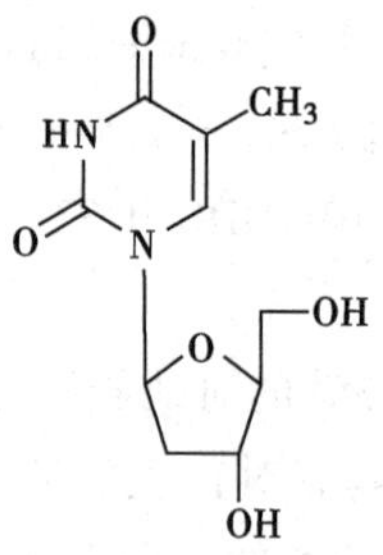　　　　　　5-64 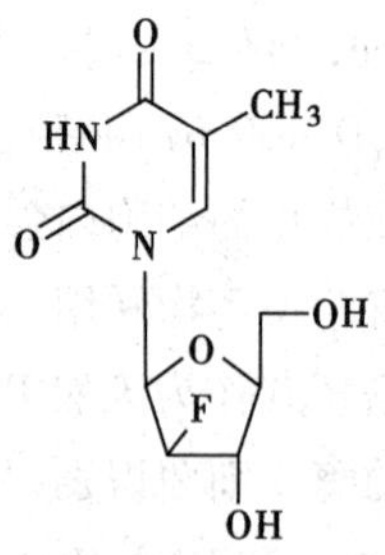　　　　　　5-65

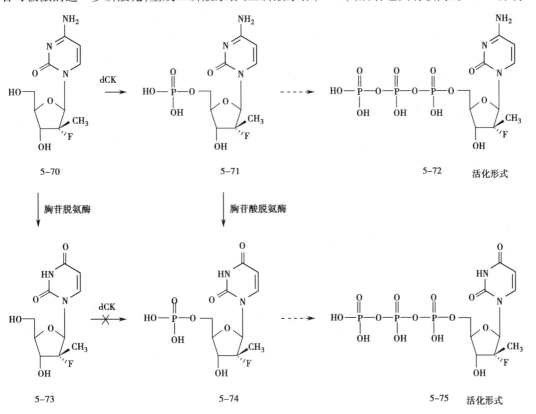

5-66　　　　　　5-67　　　　　　5-68　　　　　　5-69

索菲布韦(sofosbuvir,5-77)是第一个以 HCV RNA 聚合酶为靶标的临床治疗慢性丙肝的药物。索菲布韦对聚合酶的抑制须经水解后再三磷酸活化而起效,因此索菲布韦是一个多代谢位点的前药。索菲布韦的问世得益于对早期各种 HCV 聚合酶核苷类抑制剂的研究,包括不同碱基、核糖及磷酸酯修饰物的研究。研究发现,化合物 2′-氟代脱氧胞苷在体外具有抑制 HCV 复制的作用,但可诱导正常细胞进入静止期。化合物 2′-甲基脱氧胞苷也具有抑制 HCV 复制的活性,但选择性抑制作用较低。基于这两个有初步活性的化合物结构,设计合成了 2′-氟-2′-甲基脱氧胞苷(5-70)。试验结果表明,化合物 5-70 的体外活性和选择性都得到了明显提高,对 HCV 的抑制活性 $EC_{90} = 5.40\mu mol/L$,对非靶标小鼠腹泻病毒(BVDV)的 $EC_{90} > 100\mu mol/L$,并未见细胞毒作用。但是化合物(5-70)是胞苷类似物,在体内容易被脱氨酶代谢脱氨,转化为既没有 HCV 抑制活性又没有细胞毒作用的 2′-氟-2′-甲基脱氧尿苷(5-73)。

体外药物代谢研究表明,2′-氟-2′-甲基脱氧胞苷(5-70)经肝细胞孵育后,经脱氧胞苷激酶(dCK)催化生成一磷酸胞苷(5-71),进而被进一步激酶催化磷酸化生成二磷酸胞苷、三磷酸胞苷(5-72),后者是对 NS5B 具有抑制作用的活化形式(图 5-12)。另外,尽管 2′-氟-2′-甲基脱氧尿苷不能被 dCK 磷酸化,但经胸苷酸脱氨酶对一磷酸胞苷脱氨后得到的一磷酸尿苷(5-74),后者可被激酶进一步磷酸化,生成二磷酸尿苷、三磷酸尿苷(5-75),后者也具有较高的 NS5B 抑制

图 5-12　2′-氟-2′-甲基脱氧胞苷的代谢活化与失活

活性,并且可以在肝细胞中长时间保留,半衰期 $t_{1/2}=38$ 小时。鉴于一磷酸尿苷(5-74)避免了胞苷的脱氨作用,同时具有生成活化产物的磷酸基团,该结构随即成为抗 HCV 药物研究的出发点。由于一磷酸尿苷含有强极性的磷酸基团,不利于过膜吸收,因此后续引入不同的磷酸酯结构(5-76)以改善其药动学性质,最后经多轮成药性评价,确定了候选药物索菲布韦(5-77),经临床试验后于 2013 年年底经 FDA 批准上市。

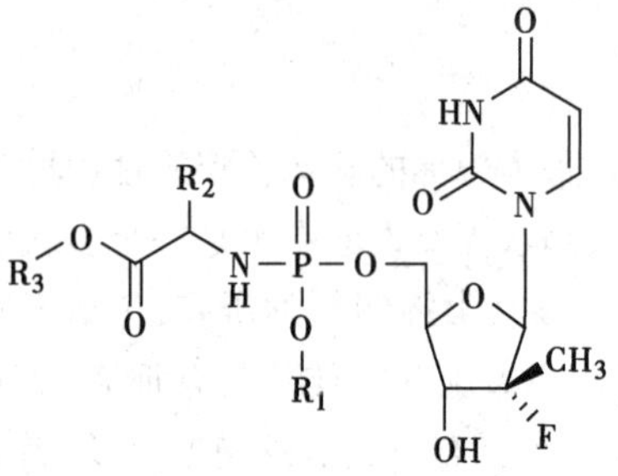

5-76 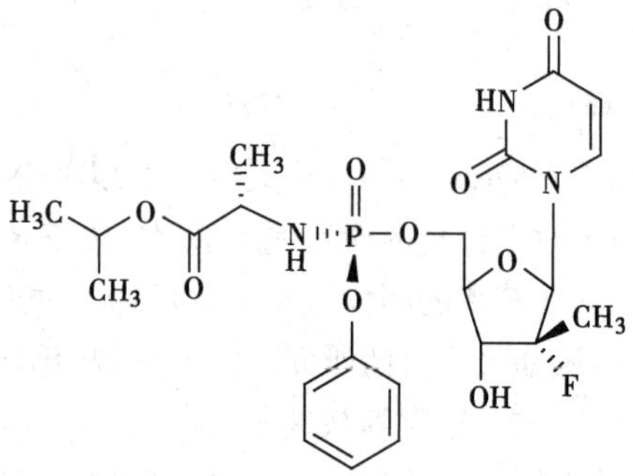   5-77

二、基于核苷碱基修饰的药物

与基于糖环修饰的核苷类抗病毒药物相比,基于碱基修饰的抗病毒药物数目较少。碱基的修饰主要集中在嘧啶的 C-5 或 C-6 位取代、嘌呤杂环的氮杂或去氮修饰等,在某些情况下是碱基修饰与糖环修饰同时存在,如 FTC 和阿巴卡韦等。

1962 年出现的碘苷(idoxuridine,5-78)是第一个上市的抗病毒药物,又名疱疹净,用于治疗疱疹角膜炎和疱疹病毒感染的其他眼科疾病。碘苷在细胞内被激酶磷酸化后,竞争性地抑制胸苷酸合成酶,使病毒 DNA 的合成受阻,因此能抑制 DNA 病毒,对 RNA 病毒无效。碘苷及其磷酸化代谢物还可以影响许多酶系统,如胸苷激酶、胸苷单磷酸激酶、脱氧胞苷单磷酸脱氨酶等。由于碘苷的全身毒性大,临床仅限于局部用药。5-碘代脱氧胞苷(5-79)在体内被脱氨酶脱氨后生成碘苷,因此它具有与碘苷类似的抗病毒谱,具有高效抑制疱疹病毒复制的作用。一般来讲,5-取代脱氧胞苷在抗疱疹病毒活性上与 5-取代脱氧尿苷相同或稍低,但其选择性要更好一些。

脱氧尿嘧啶核苷 5-位被其他基团如三氟甲基、乙基等取代后,化合物也表现出很强的抗疱疹病毒的活性。5-溴乙烯基-脱氧胞嘧啶核苷(BVDU,5-80)可以高效、高选择性地抑制病毒(HSV-1)和带状疱疹病毒(VZV)的活性。BVDU 的三磷酸化产物是其活性形式,它通过抑制 DNA 聚合酶或作为底物掺入 DNA 链中。

利巴韦林(ribavirin,又名病毒唑,5-81)属于三氮唑核苷类似物,是一个广谱的抗病毒药物,它既可以抗 DNA 病毒又可以抗 RNA 病毒。临床上主要用于治疗病毒感染的呼吸道疾病,它对呼吸道合胞病毒(RSV)具有选择性的抑制作用。利巴韦林的作用机制尚不清楚,但是其体外抗病毒活性可被鸟嘌呤核苷和黄嘌呤核苷逆转的结果提示,利巴韦林可能作为这些碱基的代谢类似物而起作用。

一些腺苷类似物如 3-去氮腺苷(5-82)和 3-去氮碳环腺苷等也显示出广谱的抗病毒活性,它们的抗病毒谱非常相似,作用机制相同,作用靶点都是 S-腺苷-L-同型半胱氨酸水解酶,通过对此酶的抑制促进 S-腺苷-L-同型半胱氨酸的反馈抑制转甲基化作用,使依赖于该甲基化的病毒 mRNA 无法发挥作用。

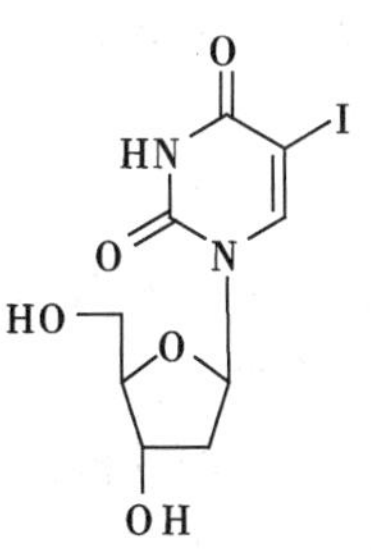

| 5-78 | 5-79 | 5-80 | 5-81 | 5-82 |

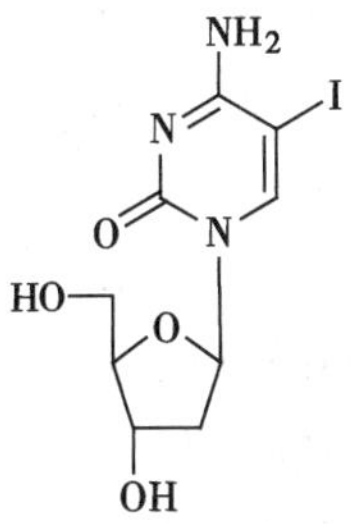

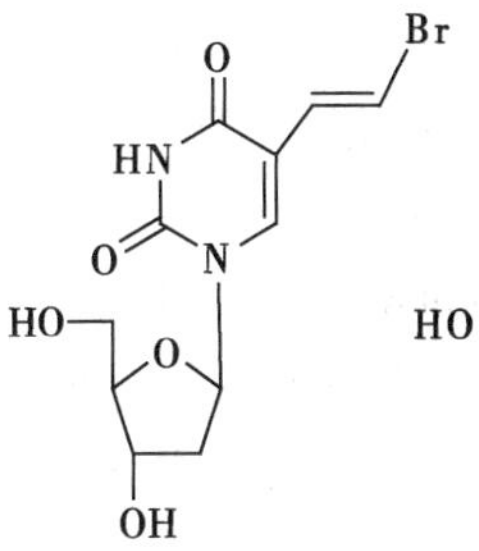

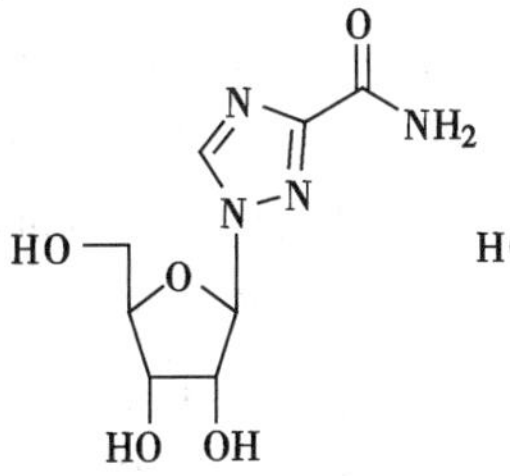

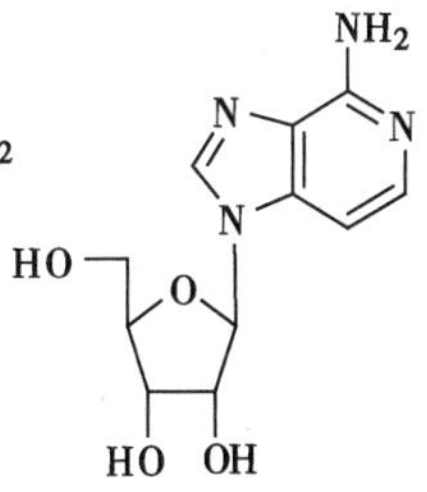

三、无环核苷

无环核苷可看成是核苷的呋喃糖环被打开的一类核苷类似物,目前临床上治疗疱疹病毒(HSV、VZV、CMV)感染的药物大多属于无环核苷类化合物,如阿昔洛韦(acyclovir,5-83)、更昔洛韦(ganciclovir,5-84)和喷昔洛韦(penciclovir,5-85)等。喷昔洛韦属更昔洛韦的碳无环等价结构,作用方式与阿昔洛韦相似,但效果要强,主要是由于其三磷酸化代谢产物的半衰期延长。为了提高这些药物的口服生物利用度,阿昔洛韦、更昔洛韦和喷昔洛韦分别制成了它们的口服前药缬昔洛韦(valaciclovir,5-86)、缬更昔洛韦(valganciclovir,5-87)和泛昔洛韦(famciclovir,5-88),这些前药经口服被内脏吸收后,在到达靶器官前被转化成母体化合物。泛昔洛韦的作用过程包括首先在肠壁经酯化酶作用水解脱去一个4'-乙酰基,接着在肝脏脱去另一个乙酰基形成6-脱氧喷昔洛韦,6-脱氧喷昔洛韦再经肝脏醛氧化酶的氧化形成喷昔洛韦。

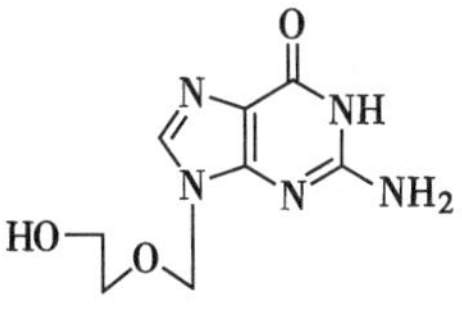

| 5-83 | 5-84 | 5-85 | 5-86 |

| 5-87 | 5-88 |

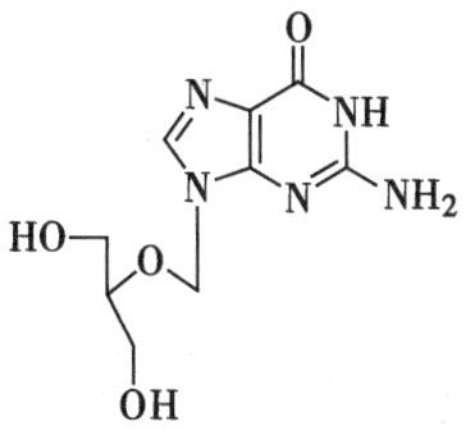

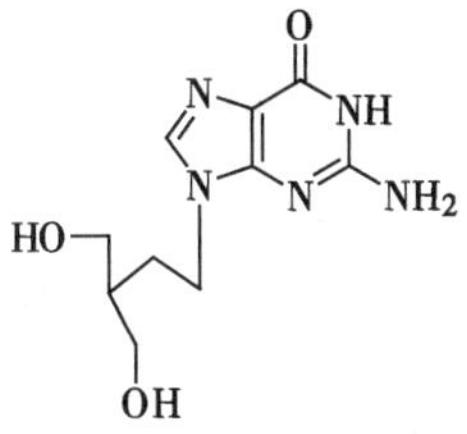

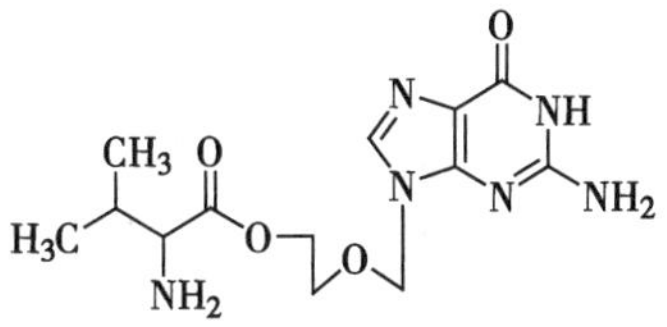

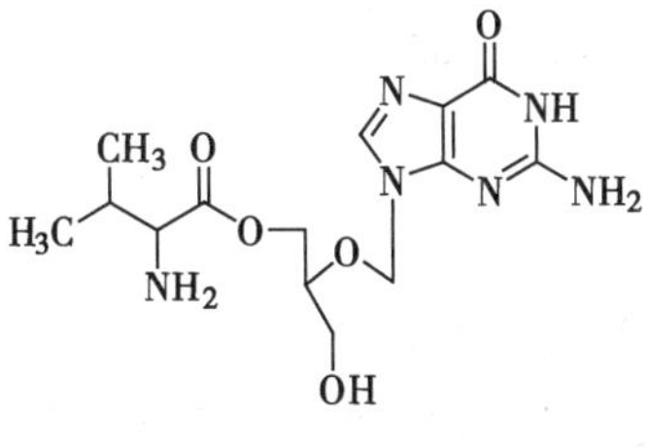

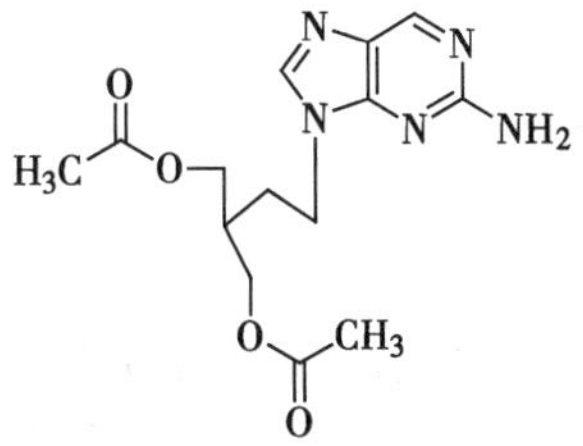

在无环核苷类似物被细胞吸收后,它们要经过3个连续的磷酸化过程转变为三磷酸形式,然后再与靶酶即病毒DNA聚合酶作用。在磷酸化过程中,最关键的是第一步磷酸化过程,它是由HSV或VZV中特异病毒编码的胸苷激酶(TK)或CMV中特异病毒编码的UL97蛋白激酶(PK)来实现的。一旦药物转变成单磷酸酯后,细胞激酶(GMP激酶和NDP激酶)将其进一步磷酸化成三磷酸酯形式,后者作为正常dNTP的竞争性抑制剂或替代底物被DNA合成酶识别,结合到DNA链上后成为DNA链的终止剂。

第一步的磷酸化对于无环核苷至关重要,它确保了化合物对能使其磷酸化的病毒细胞有效,但同时也对不能表达TK或PK的病毒,或因突变而产生了耐药性的病毒无效。阿昔洛韦、更昔洛韦和喷昔洛韦对 TK$^-$/HSV、TK$^-$/VSV、PK$^-$/CMV 和其他DNA病毒(如多瘤病毒、刺瘤病毒和腺病毒等)无效,因为这些病毒不能使药物磷酸化。

无环核苷磷酸酯是在其醚链部分通过 P-C 键连有 1 个磷酸基,与 P-O 键相连的磷酸基相比,P-C 键不能被细胞内的酯酶水解。这类化合物在细胞激酶的作用下被磷酸化为有活性的代谢产物二磷酸衍生物,后者通过整合到病毒 DNA 后导致 DNA 链延长终止。该类化合物中以西多福韦(cidofovir,5-89)、阿德福韦(adefovir,5-90)和泰诺福韦(tenofovir,5-91)为代表。西多福韦有广谱抗 DNA 病毒活性,临床用于治疗艾滋病患者的巨细胞病毒视网膜炎;阿德福韦在体外具有抗肝炎 DNA 病毒、逆转录病毒和疱疹病毒的广谱抗病毒活性;泰诺福韦在临床上与其他抗逆转录病毒药物联合应用治疗 HIV-1 感染。由于这些药物的口服生物利用度有限,诞生了口服前药阿德福韦的新戊酰基化产物阿德福韦酯(adefovir dipivoxil,5-92)和泰诺福韦的异丙氧羰基化产物泰诺福韦酯(tenofovir disoproxil,5-93)。阿德福韦酯在临床上用于治疗慢性乙型肝炎;泰诺福韦酯用于治疗 HIV-1 感染,同时也具有抑制 HBV 复制的功效。

5-89	5-90	5-91

5-92	5-93

"鸡尾酒疗法"是目前临床用于治疗艾滋病患者的标准方法,由美籍华裔科学家何大一于 1996 年提出。该疗法把蛋白酶抑制剂与多种核苷类或非核苷类抗病毒药物混合使用,从而使艾滋病得到有效的控制。该疗法的应用可以减少单一用药产生的抗药性,最大限度地抑制病毒的复制,使被破坏的机体免疫功能部分甚至全部恢复,从而延缓病程进展、延长患者生命、提高生活质量。在"鸡尾酒疗法"的基础上,以 Gilead 公司推出的"一天一粒"(one pill once a day)为代表的复方药物使得用药更加规范,依从性显著提高。目前复方药物已有"二合一"(泰诺福韦 + 恩曲他滨)、"三合一"(泰诺福韦 + 恩曲他滨 + 依法韦仑,或泰诺福韦 + 恩曲他滨 + 利匹韦林)以及"四合一"(泰诺福韦 + 恩曲他滨 + 埃替拉韦 + cobicistat)在临床应用。

第四节   反义核酸与小干扰 RNA 药物的设计

随着人类基因组计划、蛋白质组计划等研究的不断深入,人们对疾病发生发展过程的了解也在不断增加,与肿瘤、病毒等重大疾病相关的新分子靶点不断发现。但与此同时,新药研究的难度也在逐渐加大,新化学实体药物的出现越来越困难,传统化疗方法疗效的局限性越来越明显,人们在不断寻求开发新一代有效的治疗途径,探求更加合理的药物设计策略。反义寡核苷酸药物以及小干扰RNA(small interfering RNA,siRNA)药物是在核酸水平上阻断蛋白质的合成,在疾病发生的源头高度特异性地使疾病相关基因沉默(图5-13),因而在这类药物的出现之初就被寄予了很高的期望。

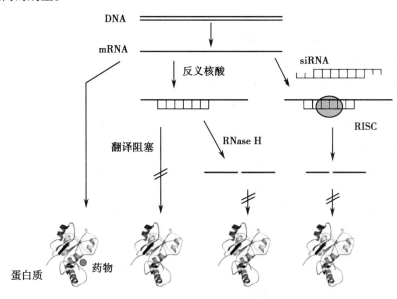

图5-13　以RNA为靶点的反义核酸药物和siRNA药物作用示意图

一、反义核酸药物

具有与靶RNA互补的寡核苷酸序列一旦进入靶细胞后,与RNA互补杂交而阻断疾病相关基因的表达,这就是反义治疗策略的基本原理。基于寡核苷酸的反义治疗的概念首次出现在1967年,当时Belikova等人提出在原核生物中用RNA序列作为内源性基因表达抑制剂。1974年,Ts'O采用不带电荷的磷酸三酯多聚核酸研究了其对RNA序列的选择性作用。1978年Zamecnik和Stephenson发现了反义寡聚物能抑制Rous肉瘤病毒的复制及RNA翻译。进入20世纪80年代,DNA自动合成方法的出现使得反义技术迅速成为基因功能研究的重要工具,同时使基因治疗药物的研究得到了快速发展。反义核酸通常由化学修饰的具有13~20个核苷酸长度的DNA组成,它通过Watson-Crick碱基配对,序列特异性地与靶RNA结合,从而抑制mRNA的加工或翻译。这一抑制过程可以通过不同的机制实现。由于超过某一最小核苷酸数目(RNA为13,DNA为17)的序列在人类基因组中只出现1次,因此理论上反义核酸药物具有非常高的特异性。1998年FDA批准了第一个反义核酸药物福米韦生(fomivirsen),用于治疗HIV-1感染患者的巨细胞病毒(CMV)视网膜炎。2013年皮下注射剂米泊美生钠(mipomersen sodium)上市,用于降低纯合子型家族性高胆固醇血症。目前处于临床试验阶段的药物有20余种,主要用于肿瘤、病毒感染、糖尿病等方面的治疗。

（一）反义核酸的作用机制

反义核酸可以在基因的复制、转录和表达水平上发挥作用,其主要作用机制有:①在细胞核内以碱基配对原理与基因组DNA结合形成三链结构,在复制与转录水平阻断基因的功能,该反义技术称为"反基因治疗"策略;②结合在前体RNA的外显子与内含子的连接区,阻止RNA的剪接成熟;③与mRNA的5'-末端核糖体结合位点序列结合,阻碍核糖体的结合,从而阻止翻译过程;④与mRNA的5'-末端编码区结合(主要是起始编码AUG)结合,阻止RNA的翻译;⑤与mRNA的5'-末端编码区结合,阻止5'-帽子结构的形成;⑥结合于mRNA的polyA形成位点,阻止其成熟与转运等。

反义核酸与靶序列结合后,通过两种途径即阻塞或酶水解来终止靶序列的功能。阻塞机制不涉及酶水解作用,而只是通过反义核酸与靶序列结合改变空间结构,使参与复制、转录或翻译的各种酶无法与该序列结合,从而使功能终止。但这种方式的有效性只对少数几个反义核酸的结合位点有效,如反基因策略和反义核酸与起始编码区的结合,对大多数反义核酸与靶序列的结合方式无效,即不能有效中断靶序列基因功能的发挥。酶水解机制是指反义核酸与靶序列结合后激活某些酶而将靶序列降解。反义核酸激活酶的能力直接影响反义抑制效果。参与水解靶序列的酶最常见的是 RNaseH,该酶在大多数哺乳动物细胞中都有表达,通过识别 DNA/RNA 的双链杂合体而降解 RNA。但 RNaseH 对杂合体的构象变化也比较敏感,一些化学修饰的反义核酸与 RNA 结合后,不能激活它的水解活性。

反义核酸药物一般是多聚阴离子型结构,该药物如何进入组织、透过细胞膜并到达靶位点,仍有许多不明确的地方,这一方面也增加了反义药物研发的难度。通过皮下或静脉注射的硫代寡核苷酸可迅速分布到外周组织中,尤其以肝、肾、肠、脾、骨髓等组织浓度最高,并可大量出现在细胞内。但不同结构的反义核酸药物进入细胞的能力不同。如何将反义药物导入细胞内是反义药物研发中的重要环节,目前将反义药物导入细胞内的主要方法有脂质体包裹、逆转录病毒或腺病毒介导、多肽缀合、PEG 缀合等。

(二) 反义核酸的化学修饰

磷酸二酯键组成的天然寡核苷酸易受体内各种酶的降解,同时也存在难于透过细胞膜的问题,因此对天然的寡核苷酸进行化学修饰是提高寡核苷酸药物的生物利用度所必需的。对寡核苷酸进行结构改造后,通常都将伴随着多个方面的性质改变,因此在进行化学修饰时往往要就以下几个方面综合考虑:①与靶 RNA 的亲和能力,并非 T_m(双链的 50% 解链温度)越高越好,高的 T_m 值并非一定能产生高的反义效果;②对碱基错配的识别能力,应不与碱基错配序列结合;③对核酸酶的稳定性,应能拮抗外切酶和内切酶的水解;④对 RNase H 的激活能力,与 RNA 形成杂合体后有能成为酶的底物与不能成为酶的底物之分;⑤化学稳定性,应能在 pH 7.4 的生理条件下稳定存在;⑥脂溶性,应与细胞膜或细胞组织具有高亲和性;⑦水溶性,应具有足够高的血药浓度;⑧与蛋白质的结合,非反义作用通常与此相关,与血浆蛋白结合后往往能提高体内稳定性;⑨合成成本,应能在合理的成本范围内进行大规模合成。

反义核酸的修饰方式众多,可以归纳为:①磷酸二酯键的修饰:通常方式是磷酸二酯上的非桥氧原子用 S、B、Se 或甲基等取代;②核糖环的修饰:在核糖环的 2′-位引入取代基如 F 原子、甲氧基或甲氧乙氧基等,或将 β-糖苷键替换成 α-构型,甚至可以通过 2′和 4′-C 之间用连接臂连接固定糖环的构象;③碱基的修饰:如胞嘧啶 5-位的取代等;④缀合物修饰:在 5′-位或 3′-位缀合多肽、PEG、甾体化合物等;⑤将磷酸二酯键和糖环骨架用肽链取代形成肽核酸(PNA)(图 5-14)。目前比较成熟而且有效的修饰方式是磷酸二酯、核糖环的修饰及肽核酸修饰。

在各种各样的化学修饰方式中,硫代磷酸二酯的修饰方式是研究得最早也最为成熟的一种修饰方式之一。硫代磷酸二酯脱氧寡核苷酸(PS,5-94)称之为第一代反义寡核苷酸药物,第一个临床使用的反义药物福米韦生就是这一结构类型。这类修饰物的合成方法也非常成熟,只需对传统的 DNA 固相合成方法稍加改变,即用硫代替碘实施氧化就能得到硫代产物,因此生产成本较为低廉。硫代磷酸酯寡核苷酸具有好的酶稳定性,并且具有激活核酸酶的能力。

非桥连氧原子被硫原子取代引入了一个手性中心,一个含有 n 个磷酸二酯键的寡核苷酸序列,如果没有立体控制合成,将是一个由 2^n 个立体异构体组成的混合物。尽管对各种立体异构体的性质研究得还不够深入,但不同立体异构体在生物学性质上的差异是明显存在的。如蛇毒

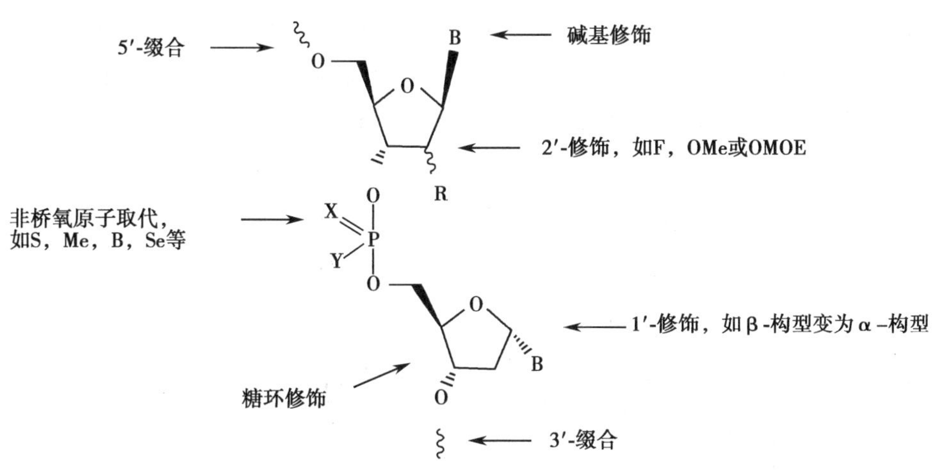
5′-缀合
碱基修饰
2′-修饰，如F，OMe或OMOE
非桥氧原子取代，
如S，Me，B，Se等
1′-修饰，如β-构型变为α-构型
糖环修饰
3′-缀合

图 5-14 反义核酸结构的化学修饰方式

磷酸二酯酶只对 R_P 构型的硫代磷酸酯寡核苷酸发生特异降解，而核酸酶 P1 只对 S_P 构型的硫代磷酸酯寡核苷酸发生降解。但是由于立体选择性合成的难度，通常使用的硫代磷酸酯修饰的反义药物仍是一个混合物。硫代磷酸酯寡核苷酸在临床研究与应用上获得了成功，但随着研究的深入也显示出许多非反义的毒性，包括互补激活、血小板减少等。实验动物的安全性评价表明，含有 CpG 二核苷酸结构的硫代磷酸酯寡核苷酸的连续给药将由于细胞因子释放产生副作用，并由于非特异免疫激活而降低血小板数量和产生肝脏毒性。

糖环的构象对寡核苷酸与靶序列的结合产生影响，在糖环的 2′-位引入吸电子取代基可使糖环构象偏向 C3′-endo(N)构象，N-型构象的反义核酸与 RNA 的亲和能力要强于 S-型(C2′-endo)(图 5-15)。基于这类修饰方式的 2′-O-(2-甲氧基)乙基(MOE)反义核酸(MOE-NA，5-95)表现出良好的酶稳定性以及与靶 RNA 的亲和力而备受关注。但由于该类反义核酸与 RNA 结合后形成的杂合体没有激活 RNase H 的能力，在临床应用研究中通常采用混合性修饰方式，即将 MOE-NA 与 PS 掺杂在一起，在这种混合型骨架中，MOE-NA 通常位于寡核苷酸链的两端，而留有一个与 RNase H 匹配的 PS 区域。这种策略修饰的反义核酸称为第二代反义核酸药物，这种反义药物提高了硫代磷酸酯寡核苷酸的有效性和安全性，目前有多个药物处于临床试验阶段。

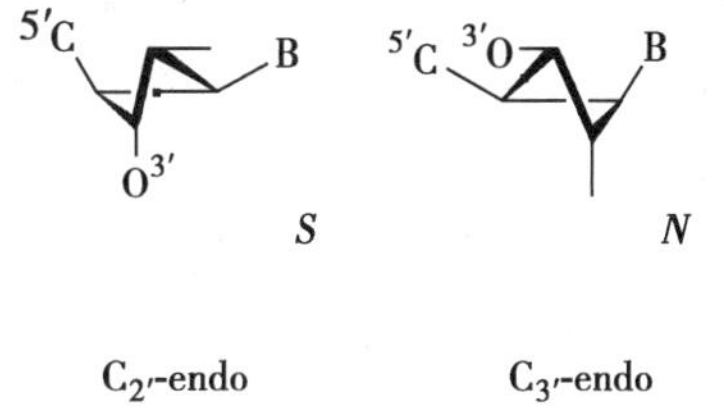
5′C
B
O3′
S
5′C
3′O
B
N
C2′-endo
C3′-endo

图 5-15 核酸糖环的两种折叠构象

由于 N-型糖环构象表现出与 RNA 高亲和性的特点，诞生了构象锁定的反义核酸(LNA，5-96)。通过 2′-O 与 4′-C 之间用亚甲基或亚乙基连接而将糖环的构象固定，不但提高了反义核酸与 RNA 的亲和力，而且也使反义核酸的酶稳定性大为提高。与 MOE-NA 类似，由单一 LNA 组成的反义核酸不能激活 RNase H，因此为了提高反义核酸的有效性，往往将其与正常的脱氧寡核苷酸或其硫代修饰物做成嵌段聚合物或相互掺杂在链中，但要达到激活 RNase H 的效果，两个 LNA 单元之间至少需要相隔 6 个脱氧核苷酸或硫代磷酸酯核苷酸单元。

PNA(5-97)是一类以酰胺键连接骨架替代核酸中核糖与磷酸二酯键骨架构成的核酸类似物，其中 N-乙基甘氨酸骨架 PNA 与核酸链以 Watson-Crick 碱基配对形成稳定的互补结合，具有广泛的生物学效应，包括调节 DNA 识别蛋白质的功能以及调节转录和翻译，并且 PNA 具有良好的生物稳定性，除能抵抗核酸酶降解外，对蛋白酶也有高度稳定性。PNA 与 DNA 或 RNA 单链结合形成右手双螺旋，在一定条件下第二条 PNA 链可以反平行与 PNA/DNA 或 PNA/RNA 双链形成三螺旋，双链的热稳定性以及由于碱基错配造成的稳定性下降程度要高于相对应的 DNA/DNA、DNA/RNA 复合体。PNA 与 DNA 的结合导致限制性内切酶所需的特征结构发生改变，从

笔记

而可以序列专一性地抑制内切酶对 DNA 双链的切割。PNA 与 RNA 结合的杂合体不能激活 RNase H 的降解活性,因此作为反义药物使用时,只能通过翻译阻塞机制发挥功效。PNA 的细胞膜通透性差,需要合适的运载系统才能使其有效地被细胞摄入。

5-94   5-95   5-96   5-97

在寡核苷酸的 3′或 5′端偶联多肽或其他功能的结构可以提高反义核酸被细胞吸收的效率、改善耐酶能力并能增强反义核酸的靶向性。转导肽在引导蛋白质进入细胞的过程中起到了重要的作用,结构分析表明,转导肽中都存在较多的碱性氨基酸或疏水性氨基酸,可以与带负电的膜脂结合,介导生物大分子的细胞内化。最小的转导肽可以只有 6 个氨基酸大小。将转导肽共价缀合在寡核苷酸的一端后,可以有效地提高反义核酸的透膜能力。

胞内传递通常可以通过能量依赖的内吞作用或直接通过细胞膜渗透过程而实现。但是由于绝大多数反义药物具有亲水性阴离子骨架,透膜性差,简单地降低阴离子电荷并不能使其透膜能力达到足够有效的程度。采用亲脂性试剂如阳离子脂质体,使其与寡核苷酸形成缀合物或混合物,是广泛采用的提高反义核酸透膜能力的方法。另外也有几种直接达到体内靶细胞的传递方法。但动物模型和人体试验表明,所有治疗有效的反义核酸药物都是游离形式的化合物,结果显示在完整组织中存在其他机制,它能像阳离子脂质体一样,携带阴离子寡核苷酸透过细胞膜。

免疫激活是被公认的某些反义核酸药物产生的副作用,它会干扰治疗效果。未修饰的寡核苷酸的免疫激活能力依赖于某些序列(人 GTCGTT、鼠 GACGTT)中未甲基化的 CG 二核苷酸的存在,利用这一性质,CpG 寡核苷酸被视为一个有前途的抗肿瘤药物而开发。

反义技术是一种理想的以结构为基础的药物设计策略,尽管已有反义寡核苷酸药物成功上市,但无论是数量还是市场占有率,离人们对它的期望还相距甚远。透膜能力、酶稳定性和特异性一直是阻碍反义核酸药物发展的瓶颈,通过适当的化学修饰可以部分解决这些方面的问题,但随之而来的是在大多数情况下将使产品的合成成本大大增加,势必会影响将药品推向市场。与此同时,反义寡核苷酸的生物学效应研究也有待深入。设计出合成简便、作用强的反义核酸药物将是药物化学家们面临的一个难题。

二、小干扰 RNA 药物

RNA 干扰(RNA interference,RNAi)是生物界中普遍存在的一种抵御外来基因和病毒感染的进化保守机制。1995 年 Guo 等在线虫中发现无论是正义还是反义 RNA 的注入都能使 par I 基因的表达受到抑制,1998 年 Fire 等证实不管正义还是反义 RNA 的诱导表达抑制都是由于干扰微量的双链 RNA 所致,并首次提出了 RNA 干扰学说。在随后的研究中发现,RNAi 广泛存在于线虫、果蝇、斑马鱼、真菌以及植物等生物体内,21～25 个碱基对的双链 RNA 可以引起哺乳动物基因的特异性沉默。RNAi 技术的诞生不仅为研究生命系统复杂的信号转导通路提供了有效的研究方法,而且基于这一原理诞生的小干扰 RNA 药物为人类疾病的治疗提供了手段。

（一）RNAi 的作用机制

RNAi 作用机制的发生有多种酶的参与,其中最重要的有 Dicer、RISC 和 RdRP。Dicer 酶属于 RNaseⅢ家族的酶,它是一段在生物进化过程中非常保守的序列,具有一个解旋酶结构域和两个 RNaseⅢ样结构域,可以将双链 RNA 切割成 21 ~ 23 个碱基对的 siRNA。siRNA 必须与多种蛋白结合形成一种 RNA 诱导沉默复合体（RNA induced silencing complex,RISC）,该复合体由核酸内切酶、核酸外切酶、解旋酶和同源 RNA 搜索活性蛋白等所组成,其中 Argonaute 蛋白家族成员在识别和切割靶 mRNA 中起关键作用。

RNAi 的作用经过如下:外源进入的长双链 RNA 被 Dicer 酶识别,以一种 ATP 依赖的方式逐步切割成长 21 ~ 23 核苷酸的由正反义链组成的双链 RNA（siRNA）,接着由 ATP 激活的 RISC 与双链 siRNA 结合,并使之解旋和解链,然后在 siRNA 反义链指导下,与 siRNA 具有同源序列的靶 mRNA 结合,并在距离 5′端 10 ~ 11 个核苷酸处将它切断,导致转录后基因沉默。在植物中还存在 RNAi 效应的倍增阶段,这个过程主要由依赖于 RNA 的 RNA 聚合酶（RdRP）实现,此时 siRNA 作为引物,以 mRNA 为模板合成出 mRNA 的互补链,在 Dicer 酶的作用下,该互补链又被切割成新的 siRNA,这样细胞内 siRNA 的量成倍增加,也使对基因表达的抑制显著增强。

（二）小干扰 RNA 的设计

siRNA 为 21 ~ 23 个核苷酸长的双链 RNA,而且每条链的 3′端都带有两个未配对的核苷酸,5′端为磷酸（图 5-16）。siRNA 产生的基因沉默效应如何,与其序列选择密切相关,因此合理设计有效的 siRNA 是成功的一个关键因素。在设计 siRNA 序列时通常要考虑 siRNA 的序列结构特征、靶 RNA 的空间结构、siRNA 与 RISC 的相互作用以及 siRNA 与 mRNA 的碱基错配等。

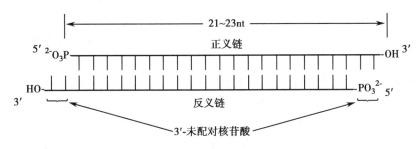

图 5-16　siRNA 的基本结构示意图

在设计 siRNA 时,为避开 5′或 3′端的非翻译区的调控蛋白结合位点,通常从起始密码下游的 50 ~ 100 个核苷酸开始搜索 5′- AA（N19）UU 序列;如果找不到相应的序列时,可以选择 5′- AA（N21）或 5′- NA（N21）。从实验结果的统计分析发现,基因沉默效应好的 siRNA 往往具有:①G/C 含量在 30% ~ 52%;②有义链中的 15 ~ 19 位至少有 3 个 A 或 U;③有义链的 19 位为 A;④有义链的 3 位为 A,10 位为 U;⑤避免出现回文序列等。除 siRNA 序列外,靶序列 mRNA 的二级结构也对基因沉默效率产生较大的影响。通常,靶序列的二级结构越复杂,siRNA 所产生的基因沉默效率就越低。

RISC 结合 siRNA 并使之双链解旋,RISC 对哪一条链进行选择性保留与双链两端的稳定性有关,并最终影响沉默效率。RISC 只有与 siRNA 中的反义链结合才能由反义 RNA 链指导复合物与靶 RNA 结合,从而下调基因表达。RISC 会结合双链 RNA 中先解链一端的 5′端磷酸结构,并使之成为识别链,因此在设计 siRNA 时,应保证有义链的 5′端比 3′端稳定。所以在设计序列时,有人提出:①有义链的 3′-末端为 A 或 U;②有义链的 5′-末端为 G 或 C;③有义链的 13~19 位至少有 5 个 A 或 U。为了提高双链两端的稳定性差异,甚至可以直接把有义链的 3′端设计成不配对,使得有义链的 3′端更容易解链,从而增加沉默效率。

(三)小干扰 RNA 的制备

化学合成 RNA 现在已有非常成熟的方法。通过化学合成制得正义和反义两条链,并将其退火成双链后,导入细胞内同样产生 RNAi 介导的基因沉默效应。没有经过修饰的 siRNA 在血液中的半衰期非常短,与反义核酸类似,经化学合成的方法对其进行化学修饰能提高 siRNA 的稳定性,延长 siRNA 在体内的半衰期,从而增加其基因沉默效率。化学修饰的方式包括链的末端修饰、磷酸二酯键修饰、糖环修饰及碱基修饰等。但如果这些修饰发生在反义链时,往往会导致基因沉默效率的降低,所以在正义链的修饰更为多见,特别是在正义链的 3′端共价连接一个对应于靶细胞表面受体的抗体或配体时,还将提高 siRNA 特异性地靶向细胞或组织的能力。化学合成 siRNA 的不足之处是其作用时间相对较短。

为了克服外源性 siRNA 的短期活性所带来的限制,人们利用 RNA 聚合酶Ⅲ启动子,如常见的人源或鼠源的 U6 启动子等,在细胞内表达 siRNA。这里 siRNA 主要以两种方式产生:①siRNA 的正义链和反义链分别由两个分离的启动子产生,表达得到的两条链在细胞内杂交;②由启动子表达的转录子自身反向折叠成双链结构。两种方法都可以活化内源性的 RISC 介导的 RNAi 效应,引起有效的基因沉默。相对于化学合成,质粒表达的 siRNA 具有相对持久的抑制效果。

在生理条件下,长片段双链 RNA 分子在细胞中可以得到多个由 Dicer 酶产生的 siRNA,因此运用外源性的长片段双链 RNA,经细胞自身选择最有效的 siRNA 也能达到有效的基因沉默,而且已有研究表明这种表达长片段双链 RNA 的方法是哺乳动物细胞中介导 RNAi 效应的最有效的方法之一。通过这种方法从一个前体双链 RNA 中得到大量的 siRNA,其中将包含有作用强、特异性高的 siRNA,而且长片段双链 RNA 可以靶向 1 个以上的靶 mRNA 序列,避免了选择多个靶点来设计不同的 siRNA 并从中筛选的步骤,可以解决由于点突变而引起的 RNAi 治疗所遇到的阻力。

siRNA 药物和反义核酸药物具有很多相似之处,在反义核酸药物研究方面长期积累的经验促进了 siRNA 药物研究的快速发展。由于 RNAi 技术具有快速、简单和特异性强等特点,在基因功能研究、抗病毒治疗和抗肿瘤治疗等方面有广泛的应用前景。RNAi 的发现约有 20 年的时间,并已有药物进入临床试验阶段,展现了广阔的应用前景。但在走向全面应用的过程中,仍有许多问题需要解决,如 siRNA 结构、组成及触发 RNAi 的效果会因基因、种属、细胞类型,甚至实验体系的不同而有变异,RNA 的靶向转运以及毒性也是应用研究中遇到的主要问题。所有这些问题都需要更多的探索,在实践中得到解决。

第五节　表观遗传与药物设计

表观遗传(epigenetics)是指 DNA 序列不发生变化,而基因表达却发生了可遗传的改变。其主要是由细胞内除了遗传信息以外的其他可遗传物质诱发的改变,且这种改变在细胞发育和增殖过程中能够稳定传递。大量研究证明,表观遗传学机制在环境因素相关的疾病中发挥重要作用,它的异常调节参与了癌症、炎症、心血管疾病、自身免疫性疾病、纤维化疾病等人类疾病的发生和病理进程。表观遗传的现象很多,包括 DNA 甲基化、组蛋白修饰、染色质重塑和非编码 RNA 调控等。第三章中最后提到的组蛋白去乙酰化酶属于组蛋白乙酰化修饰调控的过程也是表观遗传学在药物中的重要应用。下面仅以 DNA 甲基化为例进行阐述。

笔记

一、DNA 甲基化及其机制

DNA 甲基化作为一种重要的表观遗传修饰,参与许多生物过程,包括基因转录调控、转座子沉默、基因印记、X 染色体失活及癌症的发生发展等。

正常的 DNA 甲基化是真核细胞 DNA 修饰的方式之一,被修饰碱基的位点可以是腺嘌呤的 N-6 位、胞嘧啶的 N-4 位、鸟嘌呤的 N-7 位或胞嘧啶的 C-5 位,分别由不同的酶催化完成。而表观遗传学中的 DNA 甲基化是在 DNA 甲基转移酶(DNA methyltransferase,DNMT) 的作用下,以 S- 腺苷甲硫氨酸(adenosine methionine sulfur,SAM) 作为甲基供体,将 CpG 序列中胞嘧啶的 5′位碳原子甲基化,使胞嘧啶转化为 5-甲基胞嘧啶。在哺乳动物中,CpG 以两种形式存在:一种是分散于 DNA 序列中;另一种呈现高度聚集状态,称为 CpG 岛(CpG island)。大约 60 的人类基因中含有 CpG 岛,常位于基因上游调控区的启动子,这些基因为管家基因或组织特异表达基因。启动子区的 CpG 岛通常处于非甲基化状态,基因能正常表达;当其发生甲基化时,影响基因转录调控,使基因表达发生沉寂。与 CpG 岛相反的是,基因组中分散分布的 CpG 二核苷酸通常处于甲基化状态。近年来大量的 DNA 甲基化研究发现多种肿瘤的癌细胞中存在着 DNA 甲基化的失衡,主要体现为全基因组的低甲基化和某些抑癌基因与修复基因的高甲基化。

二、DNA 甲基转移酶抑制剂的设计

下面以与抑癌基因、修复基因相关的 CpG 岛的 DNA 高甲基化为例,介绍如何以表观遗传中的 DNA 甲基化为切入点进行合理的药物设计。

DNA 甲基化是由 DNMT 催化完成的,哺乳动物细胞中与 DNA 甲基化密切相关的 DNMT 有 3 种,它们是催化 DNA 从头甲基化的 DNMT3a、DNMT3b 以及维持 DNA 甲基化的 DNMT1。因此可通过抑制 DNMT,降低 CpG 岛的甲基化水平,从而使许多因高甲基化导致的沉默基因(如抑癌基因、修复基因等)重新表达,达到疾病治疗的目的。

由于 DNMT 的催化作用底物是 CpG 中的胞嘧啶,通过设计合成底物类似物的方法,得到核苷类 DNA 甲基转移酶抑制剂,干扰 DNMT 与胞嘧啶的结合,抑制 DNA 甲基化过程。这类抑制剂有阿扎胞苷(azacitidine,5-98) 和地西他滨(4-54) 及它们的衍生物,其作用机制是在体内通过代谢形成三磷酸脱氧核苷,在 DNA 复制过程中代替胞嘧啶掺入 DNA 后,与胞嘧啶一样,通过 6- 位与 DNMT 半胱氨酸残基上的巯基发生共价结合,然而不同的是核苷类 DNMT 抑制剂由于 5- 位 N 原子上没有质子,所以不能进行 β- 消除反应,导致 6- 位形成的共价键不可逆。于是,DNMT 被这种掺入核苷类似物的 DNA 捕获,从而减少了 DNMT 对 CpG 胞嘧啶的甲基化。

Zebularine(5-99)是另一个核苷类似物,虽然其效能并不比阿扎胞苷和地西他滨高,但其在中性水溶液中非常稳定,毒性低,对肿瘤细胞的选择性高,半衰期也较长,显示出了更广泛的应用前景。针对阿扎胞苷和地西他滨稳定性不足而设计的 5- 氟-2′-脱氧胞苷(5-100)也已进入临床试验用于肿瘤治疗。

此外,其他核苷类的 DNMT 抑制剂还包括硫杂胞嘧啶核苷 T- dCyd(5-101) 和 5- 氮杂-T-dCyd(5-102) 以及地西他滨-p- 脱氧鸟苷 SGI-110(5-103) 等,其中 SGI-110 已经进入治疗急性髓细胞白血病和骨髓增生异常综合征的临床研究。

5-98   5-99   5-100

5-101   5-102   5-103

另外一个抑制 DNA 甲基化的途径就是应用反义寡核苷酸或 miRNA,从根本上抑制 DNMT 的基因表达,从而减少 DNMT 的合成。其中比较成功的例子是 MG-98 和 miR29b。MG-98 是长度为 20bp 的反义寡核苷酸,结合 DNMT1 mRNA 3′端的非编码区,在不影响 DNMT3 的情况下抑制 DNMT1 的表达,诱导去甲基化和 p16 抑癌基因的表达,目前已经进入临床试验阶段。miR29b 是以 DNMT3A 和 DNMT3B 为靶向的 miRNA,它与 DNMT3A/B 3′端的非编码区互补结合,抑制其翻译表达,还能间接抑制 DNMT1 的表达,降低 DNA 甲基化水平。

DNA 甲基化是重要的表观遗传修饰之一,DNMT 抑制剂也在表观遗传学药物中受到广泛重视。DNMT 抑制剂的设计理念与思路提示我们,通过深入认识和挖掘表观遗传学的基础作用机制,有针对性地以相关基因、蛋白、酶或底物等作为靶标,进行合理的药物设计和优化,是表观遗传学药物设计、发现和发展的必经之路。

【summary】

Nucleic acid is becoming an important target for drug design along with the research progress on its structure and function. Drug design based on nucleic acid can generally be divided to four categories: 1) design based on the metabolic mechanism, 2) design based on the sequence, 3) design based on the structure of DNA duplex, 4) design based on the structure of RNA three-dimensional structure.

Antimetabolites are structural analogues of naturally occurring compounds that interfere with the production of nucleic acids. The biosynthesis of nucleic acids has two pathways, i. e. de novo and salvage pathways. Some enzymes which involved in this biosynthesis are the targets of anti-cancer or anti-virus drugs. There are three categories of antimetabolites: antifolates, purines and pyrimidine analogues. Dihydrofolate reductase (DHFR) is the primary site of action of most folate analogues such as MTX, AMX. These analogues have high affinities for the tumor cell DHFR and so block the formation of tetrahydrofolate needed for thymidylate and purine biosynthesis. Modification of conventional nucleosides can produce nucleoside classes with very specific enzyme targets. With the increasing interest in nucleoside mimetics, this has led to a large variety of nucleoside structures and an ever increasing range of target enzymes and improved specificity. Nucleoside mimetics such as 3′-azido-2′,3′-dideoxythymidine (AZT) and 2′,3′-dideoxycytidine (DCC), which lacks a 3′-hydroxy group, produce their antiviral effect against HIV-1 by incorporation of their respective triphosphates into the host DNA strand. This results in the inhibition of the viral enzyme reverse transcriptase (RT), which would normally initiate DNA synthesis from the 3′-OH end of a host primer eventually resulting in the complete transcription of viral RNA into DNA once inside the host cell. Developments aimed at enhancing the oral bioavailability of acyclovir and other acyclic nucleosides have resulted in the discovery of valaciclovir, valganciclovir and famciclovir. These act as prodrugs of the parent nucleosides.

Antisense oligonucleotides can inhibit gene expression in living cells by binding to complementary sequences of DNA, RNA or mRNA. The mechanisms include inhibition of RNA synthesis, RNA splicing, mRNA export, binding of initiation factors, assembly of ribosome subunits and of sliding of the ribosome along the mRNA coding sequence. The most efficient antisense oligonucleotides also activate RNase H. A staggering number of oligonucleotide modifications have been proposed to retard degradation by nucleases, enhance cellular uptake, increase binding to the target sequence, and minimize non-specific binding to related nucleic acid sequences. siRNA is a class of small double-stranded RNA that can silence gene expression using a built-in mechanism namely RNA interference (RNAi). As a novel RNA targeting technology, siRNAs were found to be much more superior to antisense in several aspects including: easier to get effective siRNAs, high efficacy, long lasting effects, etc. siRNA technology is one of the greatest breakthroughs in the past three decades in manipulation of gene functions. It holds the promise to enable the treatment of a vast panel of diseases by knocking down the expression of genes that contribute to the occurrence or development of such diseases.

【key word】 nucleic acid, folic acid antagonist, nucleoside, nucleoside mimetic, oligonucleotide, antisense oligonucleotide, small interfering RNA

【思考题】

1. 什么是核酸的从头合成与补救合成？它们在药物设计中的意义何在？

2. 基于糖环修饰的核苷类抗病毒药物具有什么结构特征？它们的主要作用机制是什么？

3. 对天然结构的反义核酸进行化学修饰的意义何在？化学修饰途径主要有哪些？

4. 反义核酸和 siRNA 具有什么相同与不同之处？

（张亮仁　金宏威）

笔记

第六章 基于代谢原理的药物设计

学习要求

1. 掌握前药设计的基本原理及主要方法。
2. 熟悉药物代谢研究、前药、软药在药物设计中的应用。
3. 了解靶向前药常用的载体及其偶联方法。

第一节　药物代谢与新药设计

药物代谢(drug metabolism)是指药物在酶的作用下转变为极性分子,再通过人体系统排出体外的生物转化过程。在人体中存在着各种药物代谢酶,尤其是在肝脏中含有与目前绝大多数药物代谢相关的各种氧化酶和结合酶。药物在肝脏的转化分为两个阶段,分别是Ⅰ相代谢和Ⅱ相代谢反应。其中,Ⅰ相代谢包括各种氧化、还原和水解反应,其主要的代谢酶有细胞色素 P450(CYP450s)、还原酶系、过氧化物酶、单加氧酶和水解酶。以 CYP450s 为例,其主要由许多同工酶和亚型酶组成,属氧化-还原酶系。它可使烷烃和芳烃氧化为羟基化物,烯烃、芳烃氧化为环氧化物,胺转化为 N-氧化物、羟胺及亚硝基化合物,重氮及硝基化合物转变成芳伯胺,硫醚转化成亚砜等。药物经Ⅰ相代谢后暴露出极性基团,如羟基、羧基、巯基、氨基等。药物的Ⅱ相代谢将产生的极性基团与内源性成分经共价键结合,包括醛糖酸化、硫酸化和甘氨酸化等轭合反应,主要由葡萄糖醛酸转移酶、硫酸化酶等催化完成。

代谢稳定性一般被用来描述化合物代谢的速度和程度,是影响药动学性质的主要因素之一。代谢稳定性低意味着化合物在体内较容易被代谢,往往预示着不良的药动学性质,如口服生物利用度低、半衰期短。理想的候选药物不仅需要较强的活性,还必须有适宜的作用时间。然而传统的药物研究多采用"串行"研究模式,药物代谢和毒理学评价滞后于其他药效评价。换言之,在药物发现阶段,研究人员过于侧重构效关系研究。据 20 世纪 90 年代的统计,不良药动学性质导致的新药研发失败占总体比率的 40%,是最主要的失败因素。因此,人们意识到开展药物代谢研究不仅能够发现新的、高质量的先导化合物,在其改造过程中也可作为优化的规则,提高候选药物的质量,进而降低后期研究失败的概率。此外,针对药动学性质的研究能指导研究人员设计合理的给药途径和靶向性药物的设计。因此,药物代谢研究贯穿于药物发现和开发的各个环节,突出表现在先导化合物的发现、优化以及后续剂型研究等方面。

一、发现先导化合物

随着寻找新药的途径由天然活性产物到化学合成药物的转变,人们把寻找新药的关注点逐渐转向到高质量先导化合物的发现和优化上。一般情况下,药物经机体代谢作用而失去活性,然而也有一些药物的代谢物具有较原形药更高的药理活性或者更理想的药动学性质。因此,从已知拥有确切疗效的药物出发,分析其在体内的代谢过程和代谢产物,并从中寻找和发现先导化合物乃至于药物一直以来是新药发现的重要来源。例如,解热镇痛药非那西丁口服吸收后,被发现其在肝脏迅速代谢,被去乙基化生成对乙酰氨基酚而呈现解热、镇痛作用;与非那西丁相比,直接服用对乙酰氨基酚镇痛作用更好,且不导致高铁血红蛋白血症及溶血性贫血,临床使用

笔记

更安全。同样的,抗过敏药氯雷他定被吸收后,很快降解为对组胺 H_1 受体活性更强的地氯雷他定,药效高于母体药物,可直接合成该代谢物作为药用。近年来,随着药物代谢和药物代谢动力学领域的新技术、新方法的快速发展,人们可以更灵敏、更准确地分析其可能的代谢产物和代谢位点,结合定向合成技术和药理活性筛选,越来越多的结构新颖、代谢性质优良的代谢产物作为新的先导化合物被发现。

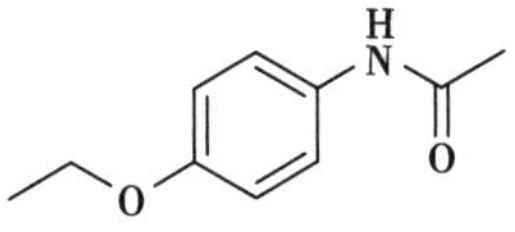

非那西丁 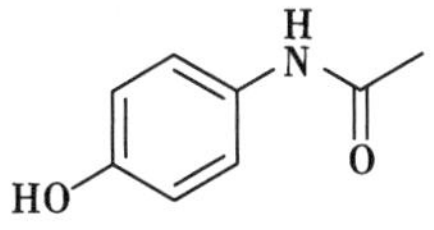　　　　　　　对乙酰氨基酚

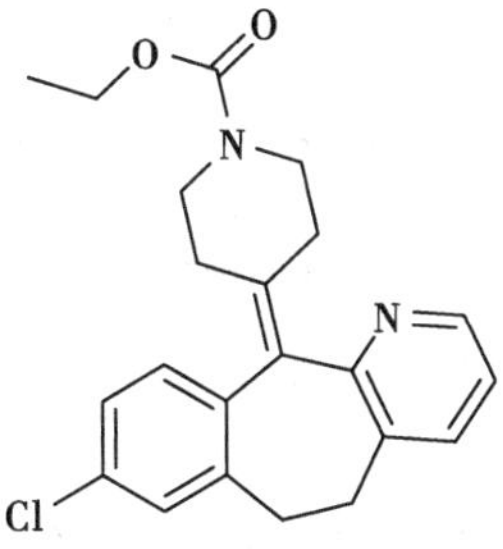

氯雷他定 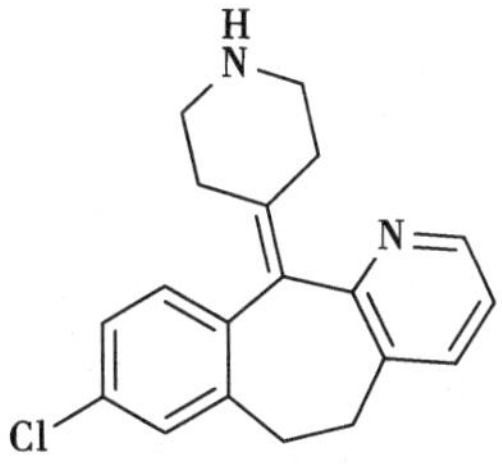　　　　　　　地氯雷他定

二、优化先导化合物

　　药物代谢研究在新药研究和开发的早期阶段,要尽早研究活性化合物的代谢,探索可能发生代谢的部位,推测可能发生的代谢反应和代谢物,分离和鉴别代谢过程中出现的中间体,并研究其药理和毒理性质,为后续的研究做好准备。并针对其代谢过快或转化为毒性代谢物的问题,对其进行结构修饰防止或者延缓其被代谢的过程,以获得更为稳定、安全的活性化合物。基于药物代谢的知识进行先导化合物结构修饰的方法有很多,例如药物的潜伏化、软药设计等。药物的潜伏化又包括前药和生物前体,是指将有活性的药物转变成非活性的化合物,后者在体内经酶活化生成原药,发挥药理作用;而软药设计是指本身就具有生物活性,经一步代谢而失活。针对不同代谢性质缺陷的先导化合物,人们采用的结构优化策略也会有所不同,例如延长药物的作用时间、降低首关效应提高生物利用度和缩短药物作用时间等。

　　某些药物在体内易于代谢而降低了生物利用度,人们可通过对其结构代谢位点进行结构修饰,提高其代谢稳定性来解决其生物利用度的问题。例如,钙拮抗剂硝苯地平的母核 2-甲基引入氨乙基后得到氨氯地平,虽然药效不变,但是首关效应减弱,清除率显著降低,因而氨氯地平在生物利用度和半衰期方面表现出明显的优势。另一个例子是抗肿瘤药物巯嘌呤通过抑制次黄嘌呤-鸟嘌呤磷酸核糖转移酶而发挥作用,但其关键药效基团巯基在体内易被氧化脱硫而失去药效。针对该代谢位点,采用保护巯基的结构修饰策略并得到了巯唑嘌呤,进入体内后快速转化为巯嘌呤而起效,但巯唑嘌呤的口服生物利用度明显优于巯嘌呤。

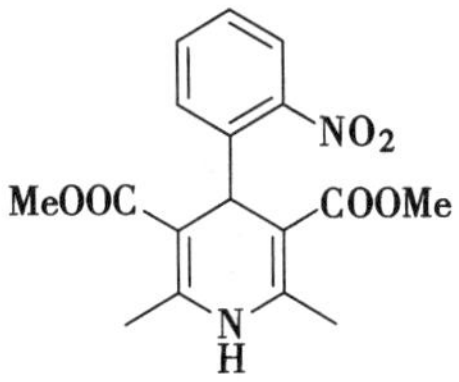

硝苯地平 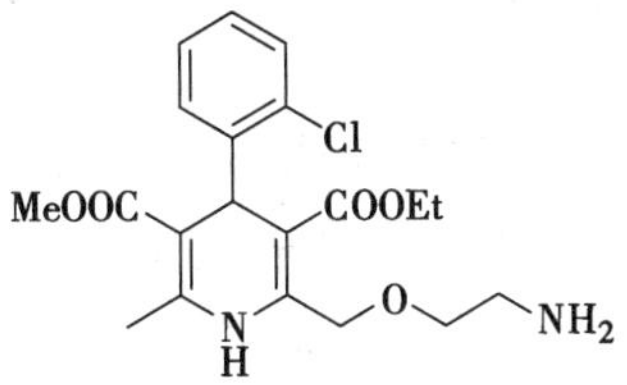　　　　　氨氯地平 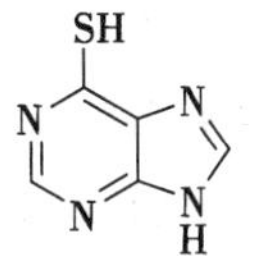　　　　　巯嘌呤 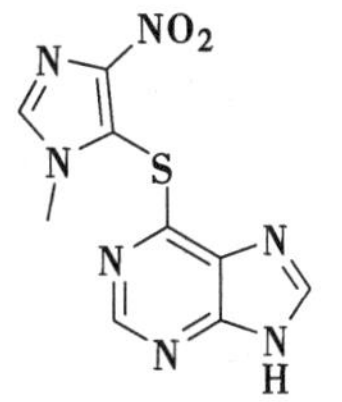　　　　硫唑嘌呤

　　在某些药物的结构中引入一些立体位阻较大的或引入难以被代谢的基团,可降低其在体内的代谢速度,从而延长药物的作用时间。例如阿格列汀(alogliptin)是一种有效的、选择性的二肽基肽酶Ⅳ(DPP-4)抑制剂,可以改善葡萄糖耐量和提高血浆胰岛素水平,进而起到降血糖的作用,其给药方式为口服一天1次,药物代谢速率处于中等水平。研究人员发现,阿格列汀的苯环上引入氟原子后可以显著延长半衰期,并最终实现了曲格列汀(trelagliptin)一周给药1次的控制血糖目标,极大地改善了患者的用药依从性。

阿格列汀　　　　　　　　曲格列汀

　　此外,在某些需要代谢活化的药物结构中引入容易被代谢的基团,提高代谢转化率和加快活化进程,从而提高药物的疗效。例如口服抗血小板药氯吡格雷和普拉格雷均是无活性的前体药物,其中氯吡格雷经细胞色素P450酶系代谢转化为活性代谢物,而普拉格雷经酯酶水解为活性代谢物而发挥作用。相比之下,普拉格雷具有更高的活性代谢物转化率以及生物利用度,所以起效快并能有效降低疗效的个体差异,减少缺血性心血管事件的发生。

氯吡格雷　　　　　　　　普拉格雷

三、指导设计合适的剂型

　　药物的代谢性质可以有效地评价和筛选药物剂型,例如镇痛药美普他酚口服给药时首关效应非常高、生物利用度低,而改用直肠给药则显著增加其生物利用度。药物缓、控释制剂和靶向制剂已成为国内外研究的热点,具有减少用药次数、维持稳定的有效治疗浓度或靶向到效应部位的优点。结合药动学的研究,可有效地评价各种剂型是否达到预期的研究目的。缓、控释制剂是根据药物的理化性质和胃肠道的生理特性,用制剂手段控制释药速率,使药物在体内保持较长的有效治疗浓度,达到较好的治疗效果。靶向制剂利用脂质体、微球、抗体和糖基体等载体,把药物靶向输送到特定器官,使靶部位的药物浓度提高,并维持较长的时间,以获得缓慢释放和较好的治疗效果。

第二节　前药设计的基本原理

　　在新药设计、研发过程中,无论是源自于动植物的天然活性成分,还是经高通量筛选以及组合化学获得的先导化合物,多数都存在着影响其药剂学、药动学或药效学方面的不足,如有的口服吸收差而影响生物利用度;有的水溶性小,不便制成注射剂;有的体内分布不理想,易产生非期望的毒副作用;有的由于首关效应而被迅速代谢降解而失活等。这些缺点和不足一般不能用常规的药学方法或改变给药途径所克服。因此,很少能直接作为一优良的治疗药物应用于临

笔记

床,尚须进行结构优化,以提高药物的治疗效果和安全性,适应制剂要求和方便临床用药。在各种药物结构修饰的技术和方法中,利用前药原理设计前体药物(prodrug)是最有效的药物结构修饰策略之一。

一、前药的基本概念

1958 年,Albert 在描述需要经过生物转化产生药理作用的化合物时,提出了前药的概念,即将本身没有生物活性,经生物转化后才显示药理作用的化合物称为前药。事实上,前药是一种古老的药理现象,早在 1788 年,德国化学家 Hoffman 把水杨酸经乙酰化制成其前药——阿司匹林,以降低对胃肠道的刺激性,后者在体内转化为水杨酸后发挥作用。随着生命科学的发展和药物设计理论、方法和技术的日趋完善,人们根据 Albert 提出的前药概念,利用不同的策略和方法,有意识地将本来具有生物活性但存在某些不足的药物分子经化学结构修饰,连接一个或数个修饰性载体基团,使之成为体外无生物活性的化合物,即前体药物,简称前药。由于其结构中含有载体基团,亦称载体前药(carrier-linked prodrug)。在体内,尤其是在作用部位经酶或非酶作用,前药的修饰性基团被除去,恢复成原药而发挥药效。这一药物设计的方法称为前药原理(principles of prodrugs)或药物的潜伏化原理(drug latentiation),并将原来的药物称为母药(或原药)。前药的结构修饰和体内活化过程可表示如下:

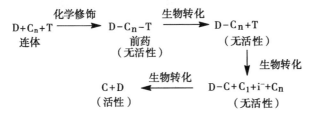

有时为了某种特殊要求,常在母体与载体之间加一连体甚至多个连体,以实现多级生物转化达到作用靶点之目的。

$$D+C_n+T \xrightarrow{\text{化学修饰}} D-C_n-T \xrightarrow{\text{生物转化}} D-C_n+T$$

随着生命科学的发展,在前药的基础上,衍生出了生物前体药物(bioprecursor prodrug)。生物前体药物是一类不含载体的前药,常作为代谢酶的底物,在体内通过不同类型的酶系统进行生物转化,形成预期的活化成分。载体前药与生物前体药物的主要区别见表 6-1。

表 6-1　前药与生物前体药物的主要区别

特点	载体前药	生物前体药物
组成	原药＋载体(基团、片段或其他载体)	原药结构改变、无载体
亲脂性	变化较大	变化较小
活化反应	水解	氧化、还原或其他反应
催化作用	化学作用或酶解	只是酶催化

二、前药设计的目的与方法

前药设计的主要目的是通过化学结构修饰,改变药物(或先导化合物)的物理化学性质,以改善药物在生物体内的吸收、分布、转运与代谢等药动学过程,提高生物利用度;提高药物的稳定性和溶解度,延长作用时间;提高药物对靶部位作用的选择性,去除或降低毒副作用;改善药物的不良气味等。

笔记

为了达到上述目的,前药设计的中心问题是选择恰当的载体和原药中键合载体分子的最适宜的官能团,使在生物体内经酶或非酶水解能释放出原药分子,并根据机体组织中酶、受体、pH等条件的差异,使原药的释放有特异性。因此,在前药设计时一般应考虑以下因素:

1. 原药分子与载体的键合一般是共价键,原药与载体的键合部位在体内经酶或化学反应可被裂解。由于大多数前药在体内主要经酶(如各种酯酶或酰胺酶)水解而释放原药分子,因此应注意前药在体内的活化机制。

2. 前药本身应无活性或活性低于母药,其制备应简单易行。

3. 载体分子应无毒性或无生理活性,且廉价易得。

4. 前药应当在体内能定量地转化成原药,而且有足够快的反应动力学,以保证作用部位生成的原药有足够的有效浓度,并且应尽量降低前药的直接代谢失活。

前药设计的方法主要是利用原药分子结构中存在的羧基、羟基、氨基、醛基、酮基等和载体中相应的羟基、羧基、磷酰基等形成酯、酰胺、亚胺、磷酰胺、半缩醛或缩醛、缩酮等,亦有引入偶氮基、糖苷基、肽键或醚键。表6-2中列出了原药功能基、前药载体的主要键合类型和范例。

表6-2 前药设计的主要结构类型

原药功能基	载体键合类型	范例
	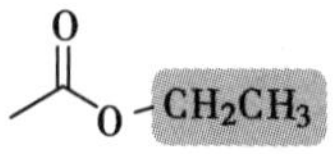	依那普利(enalapril,抗高血压药)
	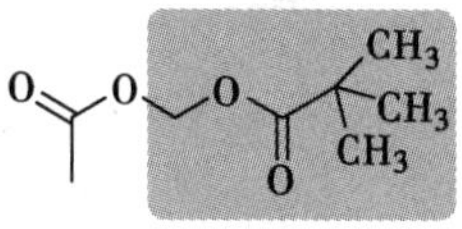	匹氨西林(pivampicillin,抗生素)
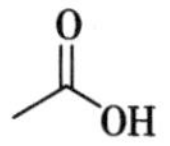	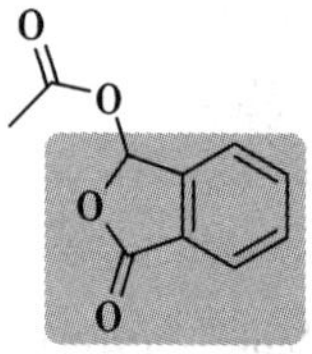	酞氨西林(talampicillin,抗生素)
	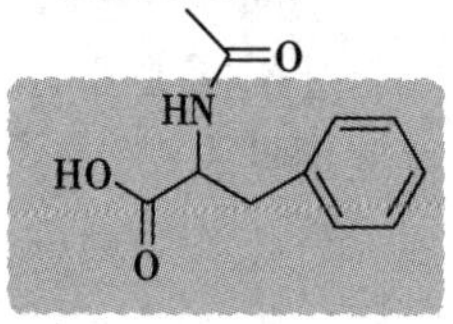	阿拉普利(alacepril,抗高血压药)
	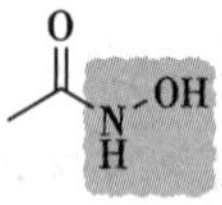	异丁普生(ibuproxam,抗炎药)
—OH	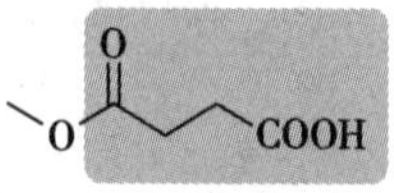	泼尼松龙琥珀酸单酯(prednisolone succinate,糖皮质激素)
	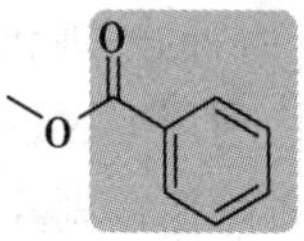	波吲洛尔(bopindolol,抗高血压药)

原药功能基	载体键合类型	范例
	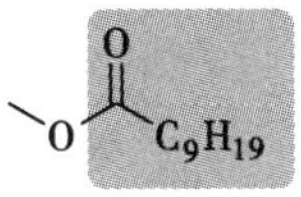	氟奋乃静癸酸酯（fluphenazine decanoate，抗精神失常药）
	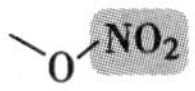	丁四硝酯（erythrityl tetranitrate，抗心绞痛药）
	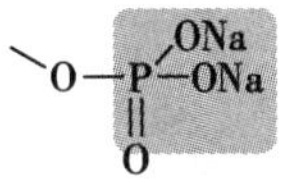	氢化可的松磷酸钠（hydrocortisone sodium phosphate，糖皮质激素）
—NH₂	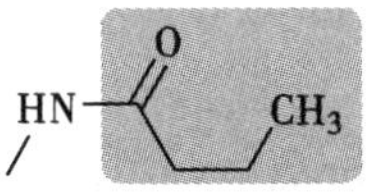	依诺他滨（enocitabine，抗肿瘤药）
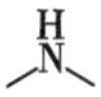	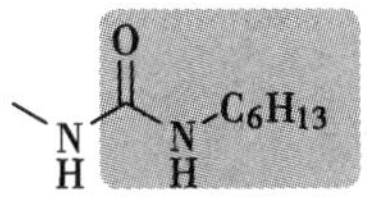 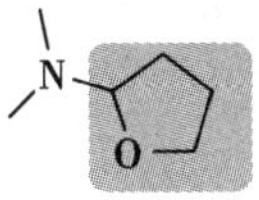	卡莫氟（carmofur，抗肿瘤药） 替加氟（tegafur，抗肿瘤药）

三、前药设计原理的应用

前药原理在新药设计中的应用主要有以下几个方面：

（一）增加水溶性，改善药物吸收或给药途径

水溶性差的药物不仅影响其经皮给药或口服生物利用度，而且不便制成注射剂。伐地考昔（valdecoxib，6-1）是一有效的 COX-2 抑制剂，但口服生物利用度低，静脉注射给药会引起剧痛和注射部位炎症，妨碍了它的应用。将磺酰氨基丙酰化，并制成钠盐——帕瑞考昔钠（parecoxib sodium，6-2），可显著增加水溶性（约 15mg/ml）和生物利用度，口服给药后经肝脏首关效应消除丙酰基而释放出原药。

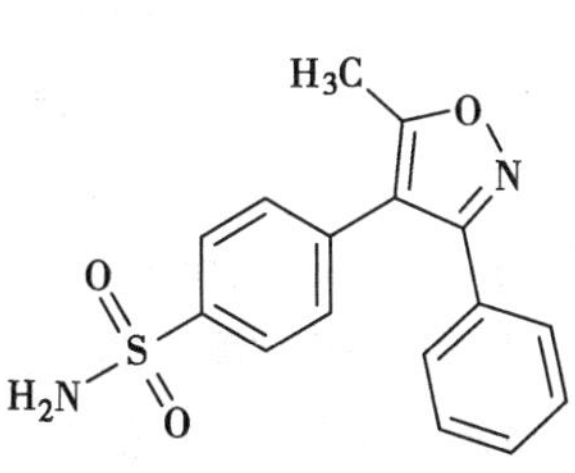

6-1 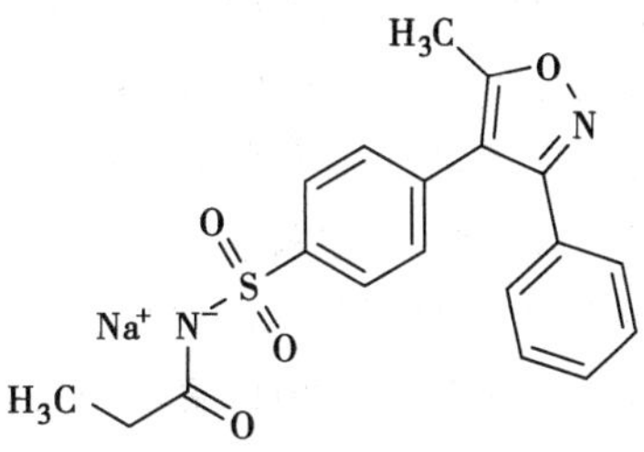　　　　　　　　　　　6-2

抗惊厥药苯妥英（phenytoin，6-3）显弱酸性，在水中的溶解度仅 0.02mg/ml，临床应用苯妥英和无水碳酸钠混合的灭菌粉针剂。临用前加注射用水适量溶解，使成苯妥英钠，溶液的 pH 高达12，注射时可引起疼痛，并在注射部位沉积而降低了给药剂量应有的浓度，将其与甲醛反应生成

3-羟甲基苯妥英，进而制成磷苯妥英钠（fosphenytoin sodium，6-4）。溶解度为原药的4500倍，且化学稳定性好，便于贮存，在体内经磷酸酯酶水解，同时迅速脱去甲醛，释放出苯妥英。因肌注给药不会在注射部位沉积，从而保证了血药浓度。

6-3

6-4

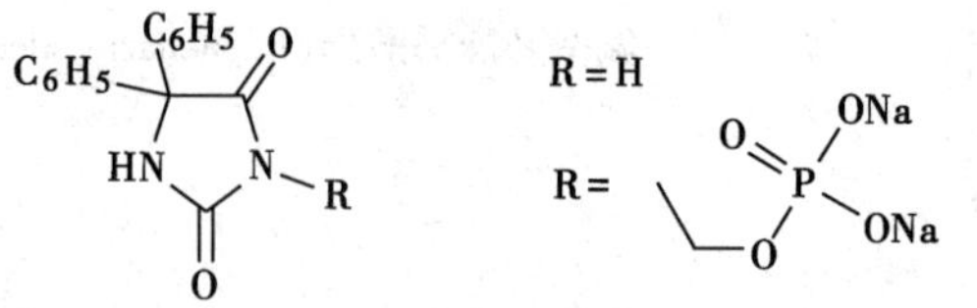

泼尼松龙（prednisolone，6-5）是一强效糖皮质激素，但水溶性差，为了提高其水溶性，将21位羟基制成琥珀酸单酯钠盐（6-6）或磷酸酯钠盐（6-7），易溶于水，可作注射剂注射用，在体内酯被迅速水解成泼尼松龙而发挥作用。

R=H　6-5

$R=COCH_2CH_2COONa$　6-6

$R=PO_3(ONa)_2$　6-7

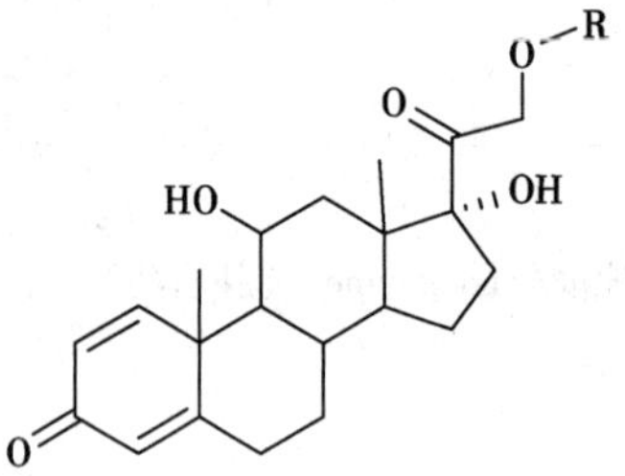

氨普那韦（amprenavir，6-8）是临床常用的HIV蛋白酶抑制剂，但其水溶性差（0.04mg/ml），用药剂量大（每日2次，每次1200mg）。氨普那韦磷酸酯的钙盐夫沙那韦（fosamprenavir，6-9）水溶性比前者高10倍，口服生物利用度优于氨普那韦。

6-8

6-9

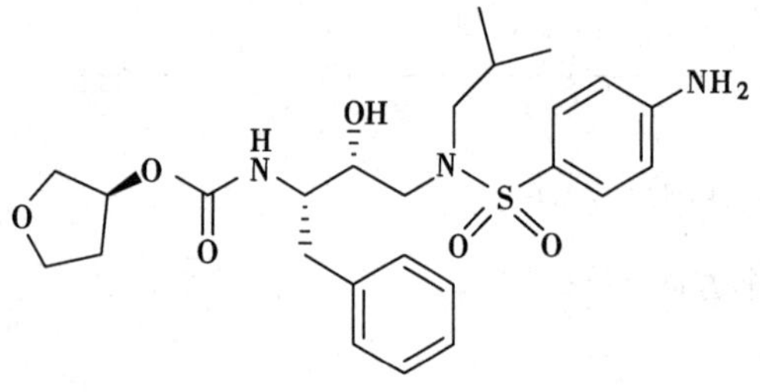

（二）促进药物吸收

药物的吸收主要与脂水分配系数有关，对于极性大、脂溶性差的药物，通过结构修饰增加其脂溶性，促进在胃肠道的吸收是前药策略的常用手段。血管紧张素转化酶（ACE）抑制剂普利类药物由于分子中存在羧酸，极性太大而影响口服吸收，将其分子中的羧酸酯化，分别生成前药，增加了脂溶性，有利于吸收。在体内代谢水解游离出原药，可增加与ACE的结合能力而发挥强效作用。烷基酯类ACE抑制剂前药见表6-3。

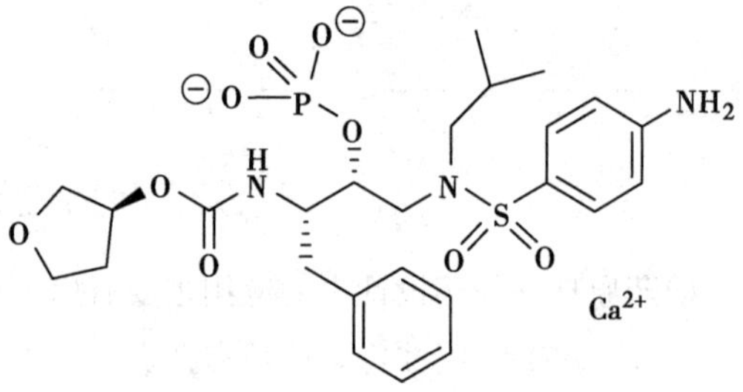

许多抗生素如青霉素类、头孢菌素类、红霉素类等均可经过酯化修饰生成脂溶性前药，与极性的原药相比，易透过生物膜，因而提高口服生物利用度和抗菌活性。例如氨苄西林（ampicillin，6-15）是一广谱半合成抗生素，但口服给药只吸收30%～40%，将极性基团羧基制成简单脂肪酸酯则无活性，可能是由于青霉素母核的立体障碍而造成该类酯不易水解。进一步研究发现，当将羧基制成双酯前药后易于吸收，口服生物利用度大大提高。临床应用的该类前药有匹氨西林（pivampicillin，6-16）、巴氨西林（bacampicillin，6-17）、酞氨西林（talampicillin，6-18）、仑氨西林（lenampicillin，6-19）。这4种前药采用了相同的设计原理，每个前药分子中一般有两个酯键，而且是缩醛或缩酮型酯，它们在胃肠道中很少发生水解，进入血液后被酯酶水解外侧的一个

笔记

酯键,形成一个不稳定的中间体,进而迅速分解形成原药。匹氨西林的水解过程如下:

表 6-3　烷基酯类 ACE 抑制剂前药举例

前药	结构式	以前药形式给药时活性药物的%F值	以非前药形式给药时活性药物的%F值
贝那普利 (benazepril,6-10)	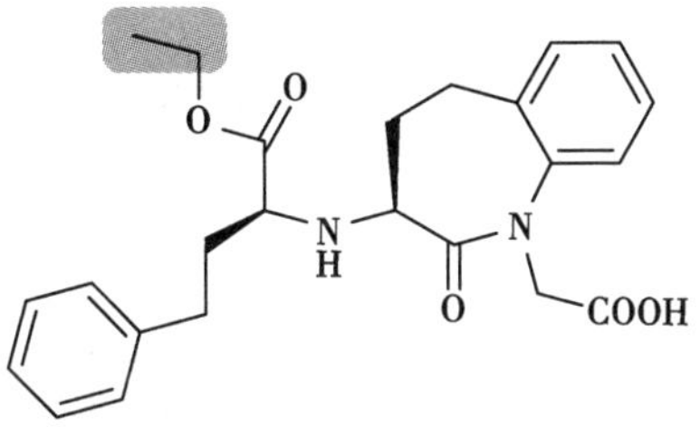	37	17
喹那普利 (quinapril,6-11)	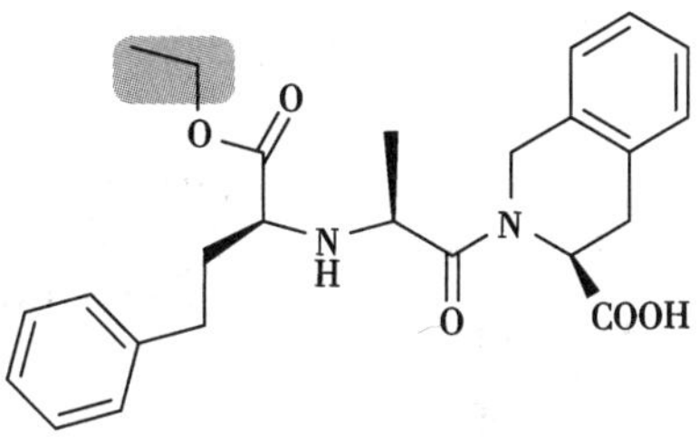	60	46
依那普利 (enalapril,6-12)	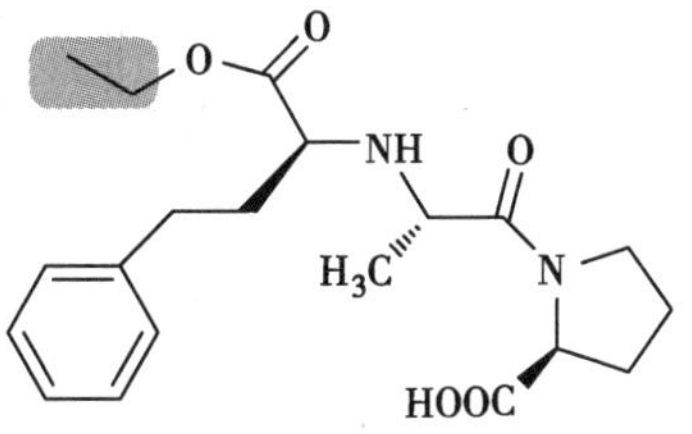	56	36
莫昔普利 (moexipril,6-13)	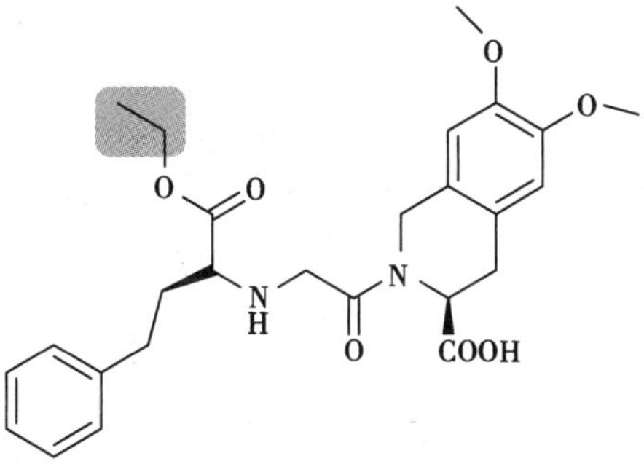	25	17
雷米普利 (ramipril,6-14)	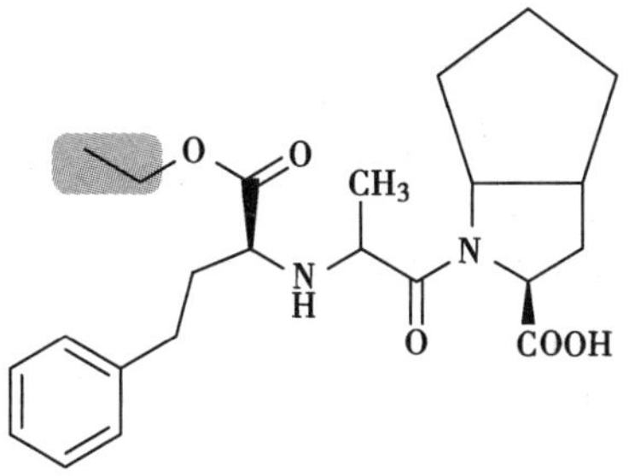	48~56	28~34

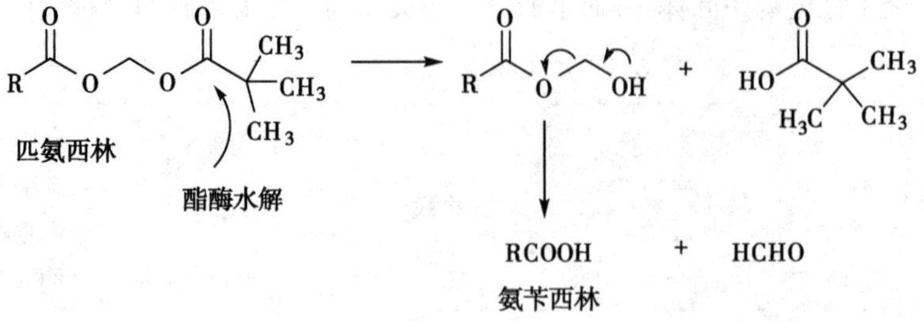

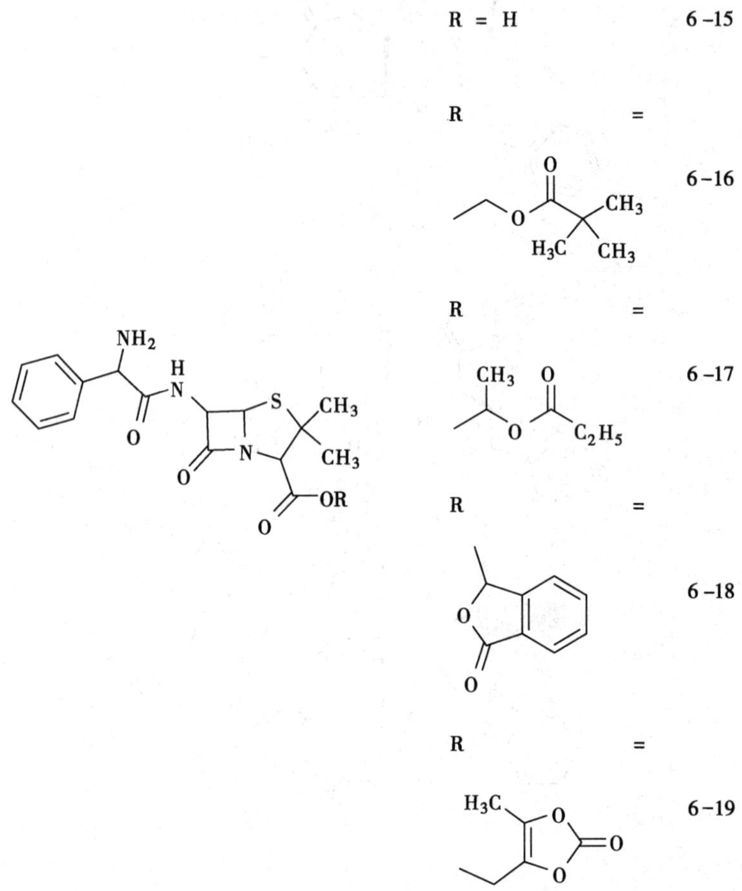

匹氨西林

酯酶水解

氨苄西林

RCOOH ＋ HCHO

R = H   6-15

R =   6-16

R =   6-17

R =   6-18

R =   6-19

以同样的方法将头孢菌素类的羧基制成双酯前药也使生物利用度提高，如头孢美唑（cefmetazole，6-20）和头孢特仑（cefteram，6-21）制成新戊酰氧甲酯后提高了口服生物利用度。

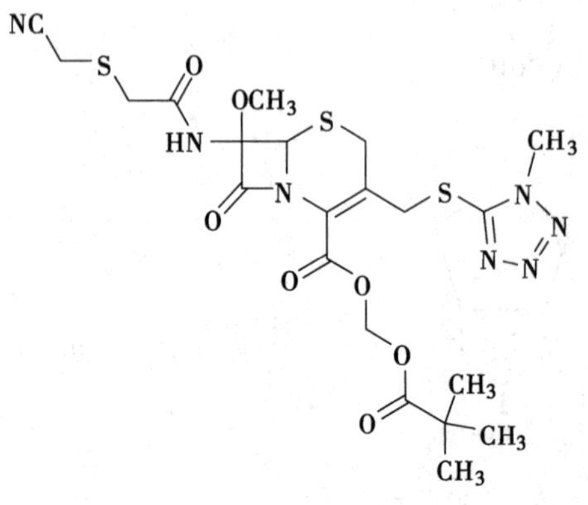

6-20 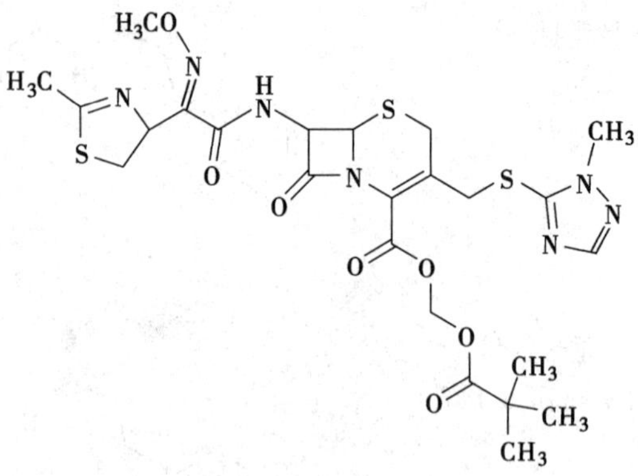   6-21

　　唾液酸酶抑制剂 RO-46-0802(6-22)虽然具有良好的抗 A 和 B 型流感病毒活性,但因极性太大,口服不吸收而未能上市。将其羧基乙酯化得奥司他韦(oseltamivir,6-23),口服吸收良好,在体内能迅速被酶水解而释放出原药。

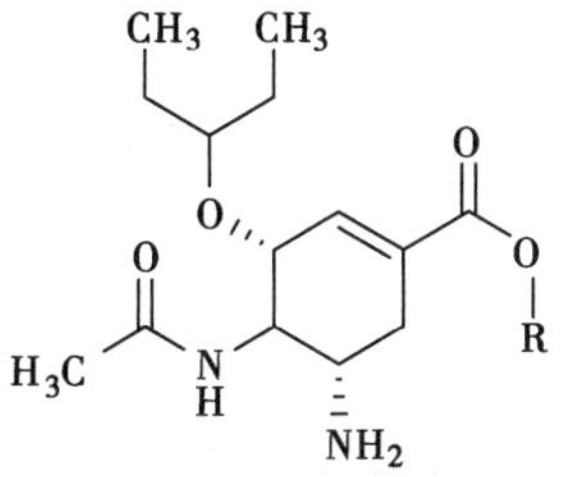

R = H　　　　　6—22

R = CH₂CH₃　　6—23

　　双磷酸酯化常常是含磷酸药物增强口服生物利用度的一种有效方法,如阿德福韦酯(adefovir dipivoxil,6-24)是抗乙肝病毒感染药阿德福韦的双(三甲基乙酰氧甲基)磷酸酯前药,具有良好的口服生物利用度。

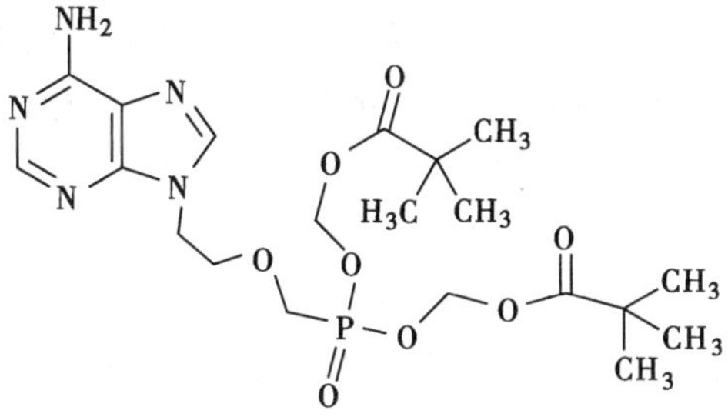

6 –24

　　除了小分子载体相连的前药外,为了达到最适亲脂性,羟基脒亦可作为脒类的前体药物。由于羟基脒基碱性弱,在生理 pH 条件下以非质子化的形式存在,从而可增强药物在胃肠道中的吸收。该类药物口服给药进入体内后,肾、肝、脑、肺中的还原酶可迅速将羟基脒还原成脒。如抗凝血酶抑制剂希美加群(ximelagatran,6-25)是美拉加群(melagatran,6-26)的酯、羟基脒双重前药,希美加群在生理 pH 条件下不带电荷而美拉加群是一个带高电荷的分子。美拉加群的口服生物利用度仅 3% ~7%,而希美加群的生物利用度较高(约 20%),是一种可供口服的直接凝血酶抑制剂。

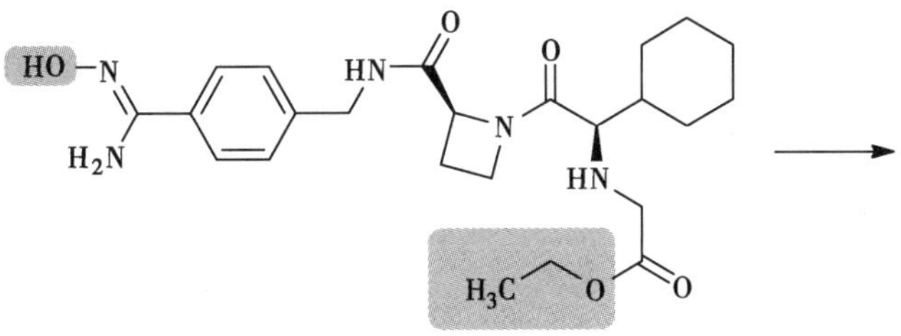

6 – 25

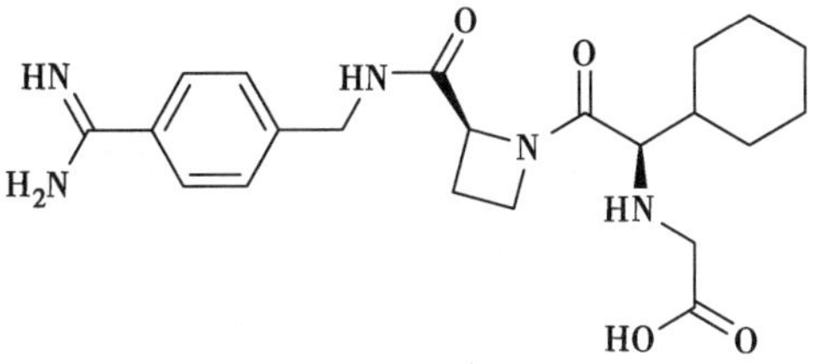

6 –26

肾上腺素（epinephrine,6-27）局部应用可治疗青光眼,由于极性大,角膜吸收差且易代谢。将其酚羟基经酰化反应生成双特戊酸酯前药——地匹福林（dipivefrin,6-28）,亲脂性增加,易穿过角膜,在眼内被水解释放出肾上腺素。由于比肾上腺素易于吸收,故很小的剂量即可发挥良好疗效,其副作用较肾上腺素低,患者的耐受性大大提高。

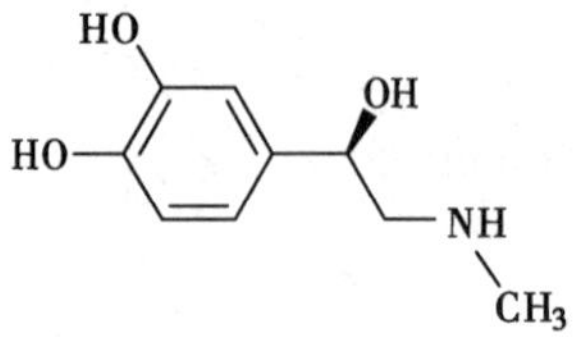

6-27 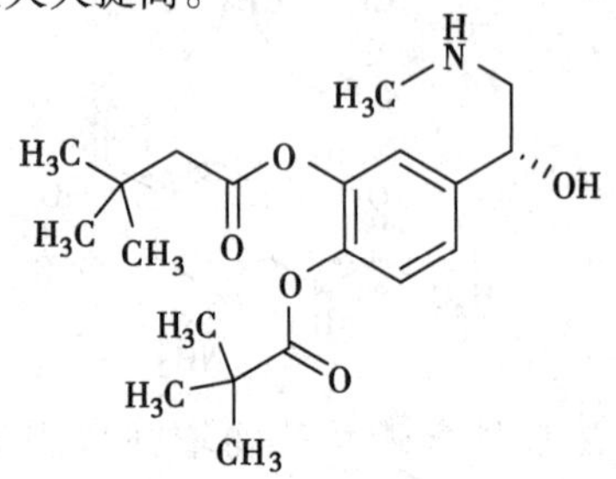   6-28

值得注意的是,在设计增加脂溶性,促进吸收的前药时,同时要保证前药有足够的水溶性,否则口服生物利用度会受到很大影响。另一方面,必须注意载体潜在的毒性。最近,酯类前药中常用的新戊酸被证明与某些毒性有关;由亚甲基相连的双酯前药水解时可释放有毒性的甲醛,某些载体可增加原药分子的手性原子数而导致活性的改变。

（三）提高稳定性,延长作用时间

对于易被机体迅速代谢消除的药物,可运用前药设计的方法,遮蔽或掩盖代谢易变的药效团,改变其生物转化方式,并减慢代谢降解速率,延长作用时间。将支气管扩张剂特布他林（terbutaline,6-29）分子中的酚羟基制成双 N,N-二甲基甲酸酯,得到班布特罗（bambuterol,6-30）,其对化学和酶促水解稳定,作用时间延长。口服给药后,易通过胃肠道吸收而不被代谢,大部分到达肝脏并进入全身循环。在体内,首先经酶介导的氧化反应生成 N-羟甲基胺基甲酸酯（6-31）,经脱羟甲基,再经非特异性胆碱酯酶水解,释放出特布他林（图6-1）。

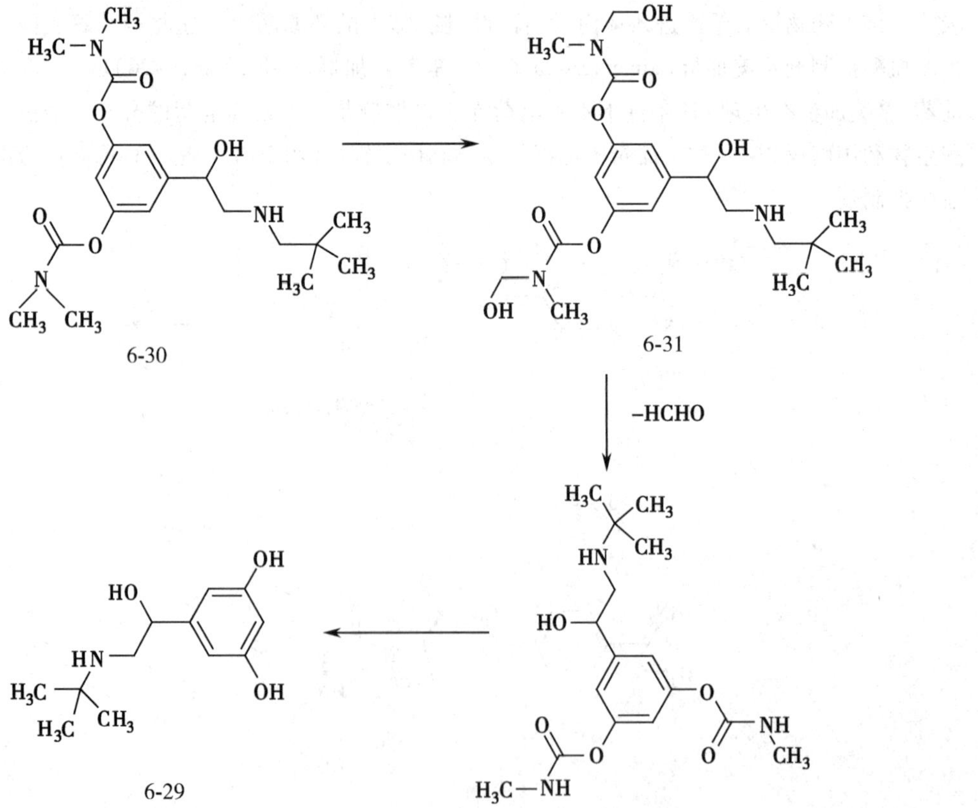

6-30   6-31

-HCHO

6-29

图6-1 班布特罗的体内过程

多巴胺(dopamine,6-32)兼具有 α、β 受体激动作用,是一良好的抗休克药,但只能静脉滴注给药。结构中的儿茶酚胺是易代谢基团,多巴胺的氨基、酚羟基分别经酰化可制得其前药多卡巴胺(docarpamine,6-33),口服生物利用度高,作用时间延长。

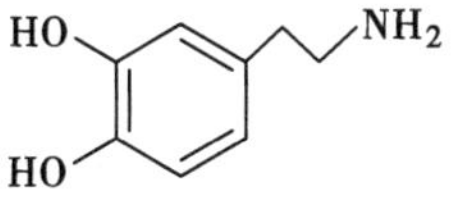

6-32 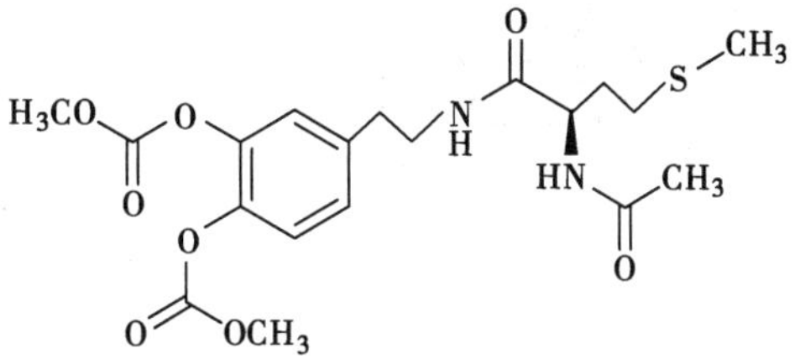   6-33

β 受体拮抗药普萘洛尔由于首关效应,口服给药生物利用度差,分子中的羟基易与葡萄糖醛酸结合而被排泄,当羟基与琥珀酸反应生成前药——普萘洛尔琥珀酸单酯(propranolol hemisuccinate,6-34)后血药浓度可较原药提高 8 倍。

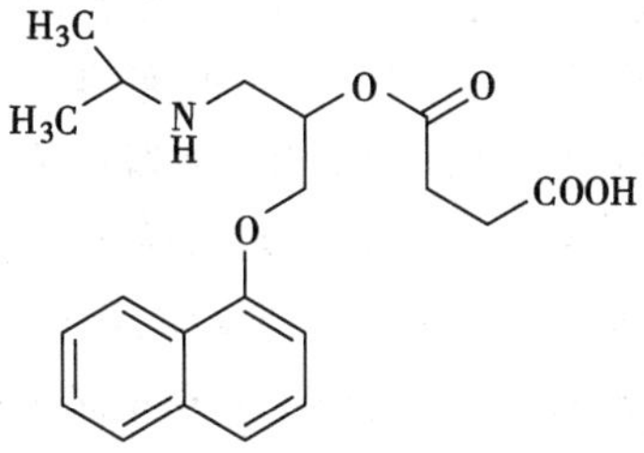

6-34

青霉素类抗生素氨苄西林不稳定的原因之一是由于侧链氨基可与 β-内酰胺环的羰基发生分子内的相互作用而导致 β-内酰胺环的开裂,将该氨基制成缩酮型前药——海他西林(hetacillin,6-35),不仅可防止上述分解反应的发生,而且能提高对 β-内酰胺酶的稳定性,在体内经水解释放出氨苄西林和丙酮。

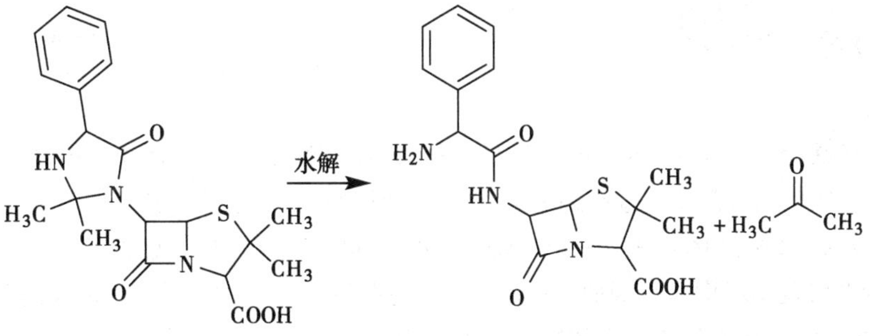

6-35

纳曲酮(naltrexone,6-36)是一阿片受体拮抗剂,用于治疗吗啡成瘾性。但口服给药首关效应严重,生物利用度低。而它的邻氨基苯甲酸酯(6-37)和乙酰水杨酸酯(6-38)的生物利用度显著提高,分别为原药的 45 和 18 倍。为了提高患者的依从性,常制成透皮制剂。研究发现,纳曲酮 3 位酚羟基与含 2~7 个碳的直链脂肪酸成酯后与原药比较,其透皮速率大大提高,在皮下可检测到 28%~90% 的原药。

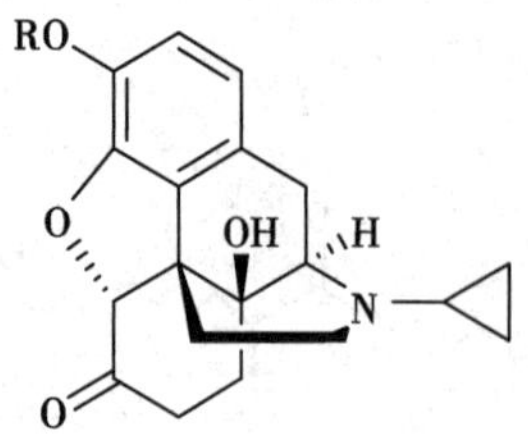

$$R = H \quad\quad 6-36$$

$$R = \quad\quad 6-37$$

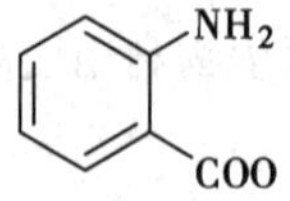

$$R = \quad\quad 6-38$$

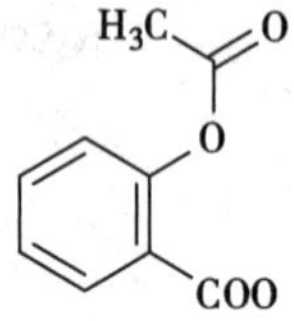

（四）提高药物在作用部位的特异性

　　理想的药物应当选择性地浓集于特定部位,而不在或较少在其他组织或器官中分布或蓄积。因此,提高药物向作用靶部位的特异性分布和浓集,是增加药效、降低毒副作用的重要措施。利用前药原理,提高药物在作用靶部位特异性的前药应具备以下特征:能直接被转运到作用靶部位,并迅速在作用靶部位被吸收;被作用靶部位吸收后的前药能选择性地裂解释放出原药并在作用靶部位维持一定的浓度。因此,根据机体内组织和器官的生化特征、酶系及 pH 等的差别,一般采用下述方法:增加或降低分子的体积;改变溶解度或脂水分配系数;改变分子的 pK_a;引入适当改变稳定性的基团;引入能向特定组织或器官转运的靶向性载体等。

　　结肠和胃肠道上部的显著性区别在于其菌群数量较大,结肠菌群可产生大量的酶,如糖苷酶、偶氮还原酶等酶系,能够催化还原、水解等代谢反应,据此可设计结肠选择性释药系统。如抗炎药地塞米松(dexamethasone,6-39)口服给药主要在小肠吸收,仅有约 1% 的药物到达结肠;当其 21 位羟基与葡萄糖成苷(6-40),增加了原药的水溶性而降低了在小肠吸收的能力,同时该前药在胃和小肠具有化学及酶稳定性,在结肠内可被细菌的糖苷酶迅速水解释放出原药,呈现抗结肠炎作用。

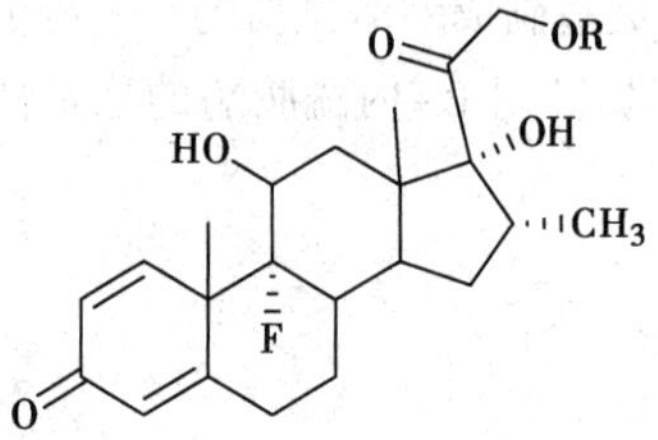

$$R = H \quad\quad 6-39$$

$$R = \quad\quad 6-40$$

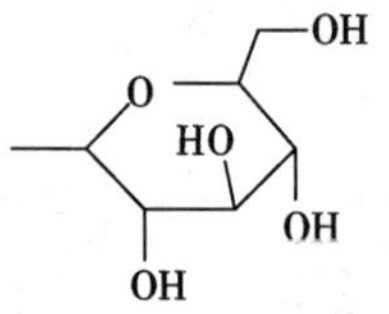

　　5-氨基水杨酸(5-aminosalicylic acid,6-41)是治疗溃疡性结肠炎的有效药物,口服给药经胃肠道时就被广泛吸收,在靶部位达不到有效浓度。利用结肠中的细菌能产生偶氮还原酶的特性,设计了 5-氨基水杨酸的前药——巴柳氮(balsalazide,6-42)和柳氮磺吡啶(sulfasalazine,6-43),口服后在胃及小肠中不被吸收,在结肠微生物偶氮还原酶的作用下,偶氮键还原水解而释放出原药,在结肠炎症部位直接发挥局部抗炎作用。

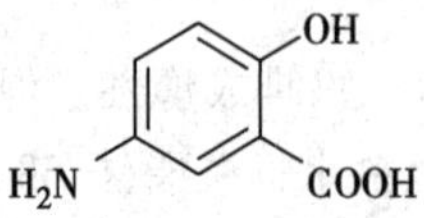

6-41

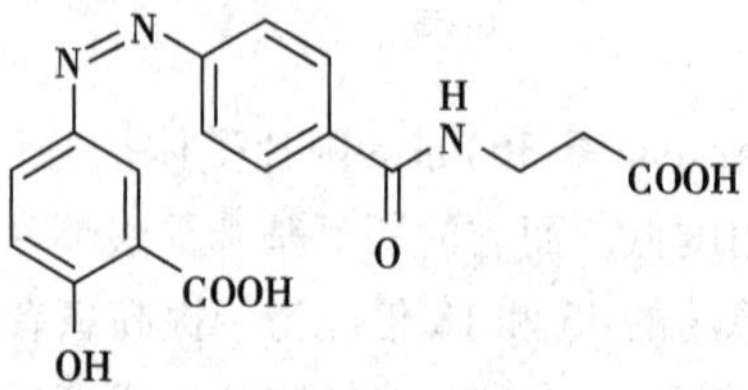

6-42

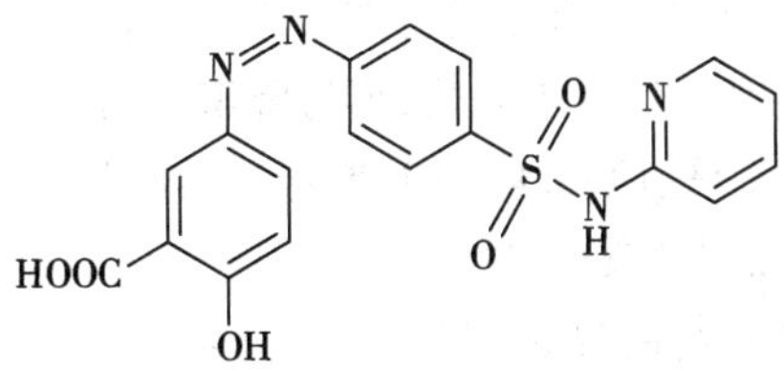

6-43

无独有偶,与提高药物在结肠的选择性一样,许多前药设计也是基于避免胃肠道的副作用。如抗炎药托美丁(tolmetin,6-44)长期服用损害胃及小肠黏膜,而其亲脂性前药哌氨托美丁(amtolmetin guacil,6-45)的致溃疡作用仅为托美丁的42%,大剂量对胃黏膜无影响。其原因是哌氨托美丁在胃肠道水解释放出愈创木酚,后者能激活胃肠道氮氧化物合成酶,升高胃组织内的 NO_2 水平,从而减少胃肠道副作用。

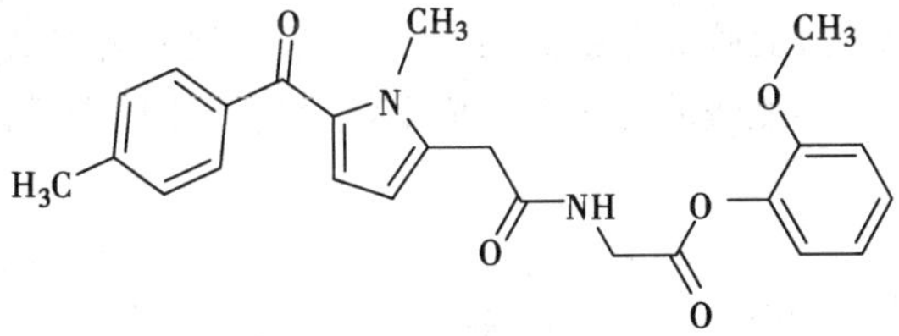

6-45

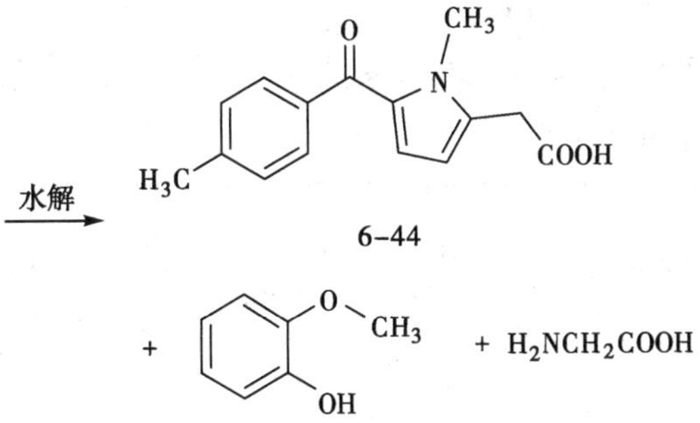

为了提高抗肿瘤药物的选择性,减少对正常组织的毒副作用,最好使药物浓集于肿瘤组织中,一种解决方法是利用肿瘤组织和正常组织中酶活性的差异设计前药。例如肿瘤组织中的胸苷磷酸酯酶有较高活性,将氟尿嘧啶制成其前药卡培他滨(capecitabine,6-46),口服给药后,卡培他滨经过3步代谢活化,即肝脏羧酸酯酶介导的水解、肝脏和肿瘤细胞中胞嘧啶脱氨酶介导的脱氨和在肿瘤细胞中胸苷磷酸酯酶的作用下释放氟尿吡啶,从而使氟尿嘧啶浓集于肿瘤组织中,提高了抗肿瘤活性,减少了对正常组织的不良反应。

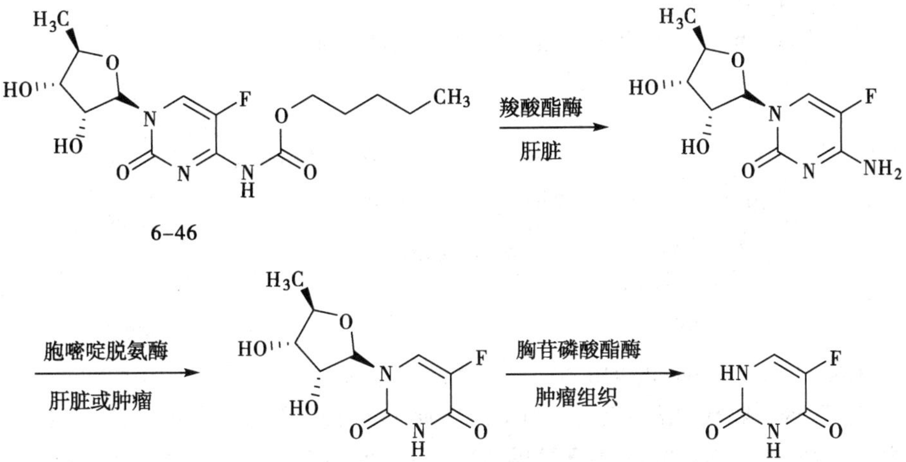

药物难于进入中枢神经系统,在于机体具有先天保护中枢免受侵害的机制。血脑屏障与外周毛细血管的区别是前者含有高活性的水解酶,容易降解来自于血液中的药物。而且亲脂性药物虽然可以穿越血脑屏障,但又是血脑屏障中P糖蛋白的底物,其被P糖蛋白的排出速率可能快于穿越血脑屏障的速率,从而促使其回到血液中。

为了增加药物向中枢神经系统的转运,并使转入药物被封闭在中枢中,Bodor等应用N-甲基-二氢吡啶与吡啶鎓盐氧化还原转运系统作为载体,制成能进入中枢神经系统的前药。基本原理如下:利用N-甲基二氢吡啶-3-甲酸的羧基可与药物的NH_2(OH)成酰胺(酯)制成前药,由于该前药具有亲脂性,易透过血脑屏障转运分布到脑内,在脑内经酶促氧化成季铵盐,将药物封闭在中枢内,经缓慢水解释放出原药而发挥作用;未进入中枢存留于血浆或组织中的前药被氧化成水溶性季铵盐,可迅速被排泄,从而降低了毒副作用。

例如,将多巴胺的酚羟基经新戊酰基保护后与N-甲基二氢吡啶-3-甲酸结合成酰胺,该酰胺本身无活性,但由于脂溶性高,易透过血脑屏障而进入中枢。在中枢内,经酶促氧化转变成高极性的季铵盐,季铵盐不能透过血脑屏障被封闭在脑内,经缓慢水解释放出多巴胺而达到治疗目的;未进入中枢存留于外周的酰胺前药被氧化成季铵盐后迅速被排泄,因而降低了外周的多巴胺水平(图6-2)。

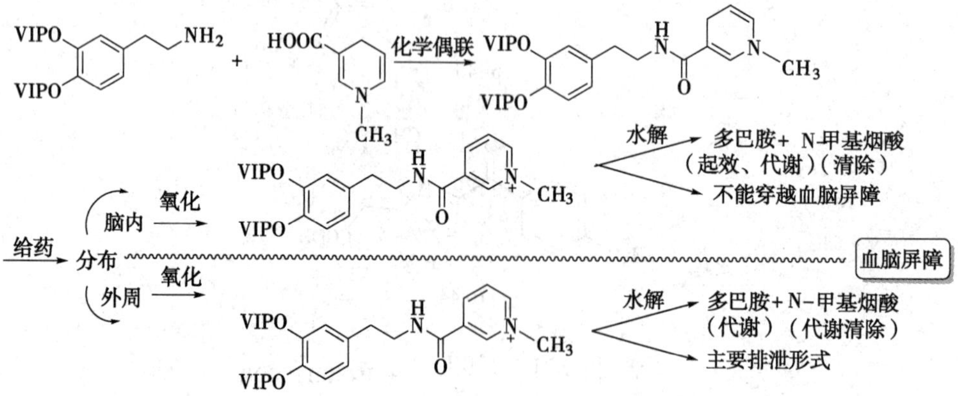

图6-2　进入中枢神经系统的多巴胺前药作用途径

(五) 掩蔽药物的不适气味,提高患者的依从性

注射的疼痛、药物的苦味和不良气味常常影响患者特别是儿童的用药。例如抗生素克林霉素(clindamycin,6-47)注射会引起疼痛、味苦,而其前药克林霉素磷酸酯(clindamycin phosphate,6-48)因注射无疼痛感而被广泛接受;克林霉素棕榈酸酯(clindamycin palmitate,6-49)的水溶性极小,与口腔内的味觉感受器无反应,故无苦味,也没有抗菌活性,经肠黏膜及血中的酯酶水解,可释放出有抗菌活性的原药。

氯霉素(chloramphenicol,6-50)棕榈酸酯也是无苦味的前药。

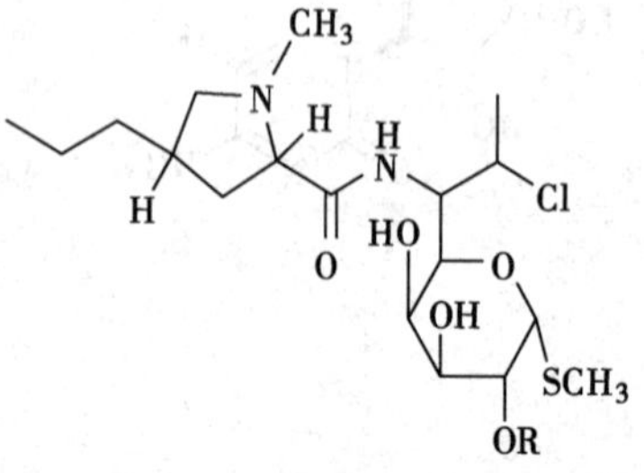

R = H　　　　　　　6-47

R = PO_3H_2　　　　6-48

R = $CO(CH_2)_{14}CH_3$

　　　　　　　　　　6-49

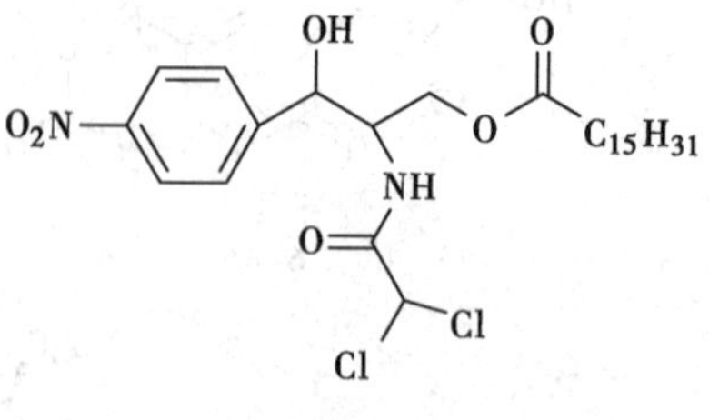

6-50

水合氯醛(chloral hydrate,6-51)为三氯乙醛的水合物,是一种较安全的催眠、抗惊厥药,至今仍为许多国家药典收载的法定药品。口服给药能迅速吸收,大部分在肝脏和其他组织内很快被还原为具有活性的三氯乙醇,水合氯醛的药理作用是它本身及代谢产物三氯乙醇所致。但水合氯醛有不愉快的臭味,且有胃肠道刺激作用,可导致恶心和呕吐,因此常被做成三氯乙醇的酯、缩醛等前药,如三氯乙醇磷酸酯(triclofos,6-52)、氨基甲酸乙酯水合氯醛加成物(carbocloral,6-53)等。

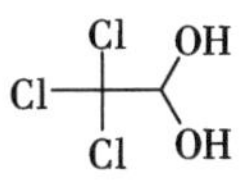

6-51 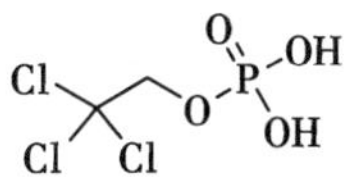　　　　6-52 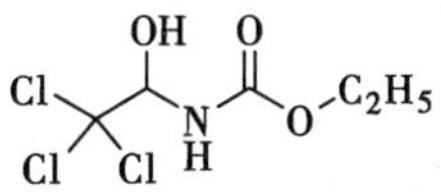　　　　6-53

三醋汀(triacetin,6-54)是醋酸的前药,醋酸有较强的抗真菌作用,但对皮肤有刺激性和腐蚀性。醋酸甘油可被人体皮肤和真菌中的酯酶水解,缓慢释放出醋酸,所以甘油可视作醋酸的载体。

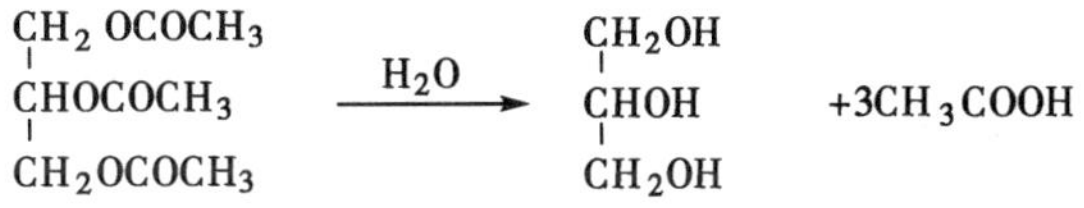

6-54

乌洛托品(methenamine,6-55)作为尿路消毒药,实际是甲醛的前药。甲醛是有刺激性的难闻气体,甲醛水溶液对皮肤黏膜也有极强的刺激性,不能口服用药。乌洛托品是甲醛与氨的缩合物,本身无活性,在 pH > 5 时稳定,因此在血液及组织中不易分解,在含酸性尿液的肾小管和膀胱中被缓慢水解释放出甲醛而发挥杀菌作用。

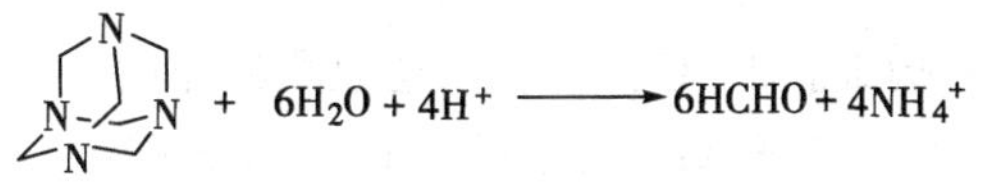

6-55

四、生物前体药物

生物前体药物的设计通常利用代谢活化的概念,使该类前药在体内通过一步或多步Ⅰ相代谢反应转变成预期的活性药物。

(一)氧化活化

血管紧张素转化酶Ⅱ受体拮抗剂氯沙坦(losartan,6-56)本身活性不强,在体内分子中的伯醇被肝脏细胞色素 P450 氧化成羧酸,生成 EXP-3174,后者对血管紧张素转化酶Ⅱ受体的拮抗活性更强,且选择性和亲和力较氯沙坦高。

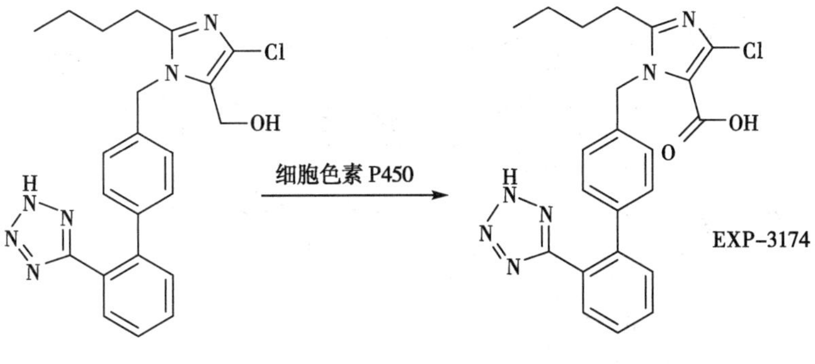

6-56

用于治疗晚期霍奇金病的抗肿瘤药物丙卡巴肼(procarbazine,6-57)须经体内代谢活化才发挥抗肿瘤作用(图6-3)。首先经细胞色素 P450 代谢氧化生成偶氮化合物,再经代谢生成具有烷基化作用的甲基肼或甲基自由基,对 DNA 进行烷基化或非正常的转甲基作用,从而抑制肿瘤细胞 DNA 和蛋白质合成。

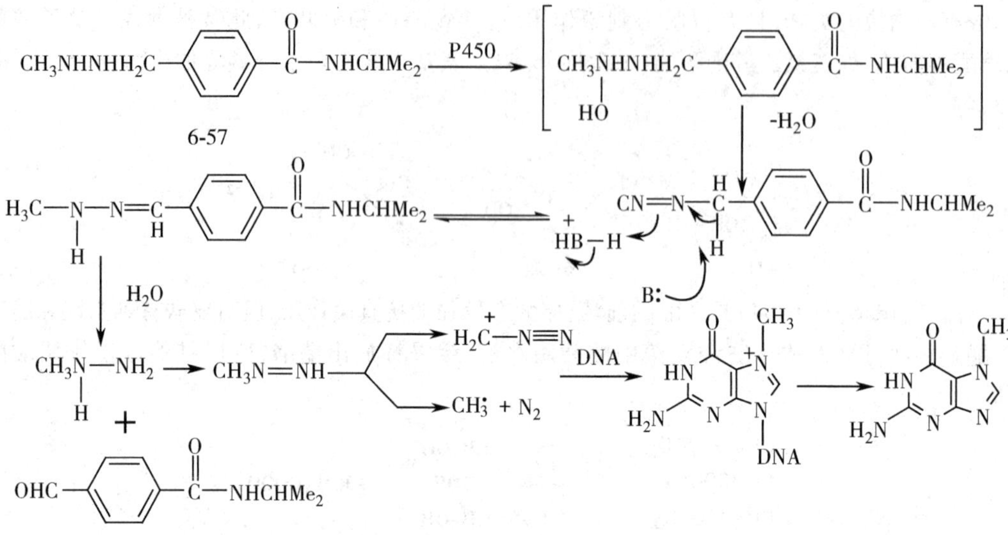

图6-3　丙卡巴肼的代谢活化途径

（二）还原活化

实体瘤一般具有局部低氧、营养损失、低 pH 等微环境特征，低氧也是实体瘤对放疗、化疗产生耐受的重要原因之一。低氧肿瘤细胞多存在于易引发生物还原性反应的环境中，对生物还原性药物特别敏感。利用实体瘤低氧的生理特征，设计抗肿瘤前药可提高选择性。N-氧化合物是近年来发展比较快的一类生物还原药物，其中代表化合物替拉扎明（tirapazamine,6-58）已经处于Ⅲ期临床试验。在低氧肿瘤细胞中，替拉扎明在还原酶的作用下，经还原而变成1-氧化物或无氧化物，并释放出羟基自由基，该羟基自由基插入 DNA 双螺旋链中，使 DNA 链断裂而发挥抗肿瘤作用。正常细胞无此过程，故提高了选择性。

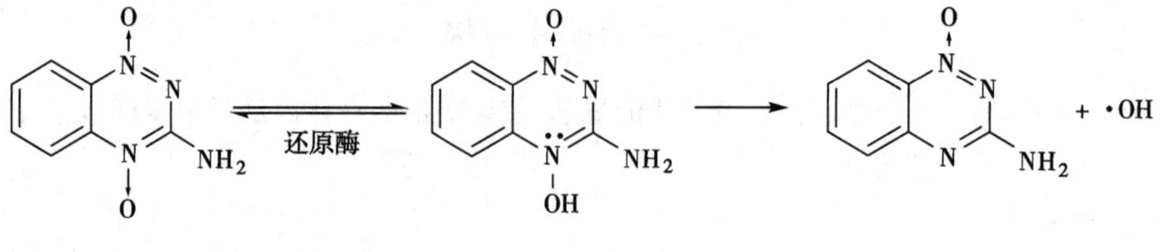

6-58

抗炎药舒林酸（sulindac,6-59）为亚砜基药物，本身无活性。在体内通过不可逆性氧化成砜，可逆性还原成硫醚，而后者是活性成分，可抑制环氧合酶和血小板聚集，呈现抗炎活性。

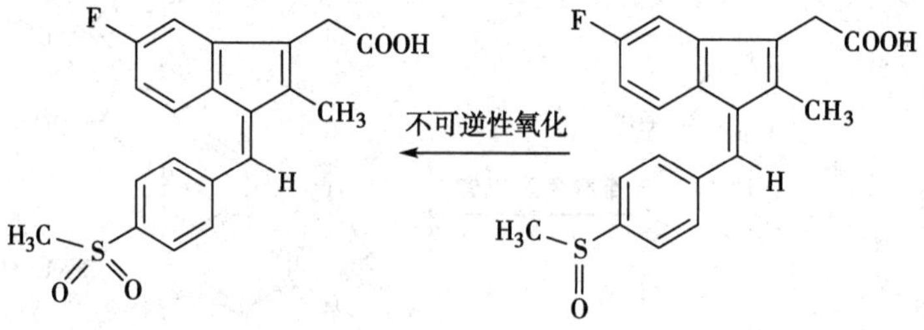

不可逆性氧化

6-59

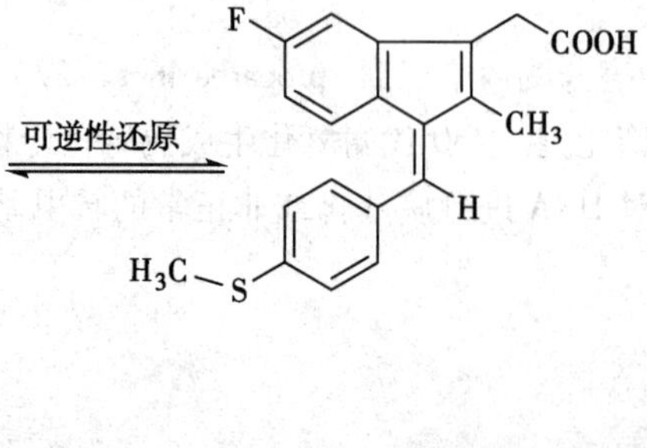

可逆性还原

H$^+$,K$^+$-ATP 酶抑制剂奥美拉唑(omeprazole,6-60)本身无抑酶活性,但在体内的酸性环境中可经重排、还原及分子内亲核取代反应,生成活性物质环状次磺酰胺,后者能与靶酶巯基形成二硫键而发挥抑制质子泵的活性(图 6-4)。在中性 pH 条件下,奥美拉唑相对稳定,只是部分转化成活性形式。奥美拉唑的类似物兰索拉唑、雷贝拉唑、泮托拉唑也是同类型的生物前体药物。

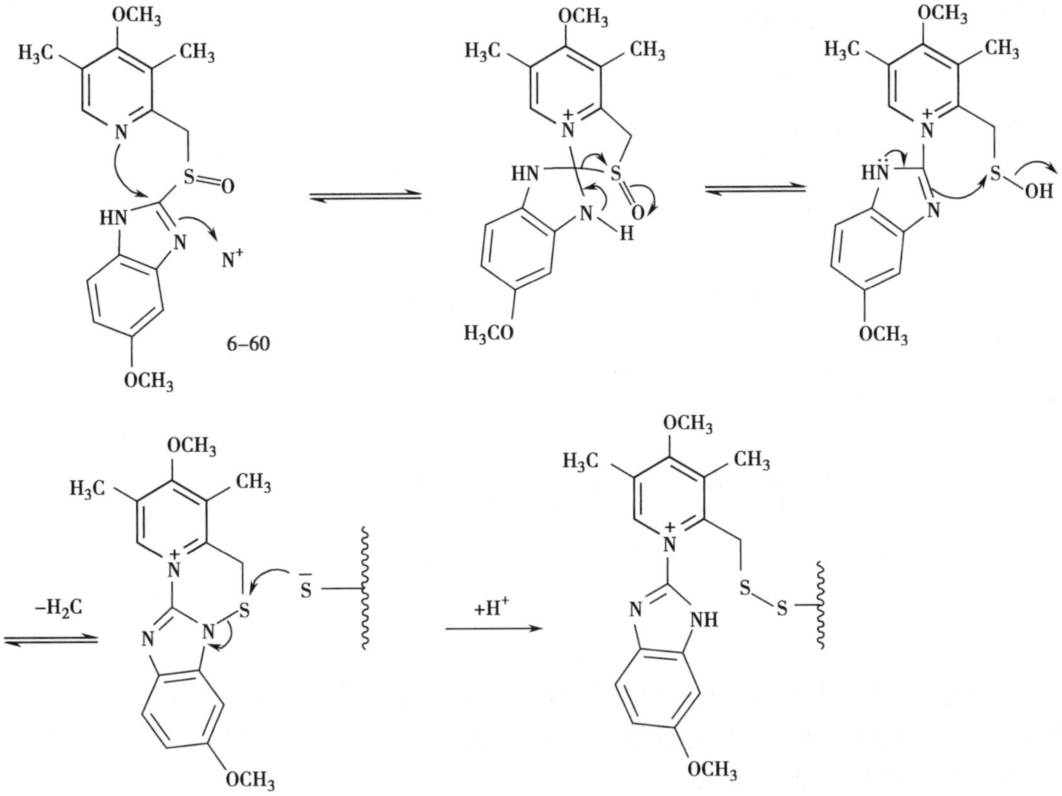

图 6-4　奥美拉唑的体内活化过程

（三） 消除活化

来氟米特(leflunomide,6-61)是一种免疫抑制剂,通过抑制二氢乳清酸脱氢酶的活性,从而影响活化淋巴细胞的嘧啶合成。然而来氟米特在 1mol/L 浓度下对二氢乳清酸脱氢酶没有抑制作用,其体内活性主要是经生物消除后的代谢产物(6-62)产生的。

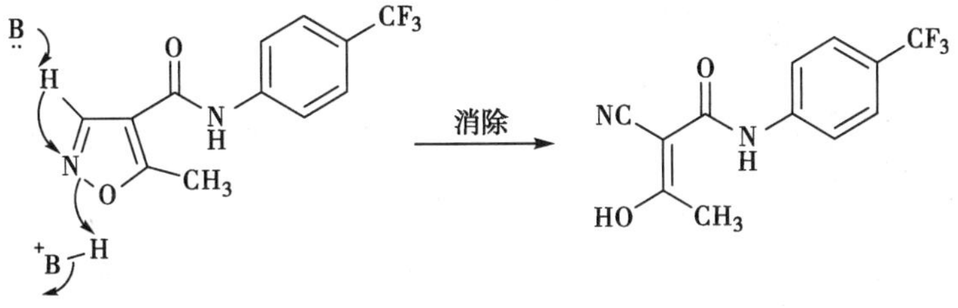

6-61　　　　　　　　　　　　　　　　6-62

第三节　软　药

一、软药的基本概念

新药研发过程中,经常出现候选药物毒性太大而无法用于临床的情况。药物产生毒性涉及的因素很多,有些属于药物自身固有的理化性质问题,一般可通过结构优化或前药等方法加以解决;有些药物本身无毒,其毒性的产生与体内的代谢有关。出现后者情况通常是药物在体内

笔记

生物转化过程中,经酶促反应产生有毒的代谢中间体或代谢产物。例如烯烃类药物经代谢生成环氧化合物后,可以被转化为二羟基化合物,此类二羟基化合物可与体内的生物大分子(蛋白质、核酸等)发生烷基化作用,导致组织坏死和致癌作用。黄曲霉素 B1(aflatoxin B1,6-63)就是此类典型的代表,该化合物致癌的分子机制是代谢后生成环氧化合物(6-64),可进一步与 DNA 作用生成共价键化合物(6-65)。

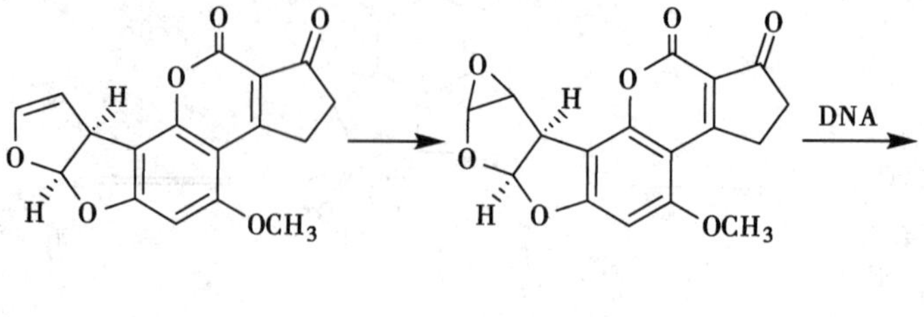

6-63   6-64

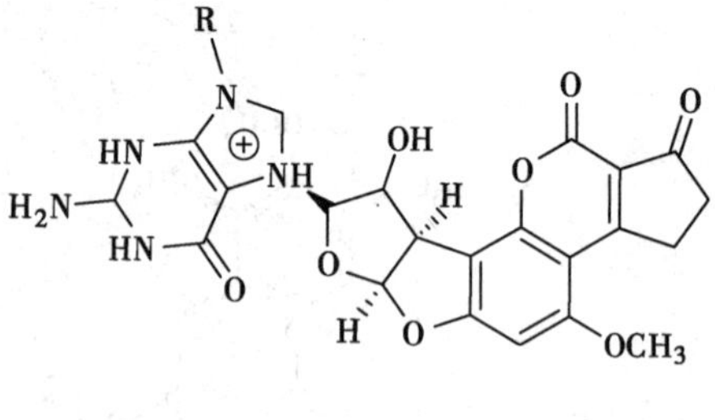

6-65

胺类药物在体内经氧化代谢生成 N-氧化物。芳香伯胺和仲胺 N-氧化后所形成的羟胺可在体内生成乙酸酯或硫酸酯,生成的乙酸酯基和硫酸酯基活性较好的离去基团可进一步与生物大分子生成共价键的烷基化产物,出现毒副作用。

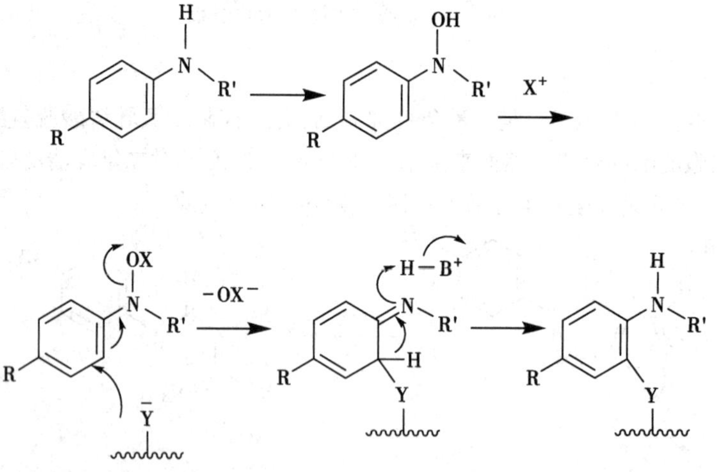

针对这种情况,人们试图设计一类不受任何酶攻击的有效药物,并称之为"硬药"(hard drug),以避免有害代谢物的产生。然而并未取得应有的效果,这是因为任何一个具有药理活性的药物,在有机体内一般不能躲避各种酶的攻击,因此所谓的"硬药"很难存在。认识了这一客观规律之后,根据药物代谢机制,设想使所设计的药物在完成治疗作用后,可按预先规定的代谢途径和可以控制的代谢速率,只经一步转化就失去活性,代谢产物无毒或几乎没有毒性,并不再留在体内产生有害的后续反应,而被迅速排出体外,从而使药物所期望的活性和毒性分开,这就是"软药"(soft drug)的概念。由此可以看出,软药与前药不同,前者本身就具有生物活性,并经一步代谢失活;而后者是无活性的化合物,经代谢活化。

笔记

二、软药的设计原理及其应用

根据软药设计的基本原理及设计方法的不同,大致可分为软类似物、活化的软药、活性代谢物软药、前体软药等。

(一) 软类似物的设计

软类似物(soft analog)是指结构上与已知的有效药物相似,但分子中存在有特定的易代谢结构片段,该结构片段一般是易于水解的酯键。这种软类似物一旦呈现作用后,迅速经一步代谢反应生成无活性的代谢物,避免不良反应。

软类似物的设计一般遵循以下原则:①整个分子是先导物的生物电子等排体,结构极其类似;②易代谢的部分处于分子的非关键部位,对药物的转运、亲和力及活性的影响很小;③易代谢的部分能被酶水解,但分子骨架是稳定的,易代谢部分的代谢是药物失活的主要或唯一途径;④通过易代谢部分附近的立体和电性因素,控制可预测的代谢速率;⑤代谢过程不产生高度反应活性的中间体,代谢产物无毒、低毒或没有明显的生物活性。

季铵盐如西吡氯铵(cetylpyridinium chloride,6-66)有很强的杀菌作用,但它们对人和动物的毒性较大,而且由于化学结构很稳定,易造成环境污染而限制了它们的应用。利用生物电子等排原理将酯基引入分子的烷基碳链中,可得到相应的软药季铵盐 N-吡啶鎓甲醇十二碳酰酯(6-67),两者的分子总长度基本相等,物理性质近似,都有良好的杀菌活性,但后者不像西吡氯铵须经多次 β-氧化代谢降解,易受胆碱酯酶催化水解,断裂成无活性的碎片,在人血浆中的半衰期为 8~10 分钟,毒性低约 40 倍。因此,是一个毒性很小的软类似物。

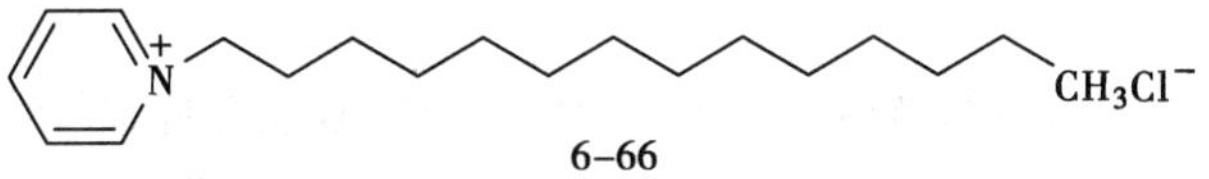

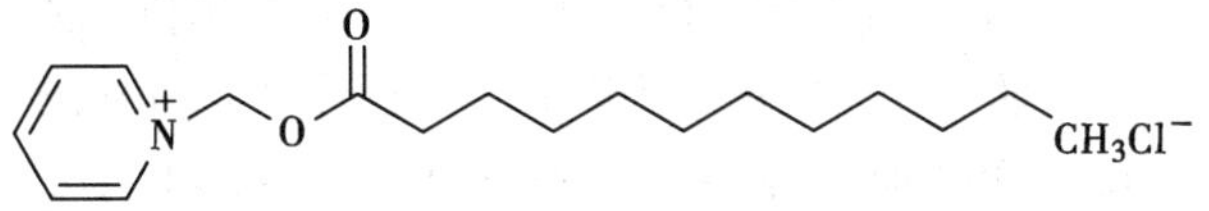

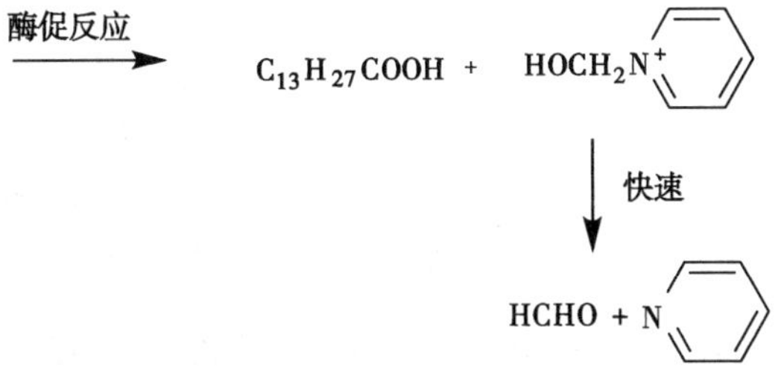

溴吡斯的明(pyrodostigmine bromide,6-68)为一胆碱酯酶抑制剂,可选择性地降低低密度脂蛋白(LDL),而不影响高密度脂蛋白,但在所需的治疗剂量下毒性太大,而它的软类似物(6-69)在体内经酶促反应一步生成无毒的产物,虽然只能短暂地抑制胆碱酯酶,但足以抑制 LDL 的生成。

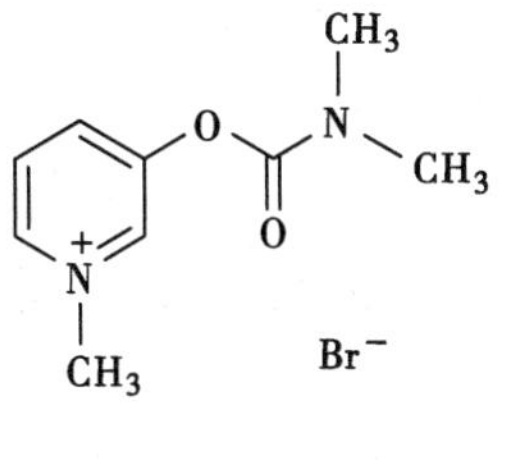

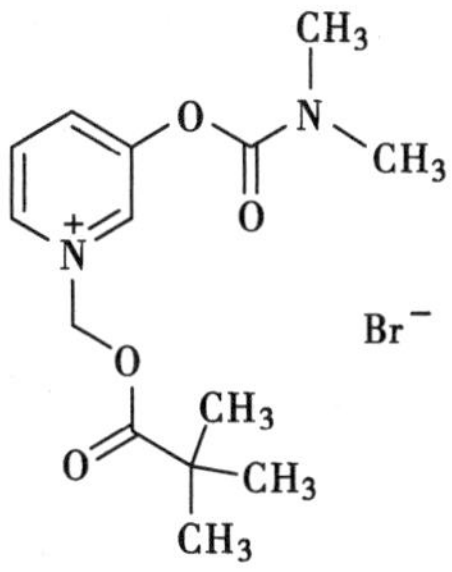

N-十六烷基毛果芸香碱(6-70)因不易吸收而缩瞳作用很弱,将十六烷基用十四碳酰氧甲基取代制成的软药(6-71)可增加向角膜的渗透,并在角膜内迅速水解成毛果芸香碱而发挥作用。

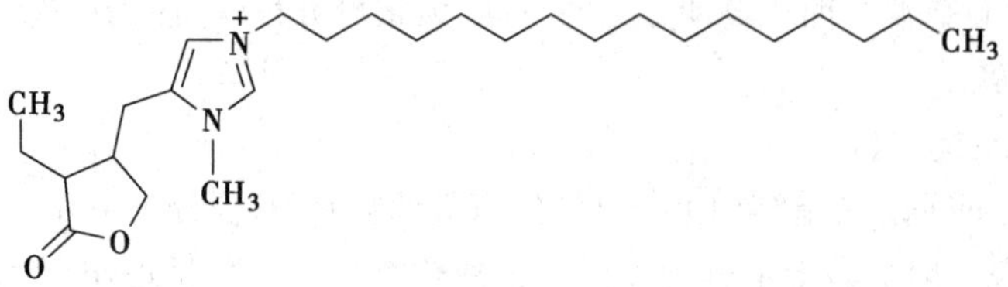

6 – 70

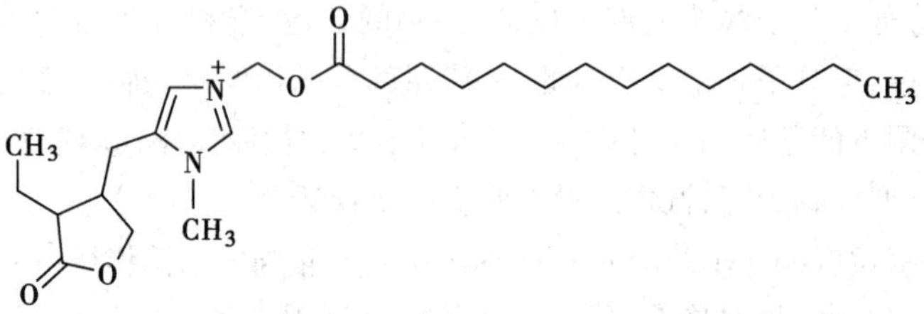

6 – 71

（二）活化软药的设计

活化软化合物的设计是以已知的无毒、无活性的化合物为前体,在分子中引入必要的活性基团,在其发挥药理作用的过程中活化基团离去,恢复到无毒的化合物或进一步分解成无毒产物。

这类化合物不是已知药物的结构类似物。活化软药通常没有特定的结构要求或限制,因此不是整个分子与受体作用,只是将活化基团释放到须呈现作用的部位。如 N-氯胺虽有局部抗菌作用,但性质不稳定,难以长期贮存而应用受到限制。在设计类似物时,发现其母体可以是氨基酸、氨基醇酯、酰胺或亚胺等,特别是 α-碳原子上没有氢的 N-氯胺化学稳定性好,腐蚀性低,在进入细菌细胞壁的前后可释放出 Cl^- 离子而产生抗菌作用,并产生原来的胺。实验证明,无氯取代的胺类母体无杀菌活性。

下列化合物具有抗菌作用:

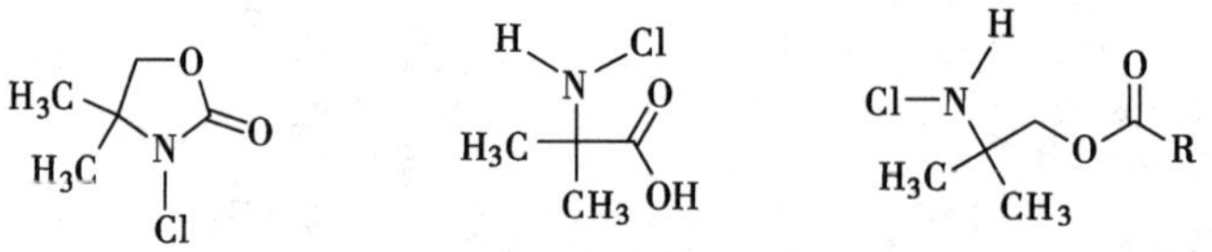

"软性烷化剂"(soft alkylating agents)也是一类活化软性化合物,其特征结构是脂肪酸或芳香酸醇酯的醇基部分 α-碳上有卤素原子。这种 α-卤代酯是比较弱的烷化剂,有可能转运到肿瘤细胞中,而不致因较强的烷化作用对机体做无选择的烷基化。另一方面,软性烷化剂作为活性酯,易经酯酶水解失活,其水解速率可通过选择分子中的取代基 R、R' 和 Y 加以检测和控制,所以总的毒性比一般的烷化剂低,如己酸氯甲醇酯(6-72)对 p388 白血病细胞有明显的抗癌活性,但毒性较低。

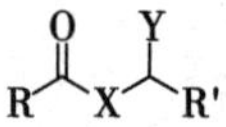

R = 烷基或芳基；R′ = H 或烷基；X = NH、O 或 S；Y = Cl、Br

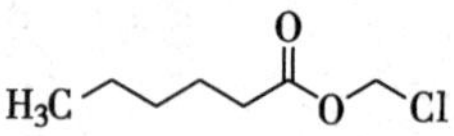

6 – 72

（三）活性代谢物软药的设计

药物的氧化代谢是药物代谢的重要途径之一，在某些药物的氧化过程中可产生活性类似于原药的代谢中间体和具有生物活性的结构类似物。如镇静催眠药地西泮（diazepam,6-73）经氧化代谢生成替马西泮（temazepam,6-74），其镇静催眠作用与原药相似，副作用较小。

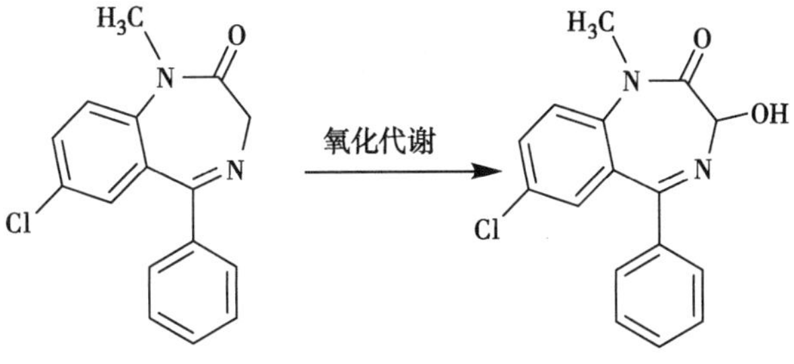

6-73　　　　　6-74

但是由于大多数药物在体内发生多级代谢转化，可产生一系列活性代谢产物，其中也包括有毒和具有高度反应活性的物质，它们的作用选择性、药动学行为、结合反应的类型以及分布、消除等方面的情况也不一样；而且由于酶系统的个体差异，各种活性代谢物的组成也必不相同，因而不可能对这些药物提出安全有效的统一剂量。例如 β 受体拮抗药丁呋洛尔（bufuralol,6-75）芳环和乙基的不同氧化产物，其血药浓度、生物半衰期、药效学和毒性都有差异，如化合物（6-75）～（6-78）的生物清除半衰期分别为 4、7、12 和 4 小时（图6-5）。

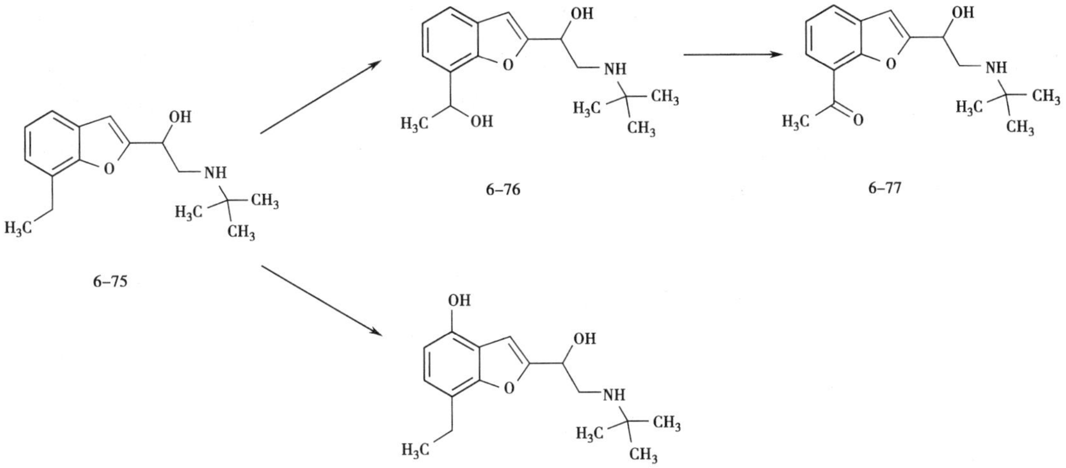

图6-5　丁呋洛尔及其代谢产物

根据药物代谢的一般原理和规律以及对软药设计的要求，这种活性代谢物本身应有药理活性，而且具有更接近最终代谢阶段的较高氧化态结构，因而在呈现药效后，只经过简单一步的体内反应，就会变成低活性或无活性的代谢产物，这样的软药在药代、药效和毒理等方面有容易控制的特点。因此上述代谢产物中，（6-78）可作为软药。

（四）无活性代谢物软药的设计

无活性代谢物的设计方法是以某种药物已知无活性的代谢物为先导物，经结构修饰，以获得具有药理活性，但经一步代谢转化成原来的无活性代谢物的软类似物。

甾体糖皮质激素类药物中的17β-乙醇酮基侧链是该类药物在体内特别容易发生氧化代谢的基团，如泼尼松龙（prednisolone,6-79）的17-β-乙醇酮基可先后被氧化代谢成酮醛（6-80）、酮酸（6-81）和泼尼松龙酸（6-82）。

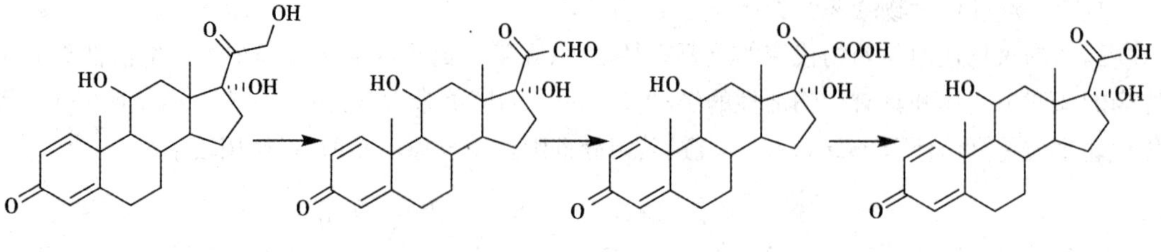

其中代谢产物酮酸和泼尼松龙酸是尿中发现的无活性代谢产物。根据无活性代谢物的软药设计原理，以泼尼松龙酸为前体，羧基经与氯代甲醇成酯得到软药氯替泼诺(loteprednol etabonate,6-83)，与氢化可的松比较，它的治疗指数提高了20倍，已上市用于治疗眼部炎症和过敏性鼻炎。类似的 fluocortin butyl(6-84)是无活性代谢物 fluocortolone 的酯性软药，具有良好的局部抗炎活性。上述软药经体内酯酶水解，均经一步代谢降解成无活性的甾类羧酸代谢物。

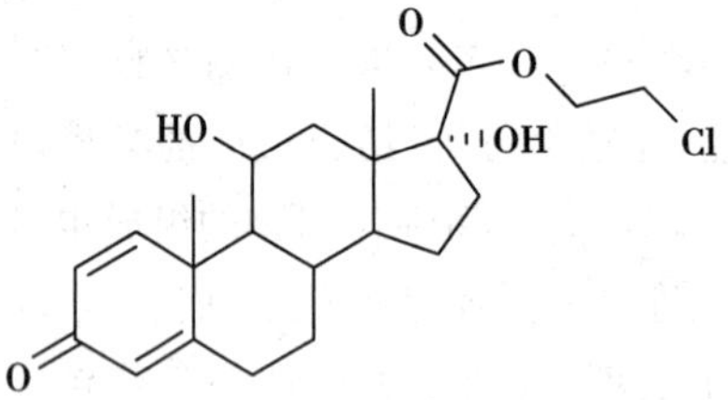

6-83	6-84

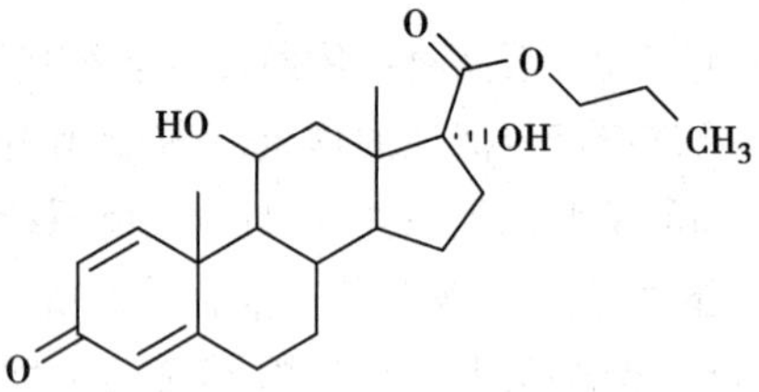

芬太尼(fentanyl,6-85)在体内的代谢产物为侧链羧酸化，成为无镇痛作用的极性化合物。将羧基酯化，并对哌啶环4位做适当修饰，得到的瑞芬太尼(remifentanil,6-86)是超短时阿片类镇痛药。注射瑞芬太尼，发挥镇痛作用后，在体内被酯酶迅速水解成无活性的代谢物。瑞芬太尼的镇痛强度大体与芬太尼相当，半衰期为 10～21 分钟，在体内不会产生蓄积作用，因而降低了术后镇痛时产生呼吸抑制的危险。

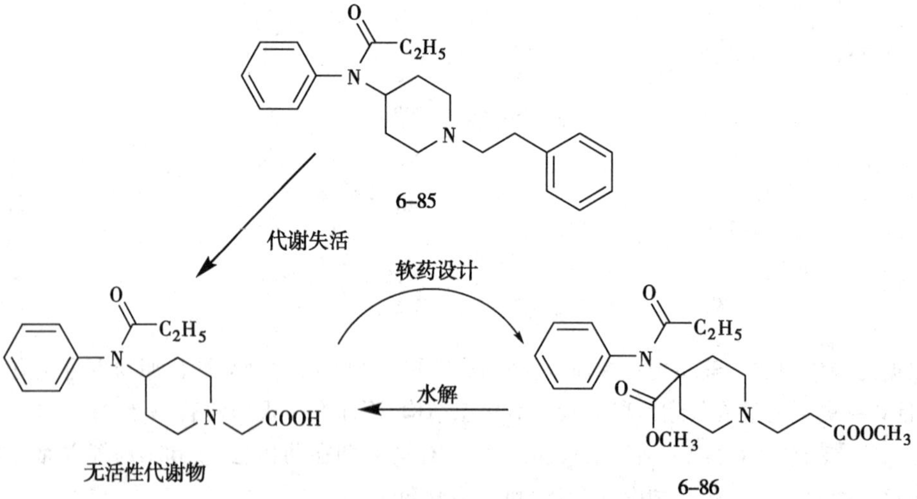

6-85

代谢失活

软药设计

水解

无活性代谢物

6-86

（五）前体软药

前体软药(pro-soft drug)是上述软药的前药，其本身没有活性，须经酶促转化变成有活性的软药，呈现作用后，又被酶催化失活。这也是一种基于前药原理的药物设计手段之一。

前体软药的设计是利用内源性活性物质具有明确快速的代谢途径和速率的特点，将其与化学控释系统相结合，从而达到该类软药具有特异性部位控释的特性。

一般来讲，某些内源性生物活性物质如糖皮质激素、性激素等甾体激素或多巴胺、γ-氨基丁酸、前列腺素等神经递质都可认为是天然的软药。因为这些内源性活性物质在发挥其效能后，机体会迅速高效地将其代谢失活,而且代谢系统无高反应性中间体形成,这是机体自身防御的一种反映。

但当这些内源性活性物质作为外源性的药物使用时,有时会由于体内的局部浓度过高而呈现非期望的不良反应。例如氢化可的松虽然是内源性糖皮质激素,但局部应用由于吸收良好,进入体循环至全身会引起胸腺退化、皮肤萎缩及肾上腺功能受到抑制等不良反应。

为了减少这种副作用、提高选择性,人们设想利用化学控释系统(CDS)加以控制,制成本身无活性的化合物,使它在皮下蓄积,而后经化学作用慢慢释放出原药,避免全身作用和不良反应。鉴于氢化可的松分子中的 3-酮-△^{4} 结构是活性的必需基团,将其暂时封闭而失活。经一系列研究发现,在 3 位酮基连接螺噻唑烷甲酸乙酯而成的衍生物(6-87)是前体软药。局部应用结果表明,由于增加了对皮肤的亲和力,可减少氢化可的松的全身组织分布,从而在炎症部位持续释放原药,其抗炎活性和毒性之比是氢化可的松醋酸酯的 6~8 倍,全身性不良反应明显降低。

化学控释过程是螺噻唑烷环的分步水解,首先开环生成巯基化合物,并与组织蛋白中的巯基反应生成二硫键,使分子固定于控释部位,经亚胺键断裂释放出氢化可的松。

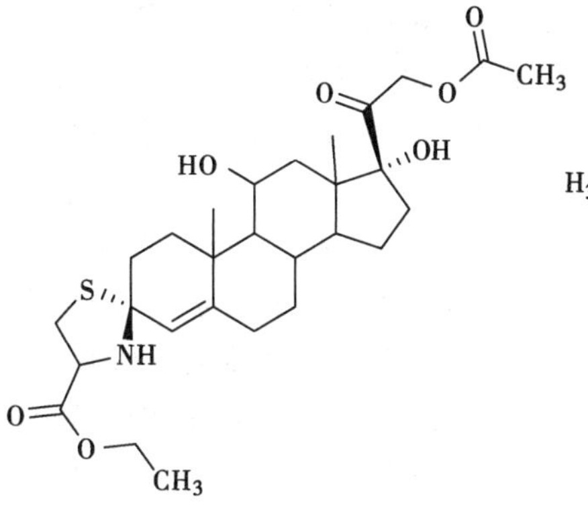

6–87

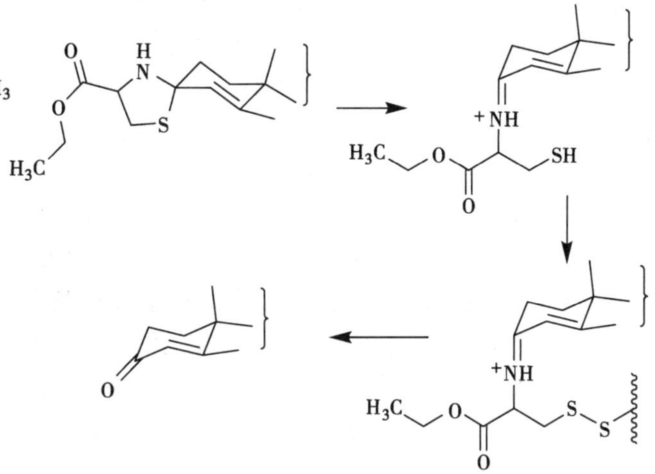

睾酮、黄体酮等甾体激素的 3-螺噻唑烷衍生物也有同样的控释特性,作为前体软药局部应用,全身不良反应较低。

第四节　靶向前药

所谓靶向药物,是利用对某些组织细胞具有特殊亲和力的分子作载体,与药物偶联后将其定向输送到作用的靶器官部位的一种药物设计方法,是前体药物的一种特殊形式,它是以受体或酶与配基特异性结合为基础的。受体或酶与配基的作用具有高度的结构专一性,其结合部位能专一性地识别配基并与之结合,这种局部结构专一性匹配是受体或酶介导靶向药物的理论基础。靶向策略使用最多的是靶向抗肿瘤药物,是利用肿瘤组织中某些酶的特性、肿瘤细胞表面上特异性表达的抗原,将药物分子与不同分子量的载体如糖类、生长因子、抗体、肽类以及合成的聚合物等相结合来实现的,这样可以使药物转运至肿瘤部位,然后在肿瘤细胞内外释放出来。理想的药物-载体偶联物的设计要求如下:①偶联物自身无药理作用。②偶联物中药物与载体之间的化学键(一般是共价键)在血浆及细胞外液中稳定,使偶联物在向靶部位的转运过程中药物不被释放。但此种化学键必须对靶器官酶系统或 pH 等敏感,能在靶组织部位裂解,释放出活性药物分子。③偶联物应能通过给药部位与靶细胞之间所有的生物屏障,被靶细胞上的膜受体识别,结合、内吞并进入溶酶体。④偶联物自身应无毒性及抗原性,其载体具有生物可降解性。

根据靶向前药的特点,可分为主动靶向前药与被动靶向前药两类。

笔记

一、主动靶向前药设计及其应用

（一）以肿瘤特异性抗原或受体为靶点的前药设计

1. 概述   以肿瘤特异性抗原或受体为靶点的前药设计的基本原理是基于单克隆抗体（mAbs）或配体对各自相应的抗原或受体具有高度的亲和力、识别能力和特异性结合。将药物分子与单克隆抗体（mAbs）或配体经适当方式偶联制成的前药，能与肿瘤细胞表面的抗原或受体发生特异性反应，并在靶部位释放出原药，从而发挥抗肿瘤作用。该类主动靶向前药的靶点主要是抗原和细胞表面受体，如抗原［分化簇（CD20、CD33）、癌胚抗原、蛋白酶特异性膜抗原等］、血管受体（结合素类、氨肽酶 N、内皮因子、血管内皮生长因子等）、血浆蛋白受体（低密度脂蛋白，转铁蛋白）、肽受体（生长抑素受体、神经肽 Y 受体、促黄体生成激素释放受体等）、生长因子和维生素受体（叶酸盐受体、表皮生长因子受体、转化生长因子受体、成纤维细胞生长因子受体等）、糖受体（唾液酸糖蛋白受体、半乳糖结合凝集素、透明质酸受体等）。

单克隆抗体可形成抗体-药物偶联物、抗体-酶偶联物。大多数单克隆抗体属于 IgG 类免疫球蛋白类，它是一个对称的 Y 形糖蛋白，由 4 条多肽类亚基构成，两条肽链约含 200 个氨基酸，称为轻链；另外两条肽链约含 400 个氨基酸，称为重链。两条轻链和两条重链通过二硫键连接。所有的肽链都含有一个不变和可变的区域，该区域是对抗原有高亲和力的结合位点。单克隆抗体通过各种途径发挥其抗肿瘤效应：通过单一阻断抗原继而阻止信号传导，通过补体依赖性细胞溶解（CDC）或者通过抗体依赖性细胞介导细胞毒性反应。一旦抗体与抗原结合，补体级联被激活的同时（或者）效应细胞结合到抗体 Fc 区域，激活自然杀伤细胞导致抗原细胞的破坏。吉妥单抗（gemtuzumab ozogamicin/Mylotarg,6-88）是重组人源化抗 CD33 单抗与细胞毒性药物卡奇霉素的复合物（化学结构见图 6-6），其对表达 CD33 抗原的细胞毒性是不表达该抗原细胞的 7 万余倍。吉妥单抗进入体内后可被靶细胞胞饮。在靶细胞内，卡奇霉素从偶联物上水解游离，与 DNA 结合，使其双螺旋断裂，导致细胞死亡。临床上用于治疗急性髓细胞白血病。最近发现其存在安全性及疗效可靠性等问题，已撤出市场。

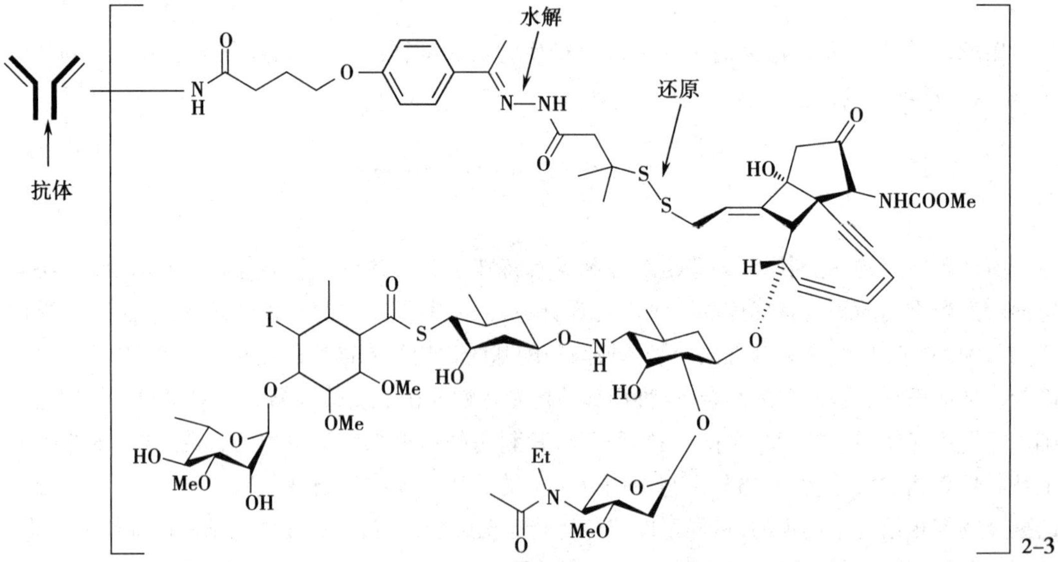

图 6-6   吉妥单抗的化学结构

叶酸作为一种内源性活性物质与叶酸受体有很高的亲和力，一般的结构修饰不影响其与受体的亲和力，同时叶酸在许多人类肿瘤组织中呈现高表达，因此叶酸是主动靶向前药设计中最常用的配体之一。

通过甘氨酸将喜树碱连接到具有双功能基的聚乙二醇链的一端，将叶酸连接到另一端，得到喜树碱-甘氨酸-聚乙二醇-叶酸前药（CPT-Gly-PEG-folate，6-89）。发现该前药与 KB 细胞的叶酸受体有特定的相互作用，并且由于受体介导的内吞作用，其细胞毒活性获得增强；而 CPT-Gly-PEG 共聚合物本身未显示任何显著的细胞毒活性。叶酸与烷化剂、铂配合物、紫杉醇、氟尿嘧啶、多柔比星和丝裂霉素等抗肿瘤药物的偶联物正在进行临床前或临床研究中。

6-89

2. **案例分析**　　多柔比星（doxorubicin，DOX）是临床常用的抗肿瘤药，主要用于治疗急性白血病（淋巴细胞性和粒细胞性）、恶性淋巴瘤、乳腺癌、肺癌（小细胞和非小细胞肺癌）等，其作用机制在于其蒽环片段可直接作用于 DNA，插入 DNA 的双螺旋链，使后者解开，改变 DNA 的模板性质，抑制 DNA 聚合酶活性从而抑制 DNA 的合成。此外，多柔比星还具形成超氧基自由基的功能，并有特殊破坏细胞膜结构和功能的作用，因而具有高效的细胞毒活性。但多柔比星经静脉给药后与血浆蛋白结合率低，迅速分布于心、肾、肝、脾和肺中，且伴随骨髓抑制和心脏毒性等毒副作用。目前，减少多柔比星毒性的主要方法是应用药物载体，减少其在全身特别是心脏组织中的分布，提高其在局部肿瘤组织中的含量，这些药物包括微球、脂质体、纳米粒、胶束、凝胶剂等，其中脂质体制剂已经成功应用于临床，并显著降低了药物的不良反应。近年来，研究人员着力于提高多柔比星的主动靶向能力，通过将多柔比星与靶向性的抗体、糖类配基、维生素、多肽等偶联，以实现体内控释、选择性杀灭病变癌细胞的目标。本章节以去唾液酸糖蛋白受体为例，讲述多柔比星如何通过前药原理来完成主动靶向活体组织的。

去唾液酸糖蛋白受体（asialoglycoprotein receptor，ASGPR），又称半乳糖受体，主要表达于哺乳动物肝窦状隙的肝实质细胞表面，是一种跨膜蛋白，相对分子质量约 41000，每个肝细胞表面约有 50 万个受体分子，由 H1 和 H2 两个结构不同的亚基组成，H1 是受体的主要组分。ASGPR 含有糖识别结构域，能专一识别末端带有半乳糖残基和 N-乙酰半乳糖胺残基并与之结合，定向转运到肝细胞内的溶酶体进行代谢，释放出负载药物，约有 50% 吞饮的 ASGPR 并不被降解，重新回到细胞膜上，参与下一轮循环。因此，ASGPR 是实现肝靶向运输的主要介导系统，一直被用于介导药物和基因的肝靶向递送以及肝脏成像等方面的研究。

根据去唾液酸糖蛋白受体这一特点，将半乳糖和多柔比星通过 Gly-Phe-Leu-Gly 四肽链与多聚 N-（2-羟基丙基）甲基丙烯酰胺（简称：多聚 HPMA）以酰胺键的形式链接，得到具有肝靶向的前体药物 FCE28069，相对分子质量 2.15×10⁴，载药量为 7.15%，游离的多柔比星为总药量的 2%，糖基含量为 1.15%~2.15%（摩尔比）。动物实验表明，FCE28069 可以选择性地进入肝脏组织，经半胱氨酸蛋白酶降解并释放出多柔比星，因此，在肝脏中多柔比星的浓度是其他正常组织的 15~20 倍，具有明显的肝靶向性，降低了药物的心脏毒性和骨髓抑制。Ⅰ/Ⅱ 期临床试验发现，FCE28069 静脉给药三周 1 次，与多柔比星对比，FCE28069 在肝脏组织中的浓度提高了12~50 倍，但剂量依赖的毒性反应与多柔比星相似，其抗肿瘤活性明显，在接受治疗的 23 例肝癌患者中,2 例显示部分应答,1 例肿瘤体积减小,11 例病情稳定。因此,根据前药原理将多柔比星与半乳糖受体的配基结合,设计成肝靶向的前体药物 FCE28069,在肝脏中溶酶体降解释放出多柔比星,从而实现在肝组织中的富集,具有良好的发展前景。

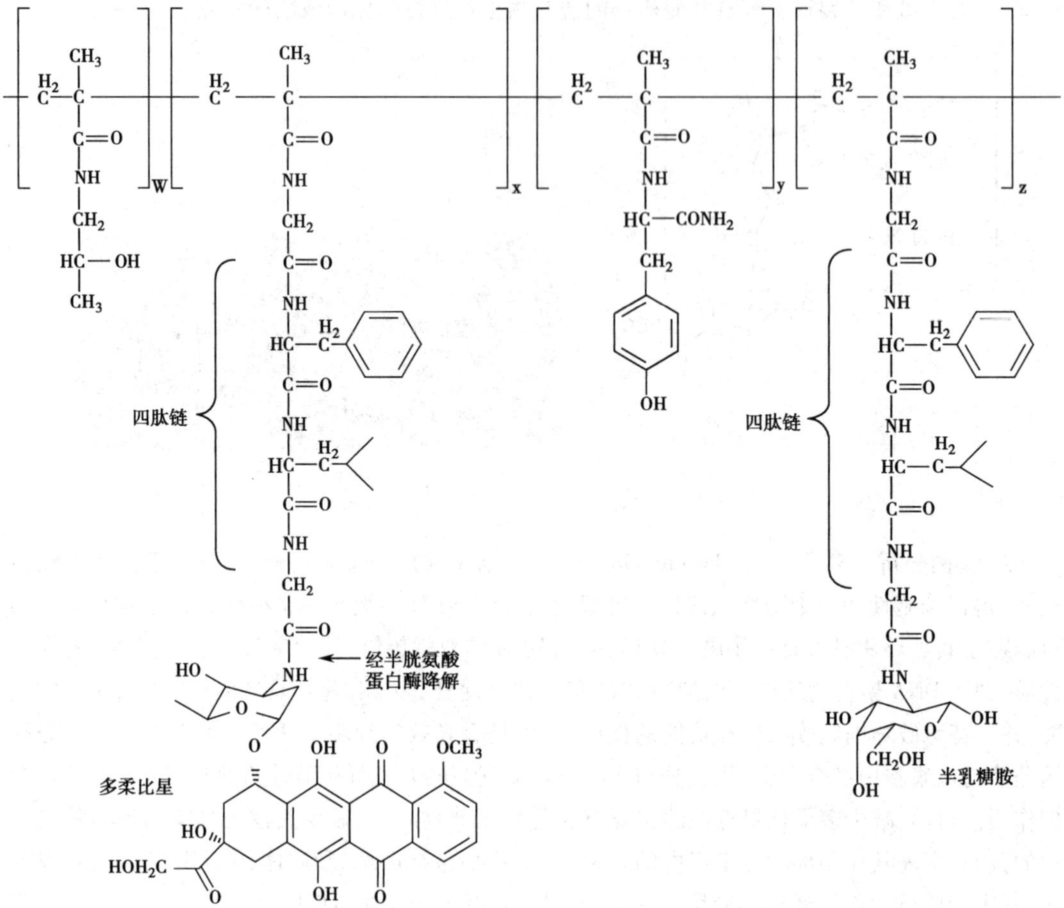

图 6-7　靶向无唾液酸糖蛋白受体(ASGPR)的前药 FCE28069(6-90)

(二) 抗体导向酶前药疗法

抗体导向酶前药疗法(antibody-directed enzyme prodrug therapy,ADEPT)是利用抗体-抗原识别与结合及酶活化前药原理,将抗体与特定的前药活化酶结合。该法通过两个机制环节起效的药物疗法,首先是特异性抗体-酶结合体进入体内后可特异性地转运到恶性肿瘤细胞膜的特异性抗原上,然后无活性的前药服用后在抗体连接的酶的作用下转变为活性的细胞毒性药物而发挥抗肿瘤作用(图 6-8)。

该法的优点是:①抗体-酶偶联物与肿瘤细胞结合牢固,酶不会在非靶组织释放,使治疗的选择性提高;②前药的使用降低了治疗的毒性;③即使偶联物在肿瘤部位的浓度较低,但酶的高催化活性也能弥补这一缺点。少量的酶能激活大量的前药,提高了局部药物浓度,抗体导向酶前药疗法常产生旁观者效应(bystander effect,又称旁杀效应),即同时杀灭周边未分化/未表达的肿瘤细胞,从而放大了药物效应。

ADEPT 中应考虑的一般规则:①理想的靶抗原应由肿瘤细胞表达或分泌进入肿瘤细胞外基质,同时有必要使用具有高亲和力的单抗。②抗体-酶偶联物应具有分子量小、免疫原性低、性质稳定、易定位于肿瘤细胞、对肿瘤相关抗原选择性高且能保持酶的催化能力的特点,游离的偶联物易自血中清除,以避免产生毒性。③选用的酶应能在接近肿瘤细胞外液 pH 的条件下发挥其最佳活性,且特异性好,体内性质稳定,对人体无免疫原性,来源稳定,易纯化。常用的酶主要有来源于微生物的酶,如碱性磷酸酶、α-半乳糖苷酶、羧基肽酶 A、β-葡萄糖醛酸糖苷酶及硝基

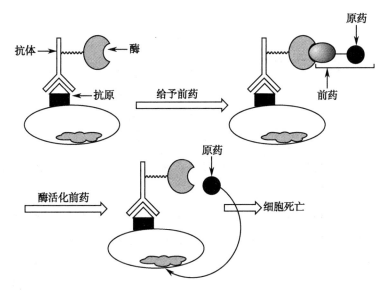

图 6-8 抗体靶向酶前药疗法（ADEPT）示意图

还原酶等;哺乳动物源性酶类,如 β-内酰胺酶、羧肽酶、胞嘧啶脱氨酶等。④药物应具有剂量依赖而无细胞周期依赖的性质,活化后的药物与靶标的结合是不可逆的反应,因而药物进入肿瘤细胞后不会返回血液中。常用的药物是生物烷化剂或核酸嵌合剂等。这些前药、前药酶及单抗可以组成多个 ADEPT 系统,部分已经用于临床研究(见表 6-4)。

微生物来源的羧肽酶 G2 可特异性地裂解谷氨酸与芳环间的酰胺、脲、氨基甲酸酯键,活化含有此类结构片段的前药,抗体-羧肽酶 G2 偶联物已进入临床试验。如前药 N-{4-[N,N-二(2-碘乙基)氨基]苯氧羰基}-L-谷氨酸(6-91)进入体内后可被羧肽酶 G2 代谢活化生成 4-[N,N-二(2-碘乙基)氨基]苯酚,后者是有效的生物烷化剂。研究表明,它具有良好的酶动力学性质,体内活性及对表达羧肽酶 G2 的肿瘤细胞呈选择性抑制活性。该前药与抗体-羧肽酶 G2 偶联物作为抗体靶向酶前药疗法已进入临床试验,用于治疗早期结肠癌。

抗体——CPG2

6-91

β-内酰胺酶是细菌产生的分解 β-内酰胺类抗生素的水解酶,对于具有 β-内酰胺结构的底物有高度的特异性,无内源性干扰。一些药物可在头孢菌素噻吩母核的 3′位以共价结合制成前药,再经 β-内酰胺酶水解游离出活性药物。如头孢菌素与抗肿瘤药长春新碱结合生成的前药在癌胚抗原的抗体-β-内酰胺酶偶联物的介导下,毒性显著降低,并可提高该前药的抗癌强度。动物实验表明,单用偶联物或单用前药均无效,单用长春新碱治疗组的有效率亦低于 ADEPT 疗法(癌胚抗原的抗体与 β-内酰胺酶的偶联物 + 头孢菌素-长春新碱前药)。

COOH   NH-长春新碱

笔记

抗体—β-内酰胺酶 →   +长春新碱

表6-4   肿瘤治疗中的抗体导向酶的前药治疗（ADEPT）举例

酶	抗体	前药	模型
β-葡萄糖苷酶	膀胱肿瘤相关的单克隆抗体	苦杏仁苷	HT 1376 膀胱肿瘤细胞
人 β-葡萄糖醛酸酶	人 CEA-特异性结合域	蒽环类-葡萄糖醛酸衍生物	鼠 L 1210 肿瘤细胞
人 β-葡萄糖醛酸酶	单链抗 CD20 抗体	多柔比星葡萄糖醛酸衍生物	融合蛋白
羧肽酶 G2	抗 CEA 抗体	CMDA	克隆人结肠肿瘤移植瘤细胞
碱性磷酸酶	人源性单抗	多柔比星磷酸酯衍生物	H2981 肺腺癌

（三）基因导向酶前药疗法

基因导向酶前药疗法（gene-directed enzyme prodrug therapy，GDEPT）又称自杀基因疗法。GDEPT 的策略是将非哺乳类动物的基因通过靶向系统转染到肿瘤细胞中，当它在肿瘤细胞中表达后可将全身给药的无毒性或毒性极低的药物前体转变成毒性的代谢产物，在肿瘤局部杀伤肿瘤细胞，而不影响周围的正常细胞，从而避免了全身或局部直接给药的毒副作用(图 6-9)。

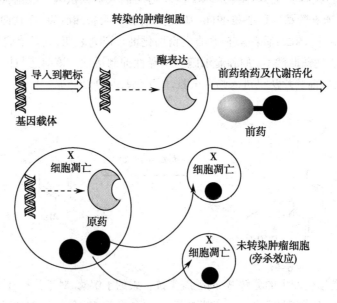

图 6-9   基因导向酶前体药物疗法（GDEPT）示意图

GDEPT 中应考虑的一般规则为：①表达的酶必须在肿瘤中达到足够的浓度，并具有较高的催化活性。②前药应具合适的亲脂性和半衰期，能转运扩散入肿瘤细胞；如前药的裂解发生在细胞外，活性药物应具有透过细胞膜的能力，并能发挥旁观者效应。

转运基因的载体主要有病毒载体和非病毒载体。病毒载体应用最广泛，其转染率高，易于改造和操作，但受制于质粒 DNA 数量和大小的局限，同时存在诱发严重的免疫反应的可能性；非病毒载体如阳离子脂质体具有制作成本低，使用方便、安全，并适于长期储存、可直接注射等优点，但其转染效率低，通常无法有效地转染大量的细胞，同时作用的选择性也不高。

最常用的基因载体包括细菌类的沙门菌、梭状芽胞杆菌、双歧杆菌和大肠埃希菌等；病毒类的腺病毒（ADV）、腺相关病毒（AAV）、逆转录病毒、单纯疱疹病毒（HSV）。当病毒载体用作转运基因时，GDEPT法就被称为病毒导向酶前体药物疗法（virus-directed enzyme prodrug therapy，VDEPT）；非病毒基因载体主要是脂质体；此外，抗体亦常用作基因载体。

利用单纯疱疹病毒胸苷激酶基因和更昔洛韦组成了GDEPT系统（图6-10）。更昔洛韦是用于治疗单纯疱疹病毒感染的前药，该药物经单纯疱疹病毒胸苷激酶磷酸化，然后在细胞激酶的作用下产生更昔洛韦三磷酸酯，在细胞分裂过程中（S期），更昔洛韦三磷酸酯可插入DNA链中，抑制DNA聚合酶的作用，导致DNA单链的断裂。这些特点使得单纯疱疹病毒胸苷激酶-更昔洛韦用于防止肿瘤细胞入侵非增生组织。虽然更昔洛韦三磷酸酯有一电荷集中的难透过脂膜的三磷酸基团，这使得药物的扩散以及因细胞与细胞之间的关联引起的旁杀效应更为困难。然而，研究显示，即使只有10%的肿瘤细胞中表达单纯疱疹病毒胸苷激酶，也显示了很好的抗肿瘤活性。利用腺病毒载体介导单纯疱疹病毒胸苷激酶基因转染大肠癌细胞株HT2290，同时给予更昔洛韦治疗，肿瘤细胞消减80%以上。

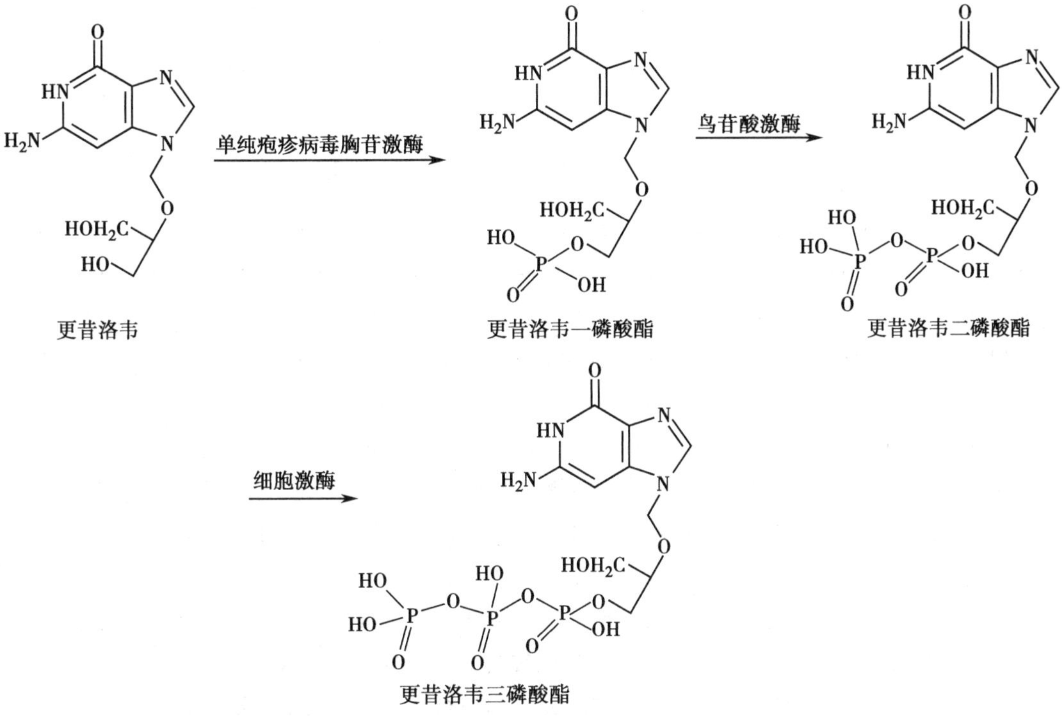

图6-10　基于单纯疱疹病毒胸苷激酶/更昔洛韦（HSV TK/GCV）基因介导酶前药治疗

利用假单胞菌羧肽酶G2和氮芥前药构建出了基因导向酶前药治疗系统。在该系统中，通过一连接链将羧肽酶G2的水解位点（前药的谷氨酸片段）与原药隔离，得到了一个自降解的氮芥前药。该前药经羧肽酶G2水解脱去后，通过1,6-消除自降解释放出活性药物。与ADEPT中的氮芥前药比较，由于连接链的存在，前药具更合适的亲脂性，可以获得较强的旁观者效应，当仅有2%的肿瘤细胞表达CPG2时就能杀死周围约90%的肿瘤细胞。

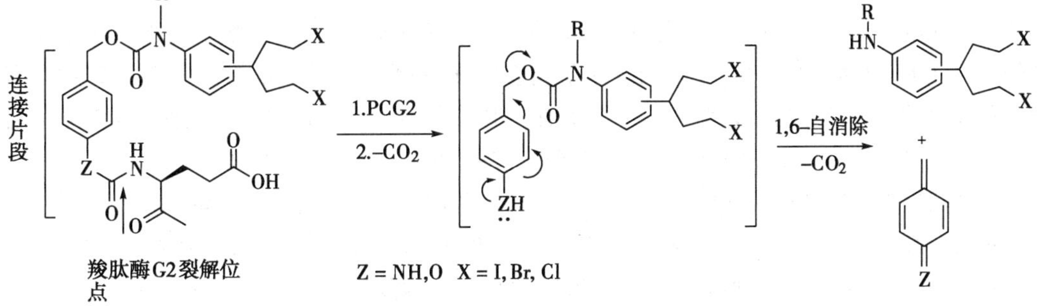

羧肽酶G2裂解位点　　Z = NH,O　X = I, Br, Cl

几种其他的 GDEPT 系统正处在临床前和临床阶段中。如嘌呤核苷磷酸化酶（PNP）与 6-甲基嘌呤的前药结合，PNP 酶使此前药转化释放出 6-甲基嘌呤，抑制 RNA、蛋白质以及 DNA 的合成。羧酸酯酶与前药伊立替康结合，释放出药物喜树碱（CPT11），与拓扑异构酶 I 结合，引起 DNA 单链损伤。硝基还原酶（肠埃希菌）对前药 CB1954 作用，使前药转化为 5-吖丙啶-4-羟胺基-2 硝基苯甲酰胺，该化合物能导致 DNA 的双烷基化而杀灭肿瘤细胞。

表 6-5   肿瘤治疗中的基因导向酶的前药治疗（GDEPT）举例

酶	前药	靶标
胞嘧啶脱氨酶	氟胞嘧啶	前列腺癌
胸苷激酶	更昔洛韦	顺铂耐药的人卵巢肿瘤细胞
胸苷磷酸化酶	5′-氟尿嘧啶或 5′-脱氧-5-氟尿苷	肝细胞癌、神经胶质瘤等
硝基还原酶	CB1954	肝细胞癌
细胞色素 2B6	环磷酰胺	乳腺癌、黑素瘤

二、被动靶向前药设计及其应用

将药物连接到大分子（合成的或生物高分子）或纳米材料（脂质体、纳米微球）上制成的前药可通过被动扩散靶向肿瘤细胞。这些大分子和纳米材料作为药物的惰性载体，本身不与肿瘤细胞发生作用，但却能够极大地影响药物的生物学分布。因为肿瘤的新生血管与正常组织的微观解剖学结构存在很大差异，如肿瘤新生血管形状是无规则的、宽大的、易渗漏的、有缺陷的，其内皮细胞排列混乱且有大的孔洞，血管壁间隙较宽，结构完整性差，淋巴回流缺失，这导致血浆内的大分子、纳米粒子或油脂颗粒等在肿瘤组织中大量渗透。由于肿瘤组织缓慢的静脉反流和受限的淋巴循环，这些大分子和纳米粒子可在肿瘤组织中滞留。这种现象称为增强渗透性和滞留效应（enhanced permeability and retention effect，EPR）。而正常组织中的微血管内皮间隙致密、结构完整，大分子和脂质颗粒不易透过血管壁。

利用增强渗透性和滞留效应原理，已设计了一系列大分子或纳米材料为载体的被动扩散靶向型前药。水溶性 N-（2-羟基丙基）甲基丙烯酰胺共聚物（简称多聚 HPMA）具有良好的生物相容性、无免疫原性、无毒，并可根据使用目的对其结构进行修饰等特点，多聚 HPMA-抗肿瘤药物偶联物能形成以疏水药物为核心的单分子微团，具有较好的稳定性和药动学性质。因此，多聚 HPMA 是大分子靶向药物常用的载体之一。将多聚 HPMA 经一四肽链（甘氨酸-苯丙氨酸-亮氨酸-甘氨酸）与多柔比星偶联制成前药 FCE28068。前药的相对分子质量约 3×10^4，多柔比星的质量分数为 8.5%，在水溶液中形成 6nm 左右的单分子微团。实验表明，在体内循环中的四肽链稳定，当偶联物由肿瘤间质内吞后，该偶联可被巯基依赖性组织蛋白酶 B 降解而释放多柔比星。FCE28068 在血液循环中的时间延长，在肝脏没有聚集，主要通过肾脏清除。与多柔比星相比毒性明显降低，而且对耐药性癌症也有活性，最大耐受剂量比多柔比星的临床剂量高 4~5 倍。该前药已进入临床试验。同理，人们利用类似的方法设计了多聚 HPMA-紫杉醇偶联物前药，偶联物的水溶性为紫杉醇的 20 000 倍。药动学研究表明，偶联物在血浆中的半衰期为 6.5 小时，偶联物释放的游离紫杉醇的半衰期则为 1.2 小时。但临床试验表明该前药呈现神经毒性。正在进行临床试验的还有多聚 HPMA-喜树碱偶联物、多聚 HPMA-铂类偶联物等（图 6-11）。

一些其他聚合物如聚谷氨酸（PGA）和聚乙二醇（PEG）也常作为被动扩散靶向型前药的载体。将紫杉醇的 2′位羟基与聚谷氨酸（分子量约 40 000）的羧基成酯制成聚谷氨酸-紫杉醇前药（6-92），由于聚谷氨酸是一种可生物降解的聚合物，在体内其骨架可被组织蛋白酶 B 裂解后可

笔记

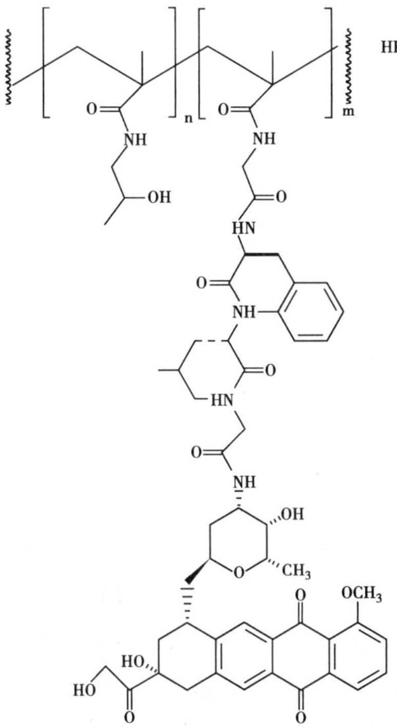

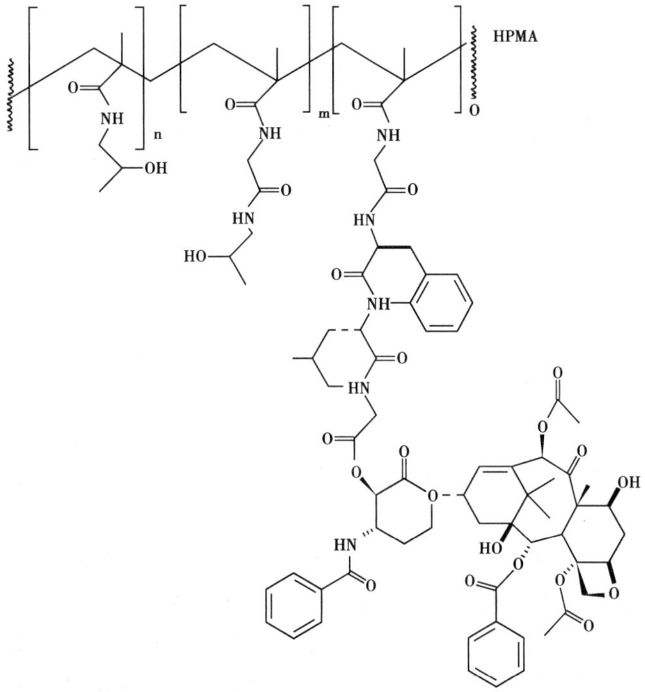

图 6-11　多聚 HPMA 偶联的多柔比星、紫杉醇作为被动靶向前药

释放四谷氨酰基-紫杉醇。临床试验证明,每 3 周单剂量静脉注射聚谷氨酸-紫杉醇前药(最大耐受剂量为 266mg/m²),患者用药后病情稳定。

聚乙二醇亦是常用的药物载体之一。聚乙二醇的多醚链骨架具有良好的稳定性和水溶解性,且无毒性、无致免疫性及无生物降解性,易于对生物活性化合物进行修饰。聚乙二醇-喜树碱(Polyethylene glycol-camptothecin,6-93)是利用分子量为 40 000 的聚乙二醇和喜树碱的 C-20-羟基经丙氨酸键合而成,使用丙氨酸连接链可提高其在人体血浆中的稳定性,现已进入Ⅱ期临床研究。

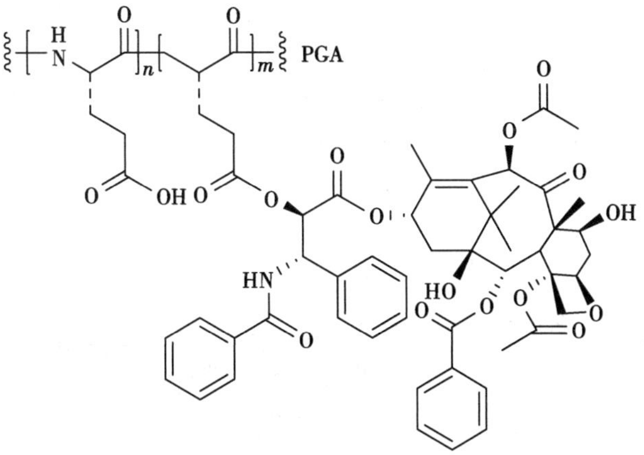

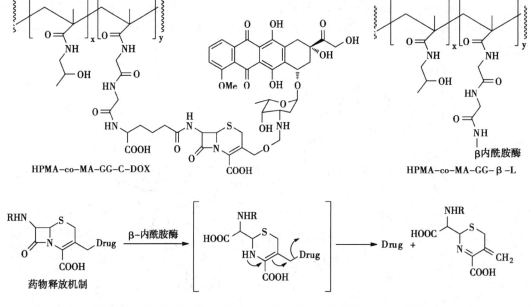

6-93

在抗体导向酶前药疗法及聚合物介导靶向前药的基础上,设计了聚合物靶向酶解前药疗法(polymer-directed enzyme prodrug therapy,PDEPT),如将多聚 HPMA-异丁烯酰基-Gly-Gly-头孢菌素-多柔比星(HPMA-co-MA-GG-C-DOX)作为偶联物前药、HPMA 共聚物-异丁烯酰基-Gly-Gly-β-内酰胺酶(HPMA-co-MA-GG-β-L)作为活化前药的偶联物联合使用。多聚 HPMA-异丁烯酰基-Gly-Gly-头孢菌素-多柔比星偶联物提前 5 小时给药后,再给予 HPMA 共聚物-异丁烯酰基-Gly-Gly-β-内酰胺酶,在 β-内酰胺酶的作用下头孢菌素发生水解,释放多柔比星(图 6-12)。其中多聚 HPMA-异丁烯酰基-Gly-Gly-头孢菌素-多柔比星偶合物的相对分子质量为 3.116×10^4,多柔比星的质量分数为 5.185%。多聚 HPMA-β-内酰胺酶偶合物的相对分子质量为 $715 \times 10^4 \sim 115 \times 10^5$,β-内酰胺酶的相对分子质量为 415×10^4。研究表明,偶合物延长了药物的血浆浓度、增加了靶向性,同时多聚 HPMA-β-内酰胺酶偶合物减少甚至消除了 β-内酰胺酶的免疫原性。抑制鼠类 B16 F10 黑素瘤试验表明,给药 5 小时后开始释放多柔比星,由于药物在肿瘤间隙释放,从而减少了非特异性毒性,明显延长了实验动物的存活期而不引起体重减轻。

图 6-12　由 HPMA 共聚-C-Dox 和 HPMA 共聚-C-Dox-β-内酰胺酶
构成的 PDEPT 系统及药物释放的机制

将药物分子与高分子聚合物偶合而成被动靶向的前药能提高水溶性,延长药物在血液中的逗留时间,降低毒性。应用的聚合物应具生物兼容性(无毒、无致免疫性,最好可生物降解),能载荷所需的药物,够通过胞吞作用进入肿瘤细胞,以适当的速率释放。近来,已开发出多种不同结构的聚合物载体,如接枝共聚物、星形嵌段共聚物、多价共聚物、树枝化线形多聚物、末端具有星形的多聚物及蝶形杂合体。

【summary】

The application of high-throughput screening and combinatorial chemistry can produce novel lead structures with desired pharmacological potency, but the physicochemical and biopharmaceutical aspects of the initial leads are often un-optimized. This may result in lead candidates with poor drug-like properties that face significant problems later in development. The research of drug metabolism including the stability and metabolites in early-stage of drug development have increasingly brought people's attention.

The prodrug design is a versatile, powerful method that can be applied to a wide range of parent drug molecules, administration routes, and formulations. Clinically, the majority of prodrugs are used with the aim of enhancing drug permeation by increasing lipophilicity, or by improving aqueous solubility. Prodrug design may improve the bioavailability of parent molecule, and thus can be integrated into the iterative process of lead optimization, rather than employing it as a post-hoc approach. The chapter covers the type of prodrugs and functional groups that are amenable to prodrug design. Various prodrug approaches for improving oral drug delivery are discussed, with numerous examples of marketed prodrugs, including improved aqueous solubility, improved lipophilicity, transporter-mediated absorption, and prodrug design to achieve site-specific delivery.

The prodrug approach has been employed to overcome the undesirable pharmacokinetic properties and to optimize therapeutic efficacy. This approach has been an important, rational, and possible alternative to introduce better drugs in therapy. However, for prodrug strategies to be successful, analysis of parent-drug properties and proper identification of barriers to optimum delivery are crucial. Clinically, the majority of prodrugs are used with the aim of enhancing drug absorption by increasing lipophilicity or by improving water solubility. However, there are significant needs that have not yet been adequately addressed by prodrugs. It is surprising how few marketed prodrug examples exist for cancer therapy, such as those designed to increase site-selective drug delivery, despite the prominent side effects of anticancer agents. In addition prevention of pre-systemic drug metabolism and the circumvention of efflux-limited drug absorption and distribution have not received enough attention in prodrug research, despite great possibilities. Hurdles to oral delivery of an ester prodrug are not trivial. These include maintaining sufficient aqueous solubility, lipophilicity and chemical stability and enabling rapid and quantitative release of active principle post absorption. Collectively, it appears that achieving high oral bioavailability with a prodrug approach is extremely difficult and a realistic target for oral bioavailability would be ~ 50%. A robust screening sequence is required in the discovery environment to advance the right molecules. Prodrugs have now become an integral part of the drug design and delivery process. We anticipate that an increased application of rational prodrug approaches at early stages of the drug discovery process by multidisciplinary teams including medicinal chemists, pharmaceutical chemists, and drug metabolism and pharmacokinetic scientists will lead to the development of prodrugs with better potential for clinical and commercial success.

【key word】prodrug, bioprecursor prodrug, carrier-linked prodrug, targeted prodrug, absorption, bioavailability, permeability, solubility, transporter

笔记

【思考题】

1. 什么是前体药物、生物前体药物？前药设计的核心思想是什么？

2. 前药设计的主要方法和策略有哪些？

3. 举例说明前药设计在新药研发中的重要作用。

4. 列举 3～5 种临床应用中的前体药物，写出结构式、药物名称和主要药理用途。

（胡永洲　董晓武）

基于生物电子等排原理的药物设计

1. 掌握电子等排体、生物电子等排体、me too 药物的概念及生物电子等排体的分类。

2. 理解经典的和非经典的生物电子等排在药物设计中的应用及其实例;理解 me too 药物的设计策略;理解近年来上市的几大类 me too 药物。

3. 了解电子等排体、生物电子等排体及 me too 药物的发展史。

在新药的研究与开发过程中,一旦通过基因组学和药理学方法发现和证实了一个有意义的靶标后,识别和发现先导化合物可以看作是新药开发的第一步。但是往往由于先导化合物存在活性不高、化学结构不稳定、毒性较大、选择性不好、药代动力学性质不合理等问题,需要对先导化合物进行化学结构修饰和改造,对其进行优化,使之发展为理想的药物。其中,采用生物电子等排体方法对先导化合物进行优化和改造是目前应用最为广泛的方法与手段之一。

实践表明,利用生物电子等排原理指导设计新药,寻找理想的治疗药物,已获得日益显著的成效。近年来,发展迅速的"me too"药物,其主要手段也是利用了生物电子等排原理。

第一节　生物电子等排体的一般概念

电子等排体(isosterism)又称同电异素体。狭义的电子等排体是指原子数、电子总数以及电子排列状态都相同的不同分子或基团,如 N_2 与 CO;N_2O 与 CO_2;$CH_2 = C = O$ 与 $CH_2 = N = N$;N_3^- 与 NCO^- 等。而广义的电子等排体则是指具有相同数目价电子的不同分子或基团,不论其原子及电子总数是否相同。因此,下列各系列的基团从广义上讲均可称为是电子等排体: $-F$、$-OH$、$-NH_2$、$-CH_3$;$-O-$、$-CH_2-$、$-NH-$;$=N-$、$-CH=$;Ne、HF、H_2O、NH_3。更为广义的电子等排体是由内外层电子数来决定,如 $-CH = CH-$ 与 $-S-$ 为电子等排体,因此"苯"与"噻吩"是电子等排体;同样 $-O-$ 与 $-NH-$ 为电子等排体,因此"呋喃"与"吡咯"是电子等排体;$-CH_3$ 与 $-Br$ 为电子等排体,因此"甲苯"和"溴苯"是电子等排体等等。由于电子等排体具有相近的物理化学性质,因而,在设计新药时,可以把生物活性分子中的一个电子等排体以另一个电子等排体取代,这样设计出的新化合物往往产生与母体化合物类似或作用相反的生物活性。此外,电子等排体原理还可以在药物设计中指导先导化合物的改造,以提高其成药性。

一、生物电子等排体的提出与发展

生物电子等排体(bioisosterism)的概念来源于物理学家 Langmuir 在 1919 年提出的化学电子等排体(isosterism)的概念。生物电子等排体指的是具有相同价电子数,并且具有相近理化性质,能够产生相似或者相反生理活性的分子或基团。实验表明,以生物电子等排体取代的活性物质分子在生物体内有相似的生理过程,并且作用于相同的靶点。有时,这类物质可能是某一受体的拮抗剂,也可能是其激动剂。

Langmuir 认为,具有类似电子结构的原子、官能团和分子,其物理化学性质也相似。元素周期表中同主族的原子由于外层电子相同或近似,往往可以显示出类似的性质。例如,Cl 和 Br 的化学性质比 C 和 Cl 或 Cl 和 I 更为相似。这是因为,虽然 Cl 和 I 在同一主族,最外层电子数也相同,但它们的范德华半径和原子量有较大差异(表 7-1)。Langmuir 概念的关键是最外层电子数目和排列必须相同,其研究主要集中在元素、无机分子、离子和有机小分子上。

表 7-1   氯与碘的物理性质比较

性质	Cl	I
元素周期表所在主族	Ⅶ	Ⅶ
最外层电子数	7	7
范德华半径	0.18nm	0.215nm
原子量	35.46	126.91

1925 年,Grimm 建立了一套氢化物取代规则,从周期表中的第四主族起,任何一种元素的原子与一个或几个氢原子结合成的分子或原子团,就化学作用来说,都可以当作是假原子(pseudo atom)。假原子的化学性质,因其所含的氢原子数目的不同而有差别,但都依次与其邻近的较高族元素相似。

表 7-2   Grimm 氢化物取代规则

C	N	O	F	Ne
	CH	NH	OH	HF
		CH₂	NH₂	OH₂
			CH₃	NH₃
				CH₄

表 7-3   Grimm 氢化物取代规则(续)

Si	P	S	Cl	Ar
		SiH	PH	SH	HCl
		SiH₂	PH₂	SH₂
			SiH₃	PH₃
				SiH₄

表 7-2 和表 7-3 描绘了同类电子等排体沿周期表中横排元素依次形成的过程。通过依次把前一个基团置换到右边横排的基团下,加上一个氢原子(氢化),并尽可能连续延长这个过程,形成电子等排体的纵列,每个纵列代表一族等排体。这两个表中包括了除硅、氟和惰性气体外多数自然界产生的有机化合物中所含有的元素。从现代观点来看,这种经典的法则不包括酸碱性、电负性、极化度、键角、分子轨道大小和形状、电荷密度、分配系数等参数。然而,这些因素对于一个分子整体物理化学性质以及生物学性质都有重要的影响。

1932 年,Erlenmeyer 等扩展了电子等排体的概念,加进了一些新的条件,即生物电子等排体的外周电子层结构必须在形状、大小、极化度方面要近似,应该是同晶形或可共晶的化合物,同时,一对电子等排体分子应适合于同一晶格。但由于要求条件太苛刻,能符合要求的化合物并不多。表 7-4 列举了一些能成对形成混合晶体的化合物。

表 7-4   两者能形成混合共晶体的某些化合物

C₆H₅ – N = N – C₆H₅	C₆H₅ – O – CH₂ – C₆H₅	CH₃ – C₆H₄ – C₆H₄ – CH₃
C₆H₅ – CH = CH – C₆H₅	C₆H₅ – NH – CH₂ – C₆H₅	Cl – C₆H₄ – C₆H₄ – Cl
C₆H₅ – O – CH₂ – C₆H₅	C₆H₅ – NH – NH – C₆H₅	
C₆H₅ – CH₂ – CH₂ – C₆H₅	C₆H₅ – CH₂ – CH₂ – C₆H₅	

后来 Hinsberg 首先提出了电子等排体 – CH = CH – 被 – S – 取代,并开始注意到各种芳杂环的相互交换,如噻吩、苯、吡啶、吡咯和呋喃作为电子等排体的相互取代。以上的研究与生物活

笔记

性分子无直接关系,但却为化学电子等排体概念向生物科学渗透奠定了基础。

在药物发现的研究中,如果针对一个有生物学活性的化合物进行结构修饰以期得到更为理想的活性,通常不希望结构修饰改变过多。因此,电子等排体的概念就成为药物结构修饰的理想策略。在药物设计学理论早期探索过程中,1951 年 Friedman 开始应用生物电子等排体的术语,从此该术语逐渐推广并被广大药物研究者所熟知。生物电子等排体的概念认为:生物电子等排不仅应具有相同总外层电子数,还应在分子大小、形状(键角、杂化度)、构象、电子分布(极化度、诱导效应、共轭效应、电荷、偶极等)、脂水分布系数、pK_a、化学反应性(代谢相似性)和氢键形成能力等方面存在相似性。这方面的参数很多,具体可见第十二章第一节的表 12-1。通常不要求这些参数完全相似,可以是某些重要参数相近,但应与生物活性相关。例如脂水分配系数相近的生物电子等排体,称为等疏水性电子等排体;电性效应参数相近的,称为等电性电子等排体;立体效应参数相近的,称为等立体性电子等排体。以上多种性质相似者可称作等电性-等疏水性-等立体性电子等排体。

由表 7-5 可知,所列前 10 种官能团的电性效应参数 σ_m 相近,具有等电性,为等电性电子等排体;表中 Cl、Br 及 CF_3 的疏水性效应参数 π 值相近,为等疏水性电子等排体, $-COCH_3$ 与 $-CHO$ 也属于此类。就立体性效应参数 E_s 而论,I 与 CF_3 为等立体电子等排体。若两个官能团具有两种以上相近的性质,则可称为兼有这些性质的电子等排体。如 I 与 CF_3 既具有等电性又具有等立体性,可称为等电性-等立体性电子等排体。而 Br 与 CF_3 的 σ_m、π 有相近性,可称为等电性-等疏水性电子等排体。研究表明,电性效应与疏水性对活性都有较大影响。

表 7-5　某些官能团的电性、立体性与疏水性参数

官能团	σ_m	π	E_s
F	0.34	0.14	0.78
Cl	0.37	0.71	0.27
Br	0.39	0.86	0.08
I	0.35	1.12	− 0.16
CF_3	0.43	0.88	− 0.16
SCF	0.49	1.44	
$COCH_3$	0.31	− 0.55	
CHO	0.36	− 0.65	
$COOCH_3$	0.32	− 0.01	
$CH = CHNO_2$	0.32	0.11	
OH	0.12	− 0.67	0.69
SH	0.25	0.39	0.17
NH_2	− 0.16	− 1.23	0.63

在药物设计中,可根据 π、σ_m、E_s 三方面的不同要求选择相关的取代基。如等电性为主导影响时,可选等电性生物电子等排体。如需三方面兼顾,则应选三方面均近似的取代基。例如,羧苄西林的侧链改变为巯基或酰胺基,其电性效应参数 σ_m 分别为:0.37、0.25 及 0.28,其分子折射率 MR 分别为 6.93、9.22 及 9.81,有相似性,存在等电性及等立体性;但疏水性效应参数 π 值相差较大,分别为 − 0.32、0.39 及 − 1.49,不存在等疏水性。因此,在羧基被巯基或酰胺基置换后,仍存在相应的抑菌效力,但由于疏水性的不同,在作用强度上有所差异。

羟基的 π、E_s、σ_m 值分别为 − 0.67、0.69 及 0.12,巯基则分别为 0.39、0.17 及 0.25,三者均不

相近,这两种电子等排体如在芳环上相互置换,其衍生物可能生物活性相反。例如,机体正常代谢物质次黄嘌呤(6-羟基嘌呤)中的羟基改换为巯基,则成为抗代谢物,有抗白血病的疗效。

磺胺类药物的对位氨基换为羟基,其生物活性相差极大。氨基的 π 值为 -1.23,σ_m 为 -0.16,E_s 为 0.63。羟基的相应值分别为 -0.67、0.12 及 0.69,两者的 σ_m 及 π 值相差较大,故无等电性及等疏水性。又因为电性效应与疏水性对活性影响较大,因此严重影响其生物活性。

此外,构象与生物活性之间也存在重要相关关系,具有相近构象的电子等排体或基本结构称作等构象性电子等排体。等构象性可用单晶 X-射线衍射数据来表示。B-内酰胺类抗菌活性结构中,环上羧基应在假横键位置;无活性构象中羧基则在假竖键位置。按此构效关系,β-内酰胺环酰胺键上的氧原子与羧基碳原子或磺酸基上硫原子的距离介于 $3.0 \sim 3.9nm$ 时,具有抗菌活性;如在 $4.1nm$ 以上,则不具抗菌活性。

目前,使用生物电子等排进行新化合物设计时,应从物理、化学、电性和构型参数等多方面进行考虑。一般要从以下四个方面进行分析,从理论上对生物电子等排体取代后的化合物进行药效学和药动学性质的预测。

(1)原子的大小、体积及电子分布,原子杂化和极化程度,键角以及结合时的诱导和中介效应;

(2)化合物的脂水分配系数及溶解性,以预测 logP 和 pK_a 值;

(3)官能团和生物电子等排体的化学反应性,主要用来预测生物转化过程中的重要转化,用于考察主要代谢物与终产物的毒性;

(4)构型因素,包括分子内和分子间的氢键等。

二、生物电子等排体的分类

1970 年,Alfred Burger 等人将生物电子等排体分为经典的生物电子等排体(classic bioisosterism)和非经典的生物电子等排体(non-classic bioisosterism)两大类。

1. 经典的生物电子等排体,包括:

(1)一价原子和基团

(2)二价原子和基团

(3)三价原子和基团

(4)四取代的原子

(5)环系等价体

表 7-6 中举出了一些经典生物电子等排体的例子。

表 7-6　经典生物电子等排体原子和基团

一价原子和基团	二价原子和基团	三价原子和基团	四取代的原子
$-OH$,$-NH_2$	$-CH_2-$	$=CH-$	$=C=$
$-CH_3$,$-OR$	$-O-$	$=N-$	$=Si=$
$-F$,$-Cl$	$-S-$	$=P-$	$=N^+$
$-Br$,$-I$	$-Se-$	$=As-$	$=P^+=$
$-SH$,$-PH_2$	$-Te-$	$=Sb-$	$=As^+=$
$-Si$,$-SR$			$=Sb^+=$

2. 非经典生物电子等排体,包括:

(1)环与非环结构

(2)可交换的基团

(3)基团反转

笔记

　　非经典的生物电子等排体,即前述的生物电子等排体概念,它不是简单地满足经典生物电子等排体的立体性和电性规则。如图7-1列出了一些化学结构存在生物电子等排现象,可相互更换的生物电子等排体。

羰基:

$\diagdown C=O$, $\diagdown C=C\diagup$, $\diagdown C=C\diagup^{CN}_{CN}$, SO , SO_2 , $-\overset{O_2}{\underset{\downarrow O}{S}}-N-$, $-\underset{O}{C}-N-$, $-\overset{H}{\underset{CN}{C}}-$

羧基:

$-COOH$, $-SO_2NHR$, $-SO_3H$, $-PO(OH)NH_2$, $-PO(OH)OEt$, $-CH_2ONHCN$

, ,

羟基:

$-OH$, $-NHCOR$, $-NHSO_2R$, $-CH_2OH$, $-NHCONH_2$, $-NHCN$, $-CH(CN)_2$

邻苯二酚:

, , X=O X=NR ,

卤素:

$-F$, $-Cl$, $-Br$, $-I$, $-CH_3$, $-CN$, $-N(CN)_2$, $-C(CN)_3$

醚:

, $-S-$, $-O-$, $-\underset{}{C}(CN)_2$

硫脲:

$-\overset{}{N}-\overset{NCN}{C}-NH_2$, $-\overset{}{N}-\overset{S}{C}-NH_2$, $-\overset{}{N}-\overset{CHNO_2}{C}-NH_2$

甲亚胺:

$-N=$, $-\overset{CN}{C}=$

吡啶:

, , ,

空间近似基团:

$-(CH_2)_3-$,

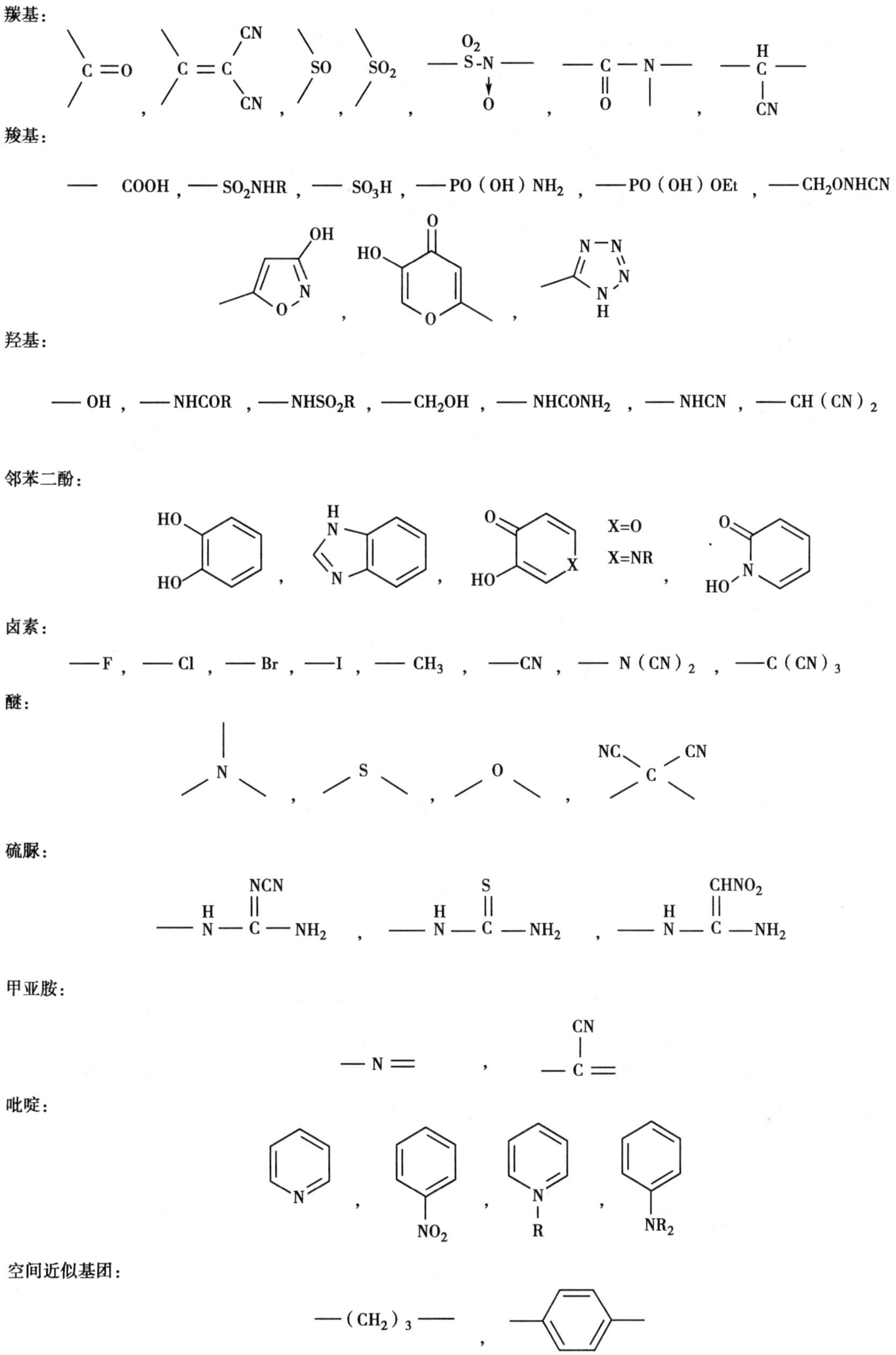

图7-1　一些化学结构存在生物电子等排现象,可相互更换的生物电子等排体

　　几十年来,在天然产物和化学合成物中发现了大量的生物电子等排体。在天然产物中,如丝氨酸(serine,7-1)和半胱氨酸(cysteine,7-2),酪氨酸(Tyrosine,7-3)和组氨酸(histidine,7-4),胞嘧啶(cytosine,7-5)和尿嘧啶(uracil,7-6),腺嘌呤(adenine,7-7)和鸟嘌呤(guanine,7-8),黄嘌呤(xanthine,7-9)和氨茶碱(aminophylline,7-10)之间存在经典的生物电子等排体;而在 γ-氨基丁酸(GABA,7-11)和蝇蕈醇碱(muscimol alkali,7-12)又存在非经典的生物电子等排体。利用生物电子等排原理得到的化学合成物更是不计其数。

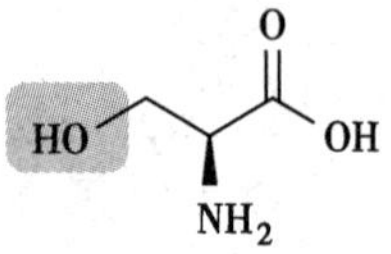

7-1 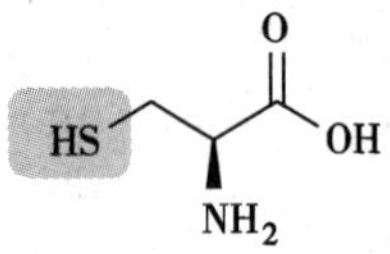　　　　7-2 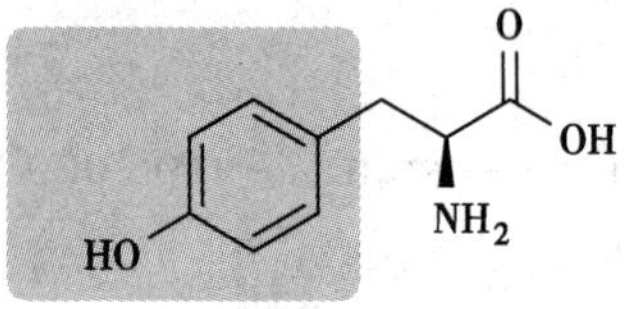　　　　7-3 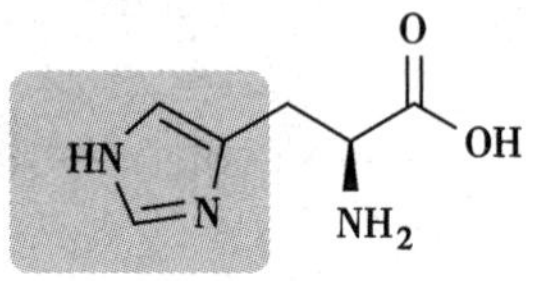　　　　7-4

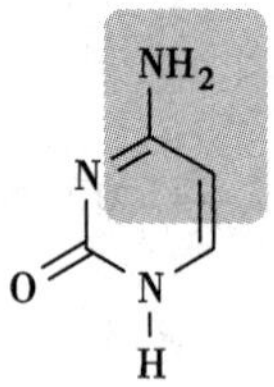

7-5 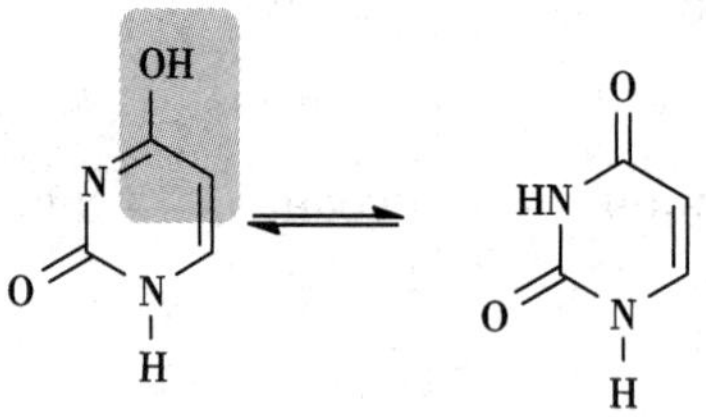　　　　7-6 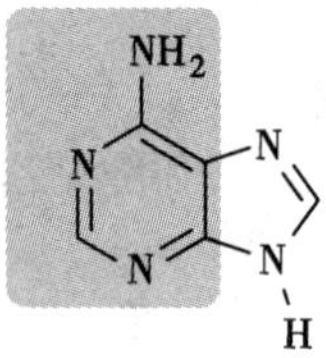　　　　7-7 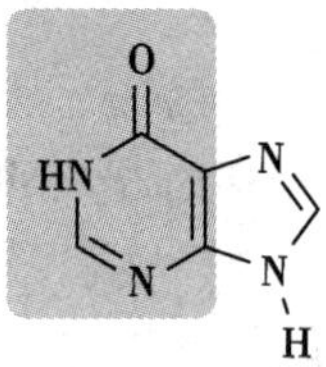　　　　7-8

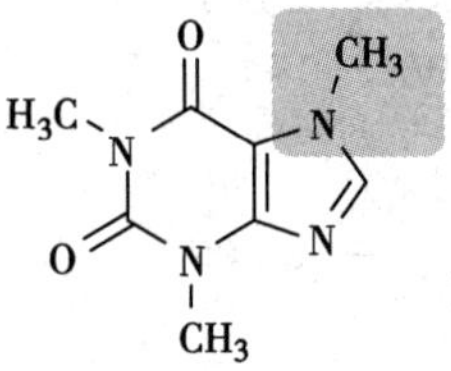

7-9 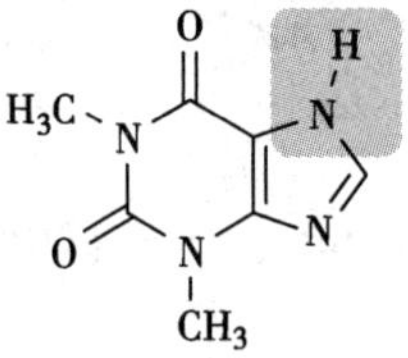　　　　7-10 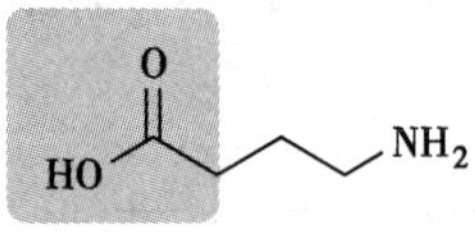　　　　7-11 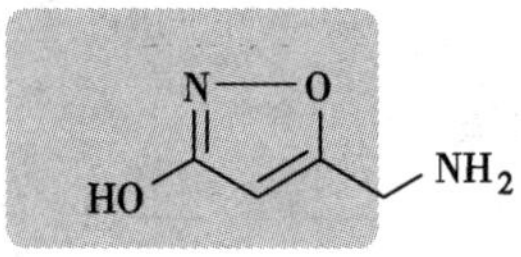　　　　7-12

第二节　生物电子等排原理在药物设计中的应用

一、经典的生物电子等排体的应用

(一) 一价原子或基团的取代

　　一价原子或基团取代得到的某些化合物,有时为激动剂,有时可能为拮抗剂。替换后得到同为激动剂的例子是苯肾上腺素(phenylephrine,7-13)的酚羟基被替换为烷基磺酰胺化合物(7-14)。两个药物的 pK_a 分别为 9.6 和 9.1,因此烷基磺酰胺基和酚羟基均能与肾上腺能受体结合,产生的生物学效应相似,静注给药后均可使血压增高。

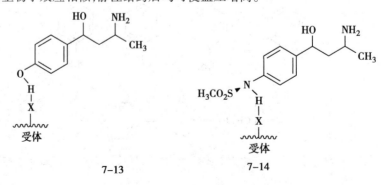

7-13　　　　7-14

笔记

口服降糖药丁磺酰脲(carbutamide,7-15)的－NH$_2$被其生物电子等排体－CH$_3$或－Cl取代,分别得到甲磺丁脲和氯磺丙脲(tolutamide,7-16;chlorpropamide,7-17),与母体药物相比,它们具有更长的生物半衰期和较低的毒性。

叶酸的－OH被其生物电子等排体－NH$_2$取代,生成其代谢拮抗剂氨基蝶呤(aminopterin,7-18)。同样次黄嘌呤和鸟嘌呤的6－OH被－SH取代,得到抗代谢类抗肿瘤药物6-巯基嘌呤和6-巯基鸟嘌呤(6-mercaptopurine,7-19;6-thioguanine,7-20),这些含硫的结构,如－N＝C(SH)－和－NH－CH＝S－可以作为氧的电子等排体在类似的生物相中发挥作用。

巴比妥(barbital,7-21)和硫巴比妥(thiopental,7-22)也是一价基团取代的例子,后者由于脂溶性大,迅速透过血脑屏障,富集于脂质中,产生迅速短暂的作用,适用于静脉诱导麻醉。

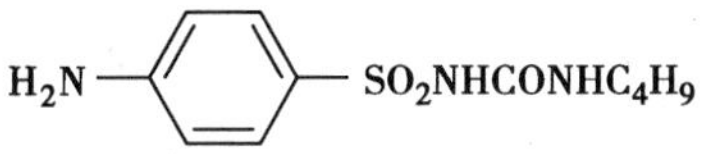

H$_2$N—⟨benzene⟩—SO$_2$NHCONHC$_4$H$_9$　　　H$_3$C—⟨benzene⟩—SO$_2$NHCONHC$_4$H$_9$　　　Cl—⟨benzene⟩—SO$_2$NHCONHC$_3$H$_7$

7-15 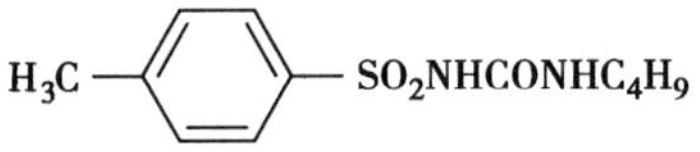　　　　　　　　　　　　　　7-16 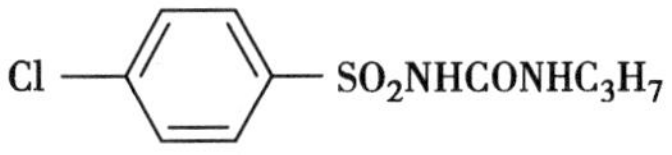　　　　　　　　　　　　　　7-17

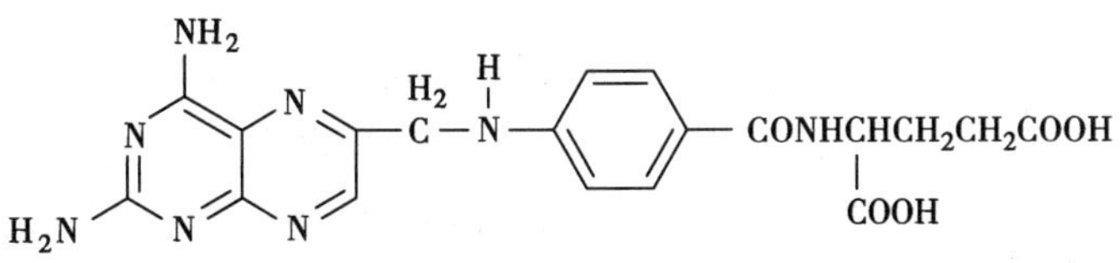

7-18 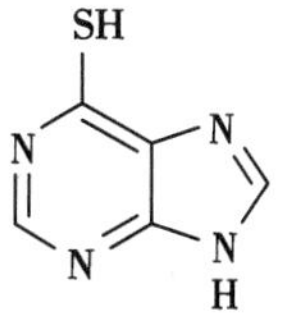　　　　　　　　　　　　　　7-19

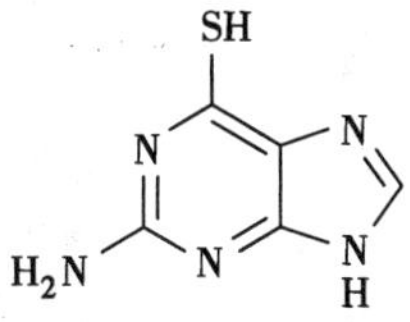

7-20 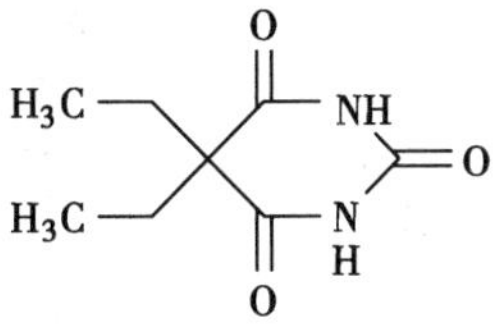　　　　　　　　　7-21 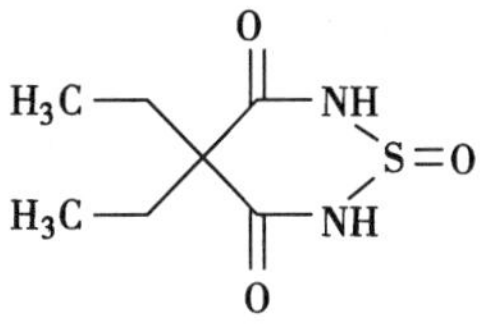　　　　　　　　　7-22

在抗炎药的研究过程中,人们一直致力于寻找选择性的环氧合酶-2(cyclooxygenase-2,COX-2)抑制剂。根据先导化合物SC-58125(7-23)的结构,将其结构中的－CH$_3$用－NH$_2$取代,－F用－CH$_3$取代,得到化合物塞来昔布(celecoxib,7-24)。该药于1999年上市,用于治疗类风湿关节炎和其他炎症,成为第一个选择性的非甾体抗炎药,且无胃刺激性的副作用。

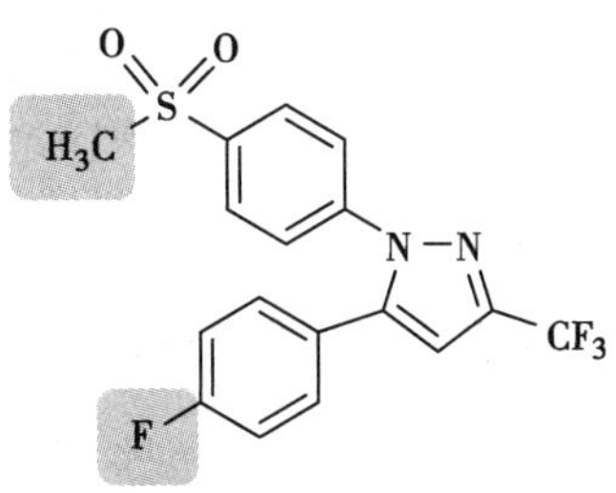

7-23 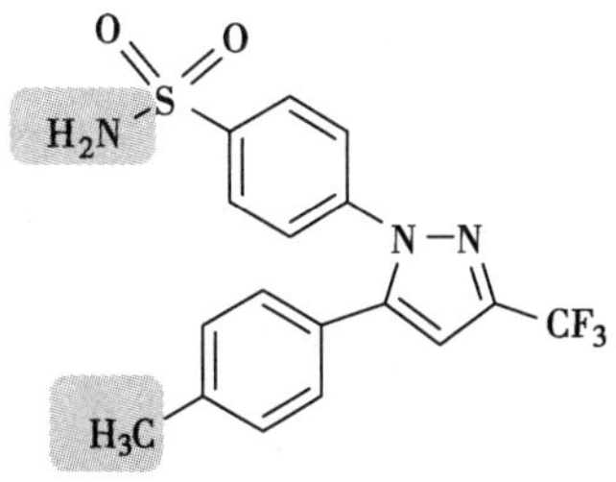　　　　　　　　　　　　　　7-24

抗雌激素药物他莫昔芬(tamoxifen,7-25)苯环上的氢原子被甲基取代后得到化合物7-26,进一步将甲基用其一价生物电子等排体－OH和－Cl取代后得到化合物7-27和7-28。研究表明,化合物7-26、7-27和7-28对乳腺中的雌激素受体均有选择性作用。

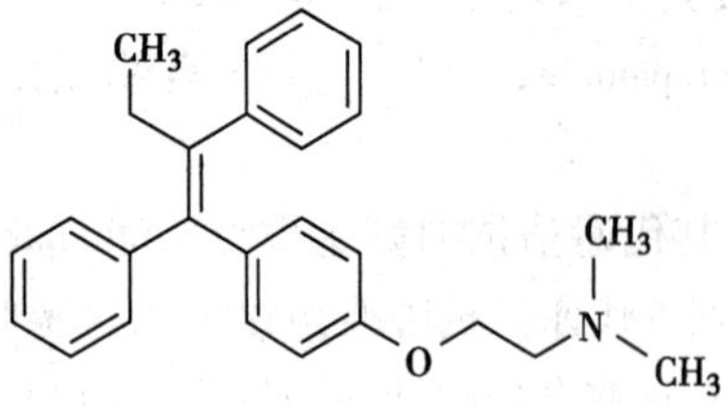

7-25

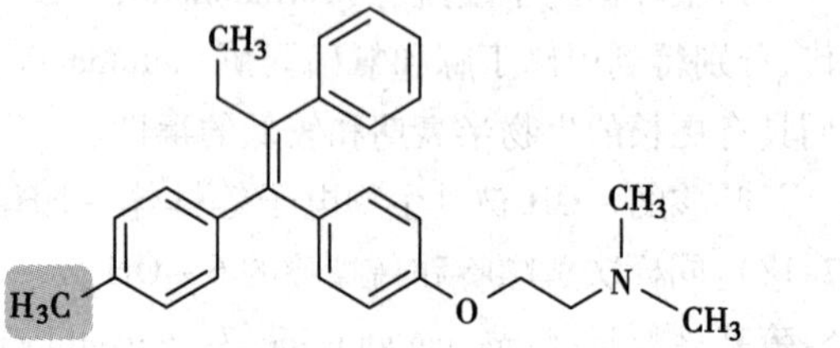

7-26

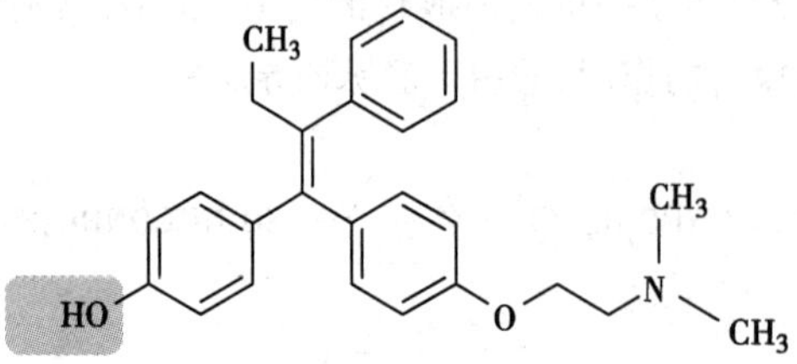

7-27

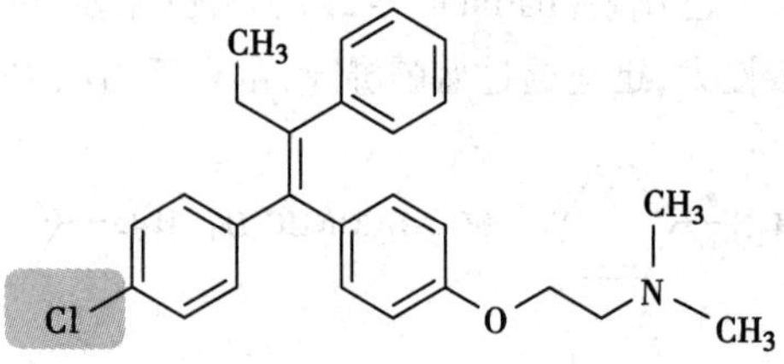

7-28

紫杉醇(paclitaxel,7-29)是一种很有效的抗肿瘤药物,但是该化合物在体内易发生氧化代谢,得到6-α-羟基紫杉醇(7-30)。为了避免这一代谢反应的发生,可以用-H 的电子等排体-F在紫杉醇的6 位进行替换,得到的化合物7-31 具有类似的体内和体外活性,而不易发生6 位的羟化反应,提高了化合物的代谢稳定性。

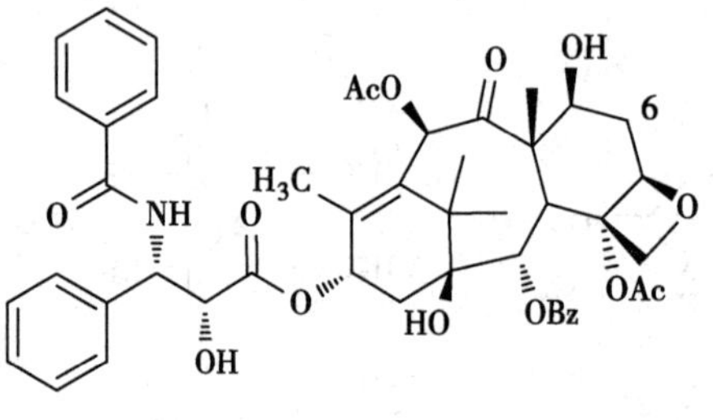

7-29

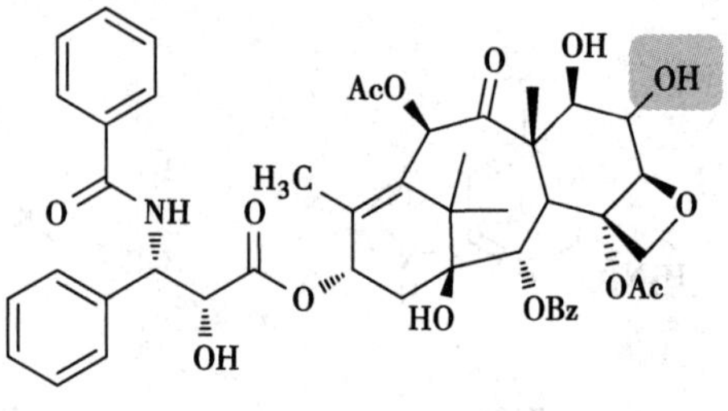

7-30

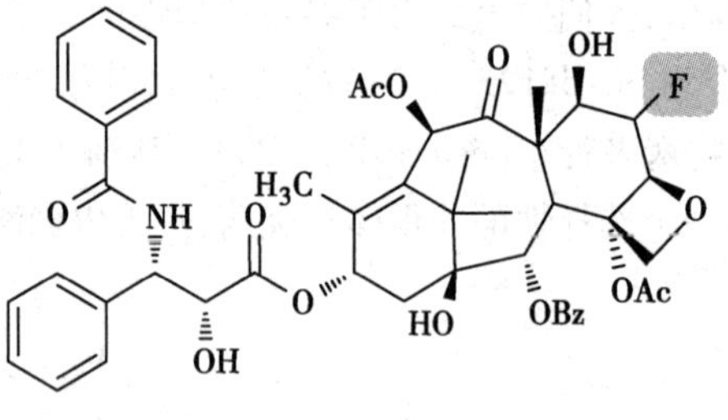

7-31

（二）二价原子或基团的取代

生物电子等排体取代最常见于二价原子和基团之间,其立体相似性是借助于键角的相似性而实现的,如表7-7。

表7-7　二价原子和基团的键角

基团	O	S	NH	CH₂
键角(°)	108 ±3	112 ±2	111 ±3	111.5 ±3

键角相似的基团,在空间的分布上也相似,这在酯和酰胺的电子等排关系中得到了证实。在酯类化合物中,酯键的旋转由于受到共轭效应和酯键两侧取代基的限制,在空间上,顺式构型

为优势构型(如下式)。对酰胺的研究也已证明了类似的平面结构,其优势构型(Za)与顺式的酯构型相似。

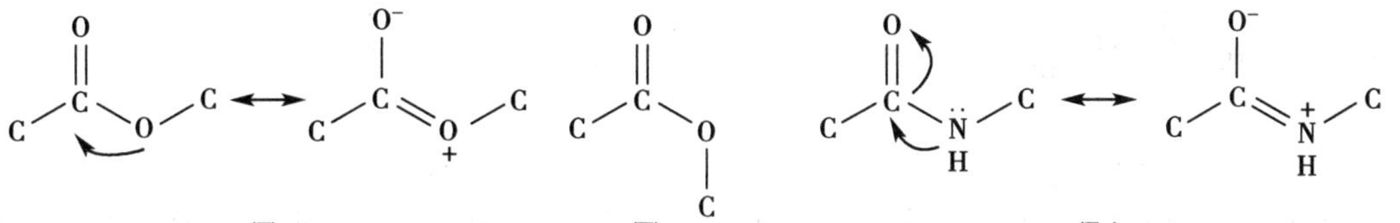

这就解释了酯类药物,如普鲁卡因(procaine,7-32)和其酰胺类似物普鲁卡因胺(procainamide,7-33)作为局麻药,结构与功能相关的可能性。研究表明,普鲁卡因的局麻作用与其最佳脂溶性和透过脂质神经膜的转运有关,并且其电荷转移复合物的极化度与在神经传导中有特殊作用的焦磷酸硫胺的偶极 C＝O 和噻唑离子有关。

局麻药物的偶极化作用是其活性所必需的,普鲁卡因胺比普鲁卡因的局麻作用弱,是因为在普鲁卡因胺中,羰基的共振(⁺M)受酰胺共振的影响,C＝O 极化程度减弱,局麻作用降低。但普鲁卡因胺不易被酯酶水解,稳定性大大增加,可以作为口服抗心律失常药。

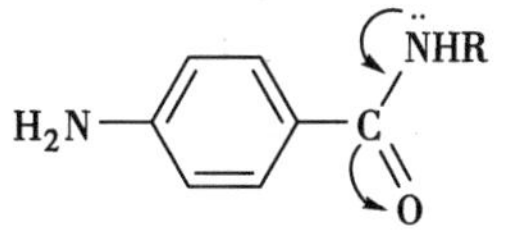

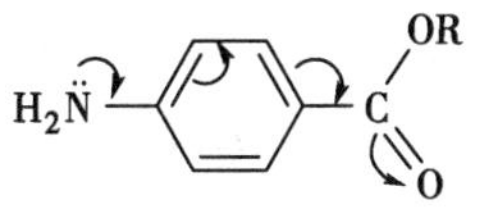

R = —(CH₂)₂NEt₂

7-32　　　　　　　　　　7-33

在抗高血压药物的研究中,寻找可乐定(clonidine,7-34)的类似物,希望能增强对 I₁ 咪唑啉受体(I₁R)的选择性,降低对 α₂-肾上腺素受体的活性。将化合物 7-34 中的 –NH– 用 –O– 替换,得到了新的先导化合物利美尼定(rilmenidine,7-35),再将 –O– 用其二价生物电子等排体 –CH₂– 替换,得到吡咯啉衍生物(7-36),在此基础上,发展了一系列抗高血压药物。

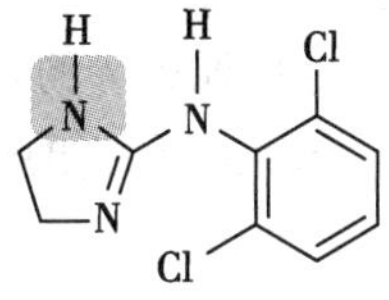

7-34 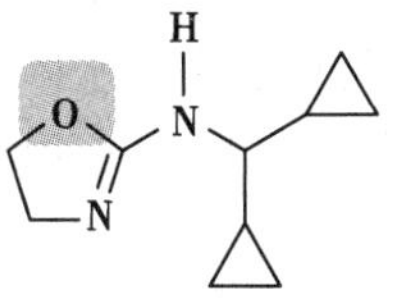　　　　　　　　　7-35 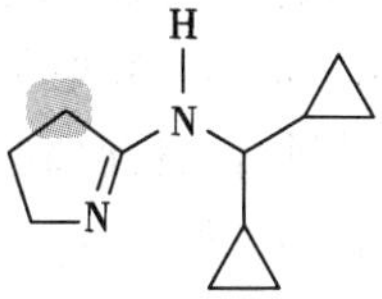　　　　　　　　　7-36

在药物设计中,用 –S– 作为 –O– 的二价生物电子等排体对其进行替换,可以显著提高化合物的亲脂性,常用来设计中枢神经系统药物。例如,在研究选择性多巴胺 3 亚型(D₃)受体激动剂时,以多巴胺(dopamine,7-37)的类似物 7-38 为先导化合物,将其结构中的 –CH₂–用 –O– 取代,得到化合物 7-39,再将化合物 7-39 中的 –CH₂– 分别用 –O– 和 –S– 取代后,得到的化合物 7-40、7-41。化合物 7-41 的亲脂性(logD＝1.13)明显比化合物 7-40 的亲脂性(logD＝1.26)高。

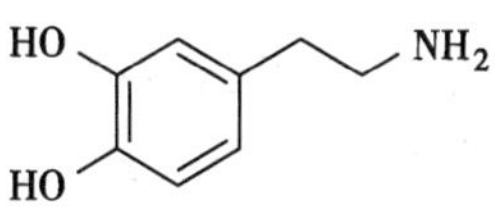

7-37 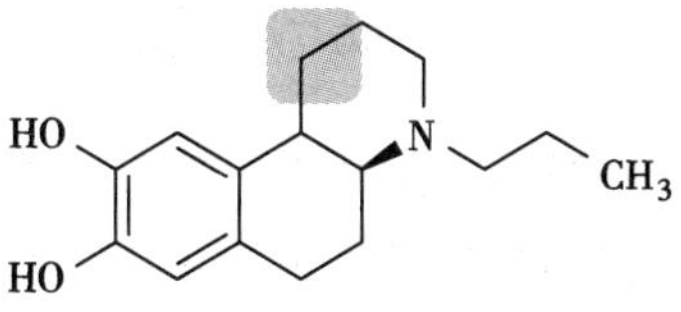　　　　　　　　　7-38 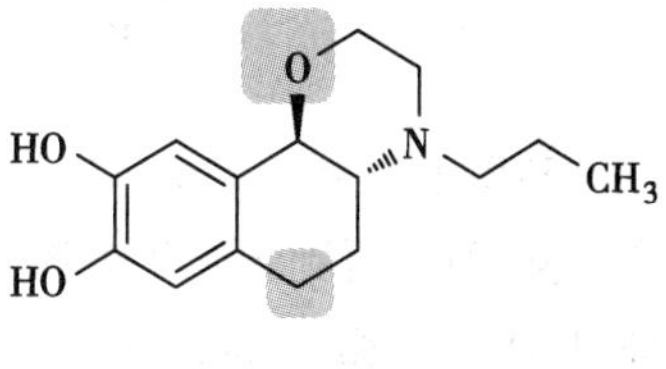　　　　　　　　　7-39

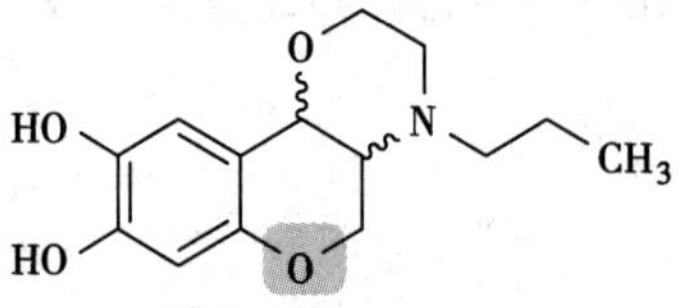

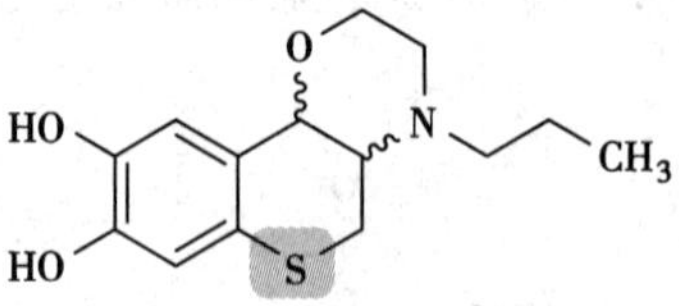

7-40

7-41

吩噻嗪类抗精神失常药氯丙嗪(chlorpromazine,7-42)杂环中的 $-S-$ 和 $-N-$ 被其电子等排体 $-CH_2CH_2-$ 和 $=C-$ 取代,得到了抗抑郁药丙米嗪(imipramine,7-43)和阿米替林(amitriptyline,7-44)。对七元环进一步修饰,$-CH_2-$ 被电子等排体 $-O-$ 取代,得到了抗精神病药多虑平(doxepin,7-45)。

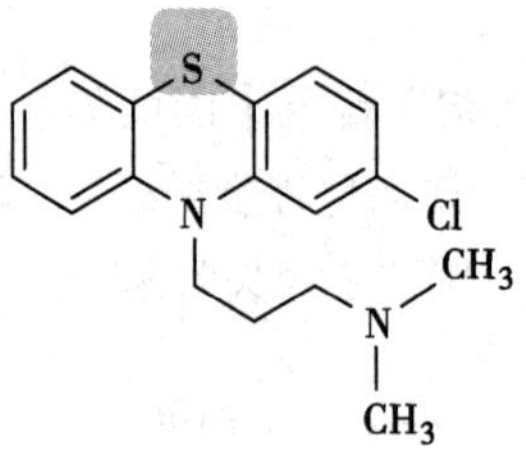

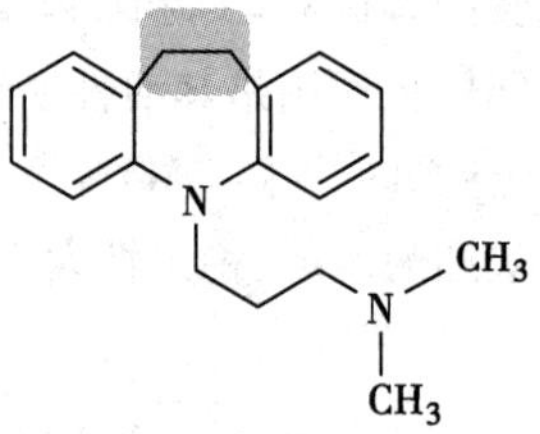

7-42

7-43

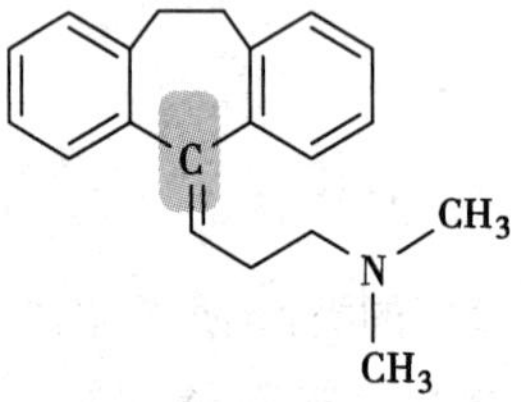

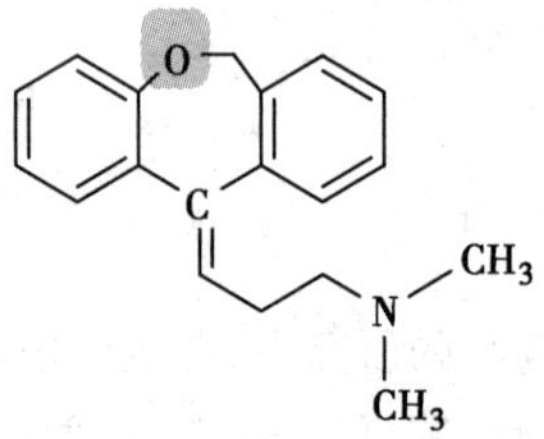

7-44

7-45

生物电子等排原理也被广泛地用于天然产物的结构改造中。β-榄香烯(β-elemene,7-46)是从温郁金的挥发油中分离出来的有效抗肿瘤成分,但其水溶性较差,限制了该化合物在临床上的应用。依据生物电子等排原理,将杂原子 S 和 Se 分别引入到 β-榄香烯的骨架中,之后与糖对接,对其进行结构改造,得到了水溶性更好、生物利用度更高、抗肿瘤活性更强 β-榄香烯糖苷类衍生物 7-47 和 7-48。

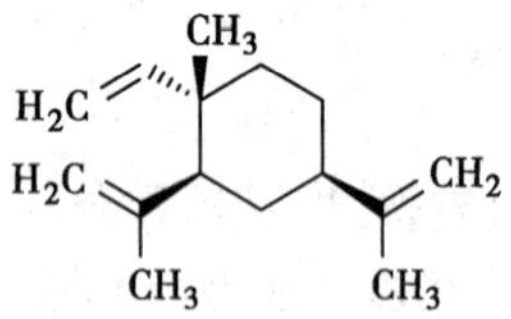

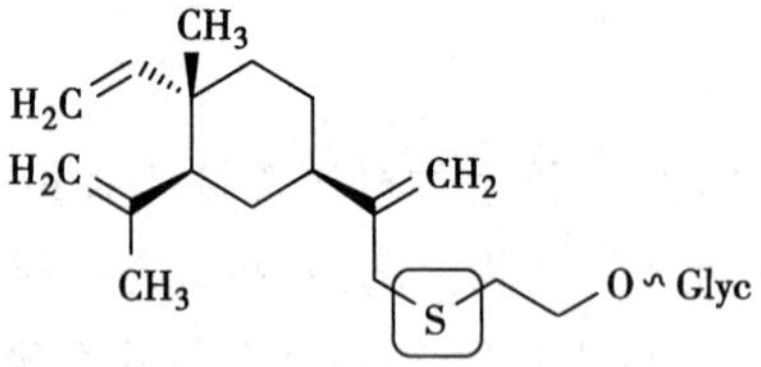

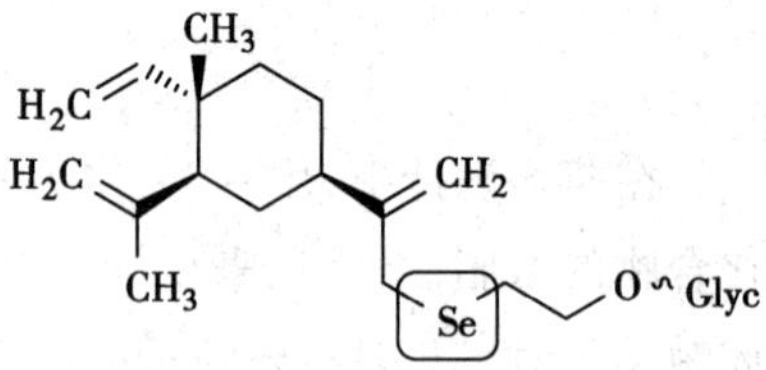

7-46

7-47

7-48

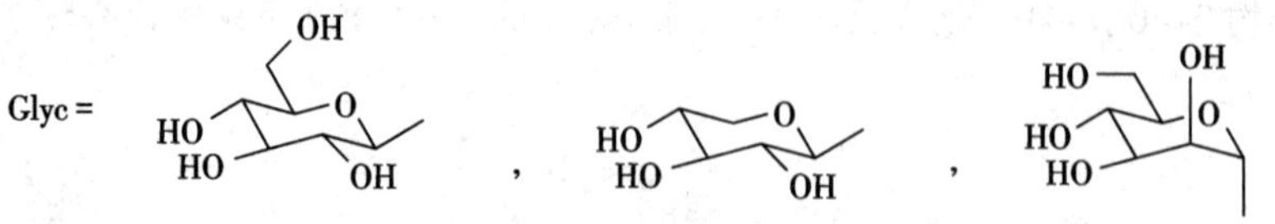

Glyc =

利用生物电子等排体设计出的化合物,由于基团在大小、形状、电荷分布及亲脂性等多方面有差异,所以得到的新化合物也往往会出现活性降低的情况。例如,在研究 HIV-蛋白酶抑制剂时,将安泼那韦(amprenavir,7-49)中 $-CH_2-$ 用 $-S-$ 取代,得到不同构型的化合物(7-50a ～ 7-50d),它们对 HIV 蛋白酶仅有较弱的抑制性。而且化合物 7-50a 与 7-49 虽然构型完全相同,但前者的活性仅为后者的 1/1400,这主要是由于新得到的化合物 7-50a ~ 7-50d 在体内容易水解所致。在半衰期上,化合物 7-50a ~ 7-50d 仅为 10 分钟,而化合物 7-49 却在 1440 分钟后仍未发生改变。

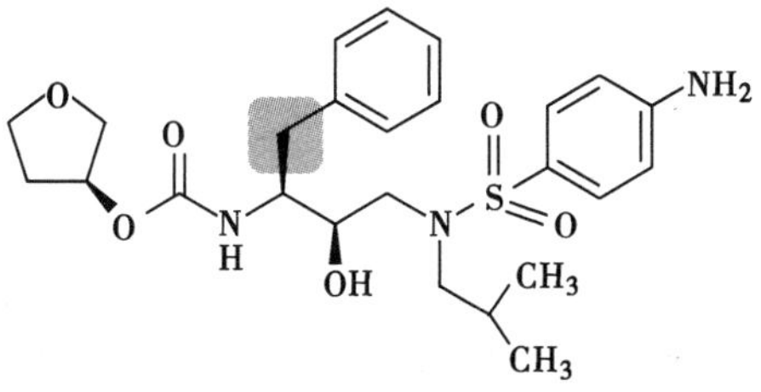

7-49　　$IC_{50}=0.001\mu mol/L$

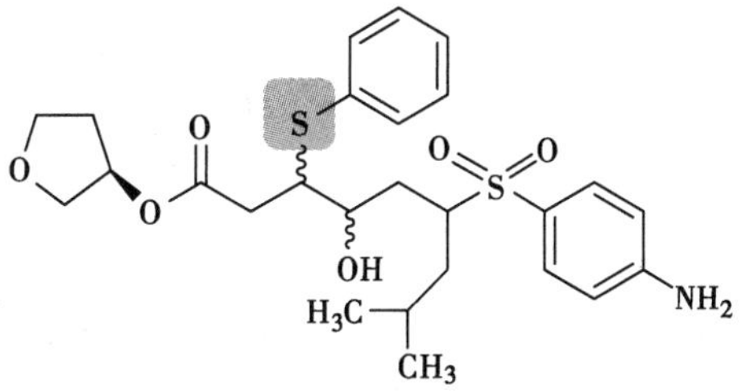

7-50a　S,S,R　$IC_{50}=1.4\mu mol/L$

7-50b　S,S,S　$IC_{50}=11.6\mu mol/L$

7-50c　S,R,S　$IC_{50}=12.5\mu mol/L$

7-50d　S,R,R　$IC_{50}=16.7\mu mol/L$

（三）三价原子或基团的取代

－N＝可以与芳环或双键中的－CH＝相互替代,这在药物研究中已得到成功的应用。吲哚美辛(indomethacin,7-51)具有极好的抗炎作用,但有严重的胃肠道刺激性。吲哚环结构中的三价氮原子被替换后,再经母核结构修饰得到了硫茚酸(sulindac,7-52)。该药不仅抗炎活性极强,且毒副作用小。

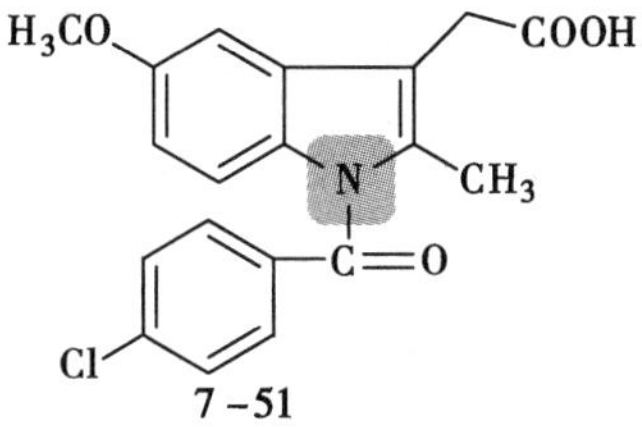

7-51 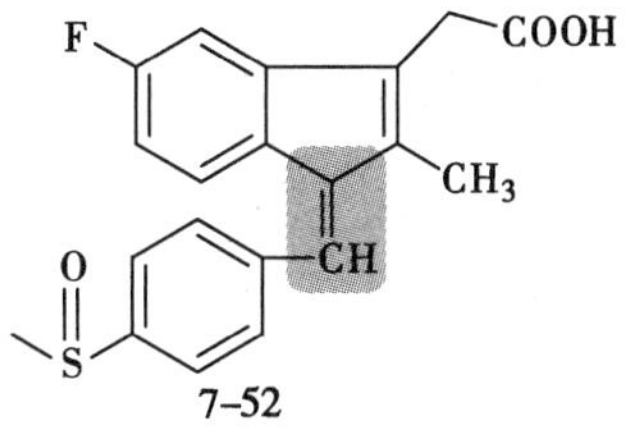　　　　　　　　7-52

电子等排体也可用来证明化合物的必需基团。例如,为了证明 4-氨基喹啉片段是第一代抗疟药氯喹(chloroquine,CLQ,7-53)的必需基团,把氯喹中－NH－和－N＝分别用－CH₂－和－C＝替换,得到了化合物 7-54 和 7-55。这两个化合物经实验证明没有抗疟活性,由此证明 4-氨基喹啉是发挥抗疟活性的必需基团。

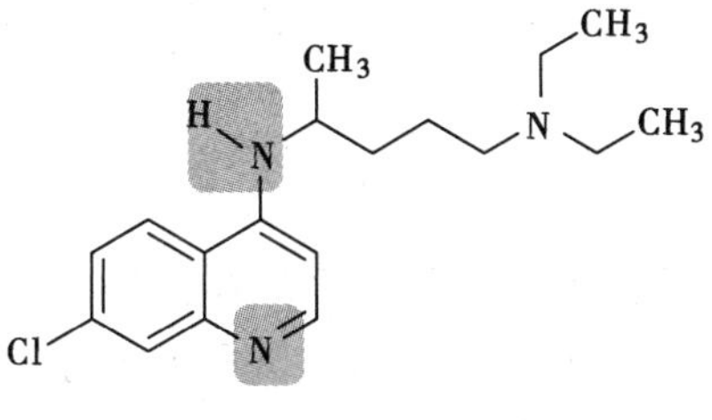

7-53

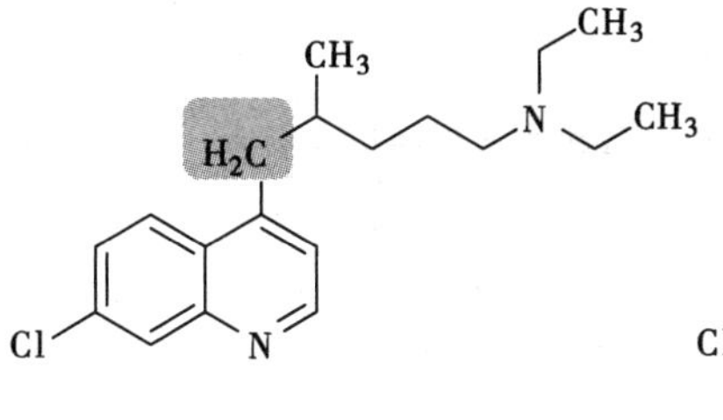

7-54 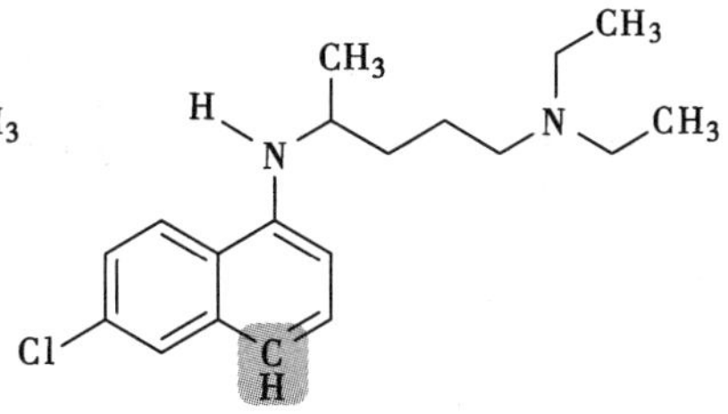　　　　　　　　7-55

近年来的研究发现,含有硼元素的化合物在硼中子俘获治疗(Boron Neutron Capture Therapy,BNCT)方法中显示出抗微生物、蛋白酶抑制和抗癌的活性。因此,可以在苯环上利用三价电子等排体进行替换,将硼原子和氮原子引入分子结构中,以期得到活性更好的化合物。

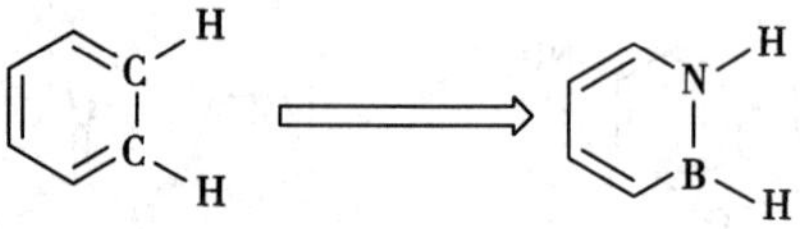

(四)四价基团的取代及环系等价体

在生物电子等排的运用中,四价基团的取代并不常见,但是发现用 Si 和 Ge 取代化合物中的 C 原子,可以改善化合物的芳香性,如化合物 7-56、7-57、7-58。这三个化合物具有相似的构象和电性,这一点已经通过 X-射线衍射实验和 GAUSSIAN 98 软件计算得到了证明。

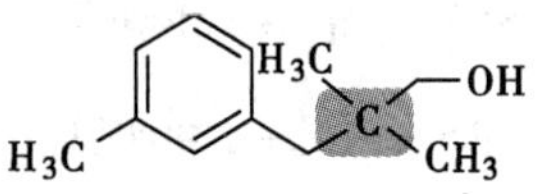

7-56 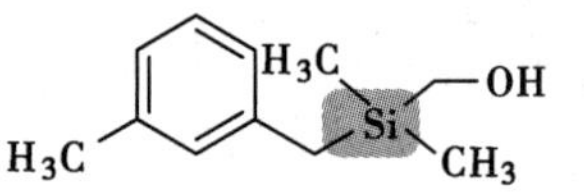　　　　　　　　7-57 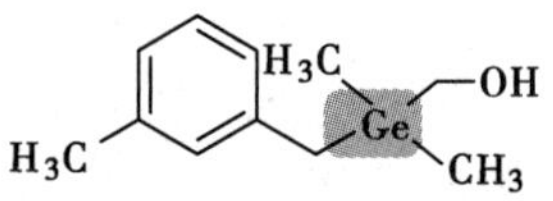　　　　　　　　7-58

在某些情况下,用 Si 原子取代化合物结构中的 C 原子,可以增加化合物的受体选择性。如将 R 构型的化合物 7-59 中的 C 原子被 Si 原子取代后,得到 R 构型的化合物 7-60,该化合物对 M1 受体的亲和力为对 M2 受体亲和力的 25 倍。同样,在 R 构型的化合物 7-61,7-62 和 7-63 中,化合物 7-62 对 M1 受体的亲和力为对 M2 受体亲和力的 12.9 倍。

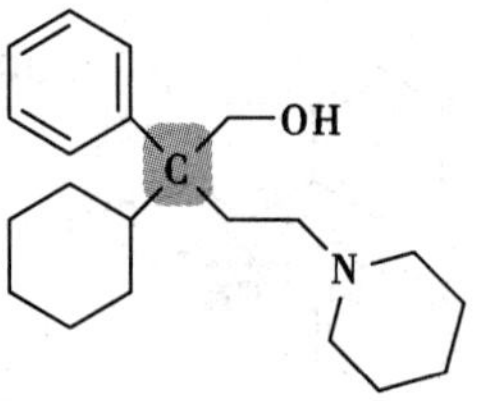

7-59 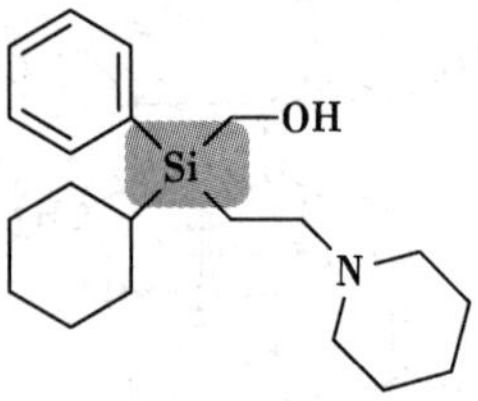　　　　　　　　　　　　7-60

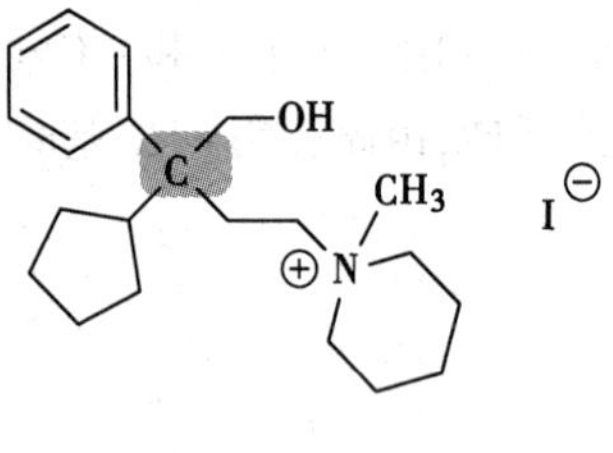

7-61 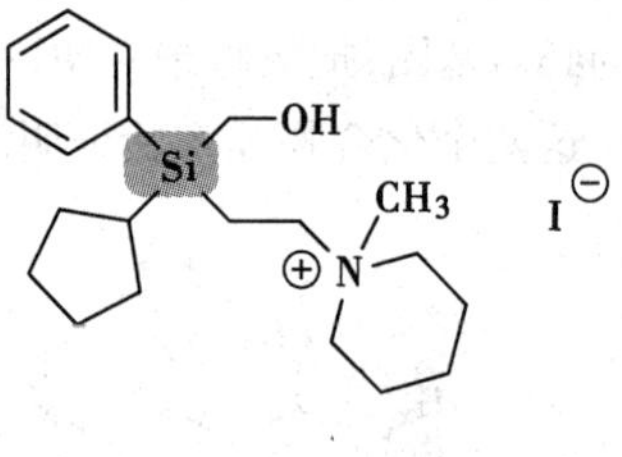　　　　　　　　7-62 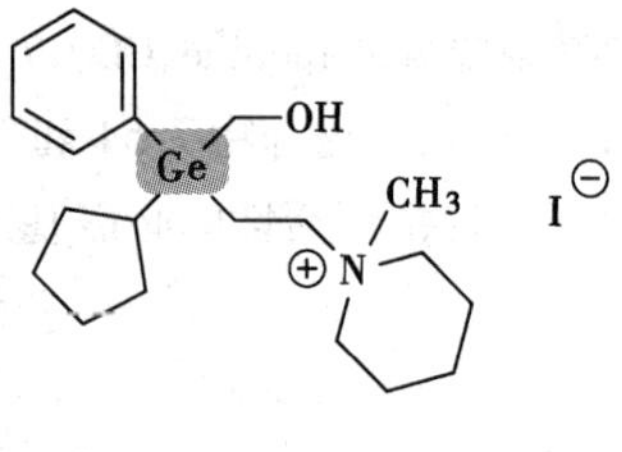　　　　　　　　7-63

最近的一些研究表明,用 Si 取代化合物中的 C 原子进行化合物的设计,往往可以开发出活性更好,具有独立知识产权的候选药物。但是,C、Si 原子之间在原子大小、负电性和亲脂性等方面有很大差异,而且 Si-H 键也很不稳定,所以,这类电子等排体之间的替换还是存在很大局限性的。表7-8 列出了一些 Si 与 C 电子等排体取代的例子。

表7-8　Si 与 C 电子等排体的取代

母体化合物	生物电子等排体取代的化合物	化合物活性
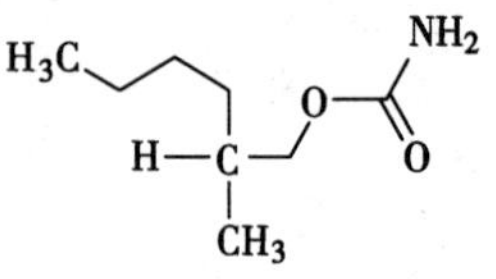	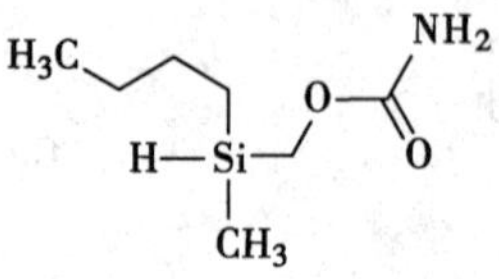	镇静剂

笔记

续表

母体化合物	生物电子等排体取代的化合物	化合物活性
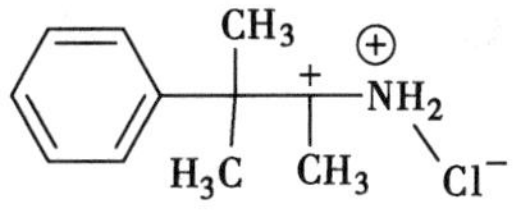	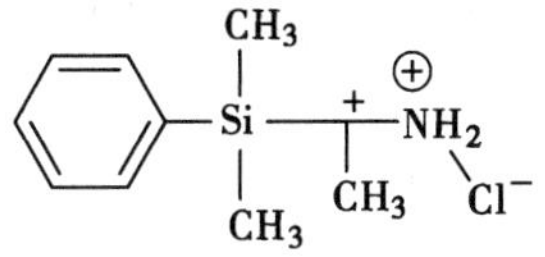	增加呼吸频率和深度
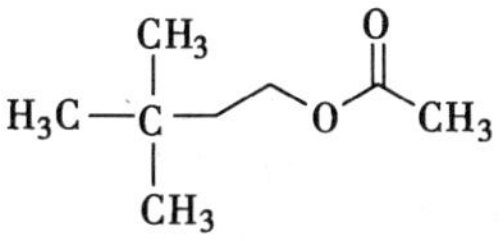	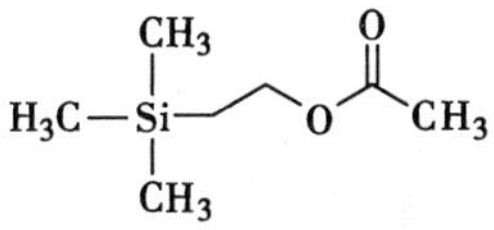	间接拟胆碱药
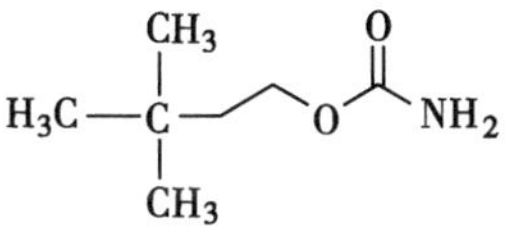	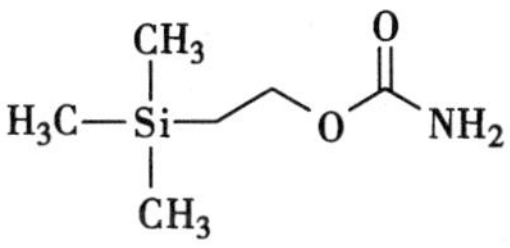	肌肉松弛药

另一种最常见的四价取代为季铵盐中氮原子与季碳原子之间的替换。有研究表明,乙酰肉毒碱的一些简单类似物为肉毒碱酰基转移酶强效抑制剂,可能用于糖尿病和心脏病的治疗。肉毒碱(carnitine,7-64)的羟基被胺基替换得到类似物 7-65,7-65 中的四价三甲基胺基被四价基团叔丁基替换得到类似物 7-66。7-65 和 7-66 这两个化合物具有相似的活性。

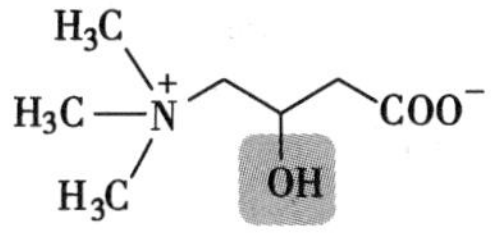

7-64 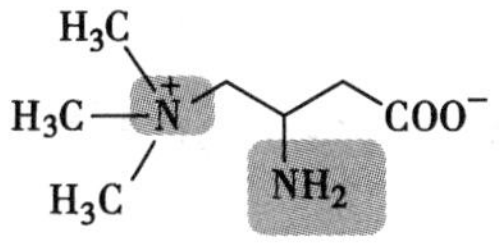　　　　　　　　7-65 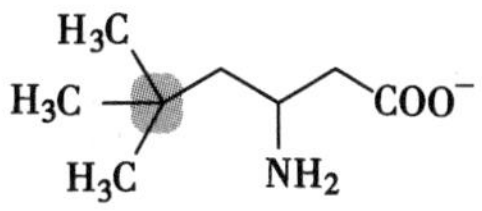　　　　　　　　7-66

在各类药物及先导化合物的改造和优化过程中,环系等价体的取代十分常见,而且成功率高,具体见图 7-2。

抗菌药:

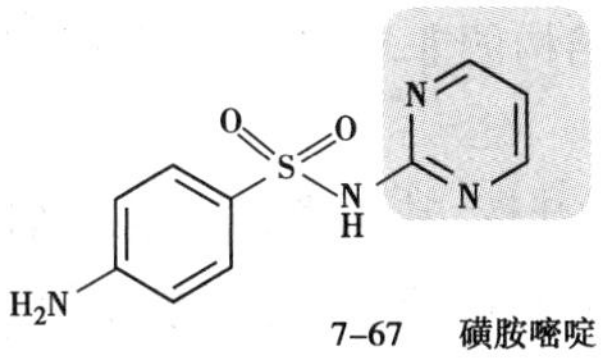

7-67　磺胺嘧啶 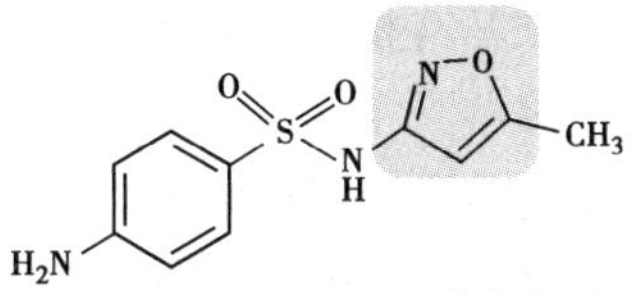　　　　　　　　7-68　磺胺甲噁唑

抗炎药:

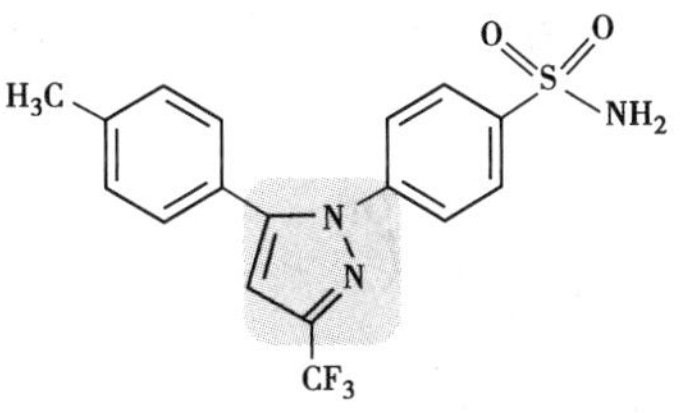

7-69　塞利克西 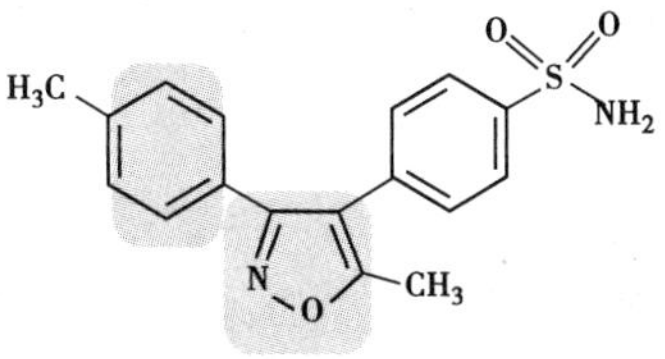　　　　　　7-70　伐地克西 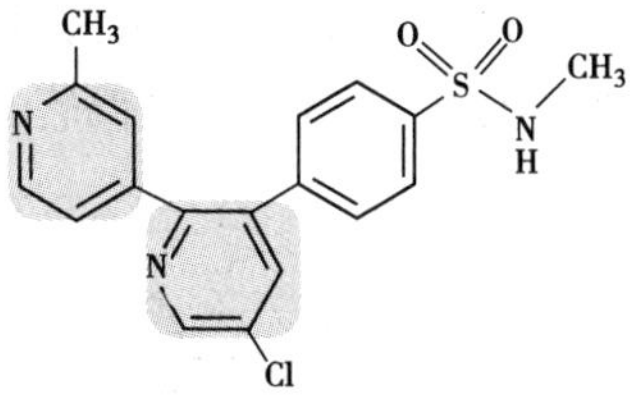　　　　　　7-71　艾托克西

止痛药:

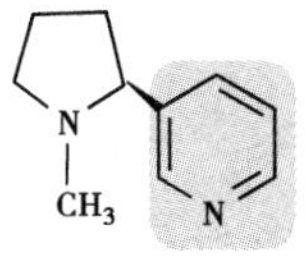

7-72　尼古丁 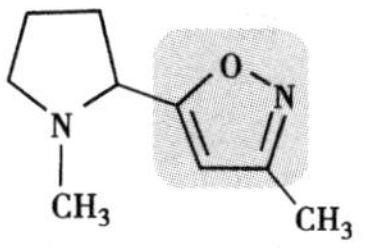　　　　　　　　7-73　ABT-418,57

抗溃疡药：

7-74　雷尼替丁

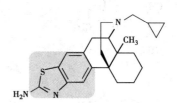

7-75　尼扎替丁

吗啡拮抗剂：

7-76　环丙甲吗喃醇

7-77

竞争性mGlu5受体拮抗剂：

7-78

7-79

图7-2　不同治疗药物间的环系电子等排体取代

二、非经典的生物电子等排体的应用

（一）环与非环结构及构象限制

环与非环生物电子等排的一个典型例子是己烯雌酚（stilbestrol，7-80）和雌二醇（estradiol，7-81），两者的生理活性基本相同。某些雌二醇结构的非环类似物（7-82、7-83、7-84）也发现具有类似的活性。

己烯雌酚的双键构型直接影响该药物的生物活性，其顺式异构体的活性仅有反式异体活性的1/4左右。己烷雌酚与其他雌二醇的非环类似物，由于不存在双键结构，通过C－C单键的自由旋转可转变为与雌激素立体结构相似的构象。但由于C－C单键可以自由旋转，形成的构象不如己烯雌酚的立体结构固定，所以活性较弱。虽然己烯雌酚可以看作是雌二醇的开环修饰产物，但是其发现完全是偶然的。

7-80

7-81

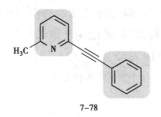

7-82

7-83

7-84

某些情况下,开链化合物闭合成环可能提高药物的活性。例如将化合物 7-85 的两个芳环连结后得到苯茚烷类似物(7-86),其抗胆碱解痉活性显著增强。

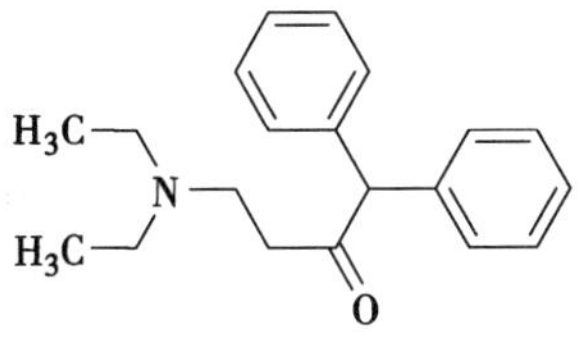

7-85 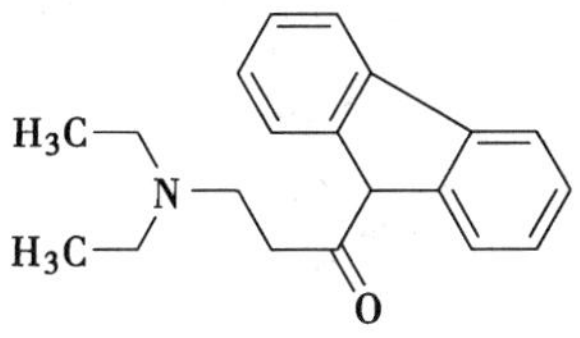　　　　　　　　7-86

另外一个典型的环与非环生物电子等排的例子是局麻药利多卡因(lidocaine,7-87)可看作是马比佛卡因(mepivacaine,7-88)结构的哌啶环开环产物。

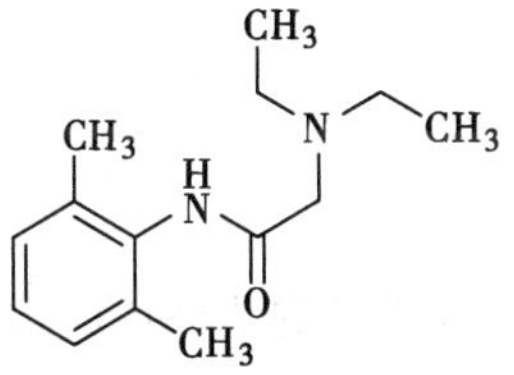

7-87 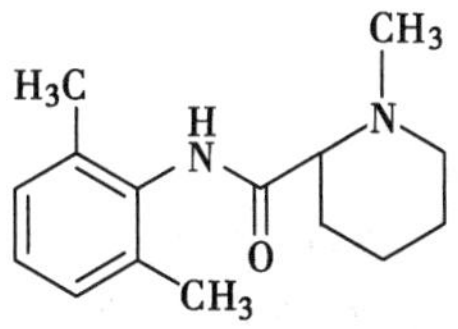　　　　　　　　7-88

将柔性化合物改为构象限制性的环状结构是当前常用的药物设计方法,并已在法尼基转移酶、凝血酶、金属蛋白酶、HCV 蛋白酶和 HIV 蛋白酶等靶标的药物研究中得到成功应用。对于高柔性结构的先导物,成环后可使其刚性增加,减少先导物潜在构象数量并保留所有必要的结合部位,提高化合物的靶点选择性和活性。例如在法尼基转移酶抑制剂的研究中,与链状化合物 7-89 相比,环状化合物 7-90 不仅表现出更高的活性,而且药代动力学特性也有所提高,降低了对 hERG 通道的抑制作用。

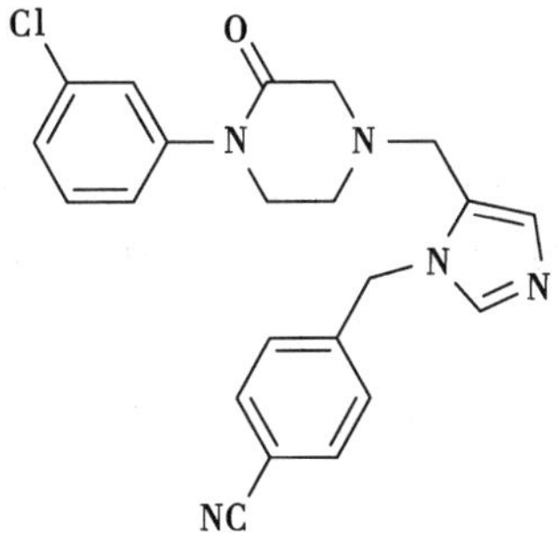

7-89 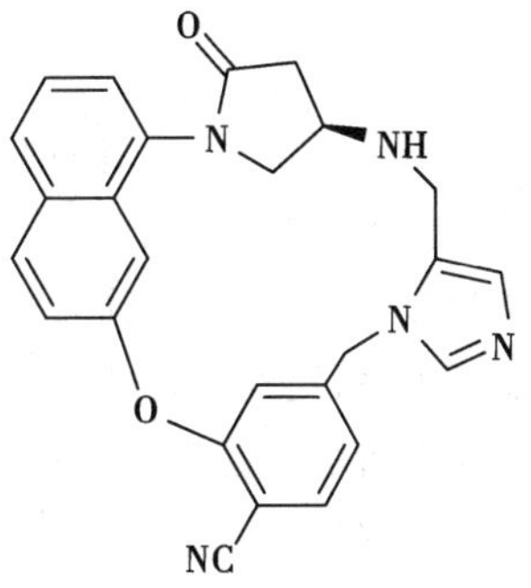　　　　　　　　7-90

右芬氟拉明(dexfenfluramine,7-91)是 1996 年上市的 5-HT$_{2c}$ 受体激动剂,临床用于减肥。但1 年后该药物被禁止使用,主要原因是该药能够使心脏瓣膜发生变形。随后的研究将右芬氟拉明结构中的甲基与芳环连接成环,得到构象限制性化合物氯卡色林(lorcaserin,7-92)。该药对5-HT$_{2c}$ 的选择性作用强,且不影响心脏瓣膜。

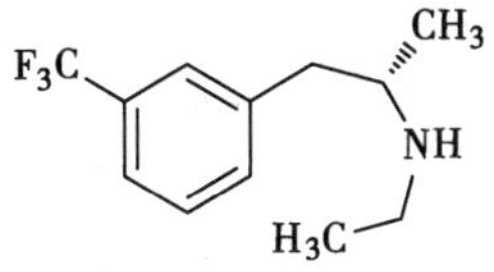

7-91 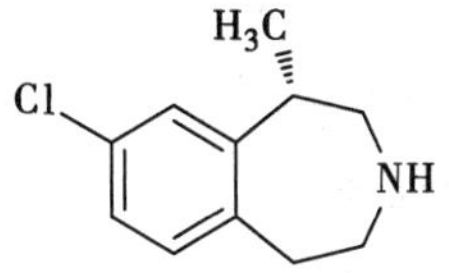　　　　　　　　7-92

阿托伐他汀(atorvastatin,7-93)临床用于降低胆固醇,自1997年上市以来迅速成为"重磅炸弹"药物,也是第一个年销售额突破百亿大关的畅销药物。辉瑞公司为了延长该药的专利保护,进一步设计并合成了其成环构象限制化合物7-94。

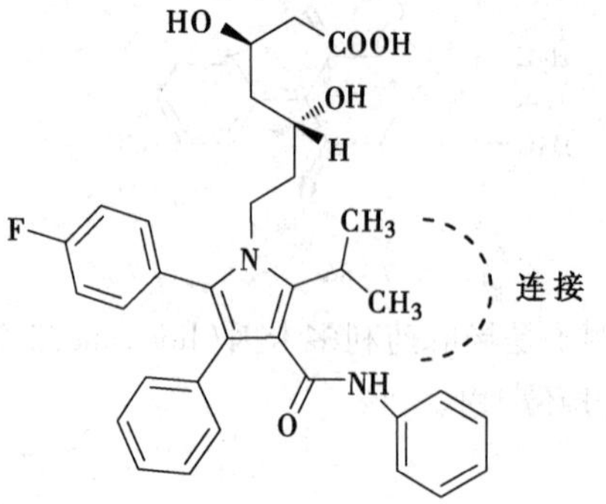

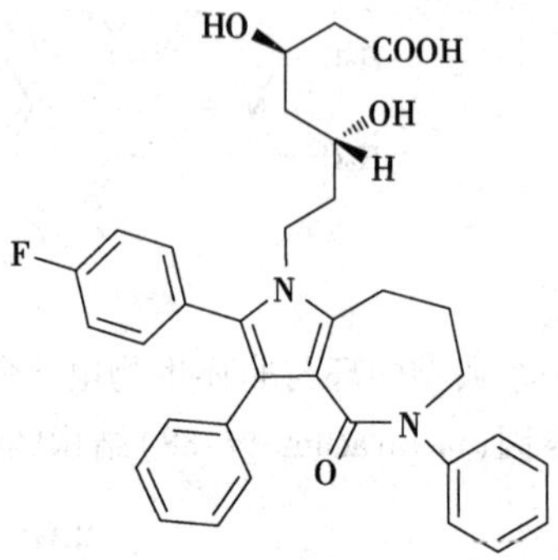

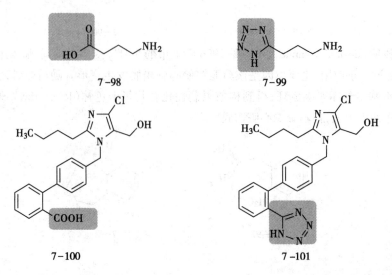

7-93　　　　　　　　　　　　　　　　　7-94

（二）可交换的基团

对氨基苯磺酰胺(7-95)是百浪多息(prontosil,7-96)的活性代谢物,在20世纪30年代作为抗菌药使用。后来的研究表明,对氨基苯磺酰胺与对氨基苯甲酸(7-97)在结构上极为相似,这种相似性不仅体现在电子分布和构型方面,还体现在 pKa、$logP$ 等理化性质方面。所以,磺酰胺基(－SO_2NH_2)和羧基(－COOH)可以说是具有真正意义上的生物电子等排关系。

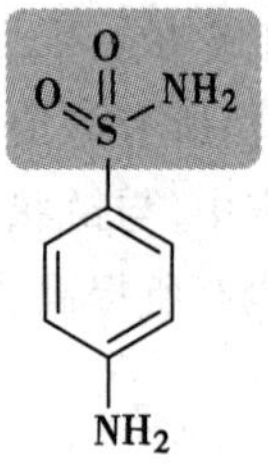

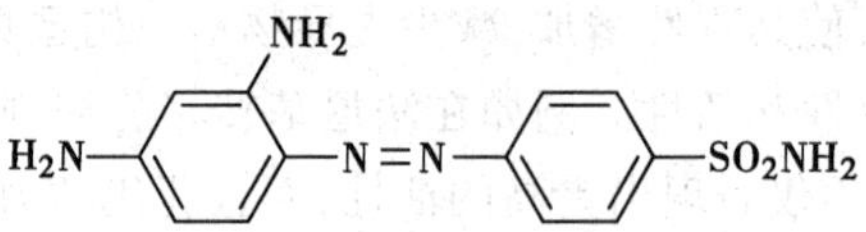

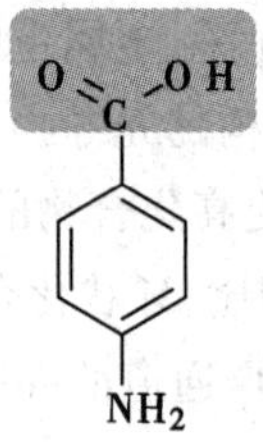

7-95　　　　　　　　　　　　7-96　　　　　　　　　　　　7-97

此外,四氮唑基团也可以作为羧基的可交换基团。例如,将 γ-氨基丁酸(GABA,7-98)中羧基用四氮唑基团取代得到的化合物(7-99),可以选择性地抑制 GABA-转氨酶,用于治疗惊厥。四氮唑基团与羧基具有相似的酸性,而且比羧基更稳定,亲脂性更强,因此,具有四氮唑结构的化合物更易通过血脑屏障,达到预定部位而发挥药效。另外一个用四氮唑基团取代羧基的例子是血管紧张素 II 受体拮抗剂氯沙坦(losartan,7-101),它是由先导化合物 EXP7711(7-100)中的羧基变为四氮唑基团而得到的。

7-98　　　　　　　　　　　　　　　　　7-99

7-100　　　　　　　　　　　　　　　　7-101

另有研究表明,三唑基团也可以作为羧基的可交换基团。例如二酮酸类化合物 L-731988 (7-102)是 Merck 公司的 Hazuda 研究小组通过高通量筛选的方法得到的,该化合物对 HIV 整合酶的链转移过程具有抑制作用,其 IC_{50} 为 80nmol/L,细胞内抗 HIV 的 EC_{50} 为 1~2μmol/L。Shionogi/Glaxosmithkline 公司用三唑基团取代了羧基,同时增加芳环部分的亲脂结构,得到了化合物 S-1360(7-103)。该化合物在体外抑制整合酶活性的 IC_{50} 可达到 20nmol/L,是第一个进入临床研究的 HIV-1 整合酶抑制剂。但二期临床研究中发现,S-1360 在体内清除过快,因此于 2003 年被终止临床研究。

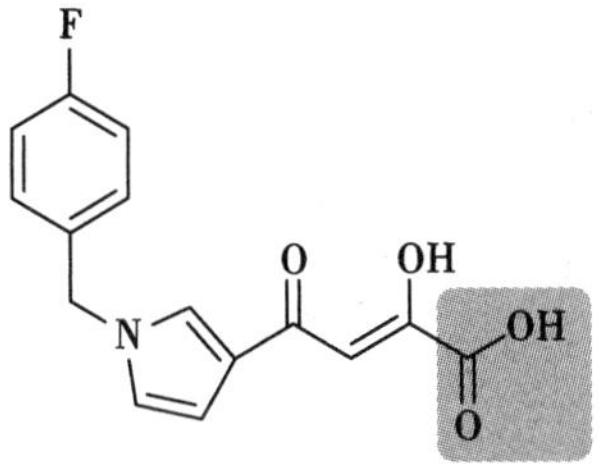

7-102 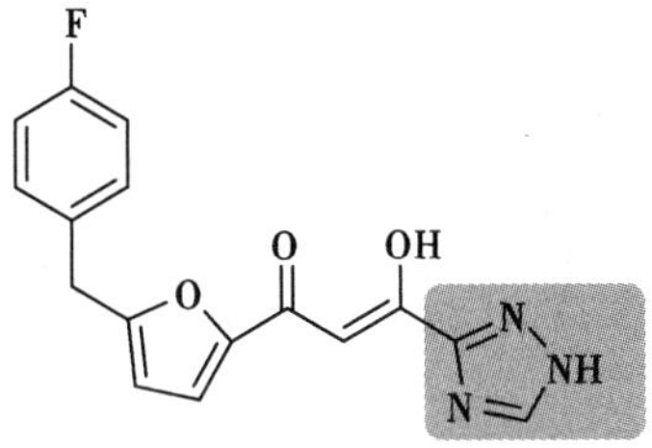　　　　　　　　　7-103

异羟肟酸基团也可以作为羧基的可交换基团,例如,将吲哚美辛(indomethacin,7-51)中的羧基替换后,得到化合物 7-104,与其他含有 -CONHOH 的化合物相比,化合物 7-104 具有较好的代谢稳定性。

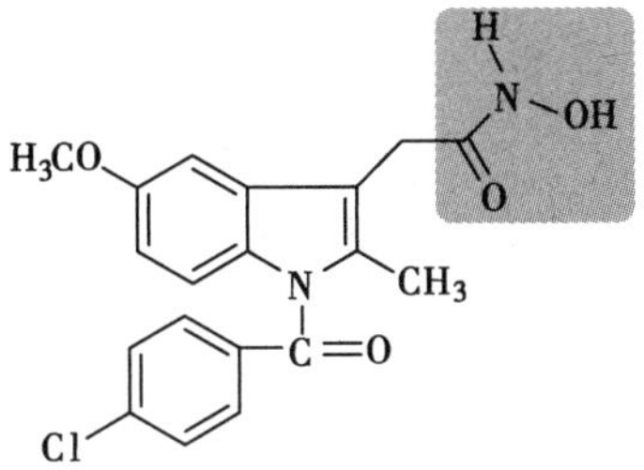

7-104

最近的研究发现,以 -O-N=CH- 基团取代苯环,可以得到活性很好的化合物。例如在抗炎活性的研究中化合物 7-105 的抗炎活性相当于非甾体抗炎药双氯芬酸(diclofenac,7-106)。其他可交换基团电子等排体的实例见表 7-9。

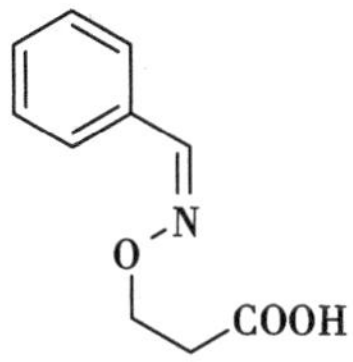

7-105 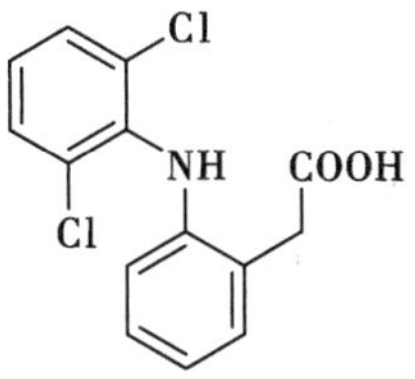　　　　　　　　　7-106

表 7-9　可交换基团电子等排体实例

母体化合物	生物电子等排体取代的化合物	化合物用途
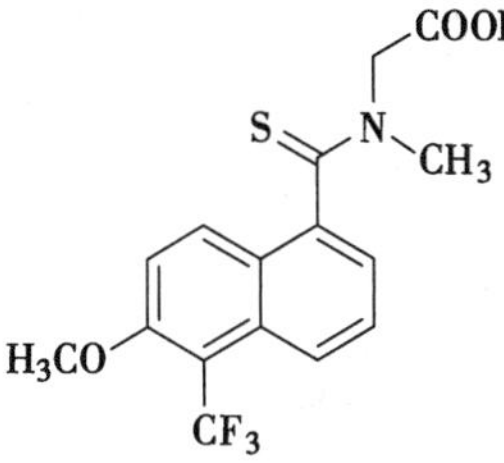	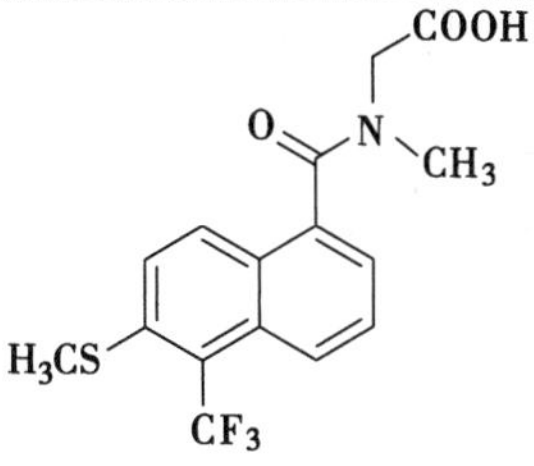	醛糖还原酶抑制剂

续表

母体化合物	生物电子等排体取代的化合物	化合物用途
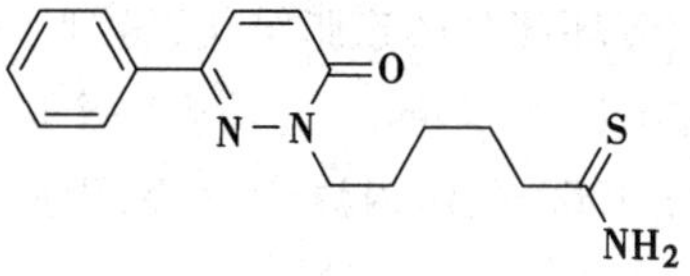	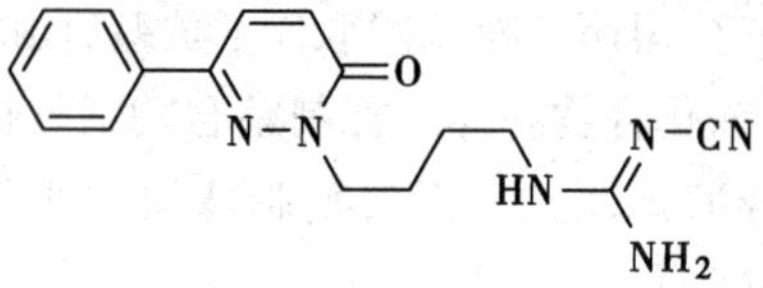	抗溃疡药
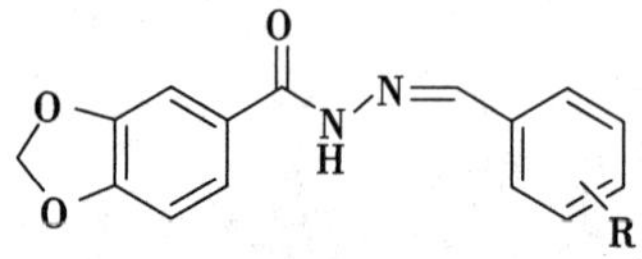	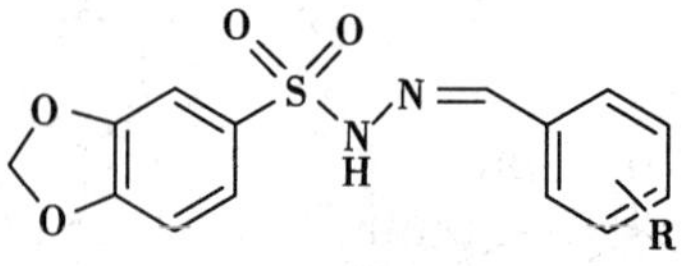	抗炎药
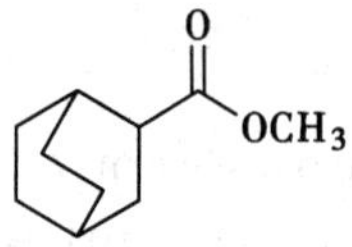	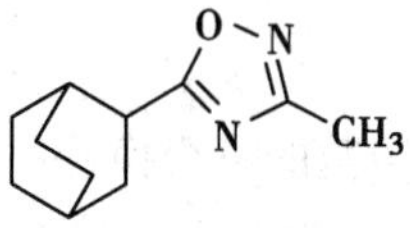	抗高血压药
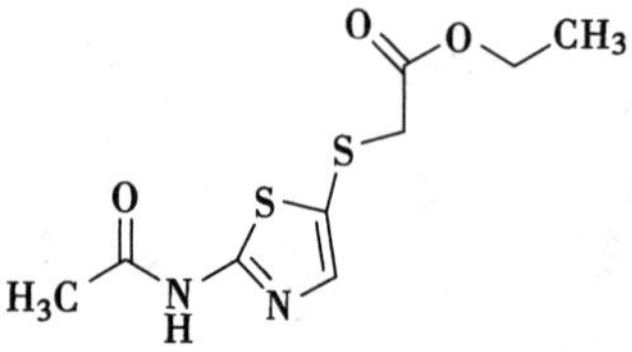	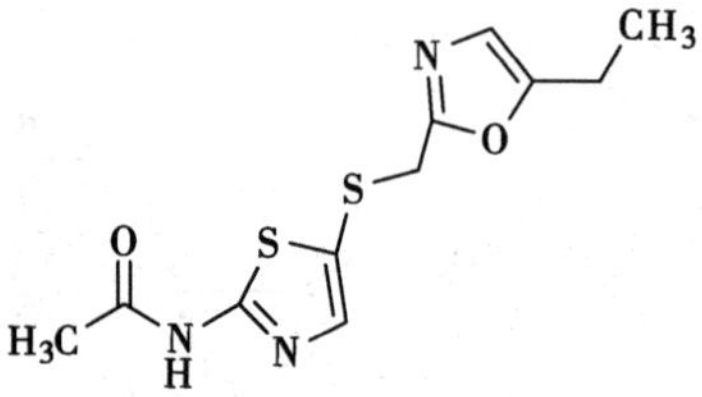	依赖性蛋白激酶Ⅱ抑制剂
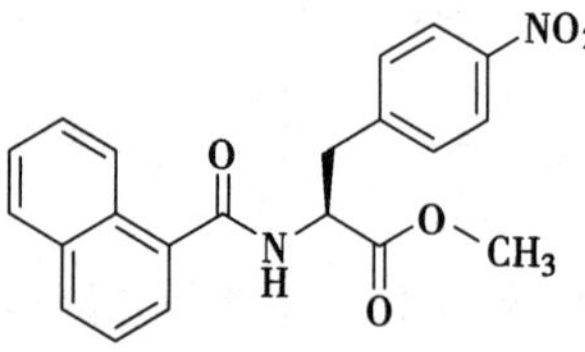	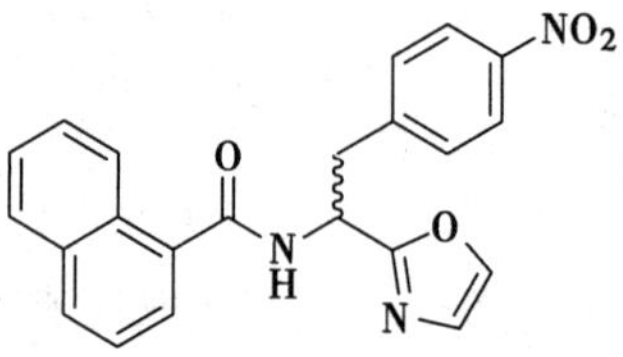	从 CCR2 抑制剂衍生而来的抗炎药
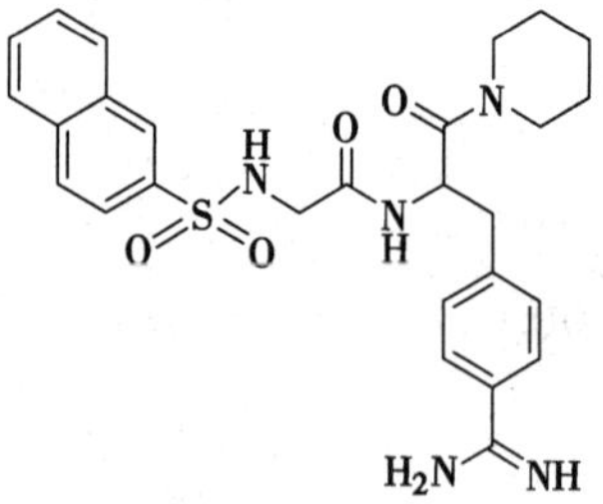	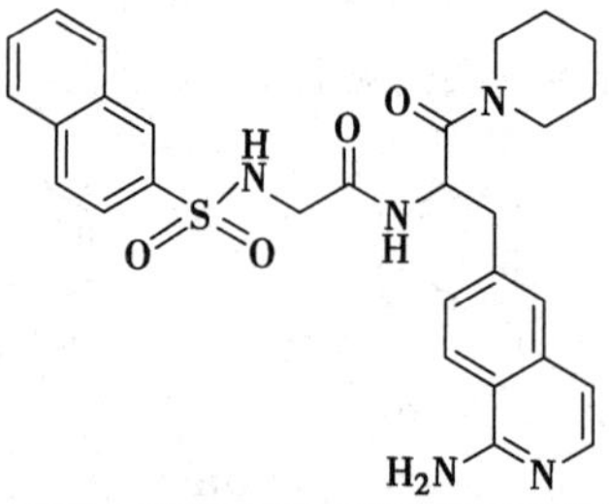	抗凝血药

（三）基团反转

基团反转是常见的一种非经典电子等排类型，是同一功能基团间进行的电子等排。如镇痛药二甲基哌替啶(7-107)是一个哌啶醇的丙酸酯，而哌替啶则是一个哌啶的乙酯(7-108)，两者具有酯基反转的关系。其他涉及基团反转的电子等排体实例见表7-10。

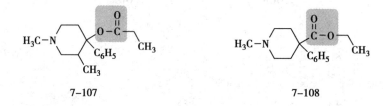

7-107　　　　　　　　　　　　　　7-108

笔记

表 7-10　基团反转的生物电子等排体实例

母体化合物	生物电子等排体取代的化合物	化合物用途
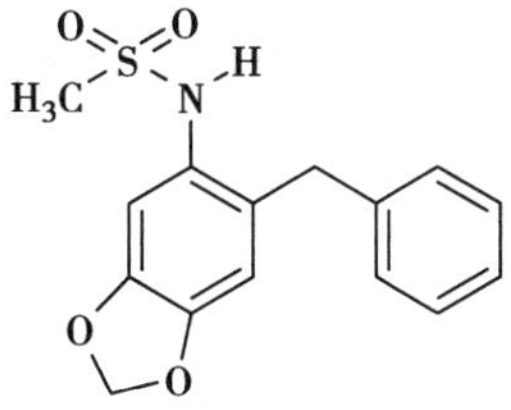	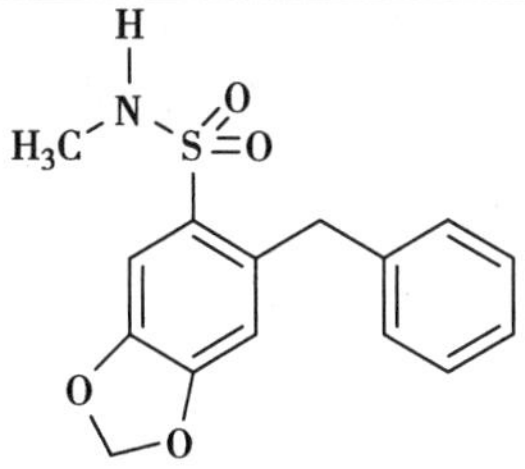	COX-2 抑制剂
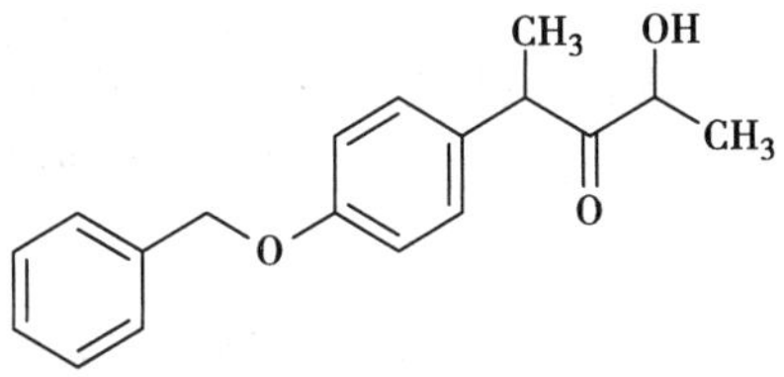	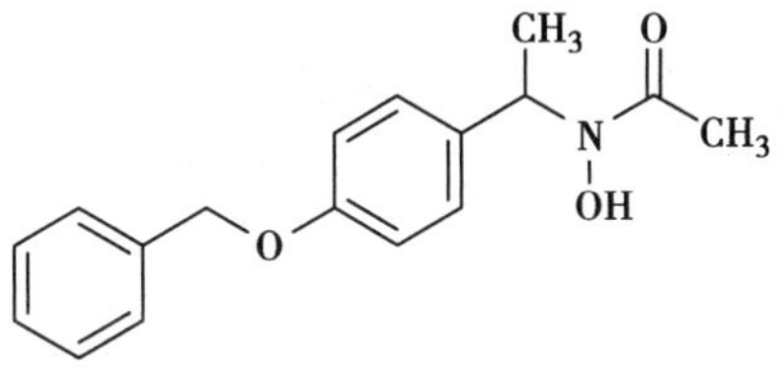	5-lipoxidase(5-LOX) 抑制剂
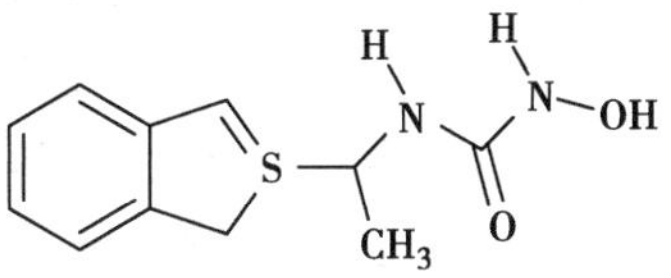	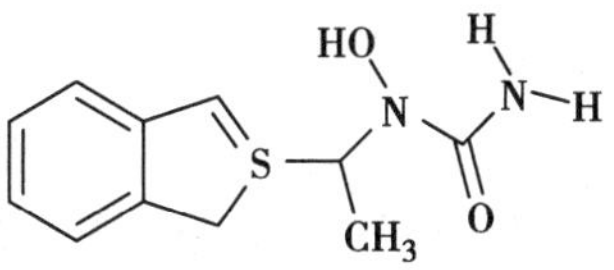	选择性 5-LOX 抑制剂

第三节　me too 药物的开发

一、me too 药物的基本概念

药物既然作用于酶或受体,则结构类似的药物,尤其带有相似药效构象的化合物,理应可以与同一酶或受体作用,而产生类似或相反的药效。基于这一共识,每当一种新颖结构的药物问世,便会引起许多制药公司的激烈竞争,将其化学结构进行局部改变,探索类似作用的药物。这样,并非从某一酶的抑制剂或受体开始摸索,而是简单的结构改造,必然既省时又省钱。制成的新药与原来发明的药物结构有所不同,又可不受专利权的限制,因此成为开发新药的风靡途径。这样探索的新药称为"模仿(me too)"药物,以区别于完全照抄他人化学结构的"仿制药物"。

现在所说的 me too 药物,通常是指基于已经发现的药物的结构骨架,通过取代基团或侧链的变化,使得活性、生物利用度等提高或毒性降低,并绕开专利的药物。本质上是一类化学创新药,但与全新结构类型的新化学实体(New Chemical Entity,NCE)相比,创新性略低。

尽管"me too"这个词的原义带有讽刺的意义,但时至今日,包括西方在内的大制药公司仍然经常采用这种策略,他们也称快速跟进(fast-follower)策略。据统计,在 1986—2009 年间美国食品药物管理局(Food And Drug Administration,FDA)批准的 1902 个专利药中,只有 614 个是新化学实体,其余大部分仍是原有药物经修饰而获得的"me too 药物"。由此可见,新药的模仿性创新一直是新药研究开发的一条主要途径。

"me too 药物"的研究开发在我国新药研制初级阶段应该成为最主要的途径,符合我国基本国情,将来进入发达国家行列后仍是一条重要途径,因为它具备投入少、成功率高、风险低、产出多、经济效益可观、周期短等特点。由于结构类型已知,缩短了寻找先导化合物的周期,可节省 1～2 年时间,甚至更长。另外,由于有可借鉴的药理模型与可比较的药效学数据,也使新药研究

笔记

开发周期相应缩短。这就给"me too 药物"的研究开发提供了机遇,成为各大制药公司降低新药研究开发费用风险的必然选择。"me too 药物"的研究开发相对来说要容易得多。

由于"me too 药物"与原来的新药结构有所不同,既能利用专利保护制度保护自己的知识产权,又打破了他人利用专利在该领域形成的垄断,同时降低了新药研究开发的风险,并为技术领先性创新做了必要的技术积累。

二、me too 药物的设计策略

设计和研究 me too 药物时,使用的主要技术手段一般是生物电子等排原理。我们可从以下几个方面进行 me too 药物的设计:

(1)经常进行知识的追踪与更新,关注新出现的突破性新药,运用生物电子等排体理论,对新出现的化合物进行结构修饰和改造,希望以此能找到作用机制相同、相似甚至相反的新化学实体,用于疾病的治疗;

(2)在追踪新药的过程中,如发现尚无专利保护的新化学实体,要尽快进行结构改造和修饰,若能找到活性优秀的化合物,要尽快申请专利,形成自己的知识产权保护;

(3)对已有专利保护的新药,要对专利进行深入调研,研究专利保护的范围,在不侵犯别人专利的情况下进行专利边缘的创新。

那么,如何进行专利边缘的创新? 这往往是很困难的,因为现在如果研发出来一个新药,专利至少上百页,权利要求几乎把所有与之有关的结构类型都涵盖在内了。但是,化合物专利保护的理想和现实之间是有区别的,发明人当然希望保护的范围越大越好,但政府要代表公众利益,同时不希望专利造成行业垄断,则希望保护的范围越小越好。所以,我们有可能在专利保护的范围之外寻找设计 me too 药物的灵感。

我们可以从以下几方面进行专利边缘的创新:

(1)有意识对化合物的局部化学结构进行改造,以改变药物的脂水分配系数、酸碱性、体内代谢转化的方向、延长作用时间等;

(2)引入杂原子,甚至是稀有元素,以改变化合物的元素组成,如四价原子取代的经典生物电子等排体时,提到了用 Si 和 Ge 原子对化合物中的 C 原子进行替代;

(3)对同一领域的多个专利同时进行研究和调研,分析总结构效关系,通过拼合原理,运用药物化学和化学合成知识,将两部分或两部分以上的活性构象融合在一个新的化合物中;

(4)重视手性药物的开发与研究,可将之前消旋体作为药物使用的化合物进行拆分或进行手性立体合成,得到的单一手性化合物有可能会获得新的"me too 药物"。

总之,"me too 药物"的设计,要求我们对专利进行深入的调研,掌握基本的专利法知识,运用药物化学、药理学、药物分析学等药学知识,对已有专利保护的化合物进行充分的研究,以突破专利的保护,设计出结构新颖的"me too 药物",我们可以称这一过程为"仿创结合"。

三、me too 药物的成功案例

西咪替丁(cimetidine,胃泰美,7-109)是葛兰素史克公司历经 10 年多的研发而得到的组胺 H_2 受体拮抗剂,于 1976 年上市,它很快就取代了传统的抗酸药,成为当时治疗消化溃疡的首选药,掀起了消化性溃疡治疗史上的"胃泰美"革命。

葛兰素史克公司的科学家们曾一度假定咪唑环是该类药物与 H_2 受体识别的必要结构,早期的改造工作集中在侧链的变化上,但是未得到比西咪替丁更优秀的药物。后来以呋喃环替代西咪替丁的咪唑环,为了保持碱性,在呋喃环上引入二甲基氨基亚甲基;并以硝基甲叉基置换了西咪替丁侧链末端的氰基亚氨基,从而得到了"me too 药物"雷尼替丁(ranitidine,7-110),于1983 年上市,其疗效是西咪替丁的 5～8 倍,且具有速效和长效的特点,其副作用较西咪替丁小,

笔记

无抗雄性激素的副作用,与其他药物的相互作用也较小,与细胞色素 P450 的亲和力比西咪替丁弱 10 倍,不影响地西泮、华法林等的代谢过程。由此成为了世界目前最畅销的药品之一,年销售量达 30 亿美元,连续多年排在世界销售药的首位。

　　用亲脂性较大的噻唑环代替雷尼替丁分子中的呋喃环所得到的尼扎替丁(nizatidine,7-111),其活性与雷尼替丁相仿,而生物利用度高达 95%。"me too 药物"法莫替丁(famotidine,7-112)是第三代 H₂ 受体拮抗剂,于 1986 年上市,它以胍基噻唑基代替西咪替丁结构中的咪唑基,其强大的 H₂ 受体拮抗剂活性可能是因为胍基增强了与受体的亲和力。其作用比西咪替丁强30 ~ 100倍,比雷尼替丁强 6 ~ 10 倍。

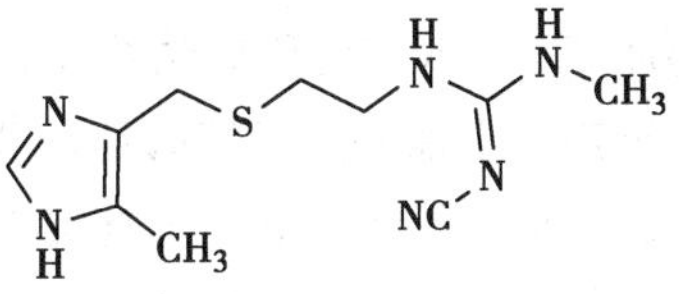

7-109 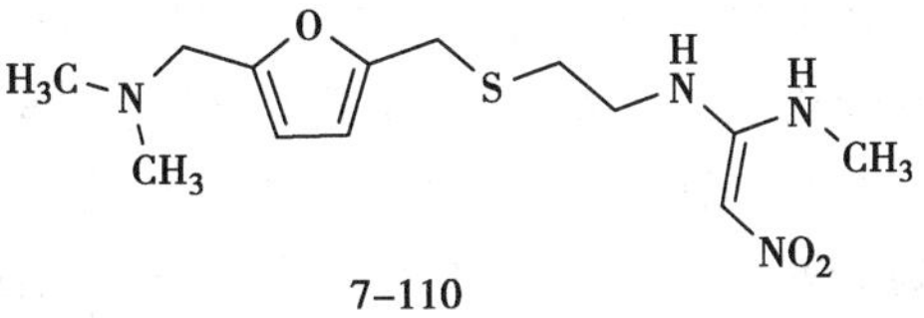　　　　　　　　　　　7-110

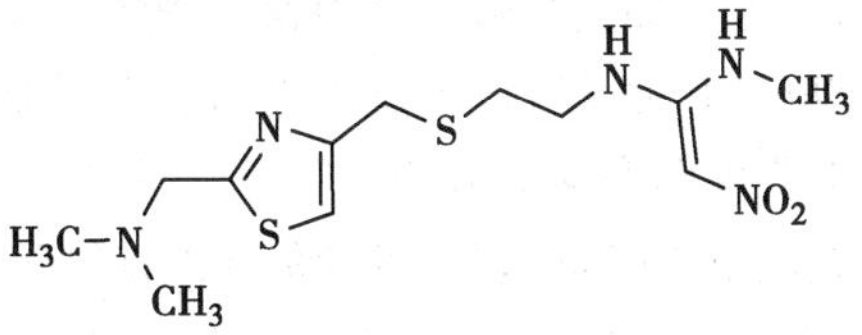

7-111 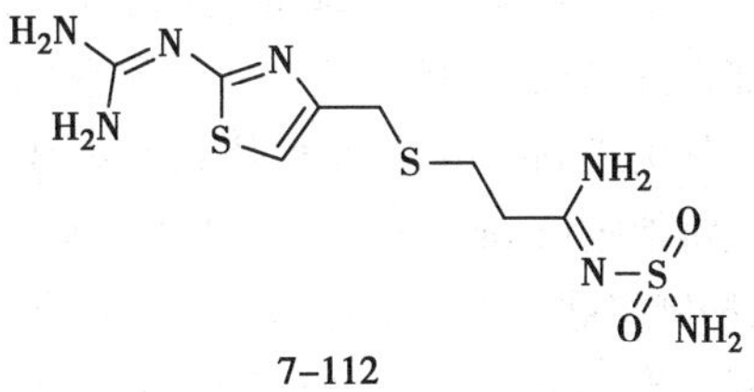　　　　　　　　　　　7-112

　　奥美拉唑(omeprazole,7-113)是 Astra 公司研制的第一个质子泵抑制剂,于 1988 年上市,而兰索拉唑(lansoprazole,7-114)则是日本武田公司于 1991 年上市的,是第二个上市的质子泵抑制剂。两者都申请了专利。从结构比较可以看出,兰索拉唑是奥美拉唑的结构类似物,属于"me too 药物"。从专利保护的范围可以看出,兰索拉唑与奥美拉唑相比,除了多一个三氟甲基外,几乎完全相同。说明它是在充分研究奥美拉唑的保护范围基础上,在不侵犯专利权的前提下进行的专利边缘创新。

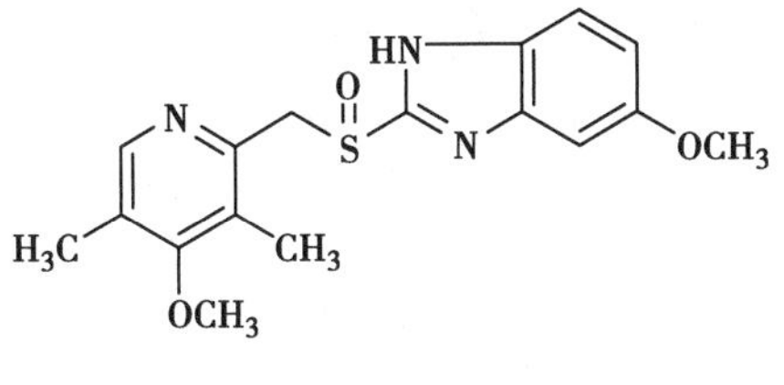

7-113 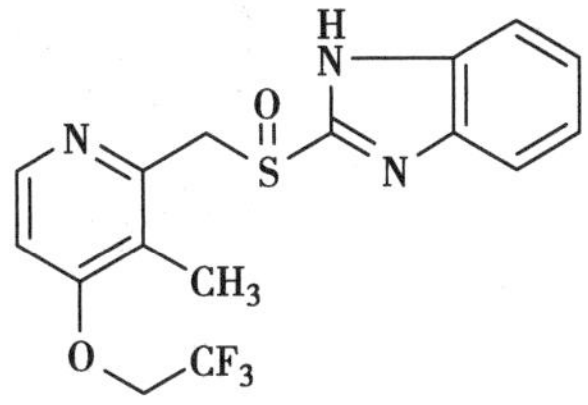　　　　　　　　　　　7-114

　　现在西方上市一个全新结构药物后,3 ~ 4 年后日本即可上市其"me too 药物"。如葛兰素史克公司于 1990 年上市了 5-HT₃ 受体拮抗剂类止吐药昂丹司琼(ondansetron,7-115),日本随后于 1994 年上市了其"me too 药物"阿扎司琼(azasetron,7-116),1996 年又上市了另一个同类药物雷莫司琼 ramosetron。瑞士的山道士公司于 1994 年上市了"me too 药物"托烷司琼(tropisetron,7-117),澳大利亚于 1998 年上市了多拉司琼(dolasetron,7-118)。

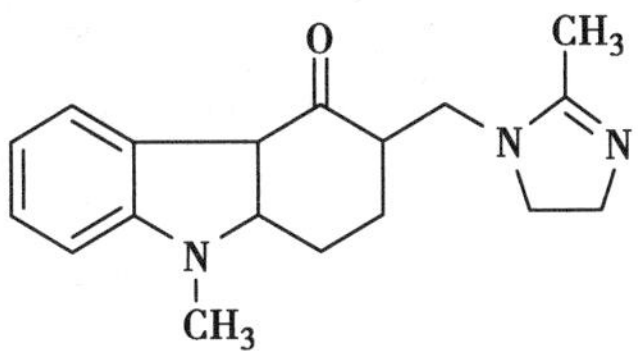

7-115 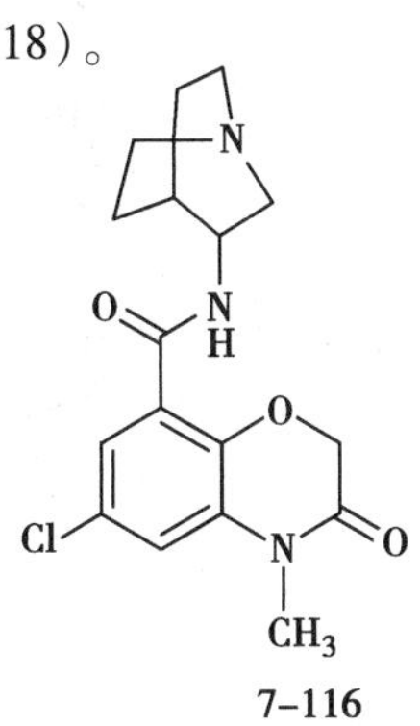　　　　　　　　　　　7-116

笔记

7-117   7-118

由此可见,日本在"me too 药物"的研究上已取得了巨大的成功。仅以二氢吡啶类钙拮抗剂为例,自从 1975 年上市第一个二氢吡啶类钙拮抗剂硝苯地平后,日本积极研究结构类似的药物,1981 年山之内公司上市了世界上第二个二氢吡啶类钙拮抗剂尼卡地平。而德国拜尔公司在 1985 年才上市尼莫地平。此后,从 1989 年至 1996 年,日本几乎每年上市一个二氢吡啶类钙拮抗剂,到 1997 年,全世界共上市二氢吡啶类钙拮抗剂 17 个,其中由日本公司开发上市的占了将近一半。由于日本重视"me too 药物"的研究,所以每年上市的新药数增加很快。1984 年上市新药数居世界第四,1985 年仅次于美国居第二位,从 1986—1995 年,日本每年上市新药数居世界首位。从引进到模仿,再从模仿到创新,是日本制药工业由弱变强的成功经验。

氯雷他定(loratadine,7-119)是一种长效的三环类抗组胺药物,它可以竞争性地抑制组胺 H$_1$ 受体,抑制组胺所引起的过敏症状。该药物于 1993 年由 schering plough 公司开发上市,其商品名为开瑞坦。由于氯雷他定是 1979 年申请的专利保护,保护期为 17 年,到 1993 年上市时,只剩 5 年的专利有效期。因此,schering plough 启动了"me too 药物"开发工程,但研发屡次失败,于 1999 年向 Sepracor 公司购买了开瑞坦的 me too 药物——地氯雷他定(desloratadine,7-120)。

7-119   7-120

乌地那非(udenafil,商品名 Zydena,7-121),是由韩国东亚制药技术有限公司开发研制的,最早于 2005 年 11 月在韩国批准上市,是继西地那非(sildenafil,商品名 Viagra,7-122)、他达拉非(tadalafil,商品名 Cialis)和伐地那非(vardenafil,商品名 Levitra)后的第四个口服治疗勃起功能障碍的药物。2007 年,乌地那非在韩国勃起功能障碍治疗市场中所占份额业升至 24%,仅次于西地那非而位列第二。乌地那非可以看做是把西地那非的一个侧链稍加改动而得到的"me too 药物"。

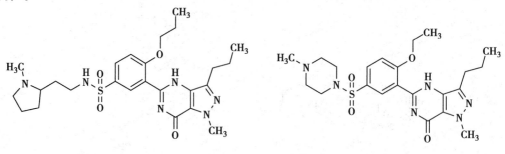

7-121   7-122

"me better"是与"me too"相对应的一个概念,其意为"我要好些",其开发思路一般也是采用生物电子等排体原理,不改变药物的作用靶标,而得到的生物活性更优的药物。近年来我国自主研发的两个半合成抗生素:氨基糖苷类抗生素新药依替米星(etimicin,7-123)和头孢菌素类抗生素头孢硫脒(7-124)可以算是比较成功的 me better 案例。

7-123   7-124

目前,"me too"和"me better"已经成为一种药物设计的策略被广泛应用,在很多药物的结构改造和修饰中起到重要作用。虽然得到的化合物有些并未成为上市药物,但为药物的开发研究提供了重要思路和理论依据。

【Summary】

The concept of bioisosterism comes from the concept of chemical isosterism in 1919. The molecules and groups with the same numbers of valence electron, similar physico-chemical properties are called bioisosterism. They can produce similar or adverse activities. Using the principle of bioisosterism as guidance to design and search new drugs has been　put　in more significance position.

Bioisosterism was divided into two categories by Alfred Burger in 1970, classic bioisosterism and non-classic bioisosterism. Classic bioisosterism consists of monovalence atoms or groups, bivalence atoms or groups, trivalence atoms or groups, quaternary atoms and ring system equivalency bodies. Non-classic bioisosterism consists of ring and non-ring structure, conformational restriction, exchangeable groups, reversed groups. Bioisosterism are widely used in optimizing lead compound, drug design and other domain of medicinal chemistry.

Me too drug usually refers to replace the substituent groups or side chains based on the skeleton of a known drug. The new compound has higher activity and bioavailability but lower toxicity, which can be used to propose a new patent. Bioisosterism principle is often used in the development process of me too drugs. Many me too drugs have been developed in recent years, such as H_2-receptor antagonist, proton pump inhibitor and dihydropyridines calcium antagonist.

【Key word】 isosterism, bioisosterism principles, bioisosterism, classic bioisosterism, non-classic bioisosterism, me too drugs

【思考题】

1. 经典生物电子等排体可分为哪些类?举例说明经典生物电子等排体在药物设计中的应用。

2. 举例说明非经典生物电子等排体在药物设计中的应用。

3. 是否所有的化合物经过生物电子等排取代后活性都会提高?

4. 设计 me too 药物主要有哪些策略和方法?

(杨晓虹　孙 薇)

笔记

第八章　基于分子杂合原理的药物设计

学习要求

1. 掌握分子杂合原理、孪药和多靶点药物的概念。
2. 理解孪药和多靶点药物的设计策略及其在药物设计中的应用。
3. 了解多靶点药物的发展。

第一节　分子杂合原理与孪药

一、分子杂合原理的概念

早在 19 世纪中叶，在明确了某些药物的主要药理作用所依存的基本结构以后，人们就设计将两个药物的基本结构整合在一个分子中，以期获得毒副作用降低、药效增强的新药。但因受科学水平的限制，成功的例子不多。随着生物化学、分子药理学和有机合成化学等相关学科的发展，该方法才在药物设计中被广泛运用，被称为分子杂合原理（molecular hybrid principle）。

（一）分子杂合原理的定义

分子杂合原理是指将两种药物的药效结构单元拼合在一个分子中，或将两者的药效基团通过共价键兼容于一个分子中，使形成的药物或兼具有两者的性质，强化药理作用、减少各自毒副作用，或是两者取长补短，发挥各自的药理活性，协同完成治疗作用。因为多数情况下是将两个药物结合在一起，所以有时将其称为孪药（twin drug）。一些孪药在体外无生物活性，进入体内后经酶促和非酶分解，才能发挥相应的药理作用，因此，也是前药的一种特殊形式。

（二）连接方式

孪药的两个药效分子可以通过以下几种方式连接（图 8-1）：①直接结合模式（如双香豆素，dicoumarin，8-1），即两个分子不经连接基团而直接连接；②连接链模式，即两个药效单位经连接基（linker）连接（如舒他西林，sultamicillin，8-2），连接基可以是单链、聚合物链、芳环等；③重叠模式（overlap mode），即将分子中的某些片段重叠而键合（如呱西替柳，guacetisal，8-3）。

8-1

8-2

8-3

笔记

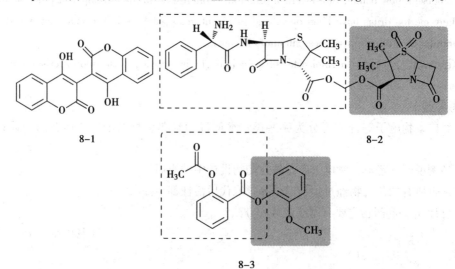

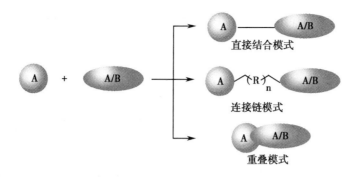

图 8-1 孪药的结合模式

二、孪药的分类

利用分子杂合原理设计孪药,在某些药物的设计中起到了重要的作用。根据孪药设计的不同目的和手段,孪药一般可分为同孪药和异孪药二类。由两个相同药效结构单位或药效基团结合而成的孪药称为同孪药,同孪药可是对称分子亦可是不对称分子。由两个不同药效结构单位或药效基团结合而成的孪药称为异孪药,异孪药是不对称分子。

同孪药的连接方式包括头-头连接(head-head)(如联苯双酯,bifendate,8-4)和头-尾(head-tail)连接(如双水杨酯,salsalate,8-5)等。

8-4

8-5

同孪药有时又称为分子重复(molecular replication),即两个或多个相同的分子或片段经共价键结合形成的分子。同孪药设计的理论基础是自然界能产生高对称性化合物。在生物大分子聚合物中较普遍地存在这种对称性,如胰岛素单体在锌的存在下,能形成高度 C_3 对称轴的六聚体大分子金属络合物;DNA 通过两条对称的螺旋链,决定细胞的形态和功能;一些受体和酶以同二聚体的形式发挥催化功能,如 HIV 蛋白酶是具有 C_2 对称轴的同二聚体。此外,不少天然活性化合物亦是具有结构对称性,如 β-胡萝卜素、番木瓜碱、山梗酮碱等。

异孪药物也称双效作用药物或杂化药物,分子中的两个药效结构单位可分别与不同的靶组织结合,产生不同的药理作用。这种拼合分子与两种药物单独给药相比,主要在于异孪药的药代动力学性质的改变,能改善药效。特别是能以适当的平衡同时发挥两种药理作用,或者其本身是一前药,在体内经生物转化裂解成两个活性药物而发挥协同作用。但成功的概率不高,这其中的原因是多方面的。如果连接键有足够的稳定性,一个药效团被其受体识别和结合,会因为另一药效团的存在而减弱或消失;如果原来的两个单药分子的有效摩尔剂量不同,当被 1:1 拼合到同一个分子中时,平衡两个药效片段的活性与剂量变得困难;当低活性的药物呈现活性时,高活性的药物则超过有效剂量而可能出现毒副作用,反之,高活性药物达到适宜活性时,低活性者达不到有效剂量。

三、孪药原理的应用

(一)同孪药物

同孪药物通常具有对称的分子结构,有的以前药的形式将两个单体药物连接在一起,并在

笔记

体内分解成单体药物而发挥作用,如双阿司匹林(diaspirin,8-6);有的则是以整体分子的形式与靶点结合,如抗原虫药戊烷脒(pentamidine,8-7)。

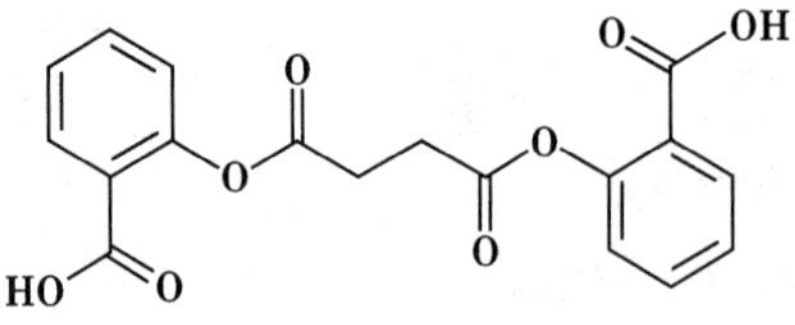

8-6 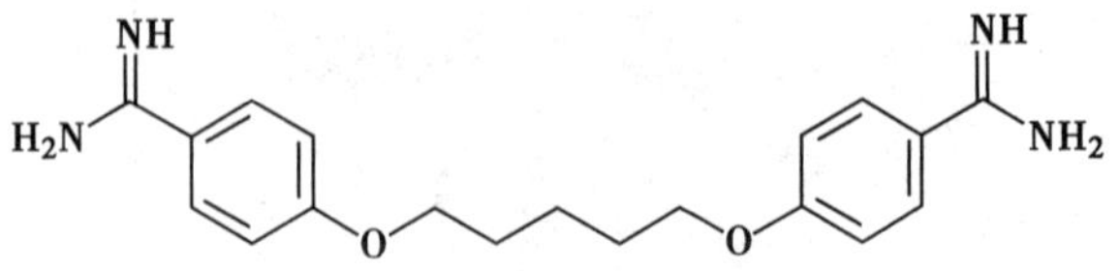　　　　　　　　　　　　　　　　　　　8-7

1. 作用于受体的同孪药物　归属于 G 蛋白偶联受体(G-protein-coupled receptors,GPCR)的生物胺类受体的一个亚基中含有 7 个跨膜域,因此配基的二聚体,可与相应 G 蛋白偶联结合:如根据 α-肾上腺素受体具有对称性特征的假设,设计了同孪药型的肾上腺素受体拮抗剂,如双氧烯洛尔(bis-oxprenolol,8-8)等。

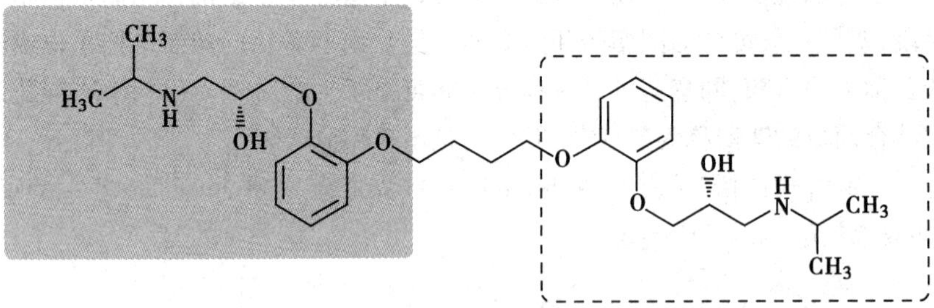

8-8

硝苯地平(nifedipine,8-9)是一个非常有效的钙通道拮抗剂,而结构对称的双-1,4-二氢吡啶类化合物(bis-dihydropyridine,BDHP,8-10)的活性是硝苯地平的 10 倍。

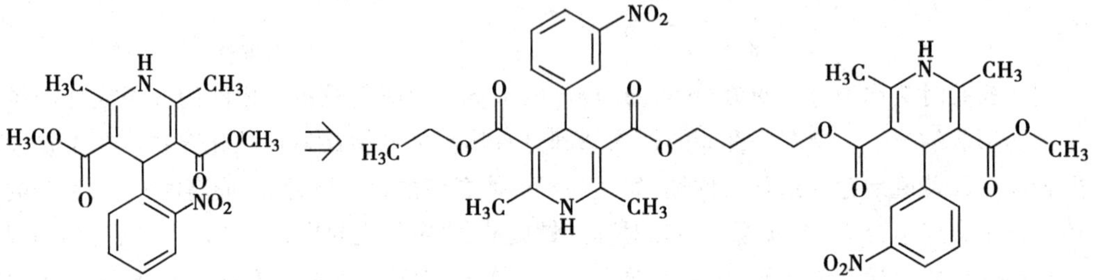

8-9　　　　　　　　　　　　　　　　　8-10

2. 作用于酶的同孪药物　两分子的胆碱酯酶抑制剂他克林(tacrine,8-11)经 7 个亚甲基相连接,得到化合物(8-12),其抗胆碱酯酶活性强于他克林 1000 倍。可认为两个吖啶环以适宜的距离同时结合于胆碱酯酶活性部位的两个腔内,使活性大幅提高。

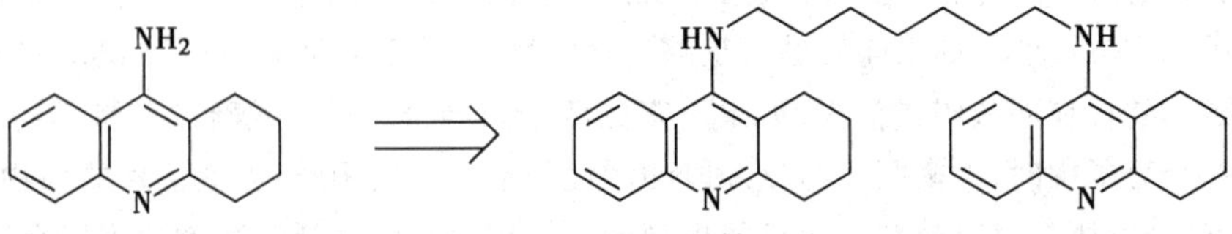

8-11　　　　　　　　　　　　　　　　8-12

木质素五味子丙素(8-13)具有保肝和降低转氨酶的作用,在全合成研究中将亚甲二氧基和甲氧基位置调换,八元环开环,合成了联苯双酯(8-4),其活性强于五味子丙素,后来开发成为新药,在临床上获得了广泛应用。

笔记

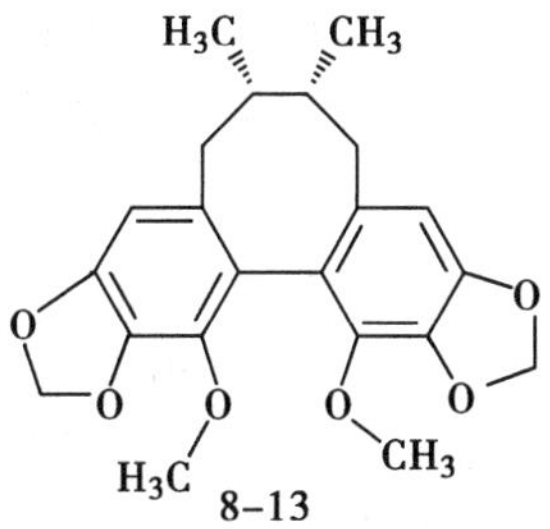

8-13

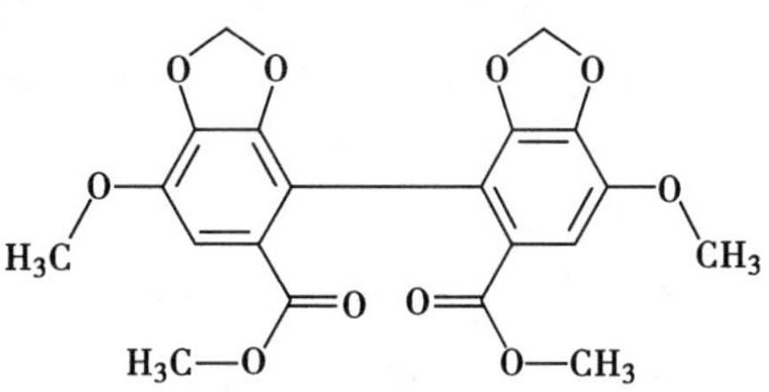

8-4

蛋白激酶(protein kinase,PK)在激素、神经递质等内源性物质的信息传递过程中发挥重要的作用,其中蛋白激酶C(PKC)与肿瘤的特征有关。研究发现,具有对称结构的双吲哚马来酰亚胺类化合物(bisindolylmaleimide,8-14)和双苯氨基邻二甲酰亚胺类化合物(bisanilinophthalimide,8-15)对蛋白激酶显示强的抑制作用。

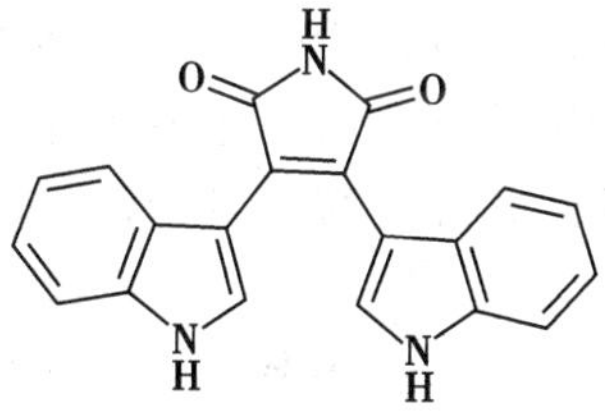

8-14

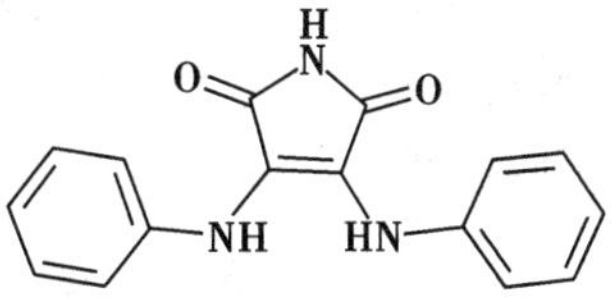

8-15

3. 作用于核酸的同孪药物　DNA分子是许多抗癌药物作用的主要靶点之一。通过嵌入而与DNA分子结合的小分子化合物,为了更有效地与DNA结合,要求结构中具有多环体系。由于DNA的两条螺旋链形成对称排列,因此,与DNA结合的配体许多也具有对称结构,特别是具有对称多胺侧链的多环化合物,例如米托蒽醌(mitoxantrone,8-16)和比生群(bisantrene,8-17),能与DNA的磷酸基发生相互作用。戊烷脒(pentamidine,8-18)和双脒基苯并咪唑(bis-amidinobenzimidazole,8-19)与DNA小沟(minor groove)结合,对AT-碱基对丰富的区域显示了更高的亲和性。

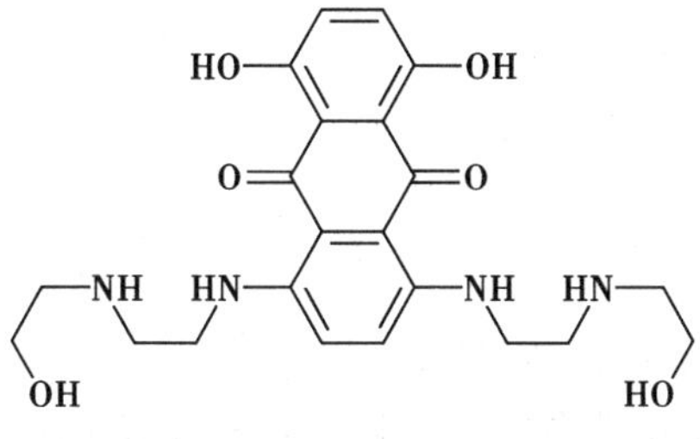

8-16

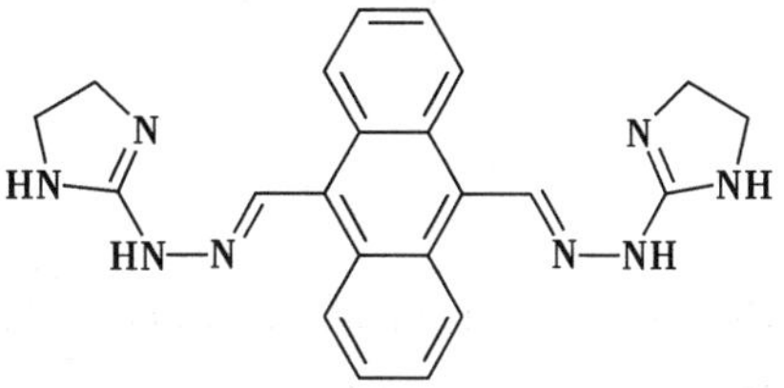

8-17

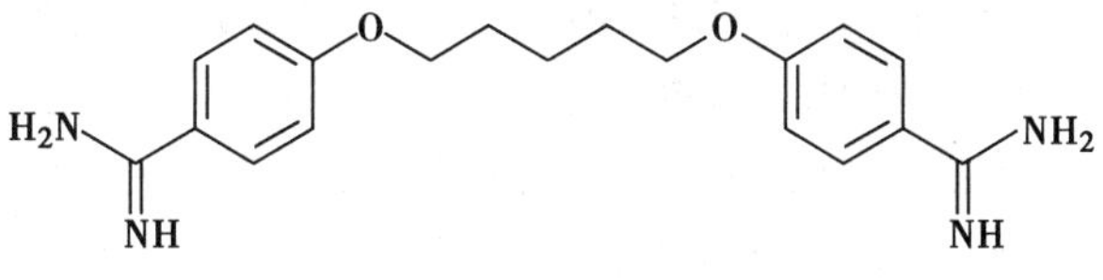

8-18

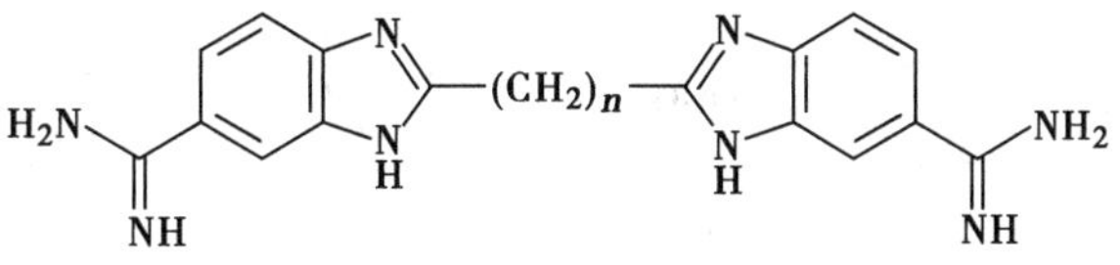

8-19

笔记

值得一提的是,近年来的研究发现许多药物作用的靶点,尤其是某些与药物分子相作用的大分子结合区域或亚基都是对称的二倍体结构。这也就解释了为什么上述同孪药物其活性远远超过单一母体药物的原因。

（二）异孪药物

异孪药物也称双效作用药物。基本的设计策略可分为两种:一种是将两个不同的药效结构单元结合在一起形成,该法较易设计。另一种方法是将具有两种药理作用的化合物作为先导物,再对其进行结构优化,最终得到本质上的双效作用药物。需要指出的是多数异孪药亦属于多靶点药物的范畴,将在第三节的多靶点药物中着重介绍,以下介绍不属于多靶点药物的其他类型异孪药物。

阿司匹林和对乙酰氨基酚都是临床常用的解热镇痛药。阿司匹林口服给药对胃黏膜有刺激性,长期使用易引起溃疡;而对乙酰氨基酚长期用药,易导致肾脏毒性。将前者分子中的羧基与后者分子中的酚羟基经脱水成酯得到贝诺酯(benorilate,8-20),口服对胃无刺激性,在体内经酯酶分解释放出两个原来的药物,共同发挥解热镇痛作用,由于用药剂量减少,降低了毒副作用。类似的异孪药还有对乙酰氨基酚-布洛芬(8-21)、萘普生-对乙酰氨基酚(8-22)等,与原药相比,均具有不同程度的优点。

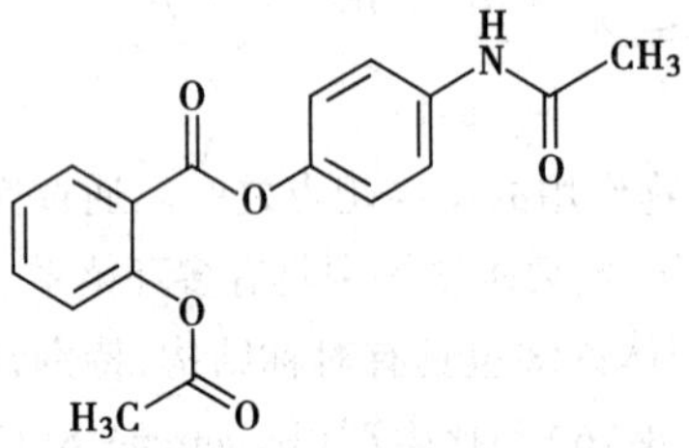

8-20

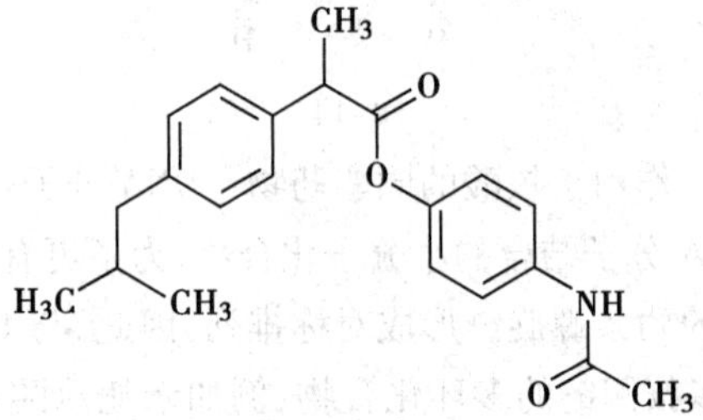

8-21

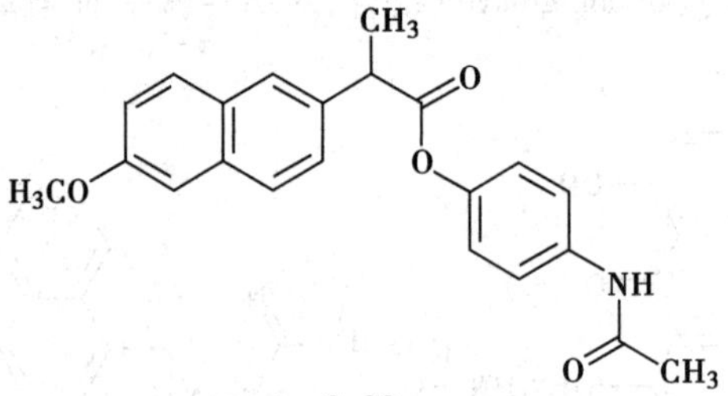

8-22

非甾体抗炎药(non-steroidal anti-inflammatory drugs,NSAIDs)长期应用易引起胃肠道溃疡、出血,甚至穿孔等副作用,原因是其抑制了对胃肠道有保护作用的前列腺素(prostaglandins,PGs),使肠道中的胃黏液碳酸盐分泌减少,黏膜血流量下降,白细胞向血管内皮处大量聚集;而NO参与体内多种生理功能的调节,能抑制胃酸分泌,促进黏液分泌,调节黏膜血流量,直接促进溃疡愈合。根据上述原理,在NSAIDs结构上偶联一个能产生NO的部分,制成孪药,如在已知的NSAIDs分子结构中引入硝酸酯类的NO供体,得到NO-氟吡洛芬(8-23)、NO-酮洛芬(8-24)、NO-双氯酚酸(8-25)等,所得化合物在体内释放原药和NO,抗炎活性与原药相当,但胃肠道的副作用明显小于原药。

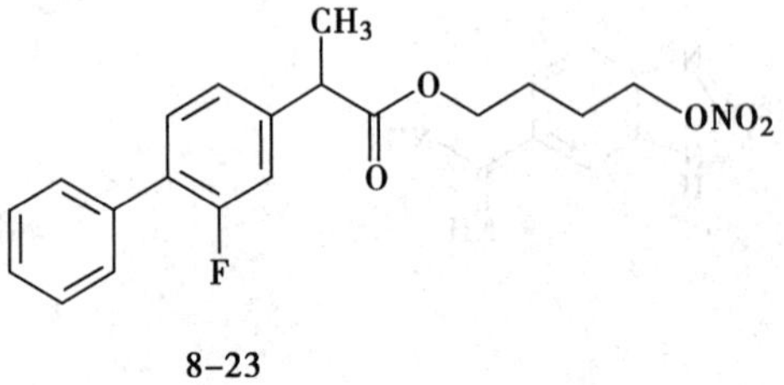

8-23

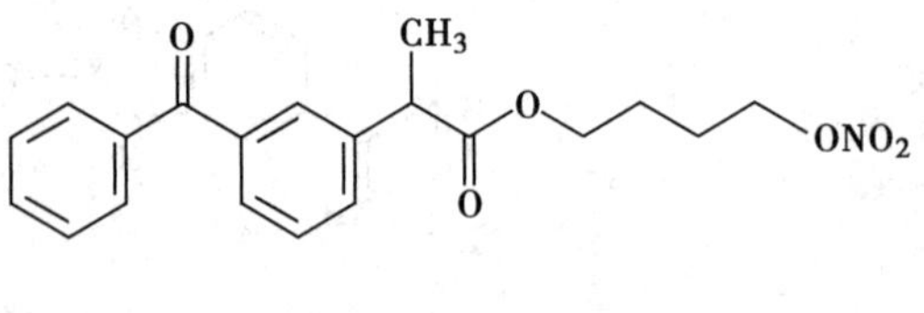

8-24

笔记

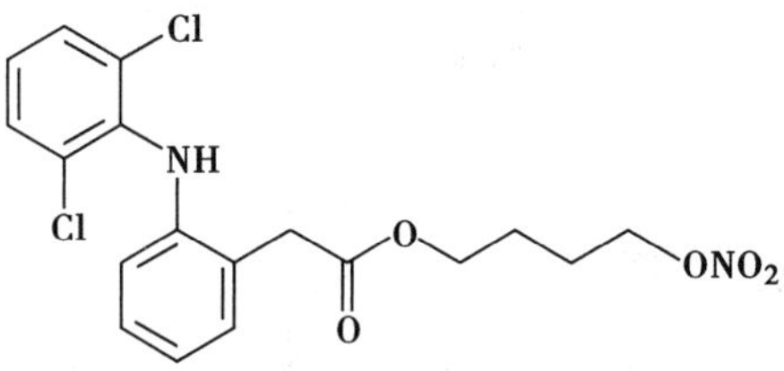

8-25

多奈哌齐(donepezil,8-26)他克林(tacrine,8-11)和石杉碱甲(huperzine,8-27)均作为乙酰胆碱酯酶(Acetyl choline ester,AchE)抑制剂用于阿尔茨海默病(Alzheimer's disease,AD)的治疗。后两者通过重叠拼合方式将两个药物拼合为一个化合物(8-28),大大提高了对 AchE 的抑制作用。

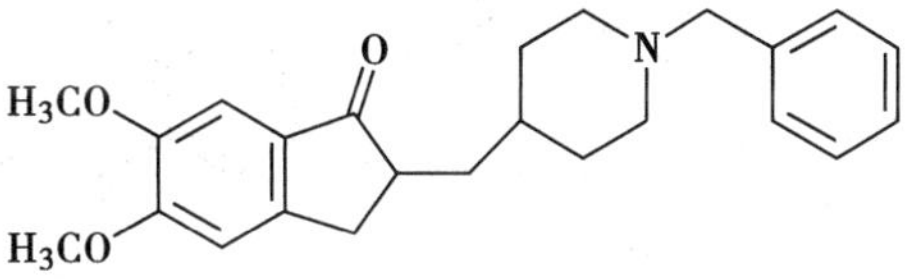

8-26

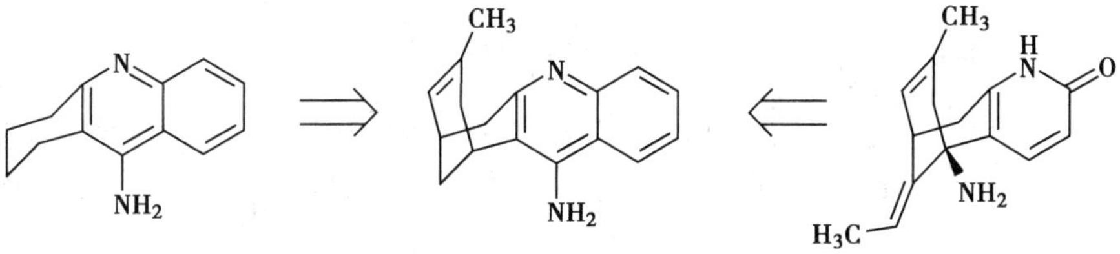

8-11　　　　8-28　　　　8-27

环氧合酶(COX)和 5-酯氧合酶(5-LOX)为花生四烯代谢途径的两个同工酶,可分别催化前列腺素和白三烯的生物合成,导致炎症产生。达布非隆(darbuferone,8-29)可同时作用于这两种酶,同时抑制前列腺素和白三烯的合成,抑制炎症反应,不仅可增强抗炎作用,安全性也可提高,为水溶性无致溃疡作用的口服抗炎药。

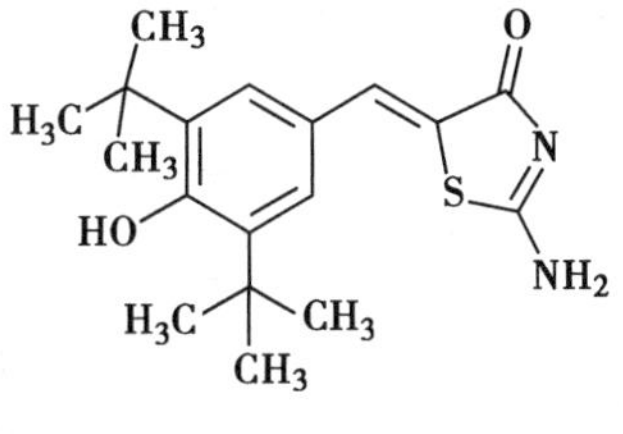

8-29

将某些各具特点的药物分子,设计拼合成一个孪药分子,常常可产生明显的协同作用,如 β-内酰胺类抗生素与喹诺酮类抗菌药是目前应用的两大类抗感染药物,β-内酰胺类抗生素的作用是通过与青霉素结合蛋白抑制细菌细胞壁的生物合成,引起溶菌,导致细胞死亡;而喹诺酮类抗菌药则是通过抑制细菌 DNA 促旋酶而干扰 DNA 的合成。将头孢噻肟(cefotaxime)和氟罗沙星(fleroxacin)以酯键联合在同一分子形成孪药 RO 23-9424(表8-1),由于头孢类抗生素的作用,使细菌失去屏障,喹诺酮类药物更易进入细胞内。实验证明,该孪药对肠杆菌属与其他革兰阴性菌和阳性菌有强烈的抑制活性,作用超过分别单独使用的头孢噻肟和氟罗沙星。喹诺酮类与β-内酰胺类抗生素的连接方式较多,除了酯键相连之外,尚有氨基甲酸酯、硫醇酯、二硫代氨基甲酸酯相连等等。

表 8-1　β- 内酰胺类抗生素与喹诺酮类孪药

相连链	结构	孪药名称
酯	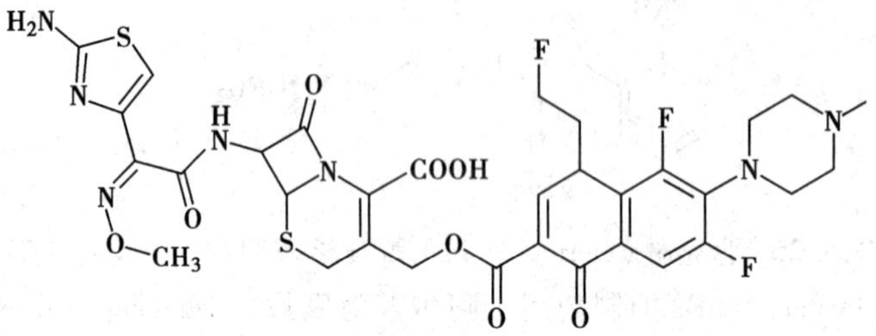	头孢噻肟- 氟罗沙星 RO 23-9424
	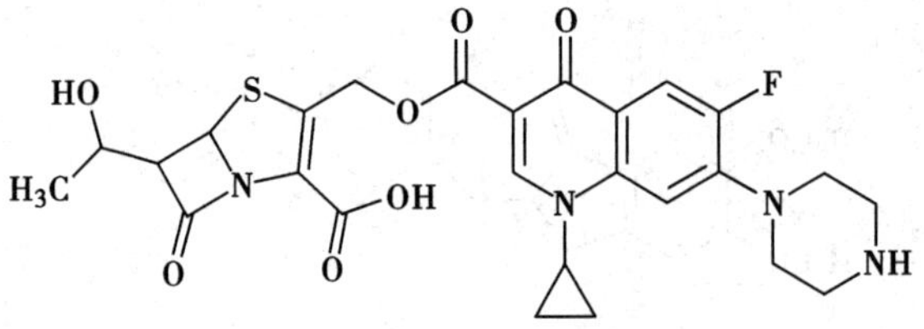	青霉烯- 环丙沙星 （FCE 26600）
	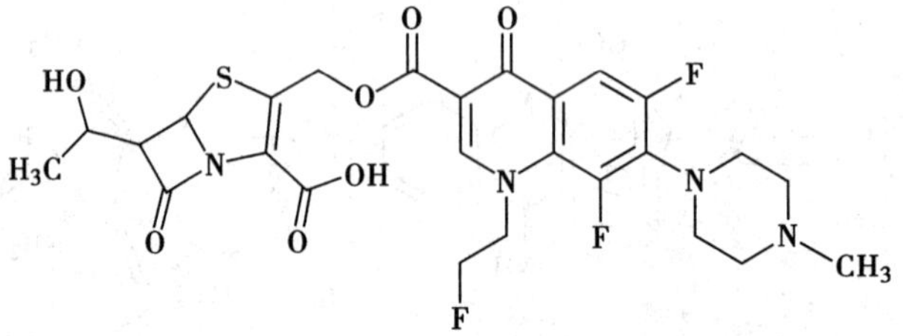	青霉烯- 氟罗沙星 （RO 25-0447）
氨基甲酸酯	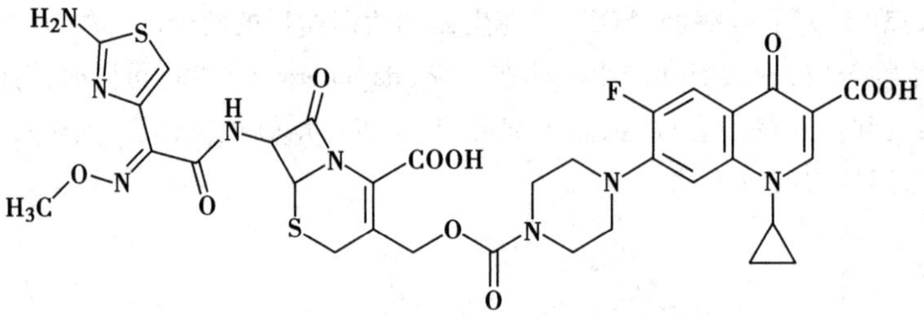	头孢噻肟- 环丙沙星 （RO 24-4384）
	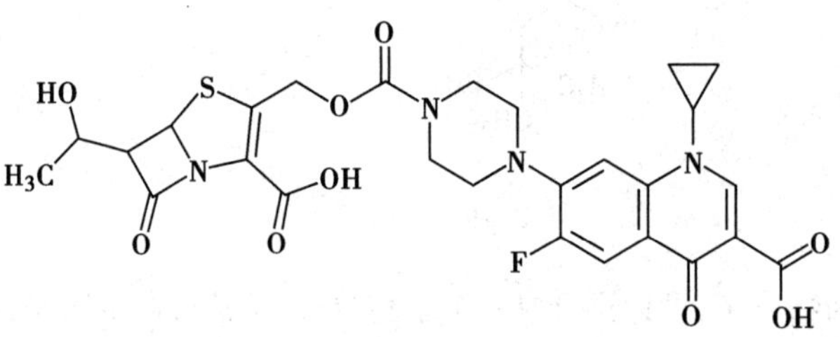	青霉烯- 环丙沙星 （FCE 27070）
	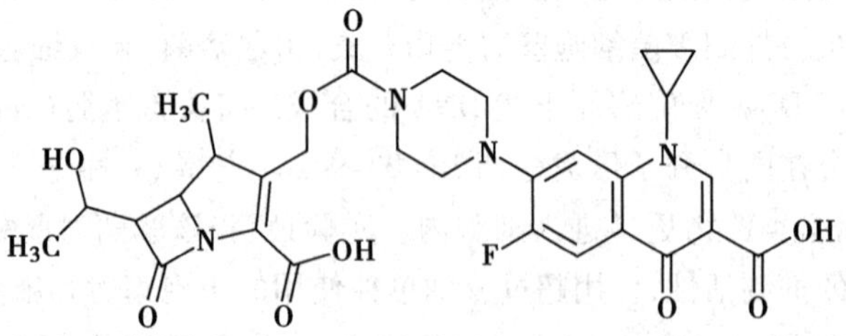	碳青霉烯- 环丙沙星酯 （RO 25-0993）

相连链	结构	孪药名称
硫醇酯	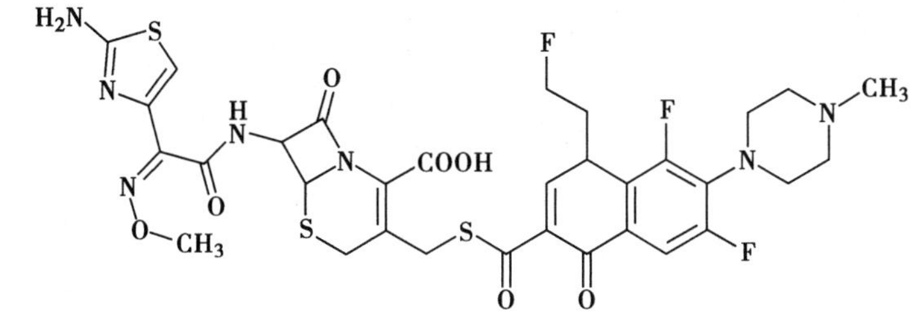	头孢噻肟-氟罗沙星
二硫代氨基甲酸酯	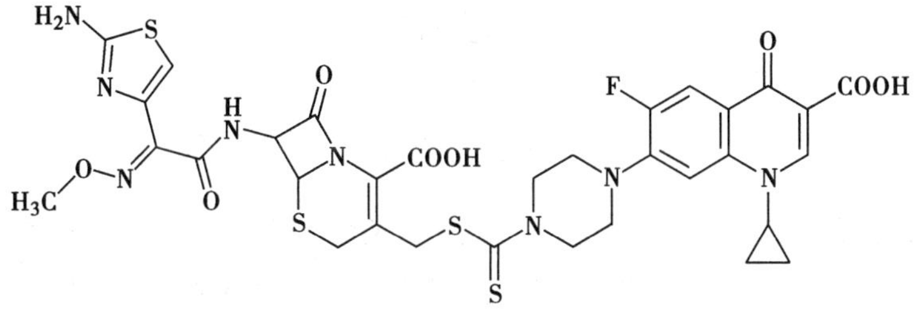	头孢噻肟-环丙沙星（RO 24-8138）
胺	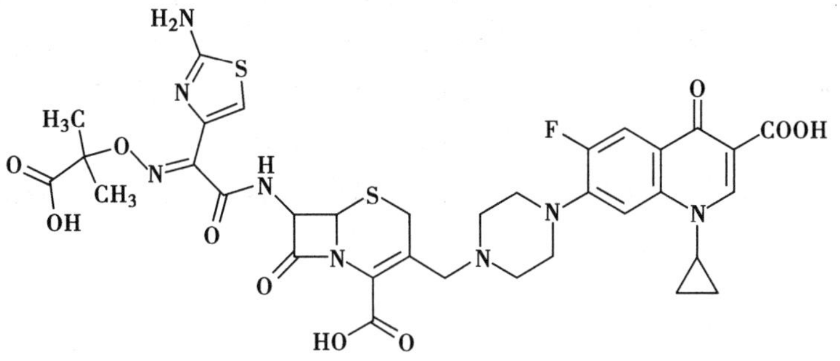	头孢他啶-环丙沙星
铵盐	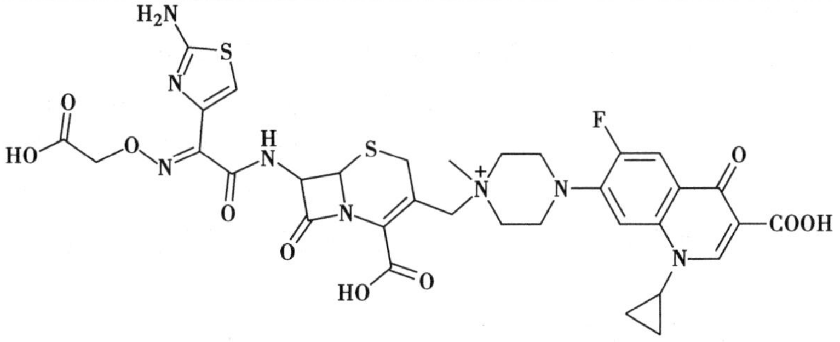	头孢克肟-环丙沙星（RO 24-8138）

同时作用于一种受体和一种酶的化合物，可能会产生有效的协同作用。如将血栓素 A2（thromboxane A2，TXA2）受体拮抗剂达曲班（daltroban，8-30）和 TXA2 合成酶抑制剂伊波格雷（isbogrel，8-31）拼合成沙米索格雷（samixogrel，8-32），可同时抑制 TXA2 受体和 TXA2 合成酶，双重作用使抗哮喘作用更良好。

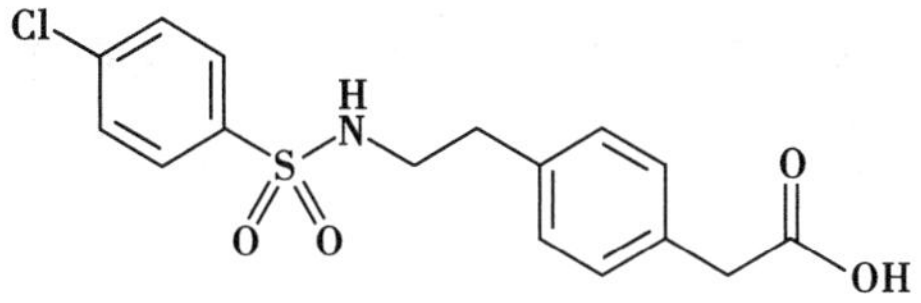

8-30 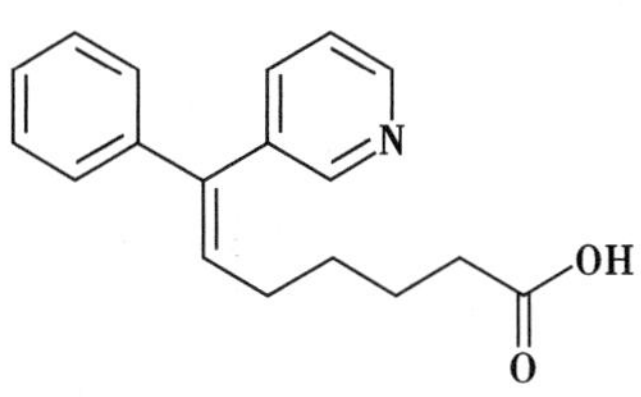   8-31

8-32

第二节　多靶点药物

一、多靶点药物概述

新药的研究设计经历了三个阶段的演化,即非选择性药物,选择性药物和多靶点配体药物。近几十年的药物发现研究主要集中于寻找或设计作用于单一靶点的高选择性药物分子,但由于人体的细胞和组织是由包含多种复杂交错的信号通路的网络系统组成的,针对单一分子靶点的药物在治疗疾病时通常很难达到预期效果或者毒性很大,特别是单靶点药物很难治愈多基因疾病,如肿瘤、炎症、抑郁症、心血管疾病以及糖尿病等。多角度攻击疾病系统可以克服许多单靶点药物的局限性,达到更优的治疗效果,因此提出了多靶点药物治疗(multi-target therapeutics)。这种方式可以同时调节疾病网络系统中的多个环节,不易产生抗药性,现已在很多重大疾病的治疗中开始应用。

（一）多靶点药物的分类

根据多靶点药物的组分、靶点及作用方式,可将多靶点药物分为三大类:多药单靶点药,多药多靶点药和单药多靶点药。

多药单靶点药又称药物联合应用(multidrug combination),目前主要有两种方式:一种是单靶点药物的鸡尾酒疗法,例如姑息疗法治疗艾滋病过程中联合应用逆转录酶抑制剂和蛋白酶抑制剂(highly active anti-retroviral therapy,HAART 鸡尾酒疗法);另一种方式是联合应用作用于同一条途径的两种或者多种药物,例如帕金森病患者合用左旋多巴和多巴脱羧酶抑制剂,可抑制外周左旋多巴转化为多巴胺,使循环中左旋多巴含量增加,进而增加进入中枢的左旋多巴含量,更好地改善震颤麻痹症状。

多药多靶点药又称多组分药物治疗(multi-component drug)是指将两个或者多个药物活性组分制成单一片剂、胶囊等形式使用。一些临床应用较好的联合用药已被制成了新的多组分药物,如抗艾滋病药 atripla 和丙肝治疗药物 rebetron 等。

单药多靶点药是指单体药物可以与体内多个药物靶点发生相互作用进而产生生物学活性,即严格意义上的多靶点药物(multi-target drug)。单药多靶点药物的最大特点是其对多个靶点的低亲和力相互作用。生物网络理论认为,弱的相互作用可以稳定整个网络。因此,多靶点药物可以看做是一个处于生物网络中周围充满弱相互作用的节点,通过增加网络中弱的相互作用而对整个网络起到稳定作用。当然低亲和力绝不意味着低药效,这些弱的相互作用已经足够使充满了低亲和力相互作用的生物网络产生较大的变化。

（二）多靶点药物的作用方式

根据药物与作用靶点间的关系,多靶点药物的作用方式可以分为以下三类:

1. 通过影响不同的靶点而产生组合作用,各靶点可以存在于特定组织、细胞或细胞间液中的相同或不同信号转导通路。

2. 药物对第一个靶点的作用可以对第二个靶点产生影响,例如改变药物代谢、抑制外排泵等。

3. 作用于同一靶分子或分子复合物(如原核细胞染色体)上的不同位点,发挥联合作用,进而增强药理活性。虽然多靶点作用能够以几种不同的方式进行,但各靶点会协同发挥作用以达到最佳的治疗效果。

二、多靶点药物的设计策略

（一）基于药效团的多靶点药物设计

基于药效团的多靶点药物设计是利用选择性配体结构上的相似性,将两个或多个选择性配体的药效团进行整合,获得能同时作用于两个或多个靶点的配体。根据药效团的整合程度和结合方式不同,可将药效团法分为药效团连接法、药效团叠合法和药效团融合法(图8-2)。

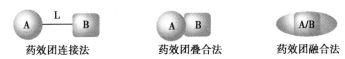

图8-2　基于药效团的多靶点药物设计模式

1. 药效团连接法　药效团连接法是指用不同长度或者类型的连接基团(linker)将两个或者多个配体的药效团连接起来以形成多靶点药物。连接基团分为可裂解型和非可裂解型。如果连接基团可以通过化学或者代谢裂解,则在体内分解为独立的配体分子,分别作用于相应的靶蛋白;如果连接基团是代谢稳定的不可裂解片段,则采用药效团连接法构建的新配体为一个整体分子,能够分别与两个或者多个靶点进行分子识别和结合,产生多重生物学效应。连接基团的理化性质及其长度对新结构的成药性影响重大,它决定了分子与相应多个靶点蛋白之间的结合、适配程度以及化合物整体的理化性质。

如将β-受体拮抗剂普萘洛尔(propranolol,8-33)和利尿药美夫西特(mefruside,8-34)的2-氯苯磺酰胺基团结合,得到化合物8-35,既可以作用于β-受体又是碳酸酐酶的抑制剂,是兼有利尿、降压双重功能的降压药。

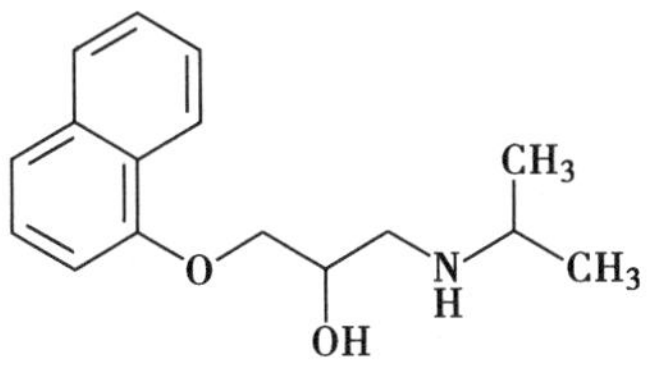

8-33

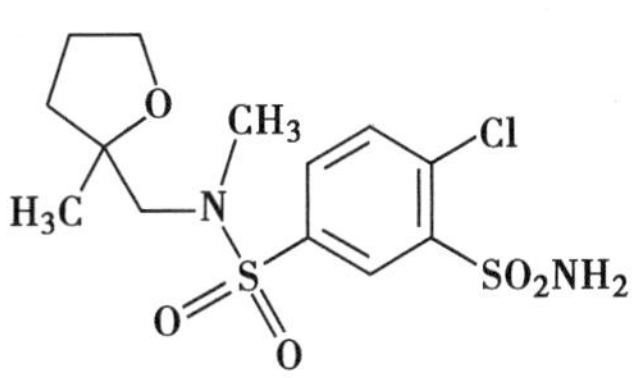

8-34

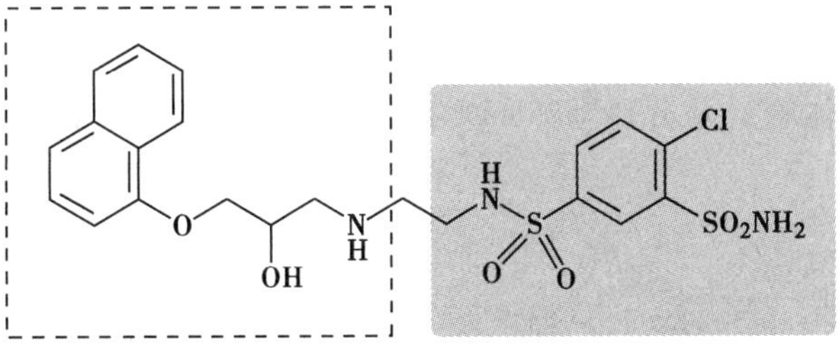

8-35

2. 药效团叠合法　药效团叠合法是利用选择性配体结构上的相似性,将药效团相互重叠,获得同时作用于两个或多个靶点的单一配体,如蛋白激酶和组蛋白去乙酰化酶(histone deacety-lase,HDAC)双靶点抑制剂的研发。利用蛋白激酶溶剂结合区口袋的包容性较大这一特点,研究者推测 HDAC 的疏水 Cap 区能够容纳 EGFR 和 HER₂ 受体抑制剂厄洛替尼(erlotinib,8-36)的结构中的苯基喹唑啉药效基团,于是将伏立诺他(vorinostat,8-37)的苯基 Cap 替换为 EGFR 和 HER₂ 受体抑制剂 erlotinib 的苯基喹唑啉药效基团,得到了化合物 8-38。其对 HDAC、EGFR 和 HER₂ 受体的抑制的 IC$_{50}$值分别为 4.4nmol/L,2.4nmol/L 和 15.7nmol/L。

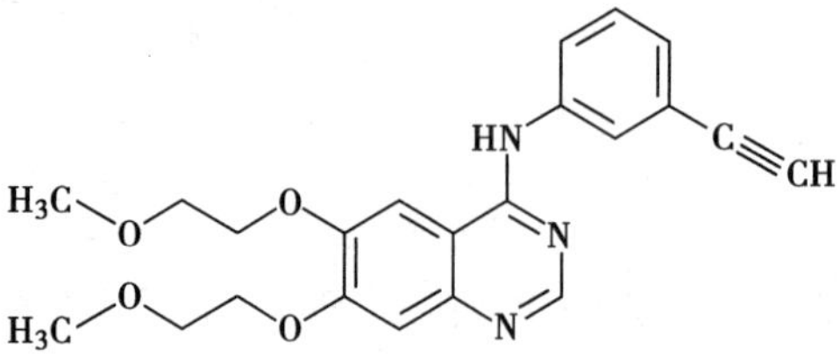

8-36

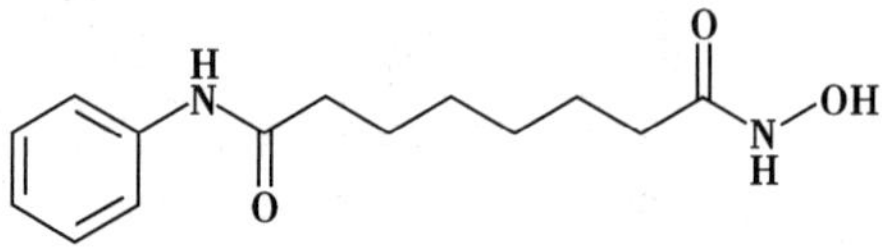

8-37

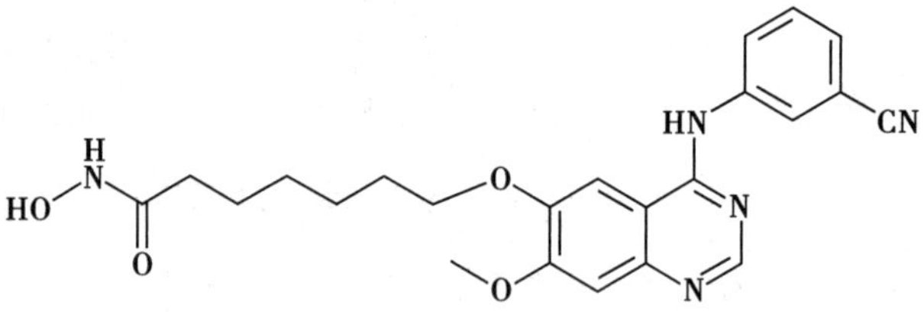

8-38

药效团的重叠不应干扰各个药效团与相应靶点的结合,因而药效团的重叠位点往往设计在受体结合的非关键位点。通过药效团叠合法得到的是部分整合型多靶点配体,与连接型多靶点配体分子相比,配体效率有所提高。

3. 药效团融合法　药效团融合法是充分利用选择性配体结构上的相似性,将两个或者多个分子的药效团相互整合在一个分子中,获得对两个或多个靶点都有作用的高度整合型单一配体。这种方法需要配体结构上具有较高的相似性,所得到的多靶点配体分子量小、配体效率高,理化性质好,是药效团法获得多靶点配体中最为理想的类型,但也是最难设计的一类。

(二)筛选法

筛选法是通过筛选化合物或已知药物而得到多靶点药物。对特定靶点或信号转导通路进行筛选是发现多靶点配体分子的常见方法。但是,由于经典的筛选法具有一定的盲目性,发现具有合适活性的配体概率低,而且实际操作起来比较复杂,故筛选法比药效团法用得少。近年来,随着计算机辅助药物设计技术的发展,计算机辅助的筛选法也逐步运用到多靶点药物的筛选之中,以提高命中率,缩短筛选周期,降低研发成本。

Rychmans 等通过随机筛选发现了一个具有 NK₁/SERT 双重抑制活性配体化合物 8-39,其对神经激肽 NK₁ 受体的 K_i 值为 200nmol/L,对 5-羟色胺转运体(SERT)的 K_i 值为 250nmol/L,表现出抗抑郁作用,但活性不强。通过对化合物 8-39 的芳香环进行结构修饰,得到了化合物 8-40,其对 NK₁ 和 SERT 受体的 K_i 值分别为 25nmol/L 和 32nmol/L,对两者的活性都有所增强。

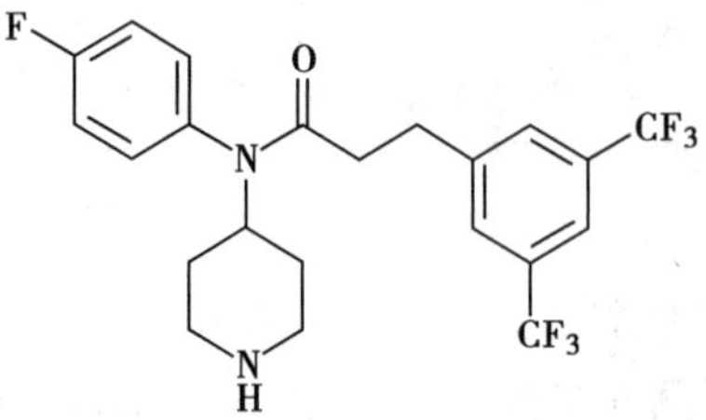

8-39

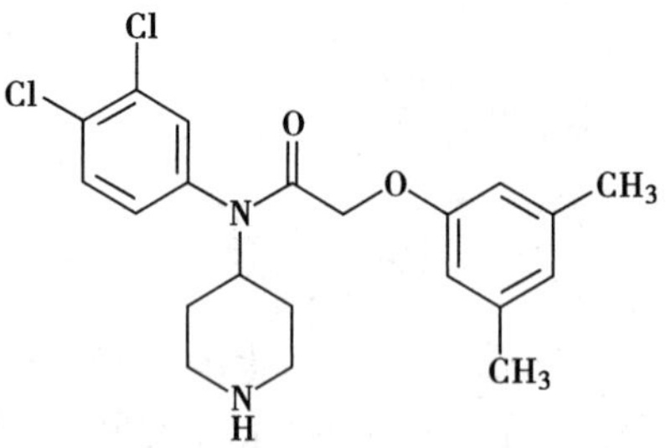

8-40

（三）从天然产物中发现多靶点药物

天然产物又称次级代谢产物（secondary metabolites），是与生物大分子的复杂网络体系长期作用、相互筛选、不断进化的产物，其对与之共同进化的生物大分子（酶、受体等）往往表现出高效的生物学作用，并且具有一定的广泛性。在漫长的药物发展史中，天然产物一直是药物先导化合物和药物的重要来源，在新型先导化合物及新药发现中发挥着不可替代的作用。因此，自然界中结构新颖、作用机制独特、具有多靶点作用的活性天然产物是多靶点药物发现的重要组成部分。多靶点天然药物的发现可通过多种途径，如对已有天然药物做多靶点作用评价、对传统中药的活性成分进行多靶点作用机制研究、从海洋生物中发现具有多靶点作用的天然产物和通过对天然产物库进行多靶点导向的虚拟筛选等。例如，姜黄素（curcumin，8-41）是从姜科植物姜黄根茎中提取得到的一种多酚类化合物，研究发现姜黄素具有多方面的药理作用，如抗氧化、抗炎、抗肿瘤等。其中抗肿瘤活性最为显著，具有抗增殖和诱导肿瘤细胞凋亡作用，具有抗瘤谱广、不良反应小等优点。研究表明，姜黄素可同时作用于多个肿瘤信号通路，如 PI3/Akt/mTORc 通路、EGFR 通路、VEGF 通路及基质金属蛋白酶等。

8-41

三、案例分析：培美曲塞的研发历程

培美曲塞（pemetrexed，8-42）是由礼来公司华裔科学家石全博士联合美国普林斯顿大学化学系经过十年的研究，耗资 8 亿美元，成功开发的多靶点抗肿瘤药物，2004 年获 FDA 批准上市，用于恶性胸膜间皮瘤的治疗，随后又获批准用于非小细胞肺癌和非鳞状细胞非小细胞肺癌的治疗。其先导化合物为雷替曲塞（raltitrexed，8-43）和甲氨蝶呤（methotrexate，MTX，8-44），两者分别为临床上使用的胸苷酸合成酶（thymidylate synthase，TS）抑制剂和二氢叶酸还原酶（dihydrofolate reductase，DHFR）抑制剂。TS 和 DHFR 是合成 DNA 的必需前体胸腺嘧啶脱氧核苷（dTMP）的关键酶，在细胞增殖中起重要的作用，是肿瘤和传染性疾病（如疟疾等）化学治疗的重要靶点。

雷替曲塞和甲氨蝶呤的化学结构和药效基团均存在一定的相似性，均由一个六元杂环并苯环的疏水基团与一个类似谷氨酸残基的亲水基团通过一个短的连接基团相连。研究者通过分析上述两种抑制剂与相应酶的结合模式，在保留了谷氨酸残基的亲水侧链的基础上，利用药效团融合法，巧妙地设计并合成了一系列由 2-氨基-4-氧代嘧啶并吡咯为母核的化合物。对该系列化合物的进行活性筛选、结构优化，得到了代表性药物培美曲塞。培美曲塞的 2-氨基-4-氧代嘧啶并吡咯母核同时兼容了 TS 抑制剂和 DHFR 抑制剂的药效结构，具有对 TS 和 DHFR 双重抑制活性；同时还可作用于甘氨酰核糖核酸甲酰基转移酶，表现出多重抗肿瘤活性。

8-42

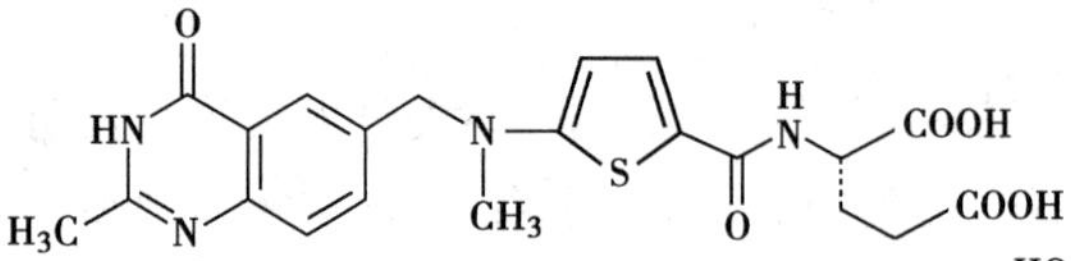

8-43 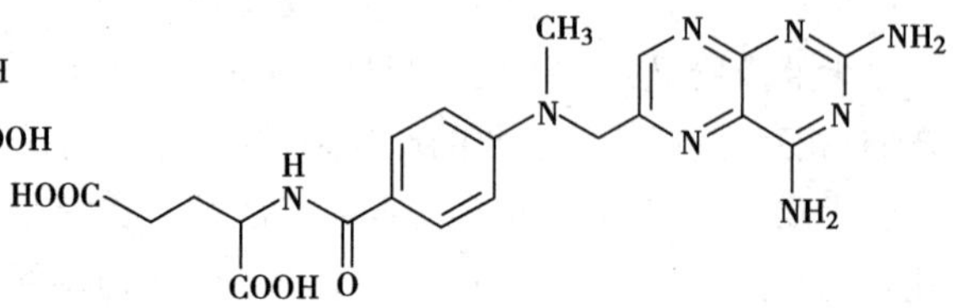   8-44

四、多靶点药物在各类疾病中的应用

（一）肿瘤

肿瘤的发生和发展是一个多因素、多步骤、多基因作用的复杂过程,属于体细胞多基因遗传性疾病。多基因表达的改变,也就意味着细胞内多种蛋白质表达信号通路的改变,因此同时作用于多个蛋白、多个信号的多靶点药物治疗是一种理想的肿瘤治疗手段。在多靶点抗肿瘤药物中,多靶点蛋白酪氨酸激酶(protein tyrosine kinases,PTK)研究最为热门。

索拉非尼(sorafenib,8-45)是 FDA 批准的首个多靶点酪氨酸激酶抑制剂。该药可同时抑制细胞膜上的 VEGFR-2、PDGFR-β、Flt-3、c-Kit 受体激酶以及细胞内 ERK1/2 激酶,抑制下游 Ras/Raf/MEK 和 PI-3K/Akt 两条细胞信号转导通路,从而抑制癌细胞增殖,促进癌细胞的凋亡,抑制肿瘤血管生成。目前,索拉非尼在临床上用于肾癌、肝癌的治疗,并且对黑色素瘤和非小细胞肺癌也有一定的治疗作用。

舒尼替尼(sunitinib,8-46)是一种口服的多靶点酪氨酸激酶抑制剂,由辉瑞公司研发,2006年初被 FDA 批准上市。舒尼替尼能够抑制 VEGFR1、2、3 和 PDGFR-α、β 激酶以及 F1T-3、C-Kit、RET 的酪氨酸激酶活性,抗瘤谱广,对包括肾细胞癌、胃肠间质瘤(GIST)、神经内分泌肿瘤、肉瘤、甲状腺癌、黑色素瘤、乳腺癌、结直肠癌和非小细胞肺癌等肿瘤都有良好的疗效。目前,舒尼替尼主要用于治疗 GIST 和晚期肾癌,是继伊马替尼上市以来,第二个治疗晚期 GIST 和肾癌的特效药物。

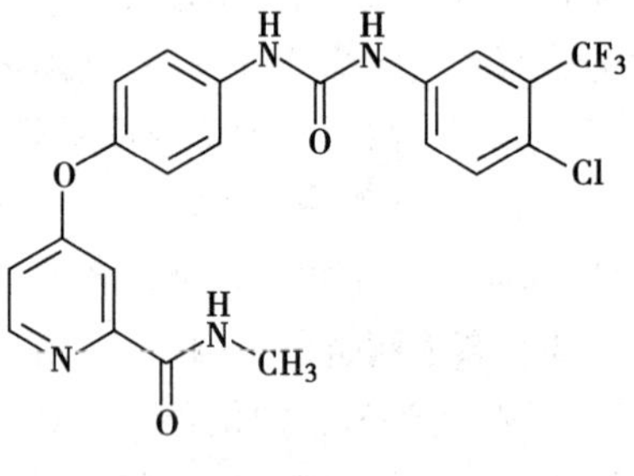

8-45 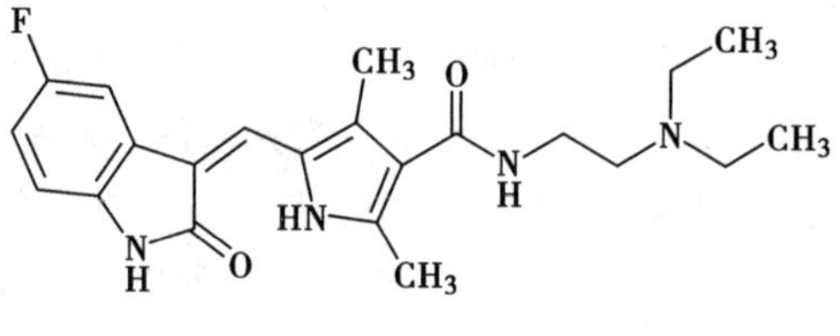   8-46

范德他尼(vandetanib,8-47)是 VEGFR$_2$、EGFR 和 RET 酪氨酸激酶抑制剂,2006 年获得了 FDA"罕见药"和快速审批资格。范德他尼对肿瘤血管的生成具有抑制作用,主要用于非小细胞肺癌、晚期乳腺癌、多发性骨髓瘤、甲状腺癌等实体瘤。

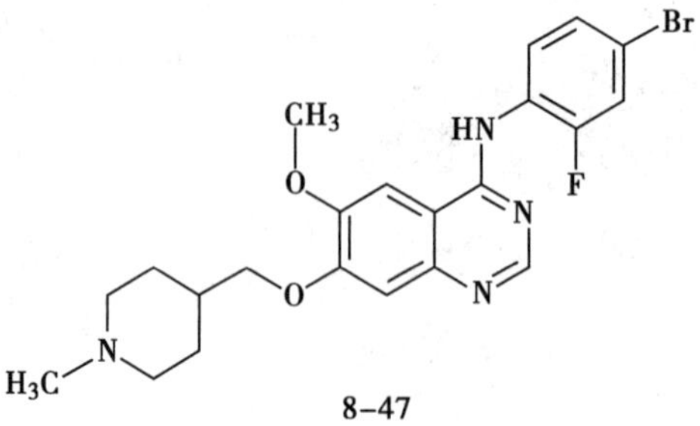

8-47

达沙替尼(dasatinib,8-48)是 2006 年上市的多靶点酪氨酸激酶抑制剂,它能同时与 BCR-Abl,Src,PDGFR 和 C-Kit 等多个激酶结合。在抑酶谱实验中,显示出较广的激酶抑制谱。在细胞信号传导过程中,它主要通过同时抑制细胞膜上的 TCR 受体、细胞内 Src 激酶及 BCR-Abl 酪氨酸激酶的活化,抑制下游 Ras/Raf/MEK、JAK/STAT 和 PI-3K/Akt 三条细胞信号通路,从而抑制肿瘤细胞的生成。目前达沙替尼主要用于治疗对伊马替尼耐药的慢性粒细胞性白血病和急性淋巴细胞白血病。

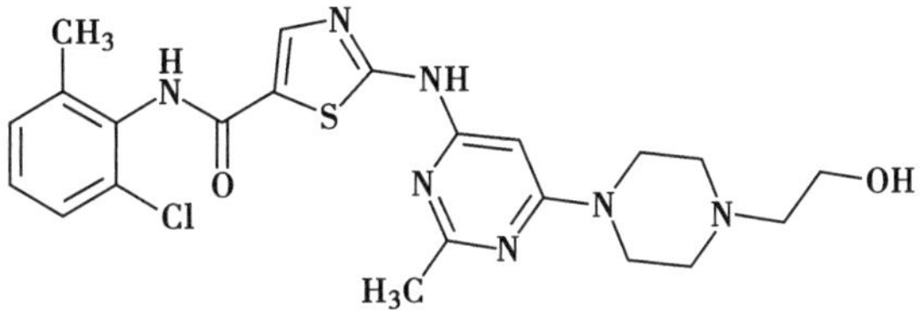

8-48

(二) 阿尔茨海默病

阿尔茨海默病(Alzheimer's disease,AD)是老年人最常见的神经退行性疾病之一,是造成老年痴呆的最常见原因。随着 AD 病理机制研究的不断深入,发现 AD 的发生和发展不是简单的单一因素引起的,有着极其复杂的生理和病理机制。AD 的发病机制除了与脑内胆碱水平的降低外,还与 β 样淀粉蛋白(Aβ)的聚集、氧化应激、钙离子水平失调、金属离子水平的异常增高、以及中枢神经炎症等多种因素相关。而目前针对单一靶点的单靶点药物往往只能针对某一个途径,不能从根本上抑制 AD 的病理进程。因此,寻求能同时作用于多个相关位点的多靶点治疗药物成为 AD 药物研究的新方向。目前,针对 AD 的多靶点药物设计策略主要是将具有胆碱酯酶抑制活性、抗 Aβ 聚集作用、抗氧化作用、调节金属离子和钙离子平衡、抑制单胺氧化酶活性等具有单靶点作用的分子片段,通过不同的组合,得到针对多个靶点的单一分子。

脑内钙离子稳态的失衡是导致 AD 的病因之一。Marco-Contelles 等运用药效团重叠法巧妙地将钙离子通道阻滞剂尼莫地平(nimodipine,8-49)和 AChE 抑制剂他克林(tacrine,8-50)的药效团进行融合,得到具有强 AChE 抑制活性和温和的钙通道阻滞活性的系列化合物,其中化合物 8-51 表现出了最强的 AChE 抑制活性和选择性(AChE:IC_{50} = 45nmol/L;BuChE:IC_{50} > 1000nmol/L),同时,在 H_2O_2 诱导的神经细胞操作中,对比尼莫地平能显著地改善细胞生存率,为潜在的多靶点 AD 治疗分子。

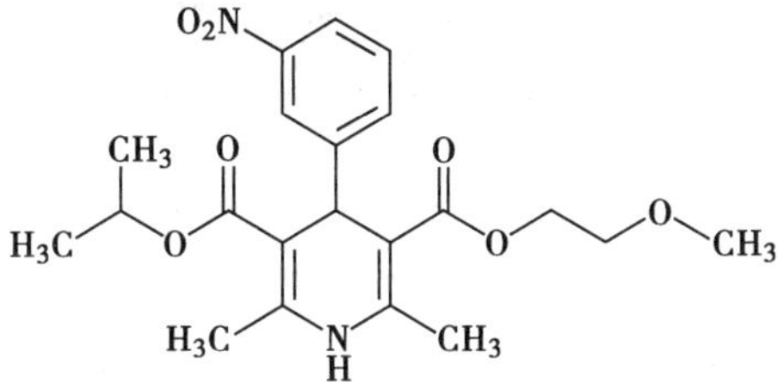

8-49 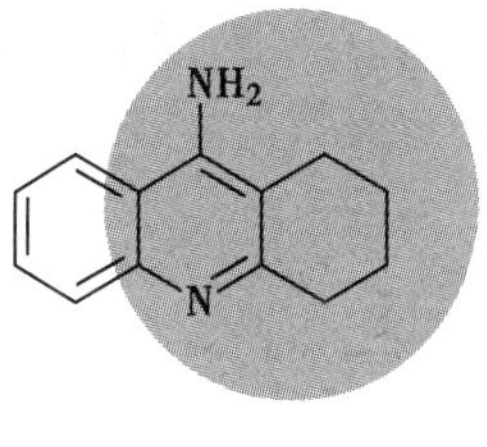   8-50

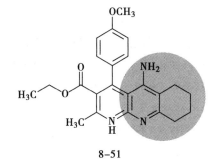

8-51

卡巴拉汀(rivastigmine,8-52)为 AChE 抑制剂,该药还具有 5-羟色胺转运蛋白(SERT)的药效特征,只是缺少疏水基团。在卡巴拉汀中引入氟西汀(fluoxetine,8-53)的片段后得到化合物8-54,8-54 既满足 AChE 抑制剂的药效团要求,又符合 SERT 抑制剂药效特征,得到了两者活性平衡的双重抑制剂,但是两者活性均偏低,通过进一步的修饰得到了构象固定的化合物 8-55,对两个靶点的活性均得到提高。

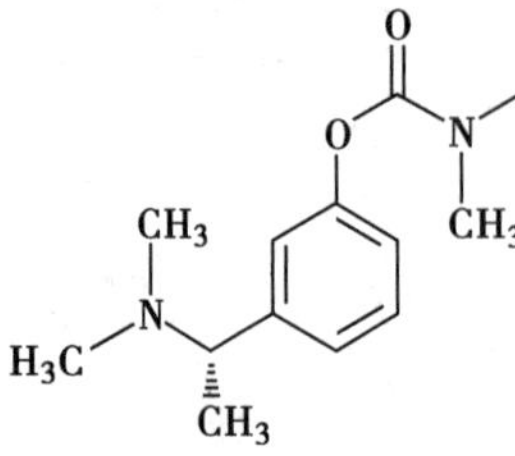

8-52

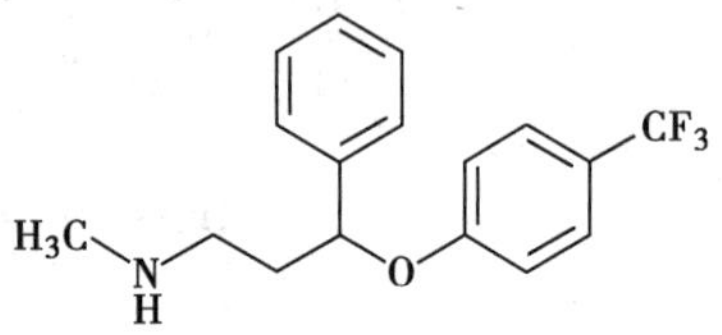

8-53

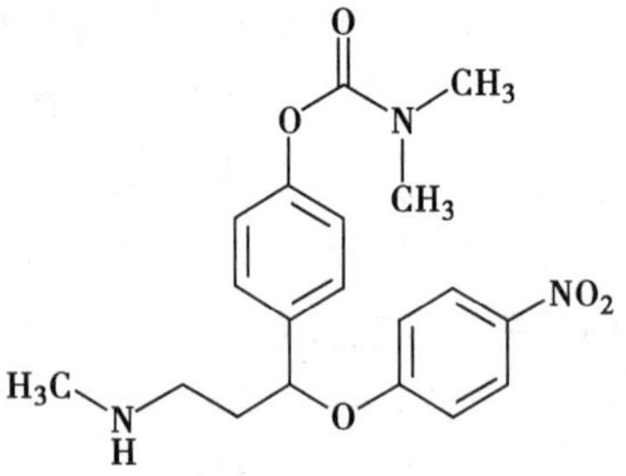

AChE 101nmol/L
SERT 42nmol/L

8-54

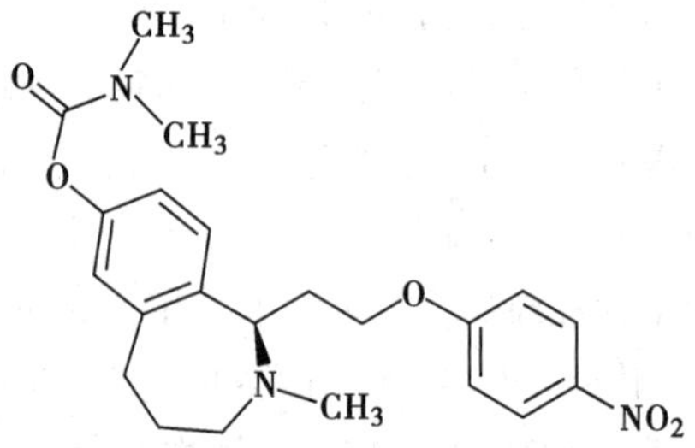

AChE 6nmol/L
SERT 14nmol/L

8-55

拉多替吉(ladostigil,TV-3326,8-56)是雷沙吉兰(rasagiline,Azilect)和利斯的明(rivastigmine,Exelon)的衍生物,作为 AChE 抑制剂和单胺氧化酶抑制剂而发挥作用,还具有抗氧化活性,可以调节 APP 生理途径和细胞信号转导通路。细胞和动物实验研究表明,拉多替吉可增加胆碱能传输,增加大脑多巴胺、5-HT 和肾上腺素水平,降低 Aβ 的水平,有神经保护作用。拉多替吉整合了 AChE 抑制剂利斯的明和单胺氧化酶 B 选择性抑制剂雷沙吉兰的结构,同时表现出抑制脑内单胺氧化酶 A 和 B 的双重性质,进而阻止芬顿(Fenton)反应的发生和神经毒性自由基的产生。除此之外,单胺氧化酶抑制作用还可增加中枢神经系统多巴胺、去甲肾上腺素及 5-HT的水平,具有抗抑郁的作用。

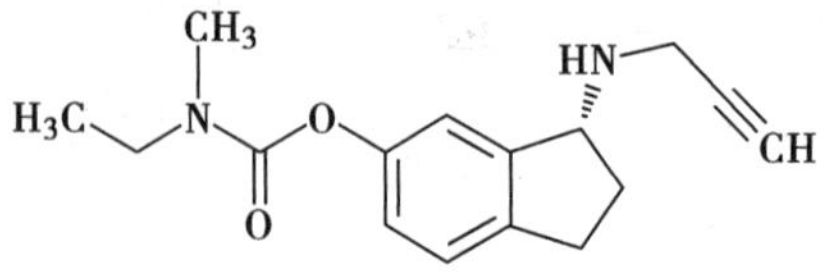

8-56

(三) 精神分裂症

目前精神分裂症的治疗药物还是以多巴胺 D$_2$ 拮抗剂为主,如经典的抗精神病药氟哌啶醇。虽然其能较好地缓解精神分裂症的症状,但还存在锥体外系副作用。而非经典的抗精神病药如利培酮等则没有此副作用,其原因在于非经典抗精神病药是 5-HT$_2$ 和多巴胺受体的平衡拮抗剂,该类药物对于 5-HT$_2$ 的亲和力往往要大于对多巴胺受体的亲和力。这也就促使人们设计了一系列作用于这两个靶点,且 D$_2$-5HT$_2$ 结合比值较高的化合物。

辉瑞公司的研究者通过将多巴胺 D$_2$ 受体的内源性配体多巴胺(8-57)与亲脂性 5-HT$_2$ 配体

笔记

8-58 相连接,设计合成了具有多巴胺 D_2 和 5-HT_2 双重抑制作用的先导物,进而将双羟基用吡咯烷酮结构片段替换,得到活性进一步提高的化合物 8-59。进一步在苯环上引入氯原子,并以苯并 1,2-异噻唑环替代萘环,得到了齐拉西酮(ziprasidone,8-60)。齐拉西酮的 $D_{2/5}$-HT_2 结合比达到 11,与非经典抗精神病药氯氮平(clozapine)相当,但比氯氮平有更小的体位性低血压的副作用。齐拉西酮于 2001 年上市,用于精神分裂症的治疗。

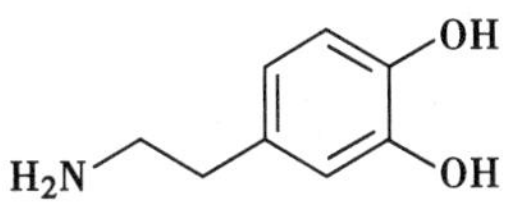

8-57

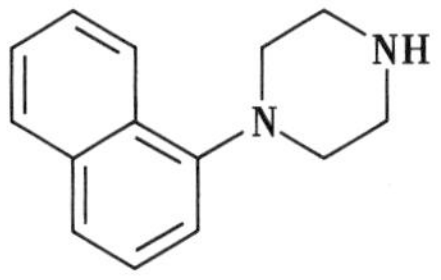

8-58

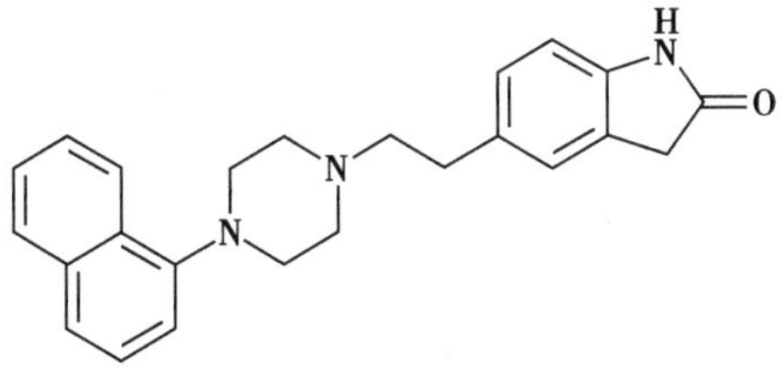

8-59

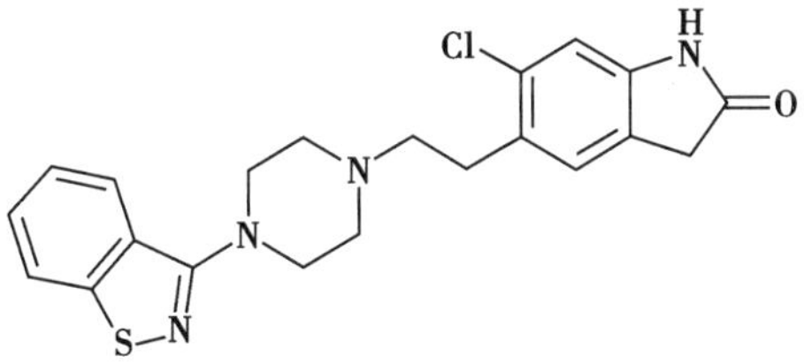

8-60

阿立哌唑(aripiprazole,8-61)是 2002 年获 FDA 批准上市的苯丁哌唑嗪类化合物。该药作用机制独特,对多巴胺 D_2 和 D_3 受体以及 5-HT_{1A} 和 5-HT_{2A} 受体都有高亲和力,是多巴胺 D_2 和 5-HT_{1A} 受体的部分激动剂、5-HT_{2A} 受体拮抗剂,具有稳定多巴胺系统活性的作用。临床试验研究表明,阿立哌唑对精神分裂症阳性和阴性症状都有效,长期应用还可降低精神分裂症的复发率,改善情绪和认知功能障碍。

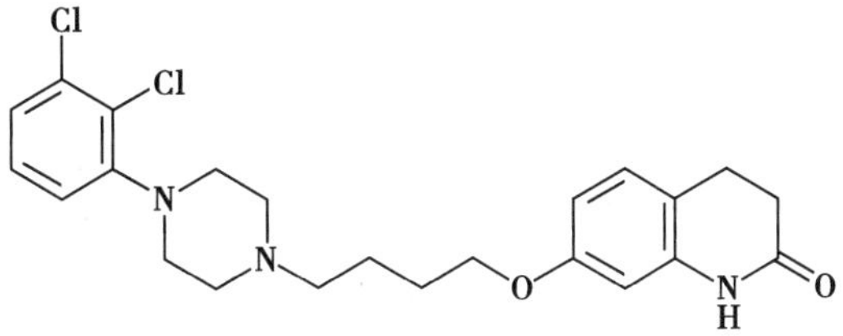

8-61

伊潘立酮(8-62)是 2009 年获得美国 FDA 批准上市的新型抗精神病药。伊潘立酮为 5-HT_2/D_2 双重受体拮抗剂,对多巴胺 D_3 受体也用很高的亲和力,对肾上腺素 α_1 受体、多巴胺 D_4 受体、5-HT_6 和 5-HT_7 受体也有适当的亲和力,对 5-HT_{1A}、多巴胺 D_1 和组胺 H_1 受体有较低的亲和力。

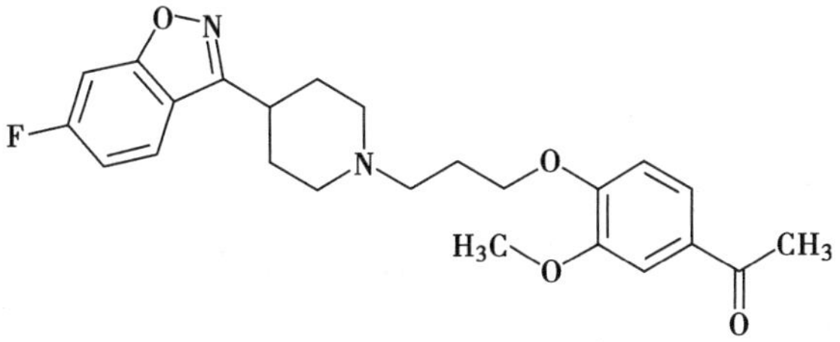

8-62

（四）糖尿病

多靶点抗糖尿病药物研究在过氧化物酶体增殖物激活受体(PPAR)激动剂领域较为活跃。该受体主要有三种亚型:PPARα、PPARγ 和 PPARδ。PPARγ 在人体内涉及调节脂质的合成、糖类代谢以及脂肪细胞的分化;而 PPARα 涉及脂质分解酶的表达。同时激动 PPARγ 和 PPARα,可同时对患者的血糖和脂质进行控制。目前临床上运用的该类药物主要以 PPARγ 的单靶点激动剂为主,如罗格列酮(rosiglitazone)。罗格列酮于 1999 年在美国上市,为 PPARγ 受体的高选择性、强效激动剂,可增强所分泌的胰岛素的质量,增强受体活性,间接保护胰岛功能。但是,长期使用可能会导致肝毒性以及血脂升高,甚至可能因为剂量增加导致心脏负荷加大使得心室肥大。于是,研究者尝试设计合成 PPARα 和 PPARγ 的双重激动剂,希望能够在提高药效的同时降低体重增加、水肿等副作用。

研究者通过糖尿病动物模型筛选选择性 PPARγ 激动剂曲格列酮(troglitazone,8-63)和衍生物时发现了化合物 8-64,其对 PPARα 和 PPARγ 有双重激动作用。化合物 8-64 比曲格列酮具有更好的体内活性,这在很大程度上可以归功于其 PPARα/γ 的双重激动活性。

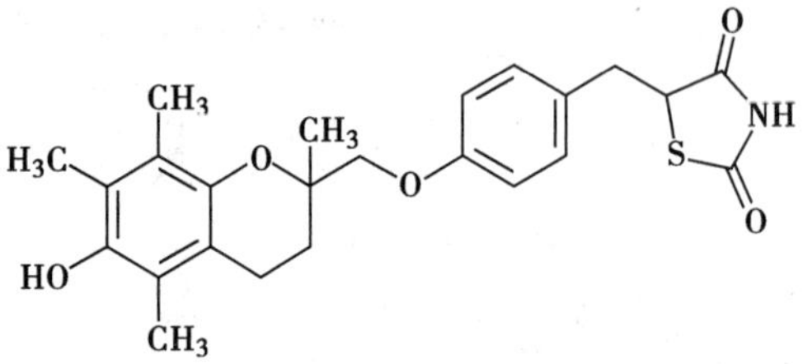

8-63

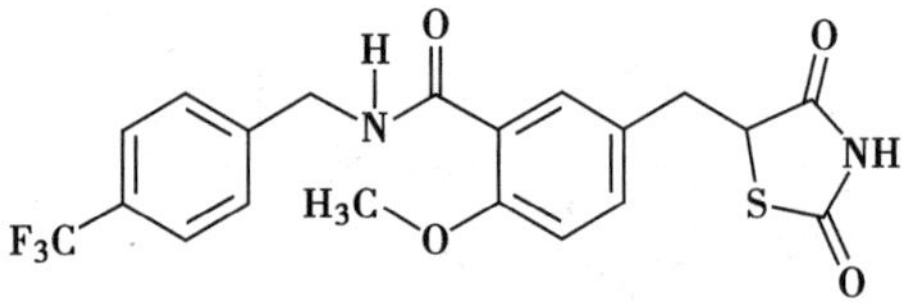

8-64

90 年代早期,研究者发现贝特类降血脂药有 PPARα 激动活性,某些贝特类药物对其他的亚型也有一定的激动作用,为 PPARα/γ 双重激动剂。于是礼来公司将 PPARα 激动剂的药效基团和 PPARγ 激动剂的亲脂性片段融合于一个分子中,发现了化合物 8-65,其对 PPARα 的激动活性强于非诺贝特,对 PPARγ 的激动活性强于罗格列酮。

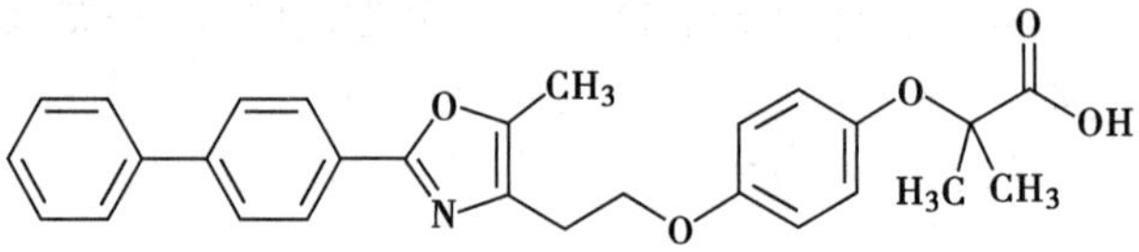

8-65

2004 年默克公司报道了一个新型的 PPARα/γ 双重激动剂。他们的设计思路是环合苯氧异丁酸(贝特类药物的关键药效团)产生一个带有手性原子的羧酸,该系列化合物跟格列酮类药物的关键药效团的结构有比较大的相似性。通过对一系列合成的相关化合物的体外、体内活性筛选和药动学的测试,得到了(R)构型化合物 8-66。

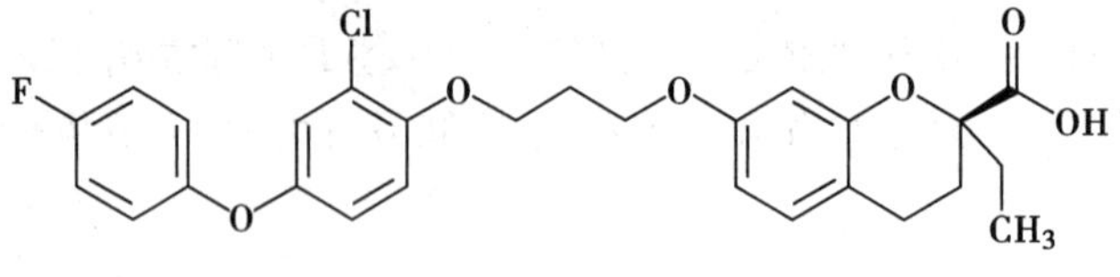

8-66

（五）高血压

利用具有血管扩张功能的肼基哒嗪片段和 β-受体阻滞剂普萘洛尔结合后得到的普齐地洛(prizidilol,8-67),既作用于 β-受体,具有强的拮抗作用,同时也是磷酸二酯酶抑制剂,具有扩张血管的作用,双重作用使降压效果更明显。

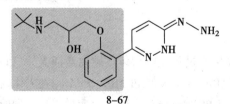

8-67

心房钠尿肽(ANP)是一种由心脏分泌的肽类激素,主要作用是舒张血管,可被中性内肽酶(NEP)水解而失活;血管紧张素转化酶(ACE)抑制剂可阻断血管紧张素 Ⅰ 转化为血管紧张素 Ⅱ,用于治疗高血压和充血性心力衰竭。因此通过 ACE/NEP 的双重抑制能够更好地缓解高血压和心力衰竭的症状。施贵宝公司的研究人员通过整合 ACE(卡托普利,8-68)和 NEP(8-69)的药效团,设计合成了二肽结构的 ACE/NEP 双重抑制剂 8-70,为了提高其活性,又对其进行了结构改造,从而得到了奥马曲拉(omapatrilat,8-71)。奥马曲拉对 ACE 和 NEP 均显示出了较好的抑制活性,并且药代动力学性质良好,曾进入临床研究,但后来因为副作用较大而未被批准上市。

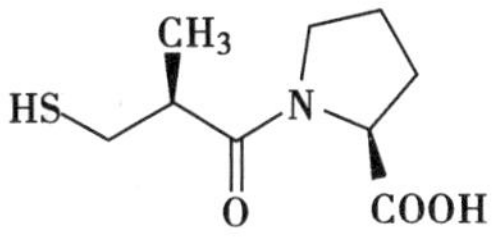

8-68

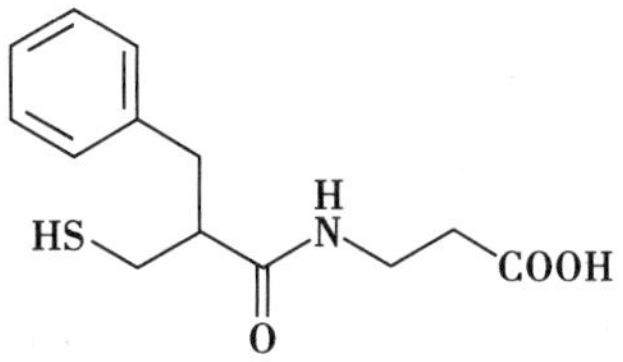

8-69

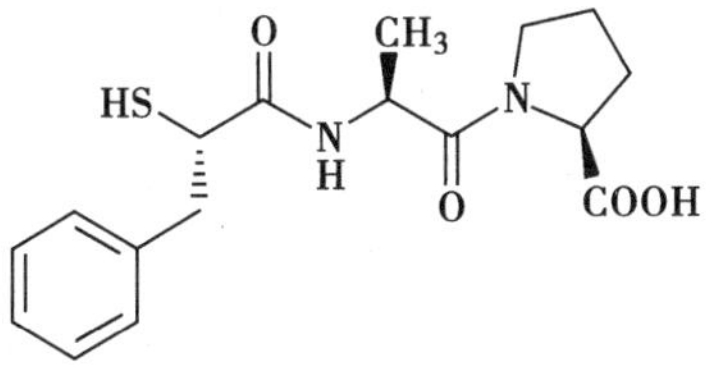

ACE $IC_{50}=30\,nmol/L$
NEP $IC_{50}=400\,nmol/L$

8-70

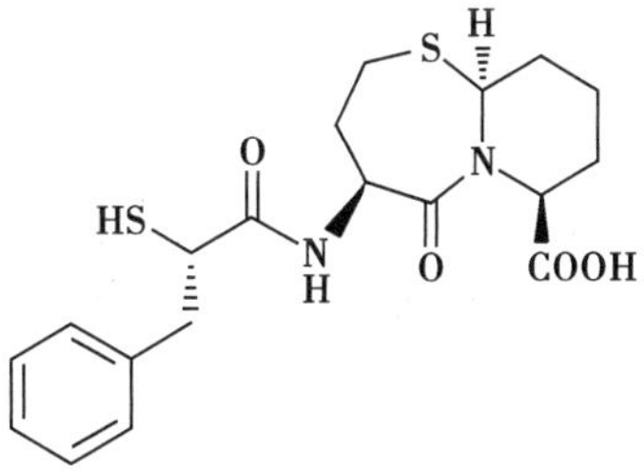

ACE $IC_{50}=5\,nmol/L$
NEP $IC_{50}=8\,nmol/L$

8-71

(六)艾滋病

自 1987 年第一个被 FDA 批准的治疗艾滋病的药物齐多夫定上市以来,已有四大类 20 多种的抗艾滋病药物被 FDA 批准上市。虽然这些药物均可单独有效地抑制 HIV 病毒的复制,但在单独使用时均有产生耐药性的严重弊端。所以寻找多靶点抗 HIV 抑制剂成为当前创新抗艾滋病药物的重要研究方向之一。

HIV 逆转录酶(reverse transcriptase,RT)和整合酶(integrase,IN)是 HIV 生命周期中的关键酶,在病毒的复制和感染过程中起关键作用。同时抑制这两个酶可以阻断 HIV 生命周期的几个关键步骤,这是研制新型抗 HIV 药物的新策略。研究者通过对 FDA 批准上市的 HIV 整合酶抑制剂雷特格韦(raltegravir,8-72)的结构进行剖析,发现该结构为芳基二酮酸类化合物,与二氢胸腺嘧啶类 HIV 逆转录酶抑制剂(8-73)相比,它们拥有相类似的二氢胸腺嘧啶母核,且含有两个呈"V"形结构的疏水侧链,区别主要在于疏水侧链与中心二氢胸腺嘧啶母核距离的不同。在此分析的基础上,通过对二氢胸腺嘧啶类 HIV 逆转录酶抑制剂进行结构改造,在不影响 HIV 整合酶抑制剂药效团空间距离和取向的前提下,缩短了侧链疏水基团与母核之间的距离,发现了具有 HIV 逆转录酶和整合酶双重抑制作用的化合物(8-74)。8-74 对逆转录酶和整合酶的 IC_{50} 值分别为 $0.24\,\mu mol/L$ 和 $0.12\,\mu mol/L$,在提高对 HIV 抑制活性的同时,相对降低了二氢胸腺嘧啶类 HIV 逆转录酶抑制剂的毒性。

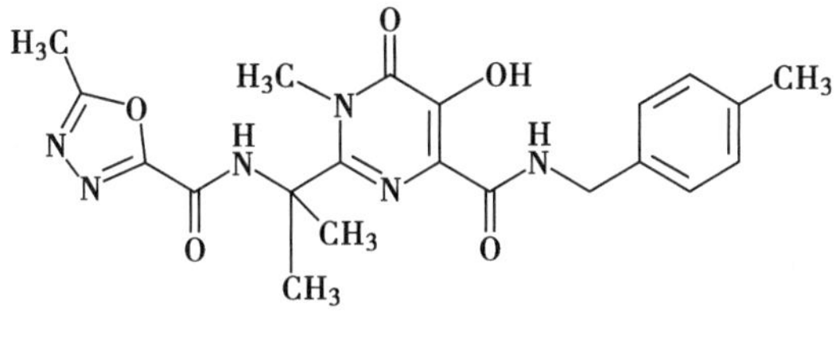

8-72

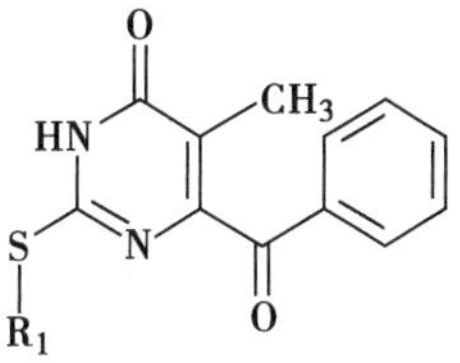

8-73

8-74

【Summary】

Molecular hybrid principle is a versatile, powerful method to design new drugs directly from existed ones. As early as the mid-19th century, people had been trying to combine the basic structure of two drugs in one molecule, in order to obtain new drugs with lower toxicity and higher efficacy. However, limited by scientific standards, few Success stories were reported. With the development of biochemistry, molecular pharmacology, organic chemistry and other related disciplines, extensive use of combination principles in the field of drug design became possible. In most cases, the designed drugs were combined from two single molecules, so it is also called Twin drugs. Twin drugs can be classified into two categories, one is linked two same molecules together, which also called molecular replication; and the other is connected with two different molecules. The connection of twin drugs includes Linker Mode, No Linker Mode and Overlap Mode.

In recent decades, the drug discovery research has focused on finding or designing highly selective drug molecules acting on a single target, but the cells and tissues of human body are in a network system includes a variety of complex interlaced signal paths, which made single-target drugs therapy difficult to achieve the desired effect, especially for some genetic diseases, such as cancer, inflammation, depression, cardiovascular disease and diabetes. Multi-targeted drugs therapeutics can overcome many limitations of single target drugs to achieve better therapeutic effect. In this section, we will introduce the Classification, methods, and application of multi-targeted drugs. In fact, multi-targeted drugs have become a trend of drug development.

【Key word】 combination principle, twin drug, multi-targeted drugs

【思考题】

1. 什么是分子杂合原理?

2. 举例说明分子杂合理在新药研发中的重要作用。

3. 什么是孪药? 试举例说明孪药的分类。

4. 举例说明多靶点药物在药物设计中的运用。

（孟繁浩）

笔记

第九章 基于组合化学技术的药物设计

学习要求

1. 掌握组合化学的概念和基本原理，基于组合化学技术的药物设计的基本过程和环节，高通量筛选的概念和系统组成。

2. 熟悉组合库的构建方法和技术，不同方法的优缺点，组合库中可能的活性化合物结构鉴定方法，高通量筛选系统中的检测技术。

3. 了解组合库设计，动态组合化学，组合化学的发展。

传统发现新药的方式是通过一个一个地合成或者提取、筛选，以发现先导化合物，效率低、耗时长。随着以酶和受体等为靶标的自动化快速筛选方法的建立、完善，以及高通量自动化药物筛选技术的发展，大批量化合物可以在短时间快速被筛选，传统的寻找先导化合物的方法已不能满足需求。20 世纪 80 年代中期，Geysen 以 Merrifield 建立的固相多肽合成方法为基础，采用 96 孔板在高分子链上首次成功合成多肽，这标志着组合化学的开始。1991 年混合裂分合成法的提出标志着组合化学的研究进入一个飞速发展阶段。20 世纪 90 年代初，以合成小分子为主的平行单分子合成技术成为组合合成的主要技术。组合化学的出现并被应用于药物设计和研发，大大加快了先导化合物发现的速度。

第一节 组合化学的基本原理

一、组合化学的概念

组合化学（combinatorial chemistry）是将一些基本小分子构建模块（building blocks，如氨基酸、核苷酸以及各种各样的化学小分子）通过化学或者生物合成的手段，将它们系统地装配成不同的组合，由此得到大量具有结构多样性特征的分子，从而建立化学分子库的方法。组合化学通过化学或者生物合成的方法构建化合物库（compound libraries），目的是为了通过生物活性筛选发现新的先导化合物（lead compound）或者对先导化合物结构进行优化。这些化合物库是通过各种不同合成模块系统、重复的共价组合制备多样的具有共同或类似骨架的化合物而构建。

二、组合化学的原理

药物化学家通过购买或者自己制备合成模块，有目的、系统地利用化学合成方法、生物合成方法制备大批量的化合物，用于生物活性筛选，然后分离并鉴别其中最有希望的单个化合物，作为深入开发的候选化合物或者先导化合物，这个过程十分类似于自然界中的生物合成：原来数量有限的核苷酸、糖、氨基酸等通过种种键合形成了机会无限的核苷酸、碳水化合物和蛋白质等。

如图 9-1 所示的液相组合反应中，溴代异氰酸和 10 个不同取代基的苯胺（由于事先经过选择，这 10 个苯胺有着相近的化学动力学参数）进行反应（A），生成 10 个不同而含量几乎相等的溴代异氰酰胺（脲）。将此反应溶液分成 10 等份（每份含有等量的 10 个新化合物），进行下一步反应（B）。这步反应中应用了 10 个不同的仲胺，从而生成 10 组化合物。此时再将每组化合物

笔记

（含有 10 个不同的叔胺）分别和 10 个不同的烷基溴进行反应（C），即生成了 100 组化合物，共含有 1000 个不同的取代脲，亦即三步反应共生成 1000 个新化合物。

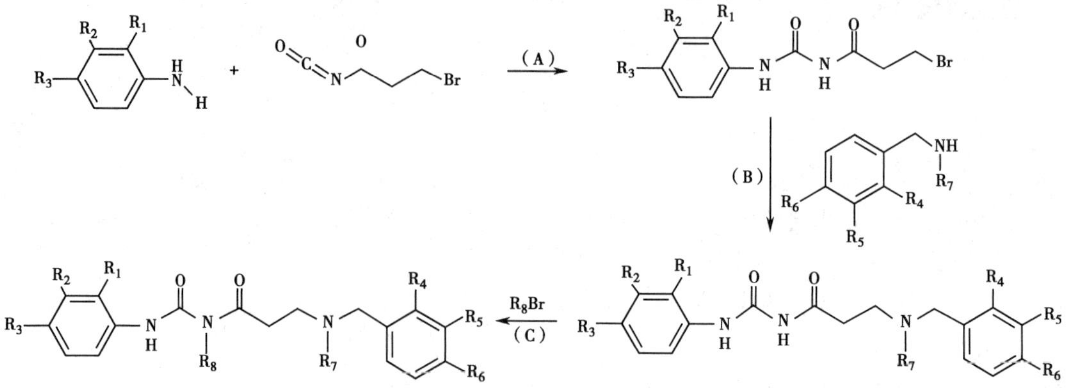

图 9-1　液相组合化学合成

在组合化学中合成新化合物的总数取决于两个因素：①每一步反应中应用化合物的种数（C）；②反应的步数（S）。假设每一步反应利用的化合物数目相同，则生成产物的数量是 $N = C^S$。上述设计是 3 步反应，生成最终产物是 $10^3 = 1000$ 个。假如每一步反应所用化合物数目不同，则总数是 $N = a \times b \times c$（a、b、c 分别代表 3 步反应中使用化合物的数量）。组合化学是数学规律与方法和现代科学技术发展相结合的一种体现，理论上讲，化学反应步数和每步所用的化合物数目增加，则得到产物数目增加。

前述 100 个试管（每管含有 10 个化合物）中的 1000 个化合物经过电脑编号、贮藏、稀释（多以 DMSO 作溶剂）即可用于药理筛选。大多用酶、蛋白质、受体或细胞作为筛选对象，所以一次合成可进行多次不同的筛选。

第二节　组合化学库的构建

组合库（combinatorial library）是数量巨大的不同结构化合物的贮藏和检索。它源自数量巨大、不同分子的合成模块以不同形式进行键合。所有化合物或以自由分子的形式存在于溶液（多为 DMSO）中，或以连接于固相载体的形式贮藏备用。化合物库可供本单位使用，也可交换和出售。

在数以百万计的新化合物参与如此繁复的试验过程中，特别是每组化合物可能用于不同疾病、不同模型的筛选，如果每个化合物或每组化合物没有各自专有"身份证"（identification number），其后果不堪设想，因此这个仓库要有它的检索方法。最普通的是采用线条密码法（bar code），犹如超市中管理物品的扫描条码。这些专用条码从合成起始即贴在反应容器上，输入电脑，跟踪其后进行的反应、分析、药理筛选及筛选结果的反馈。所以，组合化学系统中必不可少的是要有一个小型的信息管理中心，掌握着数目庞大的带有"身份证"的新化合物所组成的"仓库"。

一、组合库的设计

组合化学的目的是像搭积木一样合成大量的各种各样的化合物，以满足现代药物设计对多样性化合物中大规模探索的需求。在其发展的初期，组合库的构建大多数是随机性的，也就是随机性地选择基本单元，经一系列合成后，得到含有大量化合物个体的库。由于构建库的方法没有目的性，在人力、物力和时间上都是极大浪费。近几年来，人们开始采取构建定向组合库的方法，以增加得到所需生物活性先导化合物的几率。构建定向库时，就涉及组合库的设计问题。

组合库的设计分为虚拟组合库的设计和实验组合库的设计。

（一）虚拟组合库的设计

虚拟组合库，即应用电子信息技术生成和贮存的组合库。虚拟组合库的设计大致可分为以下4个步骤：①根据已知的药物实践以及分子生物学等其他学科的成果确定组合合成的目标；②根据合成的目标设计合适的组合合成策略，选择和设计组合合成路线；③根据组合合成路线以及所能得到的基本构建单元，选定组合合成的维数和各维合成的集合；④获得虚拟组合库。

（二）实验组合库的设计

一个虚拟组合库中化合物的数量可达到$10^6 \sim 10^9$个，甚至更多。如此大量的化合物，在现实情况中，几乎不可能实现。因此，把实验组合库的规模限制在合理范围内是极为重要的。将设计的含大量化合物的虚拟组合库进行精选和优化，该过程就是实验组合库的设计。在设计过程中，最大化分子多样性与共同化药物偏倚性是相互对立的，因此在实验组合库的设计中应该兼顾这两方面的要求，以免造成遗漏和偏差。

二、组合库的构建方法

构建含多样性分子的组合库是提供适于药物发现筛选或先导化合物结构优化的化合物集合。当组合库设计完成后，根据已经设计好的实验组合库中化合物的特点、已选好的基本构建单元以及反应路线等进行组合库的构建。组合库的构建方法通常分为平行法和裂分合成法两种。

（一）平行法

平行法（parallel method）是指在合成过程中以平行的方式同时合成多种反应产物，其基本原理是一孔一化合物。与传统的有机合成原理相似，通过空间隔开的整齐排列的反应器皿来独立平行合成化合物。由于在特定区域可得到很纯的化合物，因此化合物结构测定、参数取得相对容易。该方法的特点是合成速度较快、化合物数目较大，可用于固相组合合成和液相组合合成中。平行合成法已经成功用于抗菌化合物和神经激肽-2拮抗剂类似物等化合物库的构建。

当化合物库有许多生物活性化合物供筛选时，使用平行合成法最适合。因为平行合成法合成的化合物是一孔一化合物，所合成化合物可以分别进行生物活性测定，或者继续进行下一步的平行反应，对新药开发中先导化合物优化和构效关系研究特别有价值。在该反应中经常采用机器手进行不同反应试剂的添加及分离以提高效率。平行法包括多针法、茶叶袋法、点阵法、光印法等。

1. **多针法**　多针法（poly pin）也称中心合成法，它是以Geyson教授发明的用于多肽合成的一种96孔微量滴定板反应装置为基础的平行合成法。该装置每孔对应使用长40mm的聚乙烯小棒（针）固定在滴定板上进行操作。每个小棒承载的化合物量在$100 \sim 50\mu mol$不等，可合成超过25mg的产物。这种多针合成反应装置已成功地用于口蹄疫病毒抗原体的免疫学研究上。

多针合成法的具体操作是将浸在丙烯酸水溶液中的聚乙烯（PE）或聚丙烯（PP）小棒用射线照射，使针的表面活化，活化后的针被羧基覆盖，这些羧基与长链的结合分子连接后，就提供了既能增加反应体系流动性又可以连接构件的氨基基团。把不同的氨基酸溶液反应试剂转移到96孔微板的每个孔中，即可对每一根针进行独立的合成反应。在每步反应完成后将小棒移开，在一个公共反应器中对这些小棒同时进行树脂珠的冲洗等纯化操作。重复这些操作直到拿到理想的化合物。使用连在针上的多肽进行生物活性测定时，可与多种靶分子进行结合实验，操作可反复进行多达几十次。

2. **茶叶袋法**　茶叶袋法（tea bags）是Houghten教授1986年发明的一种组合合成方法。该方法的固相载体为常见的 Merrifield 聚苯乙烯二酯,反应容器为化学惰性的多孔 PE 小袋,袋子的大小尺寸约为 15mm×22mm,茶叶袋网眼 74μm,可防止树脂珠露出,保证可溶性物质的出入。根据茶叶袋的尺寸和树脂珠的质量,化合物库每个产物的量大约为 7～15mg,多的可达 100mg。为了高通量合成大容量的多肽库,节省时间和工作量,在相同的化学反应步骤中,每一个反应器内可容纳多个袋子,同时进行反应,集中进行洗涤、脱保护和中和。再集中切除树脂珠。使用这种集中进行、共同反应的方法,在制备肽库时大大提高了合成效率,使其成为组合合成的典型范例。该方法自使用以来,对探明激素分子活性片段有关的构效关系研究,对蛋白质片段构象的探索以及对 RGD 肽类似物的深入研究都显示了很大的功效。

3. **点阵法**　点阵法(dot matrix)是以纤维素纸片作为固相载体的合成技术。以纤维素为基质的纸片具有多孔性和极性,可在筛选时避免出现非特异性蛋白结合的副作用。但其缺点是不耐受强酸环境,仅适合 Fmoc 保护方式的模块。该合成反应操作简便,虽无制备意义,但其合成技巧可以与嫁接多针扫描法及光印法相媲美。点阵法多肽库的合成已用于对人体巨细胞病毒蛋白抗原决定簇的定位实验。

4. **光印法**　光印法(optical printing)也称超大规模固定化多肽合成法(very large scale immobilized peptide synthesis,VLSIPS),是将固相合成技术与光敏式印刷技术结合为一体的一种高通量合成方法。它是平行合成中较为特殊的一种方法,其关键技术是对光不稳定的保护基通过特殊位置的光照会选择性的脱除。该法可以在一张 $50μm^2$ 的玻璃载片上合成出高达 5 万个多肽或寡聚核苷酸,并且每种特定产物序列占据空间的一个特定区域。由于筛选是在载体上进行,经荧光显色筛选识别出有生物活性化合物的结构,可由其所在位置得到确认,合成十分精确。该合成技术已经用于内啡肽合成筛选试验。

（二）裂分合成法

将几个模块分别混合或者将几个模块分别与反应珠上的功能基团链接后混合等分成 n 份,然后分别与 m 个构件中的每一个进行反应,所得产物再混合并分成 p 等分,分别与 p 个构件中的每一个反应,等等,如此逐步继续,直到反应结束,称为裂分合成法(split-poll synthesis),亦称混合裂分式合成(mix and split synthesis)、分池合成法(split and pool synthesis)、一珠一化合物(one bead one product,OBOP)。裂分合成法是最早也是至今应用最广泛的一种高通量组合合成方法。该法只需几个反应器即可构成一个库容庞大的化合物库(10^4 个～10^6 个化合物),化合物库库容以几何维数增长($N = C^S$:N 为库容,C 为构件数量,S 为合成的步骤)。如图 9-2 所示,三个氨基酸构建单元,通过三步反应的裂分合成三肽化合物库,利用 Merrifield 合成法构建一个包含 27 个化合物的小库。该方法可以扩展到更大库容的化合物库的构建。在裂分合成法中,均分步骤是很重要的,未能均分将无法保证每个反应器中包含有相同量的负载化合物。

裂分合成法只需要几个反应器就可以产生一个化合物库,该方法是合成大量不同结构化合物最常用的方法。裂分合成为先导化合物的发现提供了充足的化合物资源,改变了传统单一合成、单一筛选的药物研究方法。裂分合成法的缺点是鉴定混合物,耗费时间和财力——即当获得具有活性的物质时,要经过回溯合成鉴定可能活性化合物的结构。

三、组合库合成技术

组合合成化学既可以采用固相(solid phase)合成反应,也可以采用液相(solution phase)合成反应。组合合成化学起源于固相肽合成,因此早期的组合库合成多采取固相合成。然而,合成有机化学却起源于液相反应,在长期的实践过程中积累了大量的经验,所以最近几年许多研究机构和公司开始选择液相路线。在组合库的合成过程中,液相合成法与固相合成法各有千秋,很难说哪种方法更好一些,只能根据具体问题和情况而定。

笔记

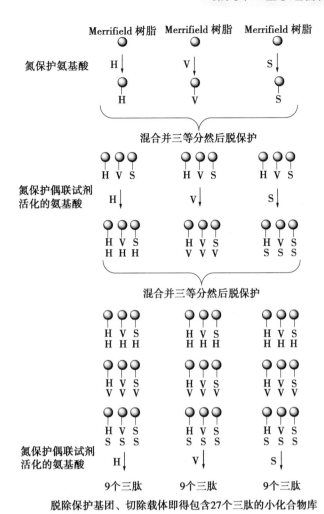

图 9-2 裂分合成法固相合成三肽库

（一）固相合成技术

固相合成是使用固态的聚合物作为载体，在其上进行合成反应，所得最终产品用化学或光化学法使其与作为支点的聚合物脱离。例如：将三氯三嗪与结合于 PEG-PS 的各种氨基酸反应，得到结合于固相载体的二氯三嗪，后者仍有两个位置可发生亲核取代反应，从而可引入新的结构多样性片段，在亲核取代氨化反应之后，将产物用氨从固相载体上切割下来（图 9-3）。第一步反应用 20 个结合于 PEG-PS 的氨基酸；第二、第三步反应，依次用 30 个和 20 个胺进行两次胺化

图 9-3 三氯三嗪与结合 PEG-PS 的各种氨基酸反应

反应,可得到一个含有 12000 个化合物的组合库。

固相合成反应往往使用某一过量的试剂促使反应完全,而此过量试剂及杂质可以用溶剂很快洗脱。对于一些收率低(20%～30%)的反应也可以应用。但是反应温度不宜过热或者过冷,这可能会引起聚合物载体碎裂或者侧链断裂。此外,生成产物量较少,1g 带有侧链的载体往往只能合成几毫克到几十毫克的产品,所以其生产成本较高。一个可以代替的方法是共价键清除剂法,它可以通过与聚合物载体键合将多余的反应试剂清除或者与产物键合后,通过过滤提纯分离产物(详见液相合成)。

近年来,固相合成快速发展,固相有机反应包括的范围也越来越广,酰化反应(酰胺和脲的合成)、烷烃化反应(主要是 N 和 O 上的烷烃化)、N-芳基化、联苯和交联耦合(Heck,Suzuki,Stille)、C-C 缩合反应(Aldol,Mannich,Claisen)、成环反应(1,3-偶极,Diels-Alder)、去保护反应(对 N,O 功能基)、醇的卤代反应、杂环的形成(Hantzsch 缩合,Pictet-Spedgler 吲哚的 Fischer 合成,Pd-杂环化)、多组分缩合(Ugi,Bigibelli)、烯烃合成(Witting,Horner-Emmons,metathesis)、氧化反应、还原氨化、SN_2 亲核取代(Mitsunobu,C-C,C-N,C-O 合成)等都已经成功用于固相反应。利用固相反应已经成功的合成了烷基四唑类衍生物、含有 2-氨基硫酚的杂环、四取代吡咯、吲哚、喹啉衍生物、杂环二乙胺衍生物、5-取代咪唑、1,5-苯并二氮杂䓬、大型杂环和相关芳环类化合物、苯并吡喃类化合物等各种类型杂环化合物,还成功的合成了连翘苷类似物、酚类甾族化合物、羟基甾体类衍生物、膦酰非肽类化合物等各种类型杂环化合物。

(二) 液相合成技术

在化合物库的构建中,虽然固相组合合成技术的应用相当成功,但由于在液相中进行的有机反应,具有反应条件易控制、易于反应完全、反应适应性较强、合成产物的数量较大等特点,因此在液相反应中进行组合物库构建仍是研究者追求的目标。

利用液相合成技术,理论上虽然不难,但实践中,在决定需要合成哪些化合物时,不仅应具有药物化学的构效关系的知识和经验,了解哪些片段、哪些基团和哪些键合方式可能产生活性;还应该具备有机合成的知识和经验,了解哪些反应的收率可在90%以上,哪些化合物的动力学性质十分接近,便于生成比例接近的产物,并摸索出简单、快速的纯化方法等。相对于固相反应,液相反应的分离比较困难,因此,早期涉及的液相反应一般具有路径较短、反应简单、收率高、分离和提纯方便等特点,而采用的策略多是平行合成法,反应结束以后通过 LC-MS 分离鉴定目标产物。

比如,最早报道的药物类小分子液相组合库,用 40 种单酰氯和 40 种胺(酯)作为结构单元建立了含 1600 种酰胺(酯)的组合库。用正交策略对 80 个子库进行了活性测试,其中只有图 9-4 所示化合物对神经激肽-3 受体具有一定的作用。近年来随着组合化学技术的快速发展,一些新的液相合成及提纯方法相继出现。

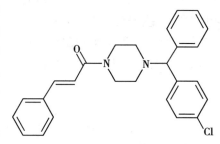

图 9-4　神经激肽-3 受体拮抗剂

1. 液相组合合成　由于液相合成的局限性,人们一直在试图改进液相合成的方法。其中一种方法就是试图将固相合成易分离的优点与液相反应结合起来,用可溶性的高分子载体代替不溶的交联树脂。这样既可以保持经典有机反应的条件,又可以应用高分子本身的性质来解决产物的提纯问题(如进行重结晶、超过滤等),这种方法叫液相组合合成(LPCS)。它既避免了固相合成不能在液相进行的缺点,同时又保持了它积极的一面。LPCS 的载体需满足以下条件:①易得或易合成;②有良好的机械和化学稳定性;③含有能键合有机小分子的官能团,并在适当条件下可以解离;④显示较好的溶解性能,能在有机溶剂中与有机小分子互溶。聚乙二醇(PEG)是 LPCS 中应用最多、最成功的载体。Janda 用 PEG 合成了一个肽库和一个非肽库,证实了 LPCS 技术的可行性。

笔记

2. **树状载体组合合成**　树状组合合成是在树状载体上进行的液相组合合成(图 9-5),在概念上类似于固相组合合成,不同的是反应在液相中进行。树状载体的结构是从一个中心出发形成许多支链,其分子量比有机小分子要大,但又比高分子载体小得多,因而其负载容量比固相载体要大。反应结束后,树状中间体可通过大小排斥色谱或超过滤等方法进行分离,最后得到的树状载体可回收利用。

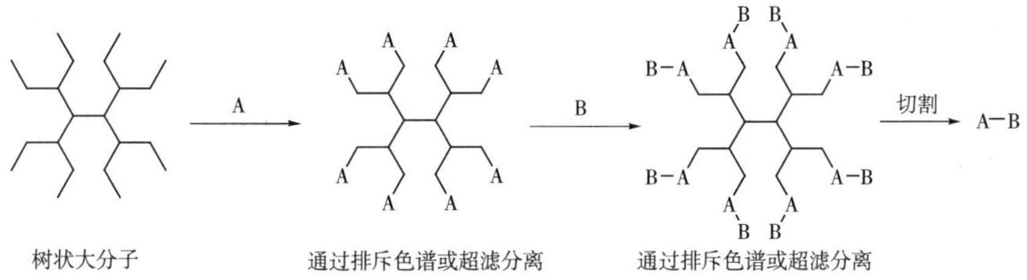

图 9-5　树状载体组合合成

比如,Kim 等用树状载体进行了吲哚衍生物的组合合成,他们从 PAMAM 树状载体出发,用 3 种氨基酸、3 种酮酸和 3 种(取代)苯肼的盐酸盐通过 Fisher 吲哚合成法合成了 27 个衍生物(图 9-6)。

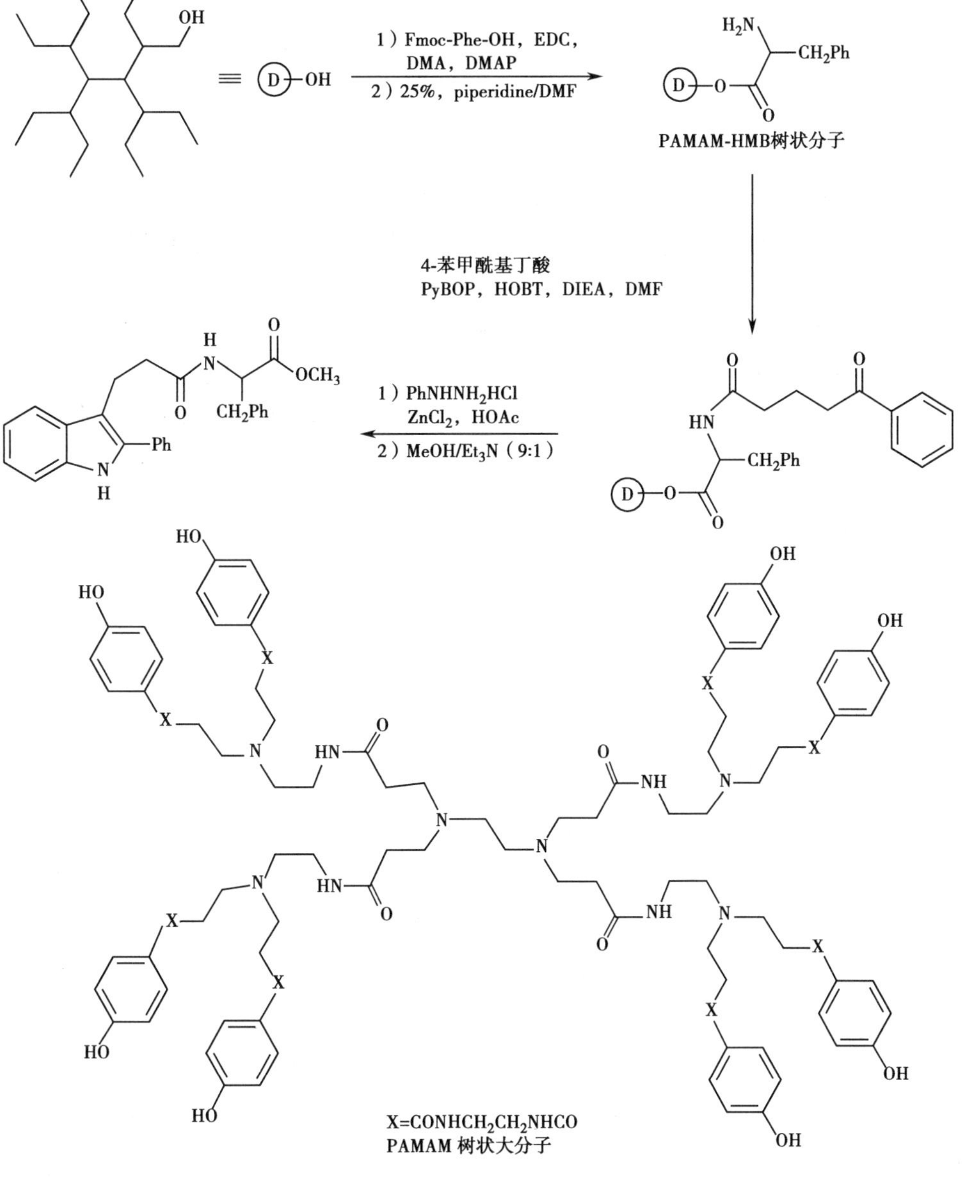

图 9-6　树状载体组合合成吲哚衍生物

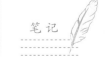

3. **氟合成** 英国 Pittsburgh 大学的 Studer 和 Gurran 等结合 LPCS 法和经典有机小分子的合成方法，用"氟合成"法进行液相组合合成。该方法利用含氟的有机分子在有机（水）相中不溶的特点，进行"氟相有机相"萃取操作。该方法把有机小分子底物通过"氟相标记"键合到含氟化合物（类似于固相合成中的载体）上，然后进行反应，反应结束后，通过液-液萃取，反应中所用的过量试剂和有机杂质进入有机相，盐类进入水相，得到氟标记产物。最后把目标产物从氟标记分子上解离下来。Studer 和 Gurran 用氟合成技术合成了异噁唑啉衍生物（图9-7）。他们用氟相标记物 BrSi(Rfh)₃，与 4 种烯丙醇反应，然后与两种 RCNO 进行环加成，得到 8 种异噁唑啉衍生物库。用同样的方法他们从炔丙醇和叠氮锡出发合成了异噁唑啉衍生物库和四唑衍生物库。

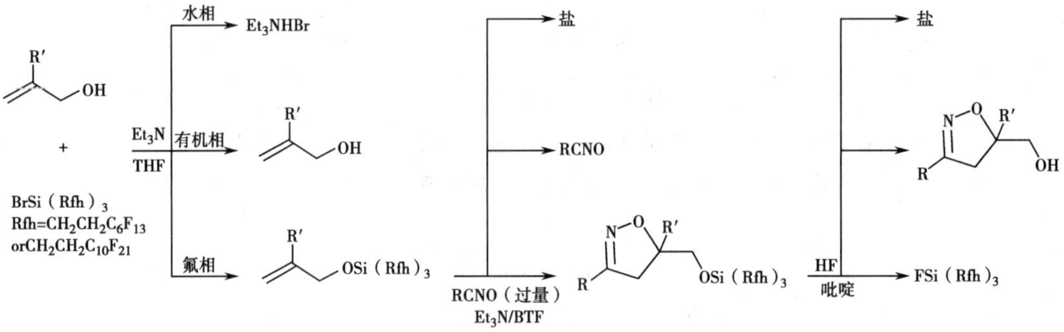

图 9-7 氟合成技术合成了异噁唑啉衍生物

氟合成法的局限性在于很难把反应过程中形成的含氟副产物从目标产物中去除，如上述反应中的 BrSi(Rfh)₃ 易水解成 HOSi(Rfh)₃，所幸的是 HOSi(Rfh)₃ 不干扰上述环加成反应并在最后的萃取中进入到氟相中。

4. **采用高分子辅助试剂** 随着高分子聚合物制备技术的发展，近年来有关液相合成新的发展趋势就是在液相反应中引入固相试剂。根据反应的不同，固相试剂的引入主要有两种方法。一种是在液相反应中使用过量的反应试剂使反应平衡向产物方向移动，使反应更加充分，然后对过量反应试剂加以捕获并除去。其原理是在液相中用常规法进行混合合成，然后用螯合树脂对所有中间体及副产物进行识别清除。

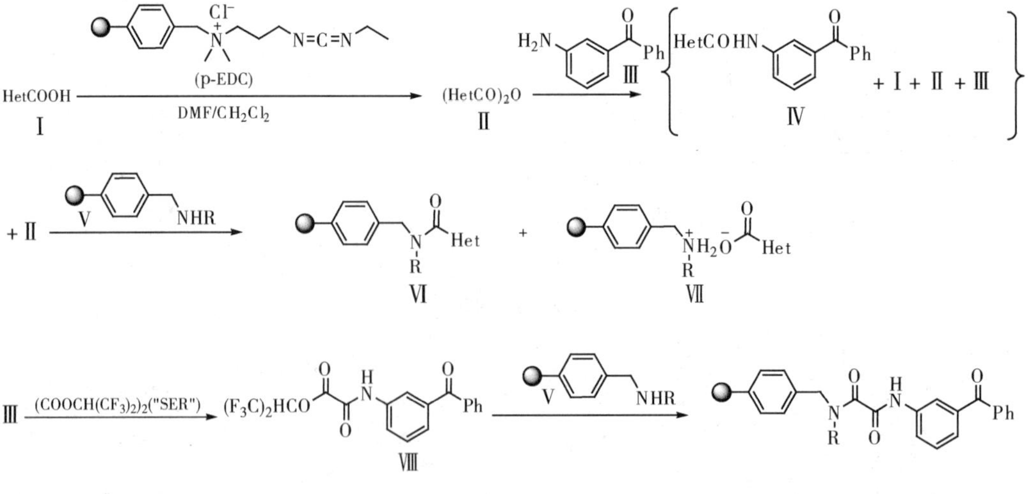

图 9-8 使用辅助高分子辅助试剂合成吡唑酰胺

Parlow 等用 p-EDC 作脱水剂（图9-8），由杂环羧酸 I 得到酸酐 II，II 与胺 III 反应得到目标产物 IV。然而，即使使用大量的酸酐或延长反应时间，也不能使反应完全。反应后的混合物中含有产物Ⅳ、羧酸Ⅰ、酸酐Ⅱ和未反应的胺Ⅲ。此时,在其中加入 CMR/R 树脂ⅤⅤ可与Ⅰ和Ⅱ形成高分子加合物Ⅵ和Ⅶ,但不能螯合Ⅲ。加入辅助螯合剂(sequestration- enabling- reagents,简称 SER)[COOCH(CF₃)₂]₂,它与Ⅲ作用可得到Ⅷ,Ⅷ可被 CMR/R 树脂Ⅴ螯合。经过这样处理后,反应液中就只含有产物。过滤,可得到纯的化合物Ⅳ。用 18 种取代的吡唑酰氯与Ⅲ进行平行反应,得到 18 种取代的吡唑酰胺Ⅳ。生物活性测试结果表明,化合物 A 具有一定的除草活性(图9-9)。用同样的方法,对化合物 A 的 P 部分进行优化,发现化合物 B 的除草活性比先导化合物高 3 倍。

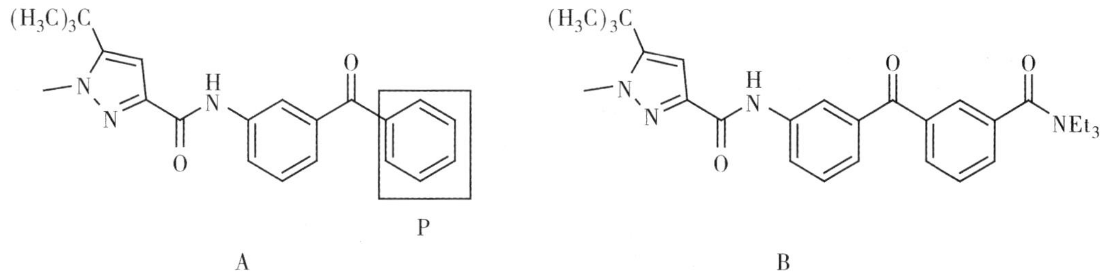

图 9-9 活性吡唑酰胺

另一种方法是使用树脂来捕获目标产物,也可以达到分离的效果。如在羧酸、醛、胺及异腈化合物的 4 组分缩合反应中,就可以利用树脂从未反应的原料及产生的副产物中将目标产物分离出来(图 9-10)。

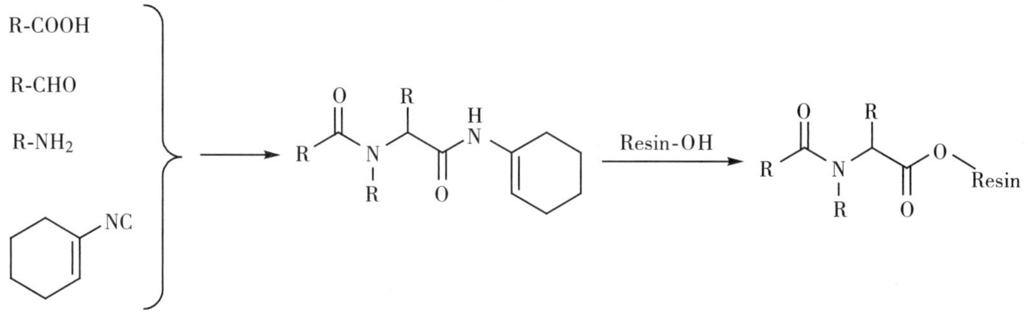

图 9-10 羧酸、醛、胺及异腈化合物的 4 组分缩合反应

(三)动态组合化学

组合化学的运用加快了制备大量化合物的速度,提高了发现新药的成功率。组合库的合成和筛选工作是按先后顺序独立进行的,能否从所合成的组合库中筛选出有效的生物活性分子,取决于药物化学家分子设计的工作经验,并有相当大的幸运成分。

近年来,出现了一些新尝试:其一,把按先后顺序进行的组合库构建和筛选工作改为同时进行,在组合库的构建过程中加入了筛选的模板,所生成的部分化合物就可能是模板的配体,成为有效的生物活性分子,使得筛选过程变得更加简便、有效;其二,如果生成化合物的反应是可逆的,模板的引进可促使反应达到一个新的平衡,从而使模板配体的比例逐渐变大,这是一个分子识别自组装过程。结合这两个特点,动态组合化学(dynamic combinatorial chemistry,DCC)问世。其目的在于建立出可变通的、适合新药开发的组合库。其途径类似于分子水平上的达尔文进化论。通过"适者生存"的方法,在组合库重组的过程中,与模板无关的化合物或结合比较弱的配体逐渐死亡减少,解离成原来的"分子单元"而这些分子单元在模板的引导下重新组合、反应形成新的活性配体,它们如此"繁殖增加"。组合库的化合物分子作为"生存"的竞争者,与模板结合较弱或者不结合的分子将作为原料留在母液中。

DCC 利用分子自我组装的新方法形成动态组合库(dynamic combinatorial library,DCL),与传统组合化学技术相比,动态组合化学增加了靶标模板(target template)方法,模板的加入诱导了组合库内的分子组分持续可逆的化学转化,产生新的组合库。该库的成分具有与模板相互作用的功能,有的成分是模板最佳结合伙伴,如果建立的模板是为了筛选药物,这一技术可以应用于先导化合物的发现过程。

DCC 的概念可以利用 Emil-Fisher 的锁与钥匙的关系来形象地描述(图 9-11)。整个过程可以分为 3 步:首先,选择最初的分子单元,它们之间能进行可逆的相互作用;第二,找出建立化学库的反应条件,以便分子单元形成特殊的分子"钥匙"配体。如果反应是可逆的,库中不配对的"钥匙"解离、重组、形成配对的"钥匙"。以上所描述的是第一种情况。其另一种可能的情况是组合化学形成的分子作为"锁",相关的生物大分子却变成了"钥匙"。DCC 的原理是用一些小分子自我组装形成一个有效的"钥匙"或"锁",与传统的组合化学相比,DCC 的基本概念可以解释为动态的代替了静态的,灵活的代替了预定的,潜在的代替了现实的。

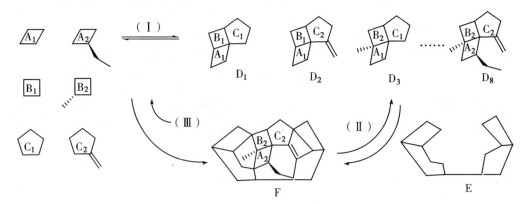

图 9-11　动态组合化学库的图解

(Ⅰ)由初始三组分子单元 A_1,A_2,B_1,B_2 和 C_1,C_2 拼组构成的数个可逆变化的"钥匙"D_1($A_1B_1C_1$),D_2($A_1B_1C_2$),D_3($A_1B_2C_1$),…,D_8($A_2B_2C_2$),形成一个潜在的动态库。

(Ⅱ)在分子"锁"E(模板)加入后,"钥匙"D_8 与"锁"E 结合从中筛选出与分子"锁"结合最紧密的结合体 F(Ⅲ),剩下的 D_1~D_7 解离,放出分子单元,其中包含 A_2,B_2 和 C_2;它们通过(Ⅰ)和(Ⅱ)的过程,重新进行组合以便产生更多的结合体 F。

"动态"即可逆性,是 DCL 的一个基本特征。构成 DCL 的成员之间可以连续不断地交换它们的分子单元,这种交换是受热力学控制的,而不是动力学控制,靶标模板(如生物聚合物或其他化合物)的加入,结合了 DCL 的部分成员。这些成员从体系中的取走,使体系重新建立平衡,富有结合力的成员又产生,并使结合较弱的成员减少到最小量(图 9-12)。

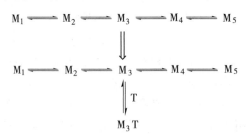

图 9-12　DCL 的成分(M)的互变及模板(T)驱使下的连续变化分布
(字母的大小代表成分的富集量)

如图 9-13 所示,乙酰胆碱 AC($AcOCH_2CH_2N^+Me_3$,9-1)作为模板,该例子是从大小不同的环状化合物 DCL 中,筛选出与 AC 结合最佳的分子,在氯仿溶液中酸催化 7 种环化反应,最初得到一个含有 15 种环状化合物的混合物 9-2~9-4,但平衡后混合物的 88% 是环状二聚体 9-2,11% 是环状三聚物 9-3(构象异构的混合物)。反应体系加入 AC,平衡巨变,相对于环状二聚物来讲,三聚物 9-3 有 50 倍的增加,并且均为单一构象。

笔记

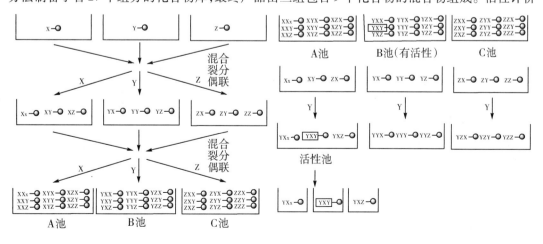

图 9-13　加入乙酰胆碱(AC)前后二聚体 9-2 和三聚体 9-3 的平衡

四、化合物库生物活性成分结构识别

组合化学的目的是通过生物活性筛选发现新的先导化合物或者对先导化合物进行优化。因此,在整个组合合成中确定生物活性化合物的结构至关重要。人们一直在研究探索新的生物活性成分结构识别和鉴定的方法,目前有三类获取目标分子信息的方法:①结构同步识别法;②利用编码的方式记录;③直接进行结构测定。每种方法都有其自身的特点,针对化合物库的不同,产物的性质不同,选择不同的目标分子鉴别方法。

(一)结构同步识别法

随着组合化学的发展,已经研究出了若干种特定的组合库,在活性检测的同时即可确定先导化合物的结构,无需任何化学分析或仪器分析。

1. **循序筛选**　通过裂分合成组合库时,活性评价在最后合成的几个子库中进行,而每个子库中混合物最后偶联的残基是唯一的,循序筛选(interactive screening)法是通过重复的合成与活性测定,得到活性化合物的结构信息。同时,在一定程度上可以给出构效关系。如图 9-14 用裂分法制备了含 27 个组分的化合物库,最终产品由三组包含 9 个化合物的混合物组成。活性评价

图 9-14　循序筛选法的原理

发现 B 池有活性,根据 B 池最后的构建单元为 Y,重新构建化合物库,再评价,依次展开便获得活性化合物的结构信息。

Dooley 等以图 9-15 所示的方式分步合成和筛选了 5000 多万个产物的全 D 型六肽库,最后发现一个与过去已知结构完全不同的新的具有中枢镇痛活性的六肽(9-5),其 IC_{50} 值为 18nmol/L。Freier 等用类似的方式进行 DNA 组合库的合成和筛选。

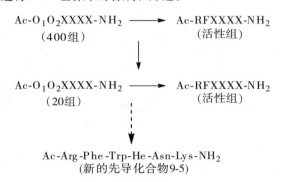

图 9-15　五步循序法识别阿片类拮抗剂新的先导化合物

O:分别反应的 20 种 D 型氨基酸;X:组合反应的 19 种 D 型氨基酸

由于循序筛选重复合成步骤多,尤其当化合物库较大时,有非常多的活性相似的混合物需要迭代时,操作是比较困难的。另外,多个弱活性化合物的叠加可能超过活性最优化合物所在库的整体活性,造成假阳性或假阴性的结果。

2. **正交组合**　正交组合(orthogonal combination)库,每个化合物被合成两次,但设计每个化合物在两次合成中处于不同的组合之中,通过两个库中活性最高的两个混合物确定活性最高化合物的结构。如图 9-16 所示,全部反应构件按正交方向编组,即 A 向 3 组,B 向 3 组:Aa(1,2,3)……,Ba(1,4,7)……九种构件共分 6 组,每组 3 个构件混在一起同时参加反应。现以两步反应为例,每库共得到 9 组,81 个产物,每组为 9 个产物的混合物。可以看出两库的产物完全相同(图 9-17),但编组互为正交。所以 A 库中每组只有一个产物与 B 库某组中的一个产物相同,其余 8 个产物分别与 B 库另外 8 组中的某个产物相同。活性检测中应该在 A 和 B 两库间有相应的结果。例如 A_7 和 B_2 两组活性较强,由各自的混合物中找出相同者即可知道活性结构。

	Aa	Ab	Ac
Ba	1	4	7
Bb	2	5	8
Bc	3	6	9

图 9-16　构件的正交式编组

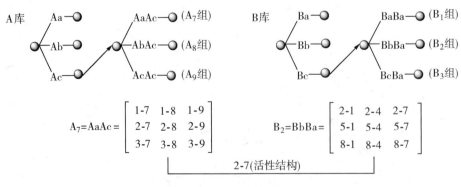

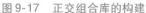

图 9-17　正交组合库的构建

Deprez 等以此种方式将 25 种构件编为 10 组,经三步混分方式合成得到两库(各含 125 组)共 15625 个产物。经 V_2 加压素受体结合实验,发现化合物 9-6 为新的先导化合物(图 9-18)。

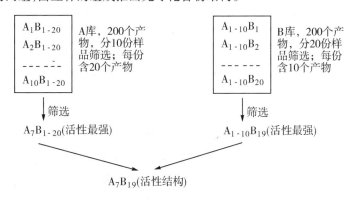

图 9-18　正交组合法实例

3. **亲核性与质谱丰度相关法**　在亚化学计算量的配体与靶点竞争性结合时,活性最强的组分与靶点的结合量最多,在质谱(MS)中的离子强度也最大。结合反应后先经电喷雾离子化质谱(ESI-MS)气化,再将一定强度的[靶点·配体]^{n}峰成分解离,去除靶点分子。最后经傅立叶变换(FTICR)将配体峰的组分放大,即可读出活性结构。Gao 等用碳酸酐酶(CA)-Ⅱ为靶点,以对氨亚磺酰-苯甲酰-$X_1 X_2$-氨基丙酸型分子库为配体,筛选了 545 个化合物。

4. **索引组合**　以二元索引组合库的构建为例,在 A + B→AB 反应中,假设用 10 种 A 构件与 20 种 B 构件按图 9-19 方式编组合成和筛选。索引组合(indexed combination)与正交组合类似,找出活性最强的两组,由互补的组成推出先导化合物结构。

```
A₁B₁₋₂₀        A库,200个产        A₁₋₁₀B₁        B库,200个产
A₂B₁₋₂₀        物,分10份样        A₁₋₁₀B₂        物,分20份样
- - - - - -    品筛选;每份        - - - - - -    品筛选;每份
A₁₀B₁₋₂₀       含20个产物         A₁₋₁₀B₂₀       含10个产物

      ↓ 筛选                            ↓ 筛选
A₇B₁₋₂₀(活性最强)                  A₁₋₁₀B₁₉(活性最强)

              A₇B₁₉(活性结构)
```

图 9-19　索引组合库的合成、筛选和先导化合物识别

5. **定位扫描法**　在定位扫描法(position scanning)中,并非一次性建立某个库,实际上建造了几个库,每个库中都包含了相同的混合物,这些混合物中的化合物以不同方式组合。

Houghten 首次利用位置扫描法建立一个包含 3400 万个六肽的组合库。通过选用天然存在的 20 种氨基酸中的 18 种来构建($18^6 = 34012224$ 个序列),在这个库中,相同化合物被合成了 6 次,在每个库的序列中某个不同位置的残基维持不变(见图 9-20)。每个库由包含 1889568(18^5)个多肽的 18 组混合物。第一组混合物的 N 端氨基酸残基维持一定(图 9-20 中的 O),但在其余位置则为 18 种氨基酸的随机混合(图 9-20 中的 X)。通过这样方法合成的库中,每组混合物中该固定残基是已知的,所以随后对这组混合物进行筛选,由最高活性化合物所在的混合物库就可知最有效的 N 端残基。在第二个库中第二个残基是固定不变的,对第二个库中混合物组的筛选又可以找出有效的第二个残基,用同样的方法建造其余 4 个库。6 个库中的每组混合物都用来对溶液中的 μ-专一性类鸦片受体(μ-specific opioid receptor)进行试验,因而 6 个位置

中的每个有效氨基酸都被确定了。

同样,生物活性最高的混合物中不一定包含活性最高的化合物。在位置扫描范例中为了解决这个问题,Houghten 对 6 个肽中的每个位置不仅确定了一个氨基酸,而最多确定为 4 个氨基酸($O_1 = Y; O_2 = G; O_3 = G$ 或 $F; O_4 = F; O_5 = F, Y, M$ 或 $L; O_6 = F, Y$ 或 R),并且对这些单体的所有组合进行了 24 个化合物的合成(对 μ-专一性类鸦片受体结合活性最高的序列是 YGGFMY,$IC_{50} = 17nmol/L$)。上述怀疑得到了证明,人们观察到按照每个位置最有效氨基酸来确定的六肽 YGFFFF,活性较弱,其 IC_{50} 值为 $42\mu mol/L$。

在每个范例中,"O"是混合物中已知的用来合成库的单体之一,而"X"是所有用到的单体的等摩尔混合物

位置扫描

O_1XXXXX-NH_2

+

XO_2XXXX-NH_2

+

XXO_3XXX-NH_2

+

XXXO_4XX-NH_2

+

XXXXO_5X-NH_2

+

XXXXXO_6-NH_2

图 9-20　混合裂分库的位置扫描法

（二）利用编码的方式记录化合物的结构信息

在组合化合物库测试中,长期存在的一个问题是对活性最高的库组分的结构鉴定。为了解决树脂上合成的庞大的化合物库中活性分子结构鉴定的问题,科学家们设计了不同的编码方法。在实际使用中,相对于模糊不定的有机合成,编码的标签能够更为准确地表示出目标化合物所经历的合成路线。编码的方式通常可以分为物理编码法和化学编码法。

1. 物理编码

(1)"茶袋"法:在组合化学发展的早期,就用"茶袋"法记录每个化合物合成历史。在聚丙烯袋中放入供肽偶联反应的支持物——树脂珠,聚丙烯袋的网眼的大小可以保证溶剂和反应物进入"茶袋"而树脂珠不会漏出,"茶袋"每进行一次偶联反应,就用笔记录在标签上,为了节省时间和工作量,操作相同时,将"茶袋"放在一起进行,经过几次"茶袋"的重组和偶联反应之后,每一个"茶袋"中的树脂珠上为一种特定的肽序列。反应结束后,将肽从树脂珠上解离下来,每袋中的量足以进行性质测定及活性筛选,当然定性分析是为了验证标记结果,化合物的结构可以直接从"茶袋"的标签上读出。"茶袋"的标记用手工操作,效率低,在库容量大时,使用受到限制。

(2)高周波标记:具有玻璃表面的微片可用高周波在远程进行二进制编码,然后信息可通过微片发射的高周波在 75~150nm 的范围内读出。该技术在组合化学中的应用方式为在惰性的多孔容器中,装入树脂珠和芯片,用高周波在芯片上记录下树脂珠所发生化学反应的历史,或者将芯片预先编码,根据编码的信息进行化学反应。无论采用哪种方式,最后化合物的结构都是通过芯片上的高周波来确定。高周波的发射和接收功率均比较低,不会对化学反应产生影响。芯片玻璃表面的化学惰性使得该方法几乎可以应用于任何化学反应并且可以在很宽的温度范围内工作。高周波标记过程与库化合物的合成过程是完全不相互干扰的。这种编码方式与早期的"茶袋"法类似,它的优点在于可以省去大量烦琐的手工操作,尤其在库容量大时该优点更为突出。

(3)激光编码法:激光编码法是一种对库化学没有影响的编码方法。在一块 $10mm \times 10mm$ 的平板状固相合成载体(也叫激光合成芯片)的中间是一个 $3mm \times 3mm$ 惰性的氧化铝陶瓷片,在进行组合化学反应之前,用二氧化碳激光在陶瓷片上蚀刻上二维条码,在进行每一步反应之前,根据条码上的信息对芯片进行定向分类,这种方法可以在每块芯片上合成一种特定的化合物,反应后根据条码信息确定库化合物的化学结构。激光合成芯片的大小和形状可根据需要有所不同。这也是一种适合于自动化操作的编码方法。

2. 化学编码　在很多情况下,为了快速、有效地找到活性化合物的结构,组合化学家们还设计了用另一种标记化合物来标记库化合物的方法。具体做法是在每一个珠子上合成一种或几

笔记

种标记化合物用以标记该珠子上库化合物的合成历史,标记化合物的结构很容易通过光谱、色谱法解析,从而间接推出活性库化合物的结构(图9-21)。

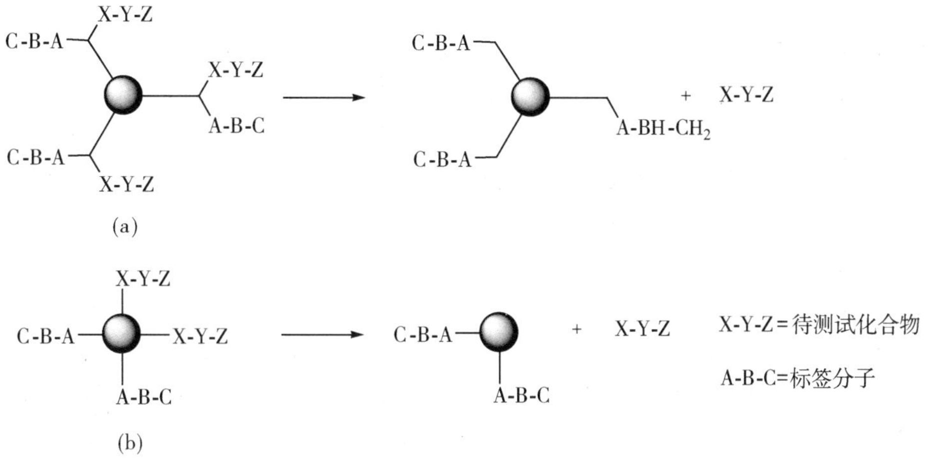

图 9-21　化学编码法
(a):标签分子和库化合物可以在一个共同的连接分子上合成;
(b):也可以在树脂珠的不同部位上分别合成

在树脂珠上平行合成标签分子(A-B-C)及待测试化合物(X-Y-Z),合成结束后,把库化合物从树脂上切下进行测试,而标签分子仍留在树脂上用于分析。

用于标记的化合物应满足下面的条件:第一,由于标记物与库化合物在树脂珠上平行合成,所以标记化合物的合成不能干扰库化合物的合成。第二,标记化合物必须能与库化合物分开,以保证在筛选活性物时,标记化合物不影响库化合物的生物活性。另外,标记物应在不影响库化合物的情况下解译。理想的情况是库化合物可以在温和条件下剪切下来,比如用光使光不稳定连接键断开,而标记化合物仍留在珠子上。对标记化合物的分析可以在珠子上进行,也可以在更剧烈的条件下把标记化合物切下来,在溶液中进行色谱分析。第三,标记化合物的浓度应该尽量低,否则占据珠子上过多的功能基。第四,标记化合物应该能够应用光谱或色谱法快速测定其结构,这才使标记法在结构确定中有意义。目前经常被用作标记物的有寡聚核苷酸标记物、肽标记物、卤代芳烃标记物、仲胺标记物和同位素原子等。其中标记物与库化合物可以是一一对应的,如寡核苷酸标签,用交替平行合成使每一个核苷酸分子反映一步特定的连接,最后通过 PCR 扩增及核苷酸测序得到库组分的信息。标记物也可以与库化合物不是一一对应的,如卤代芳烃标签,通过用数量较少的几种编码单体的存在或缺失记录信息,这种类似二进制的编码方式,使标签更为简化,对库合成的影响也更小。

(三)　直接对活性化合物进行结构测定

从前面所述组合库中活性化合物结构确定方法可以看出,解决这一组合化学必须面对的问题是很复杂和繁琐的。这使人们设想是否存在一种能直接鉴定出组合库中活性化合物的方法,而避开库的重复合成和复杂的编码解码过程。在这方面组合化学工作者做了一些尝试。由于被检出的活性物质仍在化合物库中,要想对其进行结构测定,必须用某种手段将它分离出来(或者区分出来)。另外,合成的量只适合进行微量分析。

在一项研究合成肽库与天然抗体万古霉素结合活性的研究中,将万古霉素加入到毛细管电泳缓冲溶液中,肽库中100个化合物的混合物注入毛细管电泳柱中,与万古霉素有亲和力的肽在电泳过程中就进行缔合与解离过程,而使其在电泳中移动速度减慢,与其他组分分开,流出速度与亲和常数有关,流出的组分用电喷雾离子化质谱直接测定其结构。同一研究小组,将库扩展为1000个化合物,也能通过这一方法进行研究。与酶结合的肽库化合物也可以不通过电泳

笔记

的分离直接用电喷雾离子化质谱测定。

五、组合库发展趋势

最初的组合化学是由固相肽库合成发展而成的。肽库合成方法的快速发展,在组合化学方法发展的初期发挥了重要作用。组合化学最初是始于免疫学研究,随着组合化学的发展,其在加快新药发现方面已显示出巨大的潜力。运用快速的化学方法合成非肽结构化合物,构建非肽库,包括其他寡聚物库,寡聚核苷酸和寡糖模拟肽类似物等寡聚物质以及天然化合物库等小分子组合物已经成了组合库发展的趋势。

（一）寡聚核苷酸库

寡聚核苷酸也可以像多肽一样用可靠的偶联条件合成。在可控孔度玻璃珠上,已经合成出包括所有可能八种核苷酸序列的硫代磷酸酯寡核苷酸库。这个库是由具有 NNXNXNNN 结构的 4096 个寡聚核苷酸组成的 16 组混合物,其中 N 代表四种碱基的混合物,而 X 表示一个规定位置。由于在寡核苷酸合成中只有四种单体,而且偶联反应是完全可预测的,因此采取混合裂分合成法是可能的。混合物可以通过已连接在固相载体上的前体与预先活化的单体（酰亚胺）混合物反应而得到,该活化的单体混合物已被证明可以分别引入等量的不同核苷酸碱基。

上述合成的寡核苷酸库已用急性 HIV-1 感染的细胞测定方法进行筛选,测定了活性混合物的 IC_{50} 值,组合库中活性高的简单寡核苷酸的序列被确定为 TTGGGGTT,其中 IC_{50} 值为 $0.3\mu mol/L$。

（二）寡糖库

寡糖是许多生物过程的重要协调物质,寡糖为药物分子的介入提供了重要的靶分子,多种疾病的形态和感染都可能通过使用内源寡糖的类似物分子而得到控制,能够阻断识别或粘接过程。因此,寡糖是可以通过组合化学合成的重要候选分子。然而迄今为止,合成出的寡糖库的数目极其有限。

寡糖库组合合成研究匮乏,其主要原因是单糖基元分子带来的复杂性。不像氨基酸,大多只含有用来形成肽键的一个氨基和一个羧基。单糖则含有多个羟基,其中的每一个均可以与另一个糖分子形成糖苷键,并具有一定的区域和立体化学选择性,为了简化合成,通常需要可靠的保护基策略。形成糖苷键的方法有很多种,但没有一种方法可以满足各种寡糖合成的需要。糖苷键在立体化学上既可以是直立的,也可以是平伏的,线性或支链的产生可能也需要控制,这已经说明了寡糖的潜在复杂性。我们仅考虑在哺乳动物生物合成中常见的 9 种单糖的可能多样性,它们均以吡喃糖的形式存在,含有 3 个或 4 个可以被糖基化的羟基,它们可以形成 119 736 种可能的三糖和超过 1800 万种以上的四糖。如此巨大的结构多样性已经成为组合化学家的一个梦想,但如果区域和立体化学问题得不到严格控制,它也只能成为一个噩梦。不幸的是,很少有具有较高和较稳定产率的固相寡糖合成的好方法。

（三）合成小分子组合库

随着组合化学的发展,组合化学合成非肽的有机小分子库受到越来越多的关注,使合成的分子具有结构多样性和类药性,已是目前发现或优化先导化合物的重要途径。但由于有机分子结构的多样性,涉及的化学反应类型比肽化学复杂得多,因而在构建组合库之前,应对选定的单元模块逐个在固相的框架上或在液相介质中进行实验,根据最难进行的情况制订合适方案(例如使用立体和电性因素最不利单元模型),从而得到建立组合库的最适条件,确保生成化合物具有较高的收率和足够的纯度。

Gordeev 等用固相法合成,使用的三个单元模块 β-酮酸酯或二酯（10 种）,β-酮酸酯或二酯（3 种）,取代的芳香醛（10 种）,生成 300 个化合物（图 9-22）。

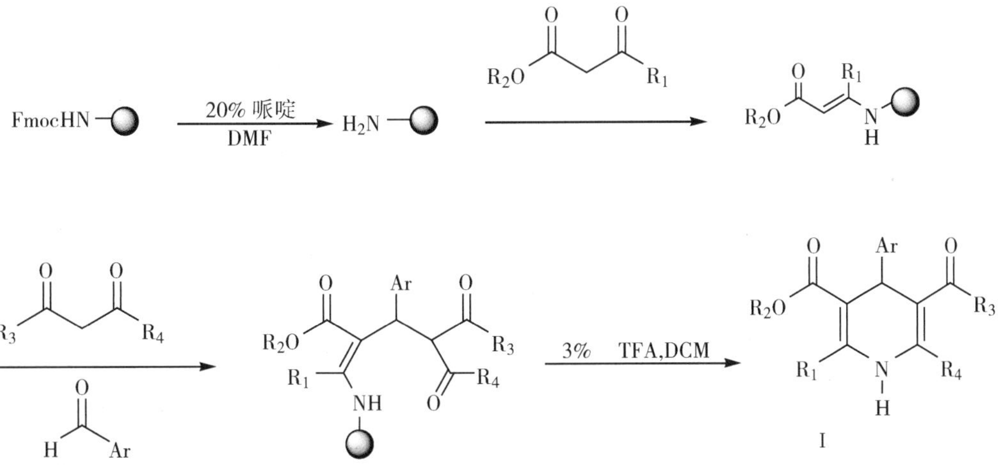

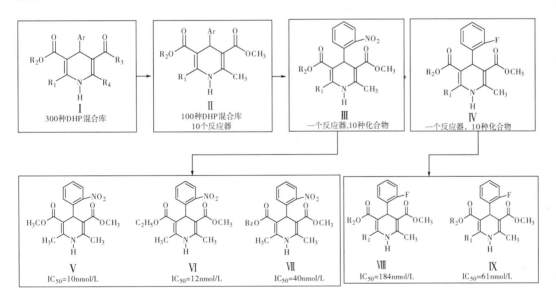

图 9-22　二氢吡啶化合物库的合成

在评价活性中，发现含有 I 模块的 100 种化合物（包含在 10 个反应器中）的亚库活性最高，进一步发现含Ⅲ模块的 10 种化合物和Ⅳ模块的 10 种化合物为高活性亚库。最后得到 5 个高活性的化合物（Ⅴ~Ⅸ），其中具有很强的阻断钙离子通道的活性化合物是Ⅴ、Ⅵ和Ⅶ，其 IC_{50} 值分别达到了 10nmol/L、12nmol/L、40nmol/L（图 9-23）。

图 9-23　二氢吡啶化合物的活性分组

（四）天然组合化学库

天然产物是药物及先导化合物的重要来源。近 1/3 的上市药物来自于天然产物，在临床上发挥着重要作用。因此，基于天然产物的药物研究是新药开发的热点之一。

天然产物不仅具有结构多样性的优点，而且由于是生物进化固定下来的产物，既可能是酶蛋白催化合成的产物，又可与许多蛋白的功能域相结合，因而以天然产物为单元模块的组合库发现先导化合物的可能性，比纯粹组合合成的化合物库大，因此可以减小库的容量。另一方面，同源或相关的酶或受体蛋白的结构域显示相当大的区别，对底物和抑制剂的结合作用有选择性差异，所以对天然产物做结构修饰可允许有较大的变换空间，而不拘泥于天然产物的结构本身，这也是以天然产物为起始物研究组合化学、实现结构的多样性的优势。

比如，为克服红霉素在酸性介质中的不稳定性并改善药代动力学性质。利用固相法在红霉素 3、6、11 和 12 位做化学修饰。首先由红霉素(9-7)合成 6-O-烯丙基红霉素 A(9-8),经 6 步反应转化成醛 9-9。然后经还原胺化反应与预先连有氨基酸(R₁)的树脂相接生成化合物 9-10,化合物 9-10 与第二个醛(R₂)缩合生成叔胺中间体 9-11,除去噁唑酮环的侧链的保护基 Fmoc 得到伯胺 9-12,与第三个醛(R₃)进行还原胺化,得到化合物 9-13。最后,用三氟乙酸裂解树脂得到红霉素类似物 9-14,从而在 3 个位置上引入各种基团,得到 70000 个红霉素衍生物库(图 9-24)。这个例子是由一个天然母体化合物重复三次同类型反应得到高收率和高纯度的化合物库。

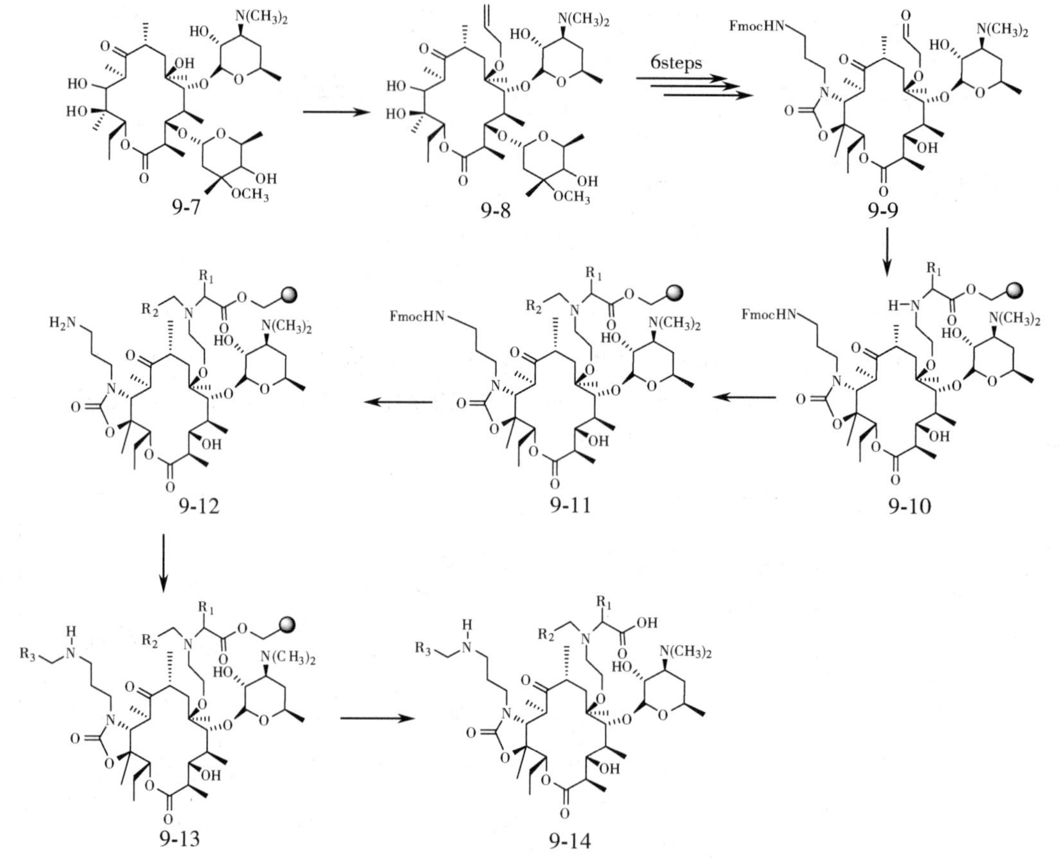

图 9-24 以红霉素为起始物的组合合成

生物体内存在大量的酶和酶促反应,产生的天然产物复杂且具有分子多样性。实验证明,在细胞内发生的酶促反应也可以人为地在细胞外进行,用生物反应器代替细胞内环境的生物合成,同样也能实现化合物的多样性变换。组合生物催化(combinatorial biocatalysis)就是利用酶或微生物催化特性,将底物衍生化成类天然的化合物,这个过程在一定程度上是模拟自然界的进化历程。

组合生物催化使用的生物催化剂可分为两类:①高特异性催化剂,参与形成生物大分子的反应,反应类型有 C-C 键的生成和功能基的引入;②低特异性催化剂,可以识别和处置多种结构类型的底物,这类催化剂对用非天然底物为先导化合物衍生化的组合库尤为重要。应当指出,反应类型与酶催化的特异性没有相关性,例如酶促酰化反应可以有 60 余种不同的酰化剂和醇羟基。

岩白菜内酯是植物矮地茶含有的异香豆素,具有镇咳作用。为了获得岩白菜内酯的多种衍生物,用生物催化方法在 96 孔板中加入 16 种纯酶和 25 个菌株,首轮合成得到 20 个第一代衍生物,包括羟基的酯化,糖苷化,芳香环的羟化和卤代等;第二轮包括多种转化,例如酰化,酯化,酰胺化,糖苷化,卤代和氧化-还原等反应。通过生物催化合成共得到 600 个人工的天然化合物(图 9-25)。高通量筛选了其对黄嘌呤氧化酶(治疗痛风病和多发性硬化病的靶酶)和尿激酶

（抗血栓靶酶）的作用,发现了活性高于岩白菜内酯上百倍的化合物。

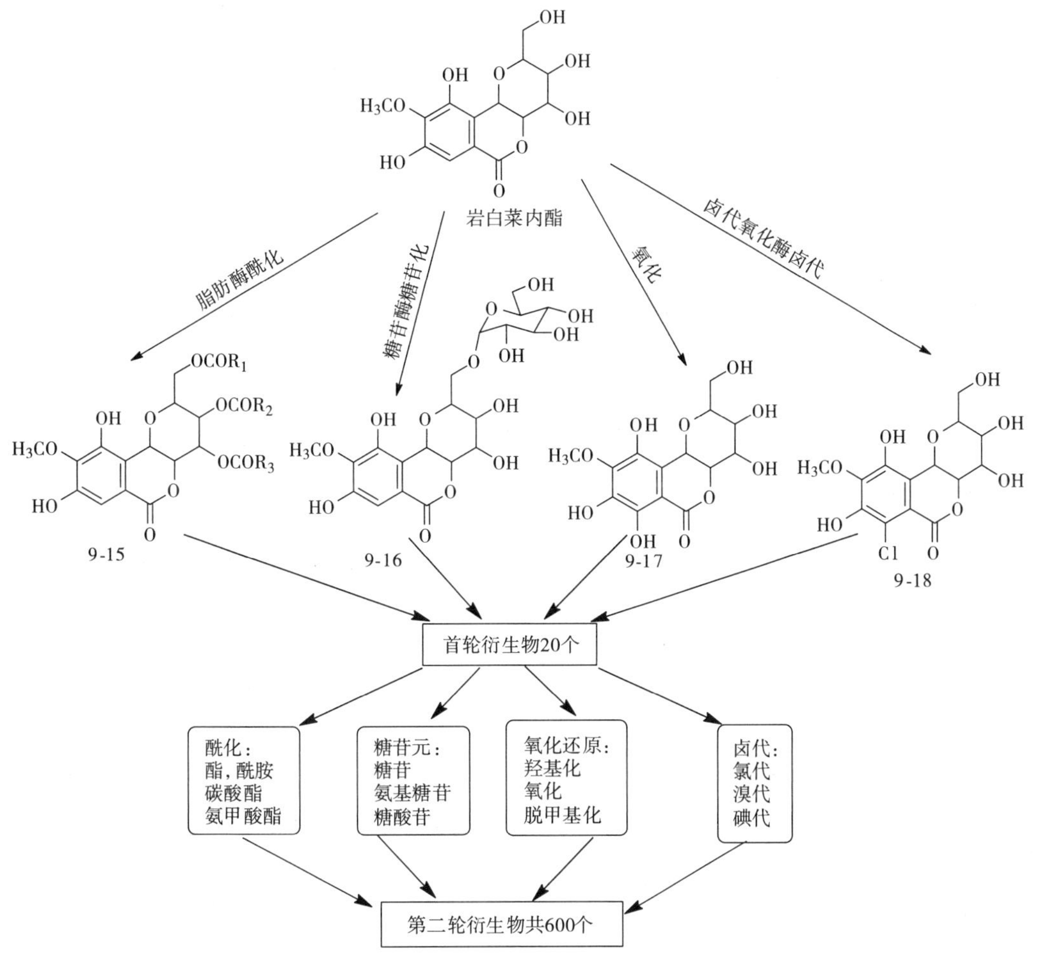

图 9-25　以岩白菜内酯为先导化合物生物催化合成

由于天然产物的诸多优势,目前利用组合化学方法已构建了糖类、甾体类、萜类、维生素类、前列腺素类等多种类型的天然产物化合物库。但是,由于许多天然产物的结构复杂性和作用靶点及作用机制尚不十分清楚,给天然产物化合物库的合成带来了许多困难。随着筛选模型和高通量筛选、高内涵筛选等方法的建立和广泛使用以及新的组合方法的发展,这些困难将被逐步克服,天然组合化合物库将被广泛地使用。

第三节　高通量筛选技术

当今的药物合成研究领域,利用组合化学结合计算机辅助技术的模式,大大加速了候选药物的合成速度,急剧增加了合成化合物的数目,加上中药本身蕴含的庞大天然化合物库,药物活性筛选的速度与规模已成为制约新药研发的瓶颈环节,因此,药物高通量筛选愈显重要。

高通量筛选(high throughput screening,HTS)技术是指以分子水平和细胞水平的实验方法为基础,以微板形式作为实验工具载体,以自动化操作系统执行实验过程,以灵敏快速的检测仪器采集实验结果数据,以计算机对实验数据进行分析处理,同一时间对数以千万样品检测,并以相应的数据库支持整体运转的体系。

高通量筛选又称大规模集群式筛选,是 20 世纪 80 年代后期发展起来的。20 世纪 90 年初期,一个实验室采用传统药理学方法,主要针对 20 余种药物作用靶位,一年内仅能筛选 75 000 个样品;到 1997 年高通量筛选发展到可采用 100 余种靶位,每年可筛选 1 000 000 个样品;而到

1999 年，由于高通量筛选的进一步完善，每天的筛选量就高达 100 000 个样品，被称之为超高通量筛选（ultra high-through put screening）。由于该方法实现了药物筛选的快速、微量、灵敏，日筛选量达到数万甚至数十万样品次，该技术的应用使药物发现的方式和理论产生了巨大的变化。

一、高通量筛选技术的组成

高通量筛选已经成为新药开发的重要技术手段，主要包括：化合物样品库、自动化操作系统、高灵敏检测技术、高效率数据处理系统以及特异性药物筛选技术。

（一）化合物样品库

高通量筛选是对已有化合物进行体外随机筛选的一种方法，因此通过其发现先导化合物的有效性取决于化合物样品库中化合物的数量和质量。一般而言，化合物库的样品来源主要有人工合成和从天然产物中分离纯化两种方法。

人工合成又可分为常规化学合成和组合化学合成两种方法。过去国外制药公司主要采用常规化学合成的纯化合物来建立化合物样品库，这些化合物库经过长年积累，其数量和质量均有大幅度提高。前面章节讲到的组合化学为大量增加化合物的数量提供了另一种来源，同时也促进了高通量筛选的进一步发展。但是一般组合化学构建的方法主要是基于母核结构的改造，因此产生的大量化合物在结构多样性方面尚有不足。

天然产物母核结构和活性基团是长期的自然选择形成的，它们通过高通量筛选所表现出来的生物活性在药物发现中具有人工合成化合物所不能比拟的优势。因此，增加样品库中具有结构多样性的天然化合物及其衍生物数量是提高样品库质量的重要途径。

在我国开展药物筛选工作，化合物来源多为天然产物，活性筛选的目的较为明确，无目的的化合物合成较少。这是因为我国传统药学为我们提供了一个巨大的资源库，从中药中提取分离筛选新的化合物，有较大的优势。由于从中药中提取新的化合物劳动强度很大，而且中药理论又主张配伍用药，因此，我国的筛选样品中天然产物的药用部位必然占有一定的比例。

（二）自动化操作技术

高通量药物筛选每天要对数以千计的化合物样品进行测试，工作枯燥、步骤单一，人工操作显然难以胜任。自动化操作系统一般采用具有固定分布模式的微孔板作为反应容器；不同的微孔板可通过条形码加以标记。自动化操作系统通过光电阅读器可在特定微孔板上的特定位置进行操作，并将操作结果及相关数据存储在计算机内，使筛选结果准确，实验过程快速。

自动化操作系统通过计算机操作软件控制整个实验过程。自动化操作系统的工作能力取决于系统的组成部分，根据需要可配置加样、冲洗、温孵、离心等设备进行相应的工作。另外，除了实验步骤的需要以外，自动化的加样方式是决定筛选速度的重要因素。目前主要有单孔、8孔、96 孔、384 孔等几种方式，部分仪器甚至可以使用 1536 孔板进行测量。其中，单孔一般用于对照样品以及复筛中零散样品的转移。

由此可见，高通量药物筛选的自动化操作系统由计算机及其操作软件、自动化加样设备、温孵、离心等组成。不同的单位可根据主要筛选模型类型、筛选规模选购不同的部分整合成为一个完整的操作系统。

（三）检测技术

高通量药物筛选模型只有采用适当的检测方法，才能以可视化的形式将分子、细胞水平上的相互作用反映出来，因此，高通量筛选的检测技术是实现高通量筛选的关键技术之一。针对高通量筛选的特殊要求，一种理想的分析检测技术应具备下列特点：高通量；原位直接检测；检测成本低；靶点无需标记或修饰；精准地反映筛选结果，避免出现假阳性或假阴性结果；适合受体、酶、离子通道、细胞等多种筛选模型。高通量筛选现代检测技术包括光学分析、色谱分析、热分析、电化学分析、质谱、核磁共振分析检测技术等。

笔记

1. 光学检测技术 在高通量筛选中最常见的筛选方法是以微孔作为反应载体,将样品和生物活性分子均匀分布,形成混合状态的均相筛选法(homogeneous screening assay)。这种筛选方法如果要实现原位检测,则筛选系统本身必须含有理想的检测信号,用于评价样品和生物活性分子的作用强弱,而且检测系统能与微孔板反应载体兼容,易于实现筛选操作的自动化。光学检测信号在这方面体现出了特殊优势,以微孔板为基础的高通量光学检测系统可以追溯到最初的酶标仪,现在的高通量光学检测仪器兼容微孔板密度已经由最初的96孔增加到384孔,部分仪器甚至可以使用1536孔板进行测量,大幅度提高了筛选通量。光学检测系统技术也由单一的紫外-可见光检测扩大到化学发光检测、荧光检测和各种光学传感技术,为高通量检测开辟了较广泛的应用领域。

(1)紫外-可见光检测技术:紫外-可见光检测技术是在酶抑制的高通量药物筛选中应用最为广泛的检测手段之一,主要是通过酶促反应产物的光吸收强度来测定酶活力,评价不同抑制剂的抑制程度。柳军等依据磷酰化酶水解糖原后生成的磷酸根与钼酸铵/孔雀绿反应的产物在655nm处有特异性吸收的性质,建立了筛选降糖药物的原磷酰化酶(GPa)抑制剂高通量筛选模型。Jimsheena等根据血管紧张素转换酶(ACE)酶解底物后生成的马尿酸在410nm处有强吸收的这一特性,建立了ACE酶抑制剂高通量筛选方法。

(2)化学发光检测技术:化学发光检测技术在酶抑制剂筛选中也得到了应用,Guardigli等通过酶促产物硫胆碱的化学发光信号强度来评价乙酰胆碱酯酶(AChE)的活力,并建立了乙酰胆碱酯酶抑制剂的高通量筛选方法。最近Aljofan等又将其成功地应用于抗新型脑炎病毒的高通量筛选中。与紫外-可见光检测技术相比,化学发光检测技术具有高灵敏的优势。

(3)荧光标记检测技术:检测手段最为丰富多样,当属荧光检测技术,使用范围从酶抑制剂筛选拓展到以受体、离子通道等为靶点的高通量药物筛选。

同时,由于可产生荧光的化合物仅为少数,对于缺乏荧光活性的筛选系统,一般采用将荧光活性分子与筛选系统内分子键合标记,作为探针反映样品的作用情况。这种荧光标记检测技术灵活多样,极大地扩展了荧光检测技术的应用范围,使其成为高通量筛选中应用最为活跃的检测手段之一。2005年由国家重大科技专项"新药筛选平台研究"课题组建立的针对心血管系统药物靶点的高通量筛选平台,就是以荧光标记的荧光偏振检测技术为基础构建的。

(4)邻近闪烁分析技术:除了荧光标记技术,放射性同位素标记技术也在一些药物筛选模型上得到了应用,但该技术需要在检测前将游离的配体分子过滤分离,筛选通量受到一定的限制,该技术通常结合一种称为邻近闪烁分析(scintillation proximity assay,SPA)的检测技术进行应用。SPA技术主要应用一种键合有靶点分子的荧光微球,当同位素标记的配体与靶点分子结合时,放射性同位素分子与荧光微球之间的距离足够近,此时放射性同位素发射出的β粒子能够激发微球发射荧光,而游离的同位素标记配体与荧光微球距离较远,不能激发荧光,因此无需分离游离的和结合的标记靶点,只要通过检测筛选系统的荧光强度变化就可以实现靶点的亲和力筛选。SPA技术灵敏度高,特异性强,已被广泛应用于以酶、蛋白受体为靶点的高通量筛选中。由于放射性同位素的使用可能造成环境污染,近年来出现以光敏感剂取代放射性同位素激发荧光的Alpha screen筛选法,该方法迅速在酶抑制剂以及细胞、RNA为靶点的高通量药物筛选中得到了广泛应用。这些技术在检测原理上都是以荧光检测为基础,在应用上也有颇多类似之处,因此广义而言只是荧光标记检测技术的应用拓展。

(5)光学传感器技术:鉴于光学标记检测技术存在着一些固有的缺陷,近年来具有非标记检测特征的光学传感器技术迅速成为高通量筛选检测技术研究中的"宠儿"。目前应用于药物筛选的光学传感器是通过包被在传感器件敏感膜表面(sensor substrate)的生物识别分子,与筛选分子特异性结合时引起传感器件的光电物理特性(如光强,折射率或电阻等)的变化,再通过适当的换能器转换为检测信号,从而定性、定量地检测样品的作用情况(图9-26)。

笔记

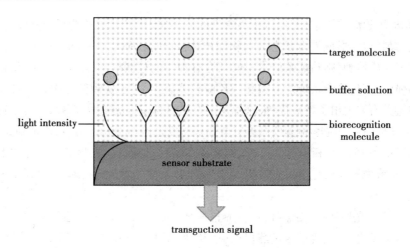

图 9-26　光学传感器的检查原理示意图

光学传感检测技术特有的非标记优点,使得其中的代表性技术如表面等离子体共振技术和反射光干扰技术已在高通量筛选结果验证中发挥了重要作用,但与传统的光学检测器相比,光学传感器技术的仪器检测成本较高,限制了该技术的广泛应用。

2. 色谱-光谱联用检测技术

(1)亲和色谱技术:现代色谱法是药物研究中应用最为活跃的分离分析技术之一,在药品质量控制、新药研发、生物医学分析等领域占据举足轻重的地位。在种类繁多的现代色谱法分支中,有一种利用生物分子间亲和力进行分离的液相色谱技术,称之为亲和色谱法(affinity chromatography,AC)。该技术最初主要用于分离纯化蛋白质等生物大分子,随着药物筛选技术研究的深入,亲和色谱法在高通量筛选领域的应用价值开始受到重视。

高通量筛选中的亲和色谱技术,常将生物靶分子固定于基质作为固定相,在色谱分离过程中样品与靶点的特异性结合能力决定了样品的保留时间,因此通过保留时间可以直接获得样品与靶点亲和力的信息,从而实现药物的活性筛选。随着色谱技术的发展,亲和色谱筛选技术的研究热点也层出不穷。固定化的生物活性分子种类不断增加,涌现出以酶、受体蛋白、离子通道为作用靶点的各种色谱筛选模型。应该说,从筛选通量看,亲和色谱法可能很难达到光学检测技术的规模,但这种筛选方式的最大优势在于集分离与靶点亲和力筛选于一体,因此可以将其应用于中药活性成分的筛选。

(2)毛细管电泳技术:近年来,与亲和色谱法类似的亲和毛细管电泳法(affinity capillary electrophoresis,ACE)在高通量药物筛选应用中开始崭露头角。电泳法分离快速、高效的特点是 ACE 在高通量药物筛选应用中的突出优势之一,但是 ACE 采用常规的紫外检测时灵敏度较低,多需要与质谱检测器联用。

亲和毛细管电泳法中供筛选的生物活性分子一般添加在缓冲液中,虽然与亲和色谱法中的受体固定化方法相比应用较为简便,但是在运行过程中蛋白消耗量较大,从这一角度看毛细管电泳前沿分析(front analysis-capillary electrophoresis,FACE)可能更适合于药物与靶点的亲和力的筛选。FACE 以常规的缓冲溶液为分离介质,进样样品为平衡的药物与受体混合物,运行过程中游离的药物与靶点分离,经检测器检测形成平台峰,利用峰高可以计算游离药物的浓度,进而求得药物与靶点的亲和力大小。

(3)质谱检测技术:质谱法是药物研究中应用最为广泛的分析技术之一,特别是以电喷雾离子源(electro spray ionization,ESI)和基质辅助激光解析离子源(matrix assisted laser desorption ionization,MALDI)为代表的现代质谱离子源的出现,极大地扩展了质谱法的分析对象和应用领域,使其成为药物标靶发现与确认的重要技术手段。应用质谱法进行药物筛选可以同时检测剩余底物量和生成产物量,因而与光学检测技术相比能够提供更多的样品作用信息。如 Deng 等应用质谱检测技术进行了 MurC 酶抑制剂的筛选,方法灵敏度高、线性范围宽,与传统的比色法相比避免了大量的假阳性筛选结果。正是具备这些优点,质谱检测技术已经在以酶、RNA、受体蛋白为靶点的高通量药物筛选中得到了应用。

(4)电化学检测技术:电化学检测技术作为现代分析技术的重要分支,在药物分析领域有着较为广泛的应用。近年来,依托膜片钳技术(patch-clamp technique)的电化学检测手段在以离子通道为靶点的高通量药物筛选中展现出了独特优势。细胞膜上的离子通道是一类重要的药物筛选靶点,作用于离子通道的药物在很多重大疾病的治疗中发挥着重要作用。由于离子通道的功能主要体现在控制细胞内外离子的进出,因此研究离子通道功能的最佳方法就是依托膜片钳技术直接测定通过离子通道的电流,其他的检测手段如荧光标记技术只是间接反映这种功能的变化。

膜片钳技术一般将玻璃电化学微电极尖端吸附于细胞膜,在微电极尖端的边缘与细胞膜之间形成高抗阻封接,记录通过离子通道的微小离子电流,从而研究其功能。膜片钳技术信息含量大、分辨率高,被认为是离子通道分析的"金标准"。

(5)热分析检测技术:药物分子与生物活性分子如蛋白受体、酶之间的相互作用,与上述生化反应一样往往伴随着热量的变化,因此将等温滴定量热法(isothermal titration calorimetry,ITC)作为检测手段进行高通量药物筛选日益受到研究者的重视。

等温滴定量热法的工作原理与常规差示扫描量热法相似,只是增加了一个配体滴定模板(ligand titrant)(图 9-27)。应用 ITC 法研究药物分子与靶点间相互作用时,常采用一定量的靶点分子作为被滴定物,而一定浓度的药物分子作为滴定配体匀速地滴加到靶点分子所处的隔热罩中,同时测量滴定过程中样品池(sample cell)和参比池(reference cell)热量差的变化,获得滴定热量差随时间的变化曲线图。结合根据单点结合模型所建立的数学表达式对该变化曲线进行非线性拟合,可求得药物分子与受体之间的亲和力常数。

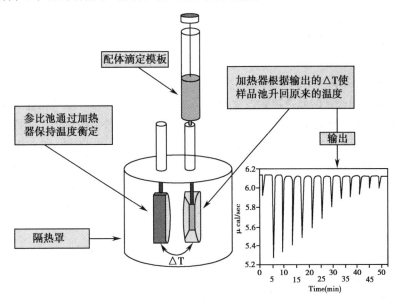

图 9-27　等温滴定量热仪工作原理示意图

由于热效应是各种生物化学反应的本质特征之一,因此 ITC 法检测的应用范围较广,而通过 ITC 法检测可以研究药物与受体靶点结合的特异性,这更是其他检测技术较难具备的特殊优势,突显了 ITC 法在高通量筛选中诱人的应用前景。ITC 法在高通量筛选中应用的主要障碍在于筛选通量的不足,即使采用最新商品化的 Micro Cal 微型 ITC 仪进行药物筛选,一天的筛选容量也仅为 384 孔样品,与其他检测技术尚有不小差距。加上 ITC 法进行药物筛选时所需靶点分子的用量较大,因此目前 ITC 法仅在药物确证筛选方面发挥了一定作用,要作为高通量筛选的常规检测技术仍需要在仪器微型化方面取得进一步的突破。

(6)核磁共振检测技术:核磁共振是指一种核磁距不为零的原子核,在外磁场的作用下,核自旋能级发生塞曼分裂,共振吸收特定频率的射频辐射的物理过程。Robert 等提出将^{1}H-NMR 应用于药物筛选的方法,其主要原理在于通过滴加靶点分子,根据不同靶点浓度对于小分子化合物^{1}H 谱吸收峰强弱的变化,结合一定的数学处理模型计算得到亲和力的大小。通过不同浓度样品与检测信号变化的关系来测定靶点亲和力的大小是高通量筛选中常用的筛选形式,应用该法时一般测量 6 个浓度点以上样品,以便获得稳定的亲和力常数。鉴于核磁共振技术分析速度慢,且难以并行检测,无疑应用单点竞争筛选法更为现实。

单点竞争筛选试验需要使用一种参比物作为探针分子,通过研究待测样品对探针分子与靶点亲和的竞争程度来推算样品的靶点亲和力,应用核磁共振技术时这种竞争程度可通过核磁共振谱中检测信号的变化来反映。目前研究较多的一种筛选方式是 Dalvit 等提出的^{19}F-NMR 竞争筛选法,该法通过测量待测样品加入前后^{19}F-NMR 谱共振信号强度的变化来表征待测样品对探针分子的竞争置换能力,可供检测的靶点包括了丝氨酸/苏氨酸 p21 活化激酶、人血清白蛋白等。这种技术关键是需要找到与受体有一定亲和力的^{19}F 标记探针分子,虽然目前 ACD-SC(available chemical directory-screening compounds)筛选化合物库中大约 12% 的分子含有氟原子,但是很多情况下仍然需要专门合成这种探针分子。

(四) 数据库管理系统

高通量药物筛选的特点是对数以万计的化合物样品进行多模型的筛选。与高通量药物筛选相适应的数据库管理系统主要承担以下 4 个方面的功能。

1. 样品库的管理功能　化合物样品库对进行高通量药物筛选的化合物样品的各种理化性质进行存储管理。对每一个新入库的化合物进行新颖性分析,排除结构雷同的化合物,避免不必要的筛选。由于高度反应性基团增加了假阳性出现的几率,样品库对新入库的化合物进行反应基团检测以去除这类化合物。

2. 生物活性信息的管理功能　生物活性库存贮每一化合物经过不同模型检测后的结果,并根据多个模型的检测结果对化合物的生物活性进行综合评价。

3. 对高通量药物筛选的服务功能　高通量药物筛选的工作量大,自动化程度高,也涉及许多繁琐的工作。高通量药物筛选数据库管理系统对与药物筛选相关的业务往来通讯、档案管理以及各种样品标签的打印进行管理,使高通量药物筛选的各个环节程序化、标准化。

4. 药物设计与药物发现功能　高通量药物筛选产生大量的化合物结构信息,随着筛选的进行,生物活性信息也得以大幅度提高。高通量药物筛选数据库管理系统通过对同一模型不同的呈现阳性反应的化合物结构进行分析,找出其构效关系规律,从而为药物设计提供参考。

(五) 高通量筛选模型

高通量筛选模型是用于检测药物作用的实验方法。高通量筛选要求反应总体积小、反应具有较高特异性和敏感性的特点,因此对于所建立的筛选模型也有较高的要求。常用的筛选模型一般都属于基于分子水平和基于细胞水平的筛选模型。前者观察的是药物与生物大分子靶点的相互作用,能够直接认识药物的基本作用机制;后者可以发现药物对于细胞的功能有何影响。本节将对基于酶、受体、离子通道、核酸为靶点的高通量筛选方法和基于细胞水平的高通量筛选模型进行简要介绍。

1. 基于酶为靶标的高通量筛选　基于酶为靶标的高通量筛选一般都直接检测酶活性。具体方法根据酶的基本特性不同而各有千秋,主要方法可分为:基于放射性的方法和基于比色、荧光的方法两大类。

(1)放射法:基于放射性的方法多是将底物标记,测定放射性产物的生成。例如 Taft 等建立了(1,3)β-葡萄糖聚合酶抑制剂(抗真菌)的高通量筛选方法。将含有酶的菌丝提取物 α-淀粉

笔记

酶和 UDP-^{14}C-葡萄糖加入 96 孔板的孔中,温孵、反应。终止反应后,滤去未被合成的底物。闪烁计数检测滤器上保留的(1,3)β-葡萄糖,指示酶活性大小。

另外,还有研究将酶用放射标记,测定被特异结合的酶的方法。Vollmer 等建立了一种以青霉素结合蛋白(PBP)为靶标的抗生素的高通量筛选方法。PBP 既是糖基转移酶又是肽转移酶,该法筛选其糖基转移结构域的活性位点上的可结合物。将默诺霉素(moenomycin)结合于一种小球上,制成混悬液,加入 96 孔板,然后加入 ^{3}H 标记的 PBP 和受试化合物,孵育、过滤去掉非结合的放射性,闪烁计数测得的放射性指示 PBP 与默诺霉素结合的情况及受试化合物对其影响。

近年来,基于放射性而无需过滤分离的 SPA 也有应用。Brown 等建立了内源性肽酶的水解活性检测方法,用以研究其抑制剂。用 ^{3}H 标记的肽底物,通过生物素(biotin)与抗生物素蛋白(avidin)包裹的 SPA 闪烁球相连。酶解使 ^{3}H 随肽键的断裂而离开闪烁球。测定 ^{3}H 放射性作用于闪烁球产生的闪烁信号的丢失量,即可指示酶活性大小。

(2)比色、荧光法:基于比色、荧光测定酶活性的方法也有大量研究报道。例如,Waslidge 等建立了脂氧酶抑制剂的筛选方法。酸性条件下,脂的过氧化物能把 Fe^{2+} 氧化为 Fe^{3+},然后氧化二甲酚橙产物在可见光区 620nm 有强烈吸收,可在 96 孔板上测定。

Zhang 等建立了 HIV 逆转录酶抑制剂(抗艾滋病毒药物)的高通量筛选方法。该方法使用了“同质时间分辨荧光(homogenous time resolved fluoresence,HTRF)技术”,既实现了非分离操作(同质),又避免了放射性同位素的使用。该方法基于逆转录酶能很容易地将核苷酸类似物(如生物素-11-dUPT)引入新生 DNA 链。在 96 或 384 孔板上,将生物素化的引物/模板与抗生素菌素-铕在板中混合孵育,加入逆转录酶,再加入生物素-dUPT 和 d-TTP 混合物启动反应。反应 60 分钟后,加入链亲和素-别藻蓝蛋白,孵育,用 HTRF 分析仪读取数据。该法也可用于多种其他的核酸聚合物。

2. 以受体为靶标的高通量筛选　以受体为靶标的高通量筛选方法,包括检测功能反应、第二信使生成和标记配体与受体相互作用等不同类型。

检测功能反应优点是易于区分激动剂和拮抗剂。经典的功能检测方法筛选通量低,而引入基于重组技术的报告基因检测方法极大地提高了筛选通量,既高效又节省成本。

检测第二信使或下游机制如磷酸化的方法比较麻烦,一般不用于高通量筛选。

3. 以离子通道为靶标的高通量筛选　Negeri 等建立了贝类动物毒素的高通量筛选方法。其作用靶为 Na^{+} 通道上的蛤蚌毒素(STX)结合位点,用放射性配体(^{3}H-STX)进行竞争性结合试验考察受试样品。Yong 等用酵母双杂交的方法高通量筛选干扰 N 行钙通道 β3 亚单位与 α1β 亚单位相互作用的小分子,寻找新型钙通道拮抗剂。

4. 以核酸为靶标的高通量筛选　Hamasaki 等建立了以 16S rRNA 编码区结构和 HIV-RNA 结构为靶标的抑制剂的高通量筛选方法。寻找类似氨基糖苷类抗生素而亲和力更高或作用于相同核酸的其他位点的新化合物,以及不易被代谢失活的新化合物。该方法是基于当含芘的氨基苷类似物结合于 RNA 时,芘的荧光被淬灭的原理。在 96 孔板上,将芘碳酰巴龙霉素(PCP),RNA 结构配成溶液后加入有受试化合物的板孔中,用荧光读板器考察荧光恢复的程度。

5. 基于细胞水平的高通量筛选　前面提到的基于靶点的高通量筛选仅反映药物与单一靶标的结合能力强弱,不能反映出药物是否影响细胞的功能。因此建立基于细胞水平的高通量筛选方法,将为筛选能够作用于细胞水平的药物提供有力的技术支持。

(1)内皮细胞激活:内皮细胞激活是急慢性炎症过程中重要的组成环节。Rice 等以 E 选择蛋白细胞表面的表达作为标志,建立了内皮细胞培养系统。在 IL-1 刺激下,E 选择蛋白在内皮细胞表面的表达用 ELISA 方法定量。该方法包括细胞固定、加液、加受试化合物等操作,能保持细胞完整,筛选速度可达每星期 1000 个样品,廉价,可重复,适用范围宽。同时,用细胞作为检测对象,能够较早地发现细胞对化合物的摄取及化合物的细胞毒性。

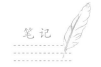

（2）细胞凋亡：Erusalimsky 等建立了新型细胞凋亡调节物的高通量筛选方法。细胞预先用 ^3H 胸苷标记，与凋亡诱导物孵育后，连续经过两种玻璃滤器。一个是中性的，捕获完整的染色质和高分子量 DNA。另一个装有二乙胺基纤维素（SEAE）活性基团，捕获低分子量 DNA 碎片。通过对滤器上放射性的测量，可以对 DNA 的破碎情况定量。

（3）抗肿瘤活性：Lu 等建立了用高通量"生物活性指纹"筛选抗肺癌药物的方法，考察受试分子（类维生素 A 及类维生素 A 相关分子）对许多不同细胞系的效应特点。检测指标包括：①肺癌细胞生长抑制检测，选择了约 50 种肿瘤和非肿瘤细胞，包括了大量不同的组织和（或）肿瘤来源。细胞暴露于受试化合物 5d 后，用标准比色法测定存活细胞百分率，20% 生长抑制率指示有活性。②集落形成抑制检测，用于区分细胞生长抑制作用和细胞杀伤作用。96 孔板上加 NCI-H292 非小细胞肺癌细胞，暴露于受试物一定时间。然后对细胞进行清洗，置于无受试物的培养介质共 7d。用结晶紫对细胞染色，考察集落形成情况。③凋亡检测，用 ELISA 方法测量细胞 DNA 破坏。④转录调控检测，用于考察受试化合物是否有类似维生素 A 受体介导的转录抑制作用。该方法是将 HeLaTK-细胞用 73Col-CAT 报告基因连同受体的表达载体转染，与受试物一起培养，用 ELISA 方法检测过氧化氢酶（CAT）活性。

（4）信号转导通路：Su 等建立了 TGFβ3 通路高通量筛选方法。构建融合报告基团，转染细胞，选择虫荧光素酶表达能被 TGFβ 高诱导的克隆。将细胞置于 96 孔板，与受试化合物孵育后，稀释并加入 steady-Glo 底物后测虫荧光素酶活力，与对照比较，计算相对酶活性增加值。

（5）细菌蛋白分泌：Alksne 等建立了以抑制细菌蛋白分泌为作用方式的新型抗生素的高通量筛选方法。该方法基于 SecA-lacZ 融合报告基团。SecA 是一种自我调控翻译的蛋白，当细菌蛋白分泌被干扰时，该报告基因被诱导。

（6）细菌生长：Chung 等建立了抑制分枝杆菌生长化合物的高通量筛选方法。选择了一种腐生性分枝杆菌代替结核杆菌，因其具有生长迅速以及非感染性的特点。通过测定细胞摄入放射性标记的尿嘧啶，考察受试化合物对分枝杆菌活力的作用，用 96 孔板，一天测试数千个样品。

二、计算机虚拟筛选

高通量筛选作为 20 世纪末出现的新技术，极大地推动了药物研发进程，随着计算机技术的发展和计算化学水平的提高，人们已开始运用计算机技术进行药物的虚拟筛选。在虚拟筛选中，人们一开始并没有进行相关的生物活性测试，而是应用计算机工作站，从三维空间角度检验药物的结构是否能与靶点的活性空腔很好的结合。由于许多公司和机构已经构建了包含大量化合物的三维结构数据库，因此科学家可以应用计算机的方法筛选三维数据库中是否存在符合靶点结构的化合物，然后再购进或合成以进行生物活性测试。应用这种虚拟的方法进行药物筛选，极大地增强了药物研究的针对性，也提高了生物活性测试的命中率。

当然，虚拟筛选不可能代替真正的药理体外筛选，但它在加速药物特别是新药的发现与研究，指导合理药物设计方面具有不可替代的作用。因为它能借助计算机从现存化合物数据库中进行筛选，而数据库中的化合物又按照其性质进行了分类，这样就提高了筛选效率。如今，虚拟筛选又逐渐应用到了虚拟组合化学库，我们称其为基于虚拟组合化学库的虚拟筛选。目的就是从大量可能具有药物活性的分子结构中找到被预测具有所需理化性质和生物活性的结构。虚拟筛选也可以帮助发现先导化合物。

三、高通量筛选发现药物的基本过程

根据以上分析，高通量药物筛选结果虽然多数情况下能够提供样品化合物作用机制的信息，但并不能完全证明它对某种疾病具有防治作用。因此，采用高通量药物筛选方法来发现药物，一般采取以下几个步骤：

笔记

（一）初筛和复筛

药物的初筛（primary screening）和复筛就是在分子、细胞水平上筛选样品，证明某一样品对该靶点具有药理活性（或亲和力）。初筛以后，选择具有活性的化合物，采用系列浓度，进行同一模型的复筛，阐明其对该靶点的作用特点，作用强度和量效关系，由此发现活性化合物（样品）。

（二）深入筛选

深入筛选（secondary screening）是在初筛和复筛的基础上将得到的活性化合物再与初筛不同但相关的分子、细胞模型做进一步的筛选。其筛选内容包括：活性化合物的选择性、细胞毒性以及其他性质。经过深入筛选，可为比较全面地评价活性化合物的药用价值提供更充分的实验资料。同时，结合活性化合物的化学结构特点，进行综合分析，确定在结构和作用方面具有新颖性和开发价值的化合物（样品）作为先导化合物（lead compound）。同时也可以结合组织器官或整体动物模型，证明其药理作用，为活性化合物提供更加充分的实验依据。

获得先导化合物以后，根据实际情况进行结构优化（根据资料也可以直接作为药物候选化合物进行研发），即进行化合物结构的改造，以便得到活性更高、缺点更少的活性物质。普通的结构优化手段是经过分子设计进行多种衍生物的合成。近年来发展起来的组合化学技术为结构优化提供了强有力的手段。结构优化后的化合物需要重复筛选过程，以便得到高效的新化合物。

（三）确证筛选

确证筛选（confirmatory screening）是对深入筛选获得先导化合物或优化后的被选定的活性最好的化合物进行更深入的研究。其内容包括药理作用，药物代谢过程、一般毒性等多方面的筛选，以确定其开发前景。对符合药物要求的样品，确定为药物候选化合物，进入开发研究程序，及临床前研究，为临床研究准备必要的资料。

以上过程是对筛选靶点明确的筛选模型而言，在实际工作中，可以采取多种灵活的方式和方法，最终的目的是为了高效地发现新药。

综上所述，高通量筛选方法作为新药发现的手段具有明显的优势，它具有选择范围广、筛选成本较低、结果可靠等特点，是新药研究的重要措施。通过高通量药物筛选方法，可以发现效果好、临床应用价值高、具有独立知识产权的创新药物，从而造福于人类。

第四节 案例分析——抗疟药物靶点 Plasmepsin Ⅱ 抑制剂的筛选

疟疾是一种由寄生虫所引起的疾病，每年都有高达300百万~500百万的人饱受其折磨，而其中1百万~2百万的病人会因无法治愈而导致死亡。据估算，将近40%的世界人口所居住的地区，疟疾都是区域性疾病。*Plasmodium falciparum*（*P. falciparum*，天门冬氨酸蛋白酶）是四种疟原虫中最危险的一种，也是感染人类以及引起死亡率达95%的主要原因。随着 *P. falciparum* 抗药性对现有医疗手段阻力的增加，疟疾逐渐引起国际健康协会对其的高度重视。但是基于抗疟疾治疗的新药研发并没有得到经济上的刺激。疟疾抗药性的警示清楚地暗示着针对治疗疟疾寻找安全有效的方法，新的策略是必须的。因此，*P. falciparum* 作为潜在靶标，备受关注。在这里，Hague 等报道了利用几个重复的数据库，采用组合化学和基于结构设计的方法相结合的方式，来辨别几个具有潜在活性（$K_i = 2nmol/L \sim 10nmol/L$）和具有选择性（相对于组织蛋白酶高达15倍）、低分子量的抑制剂。

Haque 等对 Plasmepsin Ⅱ（抗疟药物靶点，Plm Ⅱ）潜在抑制剂的研究从对比 Plm Ⅱ 和组织蛋白酶D（Cat D）与基于肽的天然产物抑肽素共聚晶体结构出发。Plm Ⅱ 和 Cat D 具有明显的序列同源性（35%），而在活性位点区域，其序列同源性更高。之前，他们采用设计、合成和虚筛一个含有1039个化合物的抑制剂数据库，已成功验证了潜在 Cat D 抑制剂，研究发现具有羟基乙胺

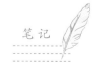
笔记

核心结构(如图 9-28)的化合物对 Plm Ⅱ 和 Cat D 均有很好的抑制活性。由于 Plm Ⅱ 和 Cat D 的相似性,他们通过虚筛该数据库得到先导化合物。

在前期获得靶点与配体复合物分析的基础上,基于 Cat D 的结构通过切割和修饰(图 9-29,第 1 步、第 2 步)进行骨架优化。然后构建 R₁ 和 R₃

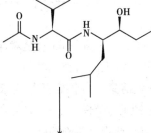

图 9-28 羟基乙胺核心结构

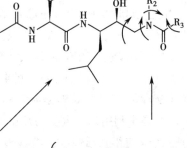

图 9-29 基于结构设计的策略

笔记

数据库,其方法是根据化学试剂目录中,利用 UC-Select 程序选择潜在试剂。限制化合物分子量(100-300Da)和供应商(Aldrich,Fluka,Sigma 等),产生独立的含侧链 R_1 的 4086 个骨架、含侧链 R_2 的 473 个胺以及不同于 R_3 片段。经计算机虚拟筛选评价确定所需合成的目标化合物。高通量筛选过程采用荧光法测试化合物针对 Plm II 的抑制活性,最终找到了对 Plm II 具有强效抑制活性的化合物(K_i 在 2～10nmol/L 之间)。

【Summary】

Combinatorial chemistry integrates the chemistry and computer technology, and can simultaneously produce large numbers of compounds, whose structures are relative, but different. These compounds could be screened through various methodologies, and the structure of the bioactive compounds could be characterized to discovery lead compounds with novel structure. Combinatorial chemistry incarnates the union of mathematics rule and the method and the modern science technology. By the analysisi of the scientific view and research thinking and method as well as other scientific problems, we can break through the discipline of the bsrrier between sciences and certain traditional fetter. We can break through the discipline of the barrier between sciences and certain traditional fetter.

Combinatorial chemistry has already been developed for more than 20 years, but this technology is still very young. There are many problems waiting for solution, such as the multiplicity of the compound libraries, the efficiency of biological monitoring, the identification technology of bioactive compound structure, the synchronization of the synthesis and the screening, and so on. As an emerging technology, combinatiorial chemistry has already gained lots of attention It is also believed to have further prospects in medical chemistry and other domains.

【Key word】 combinatorial chemistry, combinatorial library, cynamic combinatorial chemistry, cynamic combinatorial library, high through put screening

【思考题】

1. 简述组合化学研究的核心思想和基本原理,及组合化学的应用领域。
2. 简述组合库构建的方法、技术及发展趋势。
3. 简述组合库中可能活性化合物结构鉴定的方法。
4. 简述高通量筛选系统的组成及核心技术。
5. 简述基于组合化学药物设计发现的前景及你对其发展前景的看法。

(刘宏民　丁丽娜)

第十章 基于化学基因组学原理的药物设计

学习要求

1. 掌握：人类基因组计划、化学信息学、生物信息学和化学基因组学的概念；化学基因组学的两种研究策略。

2. 熟悉：化学信息库和先导化合物开发和筛选的原则；化学基因组学的关键技术。

3. 了解：生物信息学的研究目标和任务。

什么是基因组（genome）？基因组就是一个物种所有基因的组成。对人类基因组的研究有助于了解生命的起源，掌握生老病死的规律、疾病的诊断和治疗。1990 年 10 月 1 日，人类基因组计划（human genome program, HGP）正式启动，其旨在测定组成人类染色体的 30 亿个核苷酸的碱基序列，辨识并呈现所有基因，从而绘制人类基因组图谱，破译人类遗传信息。基因组计划是人类为了解自身的奥秘所迈出的重要一步，是继曼哈顿计划和阿波罗登月计划之后，科学史上的又一个伟大工程。2003 年 4 月 14 日，国际人类基因组测序组隆重宣布，经过美国、英国、日本、法国、德国和中国科学家的共同努力，"人类基因组序列图"绘制完成。从这一时刻开始，人类不但可以在分子水平上全面地了解自己，而且可以从最根本的体系出发去探索生命的奥秘。生命科学的研究进入了一个崭新的时代——后基因组时代，即"功能基因组"的研究时代。

人类基因组草图的完成不仅是生命科学发展的里程碑，也必将为药物开发与疾病的治疗提供众多的新靶标。随着对基因组的理解更加深入，医学和生物技术领域迅速发展，促进了人们在分子生物学水平上深入了解疾病的产生过程，估计在后基因组时代，有希望出现 3000 ~ 10 000个药物作用的新靶标。而目前，全世界治疗药物的作用靶标大约为 500 个，如果能充分挖掘基因组数据，利用化学信息学、生物信息学、高通量筛选和组合化学等技术平台，就有可能获得 10 倍于现有药物总和的新药，对人类生命健康和经济发展的意义非凡。

药物研究的一个重大挑战，就是利用众多研究成果，找到药物作用的新靶标，并开发出新药。化学基因组学（chemogenomics or chemical genomics）是顺应后基因组时代发展出的一门新兴交叉学科。它将化学和生命科学相结合，采用组合化学和高通量筛选技术，利用小分子化合物作为探针，探究生理和病理的生物学途径，研究靶蛋白和基因的结构和功能。化学基因组学特点之一就是能够促进发现新的药物作用靶点和先导化合物。基于化学基因组学的药物设计的大致过程如图 10-1。

多年来对已知靶标家族研究所积累的知识和经验为这些新的药物研发模式提供较好的切入点。本章将论述和基因组学密切相关的化学信息学（chemoinformatics）和生物信息学（bioinformatics），重点阐明化学基因组学在研究"从基因到药物"转变的过程中所发挥的作用。

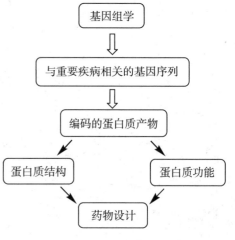

图 10-1　基于化学基因组学的
药物设计简图

第一节 化学信息学

整个生命和物质的世界都是由化合物和化合物的混合体系所构成的。化合物可以通过各种化学反应来进行相互转换。目前，已经有两千多万种化合物被确证，它们中的每一个都具有独特的物理化学性质、生物活性和不同的用途。通过一系列的化学反应，还可以衍生出更多的化合物。但在有百年历史的 Merck Index 中收录的分子和化合物只有 10 000 多种，占 0.05%，从最大的试剂商店和药房能买到的药品和试剂不超过 10 000 种。所以目前在起作用的分子和化合物不到 0.05%，而其中有突出贡献的更不到 0.001%。99.9% 以上的分子深藏在文献库中。

在 20 世纪 60 年代，伴随着计算机技术的发展，化学家开始意识到，多年来所积累的大量信息，只有通过计算机技术才能让科学界容易获得和处理。换言之，在不同化学领域进行研究的科学家，力争发展和采用计算机的方法来处理大量涌现的化学信息，力争建立化合物的结构与性质的关系。随后这一领域开始迅猛发展，至 20 世纪 90 年代末形成了一个新的学科——化学信息学（cheminformatics）。

一、化学信息学的概念

化学信息学是在化学计量学（chemometrics）和计算化学（computational chemistry）的基础上演化和发展起来的，是为解决化学领域中大量数据处理和信息提取任务而结合其他相关学科所形成的一门新兴学科。这门新兴学科吸收和融合了许多学科的精华。

作为一门新兴学科，国内外的学者对化学信息学的定义及研究领域尚存争议。比较早的定义是，应用信息技术和信息处理方法已成为药物发现过程中的一个很重要部分。化学信息学实际上是一种信息源的混合体。它可将数据转换为信息，再由信息转换为知识，从而使得我们在药物先导化合物的识别和组织过程中的决策变得更有效。另一个典型的定义是，化学信息学是一个广义的名词，它将包含化学信息的设计、创造、组织、处理、检索、分析、传播和使用。

二、化学信息学的分子模型化技术

在教科书和专业著作中，药物分子的结构一般采用二维的平面结构式进行描述。但是根据平面结构式不可能深入探察药物分子的三维结构，更不可能很好地理解药物分子与生物大分子靶点的相互作用。因此应当通过立体分子模型来表示药物分子的三维结构信息，从而更好地从三维立体角度研究药物与生物大分子靶点的相互作用，特别是药物分子与靶点结合的空腔大小、结合的关键氨基酸残基的空间位置等。在计算机模拟技术诞生以前，科学家们只能依靠手工搭建分子模型，很难有效、形象地显示药物分子的三维结构信息。

20 世纪 60 年代，人们开始尝试建立分子模型，并由此诞生了分子图形学（molecular graphics）。由于计算机硬件显示技术和分子图形学技术的不断发展，现在分子结构的三维动态信息可以方便地显示在屏幕上。用户使用鼠标和键盘不仅能够轻松地对分子结构进行旋转、平移、伸缩等操作，而且还可进一步对原子间的键长、键角、二面角、空间距离进行计算。这为化学家有效地进行理论计算和结果分析提供了专业技术平台。现在利用计算机图形学进行分子模拟的技术被称为分子模型技术（computer aide molecular modeling，CAMM 或 computerized molecular modeling，CMM），简称分子模型技术或分子模拟（molecular modeling）。

通过分子模拟不仅可以构建并显示三维分子、优化分子结构，而且可进一步了解分子的反应活性、产生并显示分子轨道和电子云图、评估化学反应的路径和机理、研究分子动力学行为及化合物理化性质的预测等。

1. 分子模型的显示 计算机三维显示中，小分子和大分子的显示模式不同。最常见的小分子模型有线型模型、棒型模型、球棍模型和空间填充模型等,见图 10-2。

(1)线型模型(wire model)是最简单的分子模型,它以线段表示原子间的化学键,处于线线交点的是原子,单键使用单线表示,双键和三键分别使用平行的二线和三线表示。这样表示出的分子骨架较为简明,占用化学信息资源少,但真实感较差。

(2)棒型模型(tube model)与线型模型相似,区别是以棒代替了线,但双键和三键一般还是用单线表示。

(3)球棍模型(ball and stick model)以小圆球代表原子,使用细棍代表化学键,不同种类的原子以不同大小和颜色的圆球表示,通常按 C(绿),O(红),N(蓝),S(黄)的方式着色。该模型适于表现分子三维结构的连接方式,易于显示键角、键长等结构状态,因此立体感强。

(4)空间填充模型是将各原子用一定半径的理想球体填充而成的,最常用的是 CPK 模型(Corey-Pauling-Koltun model,CPK model)。该模型最早由 Corey,Pauling 和 Koltun 三人率先使用而得名。以颜色和大小不同的球代表原子,模型尺寸按原子的范德瓦耳斯半径之比和键长之比确定,可进行光照、阴影等算法,以增强立体感,更真实地反映分子中各原子的立体形象。

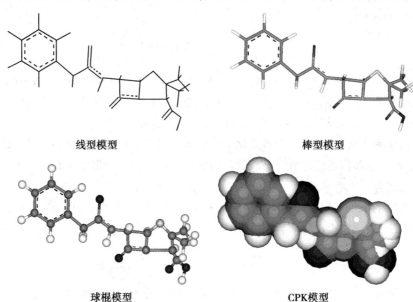

线型模型   棒型模型

球棍模型   CPK模型

图 10-2   青霉素分子模型的四种表示方法

(5)对于生物大分子,比如蛋白质,常用分子 α 碳图模型(C α plot model)或缎带模型(ribbon model)来简洁地表示。由于蛋白质分子中所含原子极多,如果勾画出每一根键反而难以看出它的结构信息。α 碳图中每一点代表氨基酸的 α 碳原子,这些原子以假设的键相连,见图 10-3。另一种表示方法是以缎带以一连续的宽带代表蛋白质分子的主链,圆柱体表示螺旋,无规则回环用细绳表示,图 10-3 中可看到蛋白质的二级结构,如螺旋和折叠。肽链走向图还表示出肽链的走向。

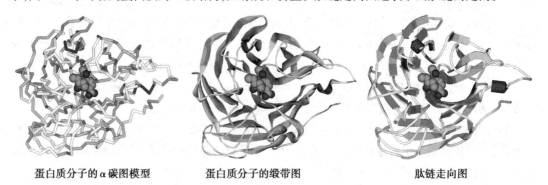

蛋白质分子的 α 碳图模型   蛋白质分子的缎带图   肽链走向图

图 10-3   蛋白质分子模型的表示方法

笔记

2. 分子模拟技术所涉及的化学信息学计算类型 在化学结构的分子模拟中经常涉及诸如构象、能量、理化性质等基本问题,有些我们可以查找文献或利用实验方法得到,但科学家们更多的还是应用计算化学的方法得到计算值。这是由于近三十年的发展,计算化学的方法和软件日益成熟,精度不断提高,操作更加简便、易懂,由此也为化学信息学和药物设计提供了可靠的基础平台。当前应用药物分子的化学信息学模拟中常见的计算类型有:

(1)单点能计算:根据模型中原子的空间位置给出相应原子坐标的势能。

(2)几何优化:建立分子模型中,最初的三维立体模型可能处于一种能量过高的不合理构象,而实际上分子在三维空间的理想存在应该是自然的、无张力的状态,通过修改原子坐标使整个分子的三维构象能量趋于最小化的过程被称为几何优化(Geometry optimization)或最小化(Minimization)。

(3)性质计算:预测某些物理化学性质,如电荷,偶极矩,生成热等。

(4)构象搜寻:几何优化可以使分子获得相对于初始态的优势构象,但由于分子结构中的单键可以自由旋转,含有几个或多个单键的化合物在每一刻都存在许多不同的构象。由于药物分子与生物大分子靶点发生相互作用时,总是采取某一低能构象,称为活性构象成药效构象。因此,通过构象搜索寻找低能构象是化学信息学和计算化学中研究药物与靶点相互作用方式的重要手段。

(5)分子动力学模拟:模拟分子的构象动态变化。分子动力学最初用于模拟简单液体行为,计算效力学性质,后来扩展到模拟多肽、晶态和溶液中的蛋白质,以及计算非肽生物聚合物(低聚糖、寡糖等)。

(6)受体与配体的相互作用,具体见第十一章。

三、化学数据的分析和化学数据库的创建

1. 化学数据的分析 化学信息学的研究是涉及化学学科的一个根本性的问题,即如何从物质的化学成分与结构来定量预测其化学特性,也可以说是理论化学研究中的一个最重要目标。目前,由于药学发展的需要,将基于量子化学计算的分子模拟与 QSAR 研究结合起来,为寻求有生物和药理活性的先导化合物提供了一个新途径。QSAR 通过直接研究可测量的化学量及某些量化参数与化合物的某些已知化学特性之间的已知数据,采用统计回归(多元校正)和模式识别的方法来建立一种模式,从而达到预测化合物特性的目的,建立起某些化学结构与性质的关系来指导进一步的实验研究(具体见第十一章)。

化学数据定量分析方法,是化学信息学进行数据计算和信息解析的有力工具。随着认识层次的深入,化学领域中的各种研究对象大部分可以用一定的数学模型来描述和表征;而模型的求解需要借助于各种数学的手段来进行。因此,化学学科对数学计算的要求越来越高。例如各种化学反应可以用一定的微分方程来建模,通过数学模型仿真其反应、传递等各种过程。但是,求解微分方程带来了更高的计算要求。又如,通过薛定谔方程可以模拟电子云的运动状态;通过量子力学、分子动力学、统计力学等各种方法可以准确地完成分子的模拟。这就意味着现代化学研究中需要建立更多的模型,并需要解决更多的科学计算问题。

化学信息学的数据分析正向以下两个方向发展。一方面,将多元统计分析方法(如偏最小二乘法、主成分分析、判别分析、聚类分析、因子分析、回归分析等)及人工智能方法(如模式识别、人工神经网络、遗传算法、专家系统等)融合,以完成对化学领域研究对象的准确建模任务;另一方面,将数据库技术、快速搜索算法、并行计算技术等各种提高计算速度的方法融合进来,完成数据库快速搜索任务,实现药物虚拟筛选等应用目标。

2. 化学数据库 化学信息可分为与传媒有关的信息(如文献、图书资料、网络信息等)及与物质有关的信息(各种实验数据,包括化学反应有关数据、谱学数据、X- 射线晶体学数据、化学与

物理性质数据、毒性及生物活性数据、与环境有关的数据等)。化学信息的形式包括文字、符号、数字、形貌、图形及表格等。这些化学信息最主要的组织、管理形式是形成数据库。

化学数据库的创建包括化学信息的创建(化合物或库的注册)、存储和展示。最早的化学数据库是各种谱学数据库及剑桥晶体结构数据库。对于小分子数据库的创建和存储,最常用的系统有 MDL、Daylight、Accelrys 以及 Tripos。这些系统利用相关的数据库(如甲骨文)技术储存化合物的结构、活性、性质及其他相关信息,并形成各自不尽相同的特色。这四种数据库系统有各自的检索和展示分子结构的界面。

"化合物库"这个名词含义很广,过去大多数来自组合化学和天然产物,但随着结构生物学的发展和虚拟药物筛选新技术得到认可,这一状况正在发生变化。目前,人们通过分子模拟和理论计算方法,根据生物大分子结合部位的三维结构合理地设计集约库,这样既增加了库中化合物的多样性,又提高了库的质量。

随着人类进入后基因组时代,化学信息学得到了飞速的发展,各种化学信息数据库的创建也有很大发展。世界上许多著名的公司如辉瑞、默克、杜邦、巴斯夫、拜尔、英国帝国化学等公司,都建立了化学信息系统和(或)化学数据库,中国科学院化学部也建有多种专门的化学数据库。近年来,我国也非常重视中药数据库的建立和完善,并取得了初步的成果。下面简要介绍与药物设计和研究密切相关的部分数据库。

(1)分子文库计划:分子文库计划(the molecular libraries initiative,MLI)是在后基因时代促进科学发展的一个大胆计划,是美国国家健康研究院(NIH)医学研究指南的一个主体部分,旨在促进公共部门对小分子数据库的使用,拓展小分子技术的研究,以便更为深入和广泛地理解与健康和疾病相关的基因、细胞及有机体的功能。MLI 由三个部分组成:一是分子文库筛选中心网络(MLSCN),二是新的公共化合物数据库(PubChem)计划,三是对化学多样性、化学信息、实验开发、筛选仪器使用以及药物的 ADMET 预测技术的研究计划。所有研究手段和结论都将对公众无限制地开放。

(2)化合物结构数据库:由中国科学院上海有机化学研究所创建,它收录了 1200000 多个化合物,多库融合检索平台将多个不同类型、不同结构、不同软件支持的本地及异地数据库置于一个统一检索平台,使用户可以同时从各个不同数据库检索信息,也可以只选择一个数据库进行检索。通过全结构检索、子结构检索以及模糊结构检索可查出目标化合物的物化性质、二维和三维结构、红外光谱图、质谱图、相关参考文献等。

(3)化学反应数据库:由中国科学院上海有机化学研究所创建,它覆盖了国内外化学文献中报道的大量化学反应,检索途径为化学反应物检索、反应产物检索、反应溶剂、催化剂检索及组合检索等,可获取相关反应信息及参考文献等,对反应机理研究、合成路线设计具有较高的参考价值。

(4)小分子生物活性数据库:小分子生物活性数据库(ChemBank)是由哈佛大学医学院化学与细胞生物学研究所创建、公众可免费使用的数据库。它专门收集公开来源的小分子及研究这些小分子性质的文献资料,特别是它们的生物学功能。ChemBank 可以帮助生物学家鉴别出能够干扰某个特殊的生物学体系的小分子,也可以帮助化学家设计新的化合物或化合物库,还可以作为化学信息学分析数据的来源。

(5)蛋白质结构信息集成检索数据库:蛋白质结构信息集成检索数据库(COLUMBA)是一个免费的有关蛋白质结构分类、功能注释和代谢等信息的数据库,它整合了来自 12 个不同的生物学数据库的数据,包括 ENZYME、KEGG、SCOP、CATH、DSSP 和 SwissProt 等数据库。COLUMBA 能让使用者快速计算系列蛋白质结构,分享不同数据来源的令人感兴趣的蛋白质性质。蛋白质数据库(protein data bank,PDB)是一个可以免费使用的专一的国际知识库,用于处理和分类 3D大分子结构数据。目前已经收录了 12696 个蛋白质的结构。

笔记

（6）药物数据库：药物数据库（DrugBank）是一个独特的生物信息学和化学信息学资源，它将详细的药物（如化学、药理学和制药学）数据与整体的药物靶标（如序列、结构、和来源）信息结合在一起。该数据库含有大约 4300 个药物条目，包括 1000 余个 FDA 批准的小分子药物、113 个 FDA 批准的生物技术（蛋白质和多肽）药物、62 个保健品以及 3000 余个实验药品。另外，有 6000 余个蛋白质（如药物靶标）结构序列与这些药物条目相链接。

由中国科学院上海有机化学研究所创建的药物与天然产物数据库，它覆盖来自不同数据库的药物和天然产物信息资源，其中药物信息 10000 多条，主要是关于药物的物化性质、相关专利以及参考文献，另外还包括 130000 多个天然产物信息。

（7）世界药物索引：世界药物索引（WDI）是有关上市药物和开发中药物的德温特（Derwent）权威性的索引。它包含全世界 58000 余个上市和开发中药物的化学、生物医学和同物异名的数据。每个记录有一个化学结构式，并按药物活性、作用机制、治疗用途、制造商、同物异名和医学信息进行分类。其原始文章来自 1200 余种科学杂志和会议论文集，以及药典和批准上市的药物目录。

（8）致癌性数据库：致癌性数据库（CPDB）是一个免费的、根据慢性和长期的动物致癌实验结果而创建的唯一的和标准的资源库。它的数据来自于美国国家毒理学计划的生物测定结果以及世界公开文献中的实验结果；通过 CPDB，研究者可以快速获得 1451 个化学品的结果，并得到多层次的详情信息；可以进行全方位搜索；能获得 6008 个样本的实验设计分析，包括物种、种系、给药途径、剂量和议定书；可以获得每个靶标器官的肿瘤发生率分析、剂量-应答曲线图、致癌性和统计学意义。

（9）毒性化合物数据库：由中国科学院上海有机化学研究所创建，它收录了大约 150 000 个毒性化合物，检索途径为化合物名称检索、化合物分子式检索、CA 登录号检索，主要包括了化合物的物化性质、美国毒性化合物标准、相关毒性实验，以及各国职业场所毒性化合物暴露限度等信息。

（10）中药化学数据库：中药化学数据库（TCMD）由中科院过程工程研究所分子设计课题组创建，通过对几十年来的相关资料进行系统收集、整理和分析，建立起一整套中草药化学资料的辨识和分析标准。收录了中草药所含产物的化学结构、理化性质、生物和药理活性及文献来源等信息，目前已拥有化学结构 9127 个、中草药及相关药用植物 3922 种。TCMD 每年更新。

四、化学信息学与新药开发

先导化合物的发现在新药研究中至关紧要，而化学信息学在先导化合物的产生和优化方面扮演着重要角色。比如，如果底物的结构或某种存在的配基是已知的，就可利用模板结构在已有的数据库中，进行二维或三维结构相似性搜索，选择待测试的化合物。利用多样性分析和分子聚类手段，从商业来源或免费数据库中的大量化合物中，筛选出代表性的化合物供生物活性筛选，尤其是高通量筛选。化合物库的设计、定量构效关系、计算化学、分子模拟以及多样性分析等对于定向和多样性的化合物库设计、分/混组合化学、平行合成以及进一步的虚拟筛选都发挥了其应有的作用。

根据化合物库的来源不同，可将发现先导化合物的方法分为以下四种：

1. 大范围、多品种的随机筛选发现先导化合物 随机筛选（random screening）是经典的高通量筛选方法，运用自动化技术在几天内可以对成千上万的样品进行筛选。当对于生物靶点结合方式和作用机制知之甚少时，这一方法是最适用的。在国外几乎对于所有的大制药公司，高通量筛选技术已经成为药物发现过程不可缺少的一部分。但是，通过对化合物库进行大范围、多品种的随机筛选发现先导化合物的方法具有花费高和工作量大的缺点。

2. 通过主题库的筛选发现先导化合物 由天然产物、具有生物活性的优势骨架结构（privi-

笔记

leged scaffolds)或蛋白质表面片段(fragments of protein surfaces)及其类似物组成的主题库(thematic libraries)是与靶标的生物功能有关的化合物库,例如作为受体激动剂或拮抗剂的肽类似物、按照酶的作用机制分类的酶抑制剂等。对主题库进行筛选是介于大范围、多品种的随机筛选和数量少、有一定认知基础的定向筛选之间的一种方法。当对靶点结构了解不多时,具有生物活性的天然产物或蛋白质表面片段为发现新药提供了相应的分子骨架和新的筛选工具。

我国有丰富的天然植物资源,并有中医中药的宝贵传统,可以提供许多有活性的子结构作为组合合成的起点,把"知识"与"经验"结合起来进行药物筛选,必然会发掘出更多更好的药物先导化合物。

3. 基于已有知识进行的定向筛选发现先导化合物   在组合化学研究中,化学家开始探索质量而不单纯追求数量,根据生物靶分子结合部位的三维结构设计、制备较合适的化合物而不仅仅是较多的化合物,为加速药物开发提供了更大的成功机会。利用定向筛选化合物库发现先导化合物不乏成功的例子。

4. 运用组合化学和计算机虚拟筛选发现先导化合物   虚拟化合物库(virtual library)是组合化学家广泛应用的一个概念,是一组并不真正存在的化合物,但如果需要,可用已知的化学反应和可得到的单体片段分子来合成。如果已经发现了活性化合物,可用相似的方法从虚拟化合物库中寻找具有相似或更好生物活性的其他化合物。如果已知药物作用靶标的三维结构,对化合物库的虚拟筛选就可通过分子对接(docking)方法进行,根据结合强度的计算结果来评价小分子与靶分子之间的相互作用,对那些结果较好的化合物再进行合成及药理筛选,就有可能找到具有生物活性的化合物。

在实践中,从化合物库发现新颖的先导化合物并非只用上述一种方法,而多数是综合运用某些方法。随着人类基因组、蛋白质组和生物芯片等研究的进展,必将发现更多的疾病相关基因,在针对这些靶标进行高通量筛选之前,必须首先具有结构多样性、高品质、大范围的化合物库可供筛选,这是高通量筛选技术的关键,是发现有价值先导物的源泉。

随着计算和相关技术如数据存储、网络和程序设计的进展,将所有信息整合到化学信息学这一领域中变得更加容易,这种整合的成功将加速传统的药物研发过程及相关的传统药物发现过程。

第二节   生物信息学

化学信息学经常和生物信息学在一起工作,用于理解蛋白质、DNA 和 RNA 的结构、性质和功能,进而深入了解生命的奥秘。从传统上看,化学信息学主要是处理小分子问题,而生物信息学则研究 DNA 和蛋白质等生物大分子。在药物设计的研究中,找到具有全新功能的药物,发现新的先导化合物,将是化学信息学和生物信息学共同的发展目标(图 10-4)。鉴于生物信息学的复杂性和重要性,本节将重点阐述生物信息学的基本概念和研究任务。

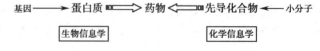

图 10-4   生物信息学与化学信息学的合作

一、生物信息学的概念

生物与其他物质的本质区别在于,生物并不是物质的简单堆积,生物体的生长发育是生命信息控制之下的复杂而有序的过程。目前,我们对生命的奥秘知之甚少,对生命的信息组织、传递和表达还不甚了解。人类为了更深入地了解和认识自身,制订了宏伟的人类基因组计划。人类基因组计划顺利实施,产生了大量的生物分子数据。据权威机构统计,目前生物分子数据量每15个月增加一倍。这些生物分子数据具有丰富的内涵,其背后隐藏着人类目前尚不知道的生物学知识:数以亿计的 ACGT 序列中包含着什么信息?基因组中的这些信息怎样控制生物的发育?基因组本身又是怎样进化的?充分利用这些数据,通过分析、处理,揭示这些数据的内涵,从而得到对人类有用的信息,是生物学家、数学家和计算机科学家所面临的一个严峻的挑战。生物信息学就是为迎接这种挑战而发展起来的一门新型学科,它是由生物学、应用数学、计算机科学相互交叉所形成的学科,是当今生命科学和自然科学的重大前沿领域之一,也是21世纪自然科学的核心领域之一。

生物信息学(bioinformatics)广义的定义是应用数学、信息学、统计学和计算机科学的方法研究生物学的问题。目前的生物信息学是分子生物学与信息技术的结合体。生物信息学的研究材料和结果就是各种各样的生物学数据,研究工具是计算机,研究方法包括对生物学数据的搜索(收集和筛选)、处理(编辑、整理、管理和显示)及利用(计算、模拟)。因此,生物信息学也可以狭义地定义为将计算机科学和数学应用于生物大分子信息的获取、加工、存储、分类、检索与分析,以达到理解这些生物大分子信息的生物学意义的交叉学科。生物信息学主要研究两种生物分子,即 DNA 分子和蛋白质分子。

DNA 是遗传信息的载体。遗传信息存储在 DNA 四种碱基组成的序列中,生物体生长发育的本质就是遗传信息的传递和表达。因此,可以说 DNA 序列包含着最基本的生命信息。一方面,DNA 通过自我复制,在生物体的繁衍过程中传递遗传信息。另一方面,基因通过转录和翻译,使遗传信息在生物个体中得以表达,并使后代表现出与亲代相似的生物性状。在基因表达过程中,基因上的遗传信息首先通过转录从 DNA 传到 RNA,然后再通过翻译从 RNA 传递到蛋白质。基因控制着蛋白质的合成,从基因的 DNA 序列到蛋白质序列存在着一种明确的对应关系,而这种对应关系就是我们所知道的第一遗传密码。存储在 DNA 中的信息使无活力的分子组织成为有功能的活细胞,进而构成能进行新陈代谢、生长和繁殖的生物体。

蛋白质分子在生物体内执行着各项重要任务,如生化反应的催化、营养物质的输运、信号的识别与传递等。蛋白质的功能多种多样,但是必须注意一点,即蛋白质功能取决于蛋白质的空间结构。要了解和掌握蛋白质的功能必须首先分析蛋白质的结构,蛋白质结构是一种重要的生物信息。然而,蛋白质结构取决于蛋白质的序列(这是目前基本公认的假设),蛋白质结构的信息隐含在蛋白质序列之中。

生物分子信息具体表现为 DNA 序列数据、蛋白质序列数据、生物分子结构数据、生物分子功能数据等。在所有类型的数据中,序列是最基本的数据,而且也是目前最多的数据。遗传信息从 DNA 序列向蛋白质序列的传递是人类已经基本了解的第一部遗传密码。蛋白质序列与蛋白质结构也存在着一定的对应关系,蛋白质序列决定蛋白质结构,因此有人将从蛋白质序列到蛋白质结构的关系称为第二部遗传密码。无论是第一部遗传密码,还是第二部遗传密码,都隐藏在大量的生物分子数据之中。对生物分子数据及其关系的概括见图10-5。生物分子数据是宝藏,生物信息数据库是金矿,等待着我们去挖掘和利用。

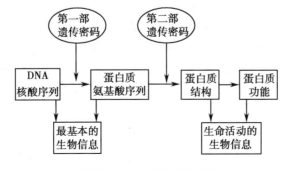

图 10-5　生物信息结构概况

二、生物信息学的研究目标和任务

生物信息学所揭示的人类基因信息,对认识人类的起源、遗传、发育与进化的本质有重要意义,而且将为人类疾病的科学诊断和合理治疗开辟全新的途径。因此,生物信息学的一个重要研究目标是了解基因与疾病的关系,理解疾病产生的机制,为疾病的诊断和治疗提供依据。通过研究生物分子结构与功能的关系,也可以帮助确定新药的作用靶标和作用方式,为开展生物大分子结构模拟和药物设计奠定基础。本节概述生物信息学的研究重点和主要研究任务。

1. 测序支持　自从 1977 年,噬菌体 Φ-X174 成为第一个被完整测定基因组顺序后,越来越多生物体的 DNA 序列被人类测定。通过对这些序列的分析,人们希望获知基因调控序列和其中对应的蛋白质编码基因。但是由于数据量巨大,依靠人工分析 DNA 序列变得不切实际,因此,利用生物信息学的知识,人们采用计算机分析数千种生物体的数十亿个核苷酸组成的 DNA 序列。例如在人类基因组计划中采用的 DNA 霰弹枪定序法,完整的 DNA 链被打散为成千上万条长 600~800 个核苷酸的 DNA 片段,便于迅速地测定 DNA 片段的序列。然而,只有依照正确的顺序组合,才能还原为完整的 DNA 序列,将它们组装起来的工作相当复杂。该基因重组过程花费了几个月的 CPU 时间(on a circa-2000 vintage DEC alpha computer)。由于现今几乎所有基因序列均由霰弹法测定,基因重组算法是信息生物学研究的重点课题。

2. 序列分析　核酸序列分析的重点是运用从序列中直接获取的信息对原始基因组序列进行注释。基因组中并不是所有的核苷酸都构成基因,所以序列分析的一个研究课题是对基因组中的基因和基因调控序列进行自动识别。即对那些少数的编码蛋白质的基因组 DNA 片段进行识别,以及对更为普遍的非编码区域进行分析。在较高等的生物体中,DNA 序列的大部分并没有明显的作用。但是,这些所谓的"垃圾 DNA"却可能具有未被识别的功能。

蛋白质序列分析研究蛋白质的氨基酸序列。大多数蛋白质信息都是在和其他同源序列进行比较后得到的,以便得到不同蛋白质之间的联系,从而能得到蛋白质功能、细胞定位和相似性的结论。

3. 蛋白质的结构分析和预测　蛋白质的结构对于执行蛋白质的功能十分重要,蛋白质结构预测是生物信息学的重要应用。由氨基酸组成的蛋白质长链长度从 50 到 1000~3000 AA(amino acids),有四级不同的结构。蛋白质的氨基酸序列(一级结构)可以由它的基因编码序列获得,目前虽然还不存在一种仅仅从蛋白质序列预测其三维结构的理论方法,没有普遍可行的方案实现这些结构的准确预测。但研究人员发现蛋白质的一级结构与其二级、三级、四级结构之间存在确定的联系。

同源建模(homology modeling)是目前唯一可靠的预测蛋白质结构的方法。使用已知结构的蛋白质作为模板来模建另一个蛋白质(靶蛋白)。这种方法的局限性在于只有靶蛋白和模板蛋白在序列上具有高度相似性(超过 30% 氨基酸相同)才能成功。否则,无法产生一个包括全部原子坐标的准确的蛋白质模型。但是同源建模可以发现一些蛋白质结构的重要信息,例如蛋白质骨架坐标、总体框架和相关结合位点的模型。

4. 分子间相互作用　如果分子结构已经被确定,我们可以利用计算机运算分析分子之间的相互作用,其中与药物设计密切相关的是蛋白质与配体、蛋白质与蛋白质的相互作用。

蛋白质的配体大多数情况下是分子量小的、柔性的有机分子。蛋白质与配体的研究包括两个方面:一是确定蛋白质配体复合物的正确三维结构;二是准确估算结合反应的自由能。目前,前者已经取得很多进展,但是后者一直仍然是巨大的挑战。

蛋白质之间的相互作用对了解生命体内的过程至关重要,但在药物设计方面的重要性不如蛋白质-配体作用。两者在几个方面存在不同。蛋白质-配体对接中,结合模式主要是蛋白质和配体之间强的焓力场决定。口袋结构内水分子被配体替代的溶剂化效应也非常重要。相反,在

笔记

蛋白质-蛋白质对接中,结构的几何互补性是决定性的问题。分子表面概念也非常重要,两个蛋白质参与互补处必须存在一个大的接触表面。诱导契合,即蛋白质表面微小的结构变化以适应结合的要求,对两种分子相互作用都是很重要的,但是在蛋白质-蛋白质对接中更为关键(具体内容见第十一章)。

5. **生物多样性的度量** 对一个特定的生态系统,全体物种的基因组成分被定义为这个生态系统的生物多样性。搜集各物种的名称、描述、分布、遗传信息、地位、种群大小、栖息地和各生物体间的相互作用等信息,可以建立一个数据库。有专门的软件用于搜寻、分析和可视化这些信息,更重要的是,它们还能够帮助人们相互交流这些信息。计算机能够模拟相应的模型,以计算种群动态演变、遗传健康状态等。

该领域的一个重要前景是为濒危物种建立基因银行(gene bank),即将各物种的基因组信息保存下来。这样即便在将来这些物种灭绝了,人类也可能利用它们的基因组信息重新创造出它们。

6. **基因组比较** 1994 年,流感嗜血杆菌的全序列被测定,随后,一些其他细菌的基因组序列相继被测定。1996 年,第一个真核生物酵母的序列被测定。第一个多细胞生物线虫的基因序列在 1998 年被测定。2000 年,果蝇的基因组被测定,随后人类基因组序列的草图被公布。由于完成的基因组序列数量和种类逐渐增多,对它们进行比较可能会产生重大的科学发现。

Huynen 等进行了基因组比较,试图说明为什么大肠杆菌是对人类有益的寄生菌,而流感嗜血杆菌却会产生耳部感染等。首先,寻找这两个细菌中蛋白质的同源性,接着集中考察只在流感嗜血杆菌中出现的大约 200 种蛋白质。而后,对各种生物体可获取的蛋白质序列数据库进行同源性搜索。结果发现,这 200 种蛋白质大多和其他生物体中有毒性的蛋白质具有相似性。因此,通过基因差别分析,流感嗜血杆菌中有害候选蛋白质数量从大约从 1800 种缩小到 200 种。

7. **在药物研发方面的应用** 人类基因工程的目的之一是要了解人体内约 100000 种蛋白质的结构、功能、相互作用以及与各种人类疾病之间的关系,寻求各种治疗和预防方法,生物信息学可用于药物靶标基因的发现和验证。

基于生物大分子结构及小分子结构的药物设计是生物信息学中的极为重要的研究领域。有许多数据库可用来获得在不同组织在正常/疾病状态下基因表达的差异,通过搜索这些数据库,可以得到候选基因作为药物靶标,特异性地针对某一种疾病。另外,还可根据蛋白质功能区和三维结构的预测来对药物靶标进行鉴定,以便早期了解所研究蛋白的属性,预测它是否适用于药物作用。在已知其蛋白质三级结构的基础上,可以利用分子对齐算法,在计算机上设计抑制剂分子,作为候选药物。这一领域目的是发现新的基因药物,有着巨大的经济效益。

8. **开发软件工具** 生物信息学研究成果不断涌现,各种生物信息源如雨后春笋层出不穷,而各种生物信息分析算法和工具也日益更新。例如开发生物分子序列比较工具、基因识别工具、生物分子结构预测工具、基因表达数据分析工具等。掌握互联网上各种生物信息学数据库以及相关软件的使用技术已成为生物学和医学研究人员的迫切需要。尤其是分子生物学的三大核心数据库——GenBank 核酸序列数据库、SWISS-PROT 蛋白质序列数据库和 PDB 生物大分子结构数据库,不仅是全世界分子生物学和医学研究人员获取生物分子的序列、结构和其他信息的基本来源,而且是发表自己序列或结构测定结果的重要媒体。围绕这三大核心数据库还有众多面向各种特定应用的衍生数据库和分析软件,这些数据库分别从不同角度、以不同方式对各类生物信息学数据进行归纳、总结和注释,而各种分析软件为挖掘这些数据提供了有力的工具。例如 BLAST(基本局域联配搜寻工具)和 FASTA 是目前使用得最为频繁的两套数据库搜索程序。它们的功能相近,都是把用户提交的一个核酸序列或蛋白质序列拿去与指定的数据库中的全部序列作比较。一般认为,BLAST 运行速度快,FASTA 运行较慢,对核酸序列更为敏感。也有基于网页交互的软件如 STING,用于结构生物信息学的分析。

笔记

第三节 化学基因组学与药物设计

药品的开发是一个高风险、高投入的过程。一个全新药物的研发一般需要 10~15 年的时间,耗资 10 亿~15 亿美元。其中,药物作用靶标的寻找与确证是新药发现阶段中的重点和难点,已成为当今创新药物研究激烈竞争的焦点。1994 年,哈佛大学的 Tim Mitchison 教授在首期《化学生物学》(Chemistry&Biology)上阐述了化学基因组学的概念,指出必须发展有效的手段来探索生命过程。随后,哈佛大学的 Stuart L. Schreiber 教授和 Tim Mitchison 教授利用小分子来探索细胞和蛋白质的生理功能。化学基因组学(chemogenomics 或 chemical genomics)作为功能基因组学时代的新技术,是基因组学与药物发现之间的桥梁和纽带,能够促进全新药物作用靶点和先导化合物的发现。

化学基因组学技术整合了组合化学、高通量筛选、生物信息学、化学信息学和药物化学等领域的相关技术,采用具有生物活性的化学小分子配体作为探针,研究与人类疾病密切相关的基因和蛋白质的结构和生物功能,同时为新药开发提供靶蛋白以及具有高亲和性的药物先导化合物。随着人类基因组计划的完成,功能基因组学的研究正在紧张展开。在总数估计为 3 万~4 万种的人类基因中,可以发现有相当数量的基因与疾病的发生和防治相关。这些疾病相关基因的发现及其结构、功能的研究,可能大大推动药物作用新靶标的发现。大量事实表明,发现并验证药物新靶标是产生"重磅炸弹"式创新药物的源头,基因组计划的实施为寻找药物靶标带来了新的机遇。

一、化学基因组学发现和确证药物及其靶标

功能基因组时代快速积累了大量的化学和生物学信息,药物的开发面临的主要问题有以下几个方面:①确定基因/蛋白质间的相互联系与功能的关系,分离调控同一信号通路的基因/蛋白质;②确定引发特定疾病发展的关键基因/蛋白质;③确定可以干预疾病进程的小分子或基因/蛋白质。

化学基因组学借助组合化学和高通量筛选等现代化手段,为解决上述问题提供了有力的解决方案。化学基因组学有正向化学基因组学(forward chemical genomics,FCG)和反向化学基因组学(reverse chemical genomics,RCG)两种研究策略。

1. **正向化学基因组学** 正向化学基因组学利用小分子化合物作为探针来干扰细胞的功能,由于小分子可以激活/灭活许多蛋白质,诱导细胞出现表型变异,因此能够在整体细胞上观察到基因和蛋白质表达水平的变化,从而识别出活性小分子和生物靶标(图 10-6)。正向化学基因组学的研究过程通常是将细胞和小分子化合物放在多孔板上进行培养,然后观察这些化合物对细胞功能的影响。例如用显微镜观察细胞在形态上的改变,或者向每一个孔中加入抗体来检测细胞表面特定蛋白质浓度的变化。接下来,能够引起细胞表型/蛋白质改变的小分子将被进一步地研究,确定它们影响细胞/蛋白质的机制,为药物的深入开发提供至关重要的靶标和先导化合物。

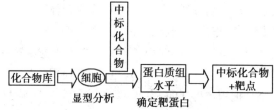

图 10-6 正向化学基因组学

美国哈佛大学 Tomas U. Mayer 等人报道了一个正向化学基因组学研究的成功案例。他们首先构建了 16320 个化合物组成的库,采用哺乳动物细胞为筛选模型。由于核仁素在细胞有丝分裂初期将被磷酸化,如果有丝分裂过程被抑制,将使细胞有丝分裂停滞,磷酸化的核仁素在细胞内富集,以此为标记,从化合物库中筛选出对哺乳动物细胞的有丝分裂有抑制作用的 139 个化合物。接着,通过体外筛选排除了其中 53 个作用于微管蛋白的化合物,其原因是抑制微管蛋白的药物已经上市,不在此处进行研究。余下的 86 个化合物再次加入到哺乳动物细胞,在显微镜下观察微管和染色质的分布变化,找到 5 种针对有丝分裂的专一性抑制剂。其中活性最好的化合物 monastrol 能可逆地抑制有丝分裂的驱动蛋白 EG5,而与其他驱动蛋白没有作用,具有高度的专一性。

2. 反向化学基因组学　反向化学基因组学从已经被确证的新颖蛋白靶标开始,筛选与其相互作用的小分子。反向化学基因组学研究的第一步就是确定一个感兴趣的蛋白作为靶标。第二步根据蛋白结构构建一个化合物库。库中的分子在结构、电性和疏水性等方面要与靶蛋白在空间和理化性质上相匹配。第三步用基于活性或亲和性的方法,识别蛋白质和小分子的相互作用。从中寻找有苗头的先导化合物(图 10-7)。

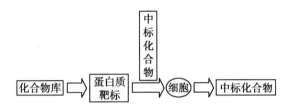

图 10-7　反向化学基因组学

Schreiber 小组寻找到 Hap3p 的抑制剂是运用反向化学基因组学方法的成功范例。Hap3p 是转录因子 Hap2/3/4/5p 的一个亚基,转录因子 Hap2/3/4/5p 能够导致细胞中癌基因的过度表达,从而引发肿瘤。如果抑制转录因子 Hap3p 的活性,将有可能达到控制和治疗肿瘤的目的。Hap3p 是一个非常有开发潜力的药物靶标。

Schreiber 小组采用两次反向化学基因组学筛选,找到了一个 Hap3p 抑制剂。他们首先根据 Hap3p 的结构,构建了包含 12396 个化合物的库。用 Hap3p 从中筛选出一个有效的抑制剂 haptamide A,再用报告基因筛选模型确定了 haptamide A 的活性。这是第一次反向化学基因组学筛选。然后,以 haptamide A 作为先导化合物,改变取代基的结构,合成了由 11 个化合物组成的聚焦化合物库,并再次用报告基因筛选模型对这 11 个化合物进行筛选,从筛选数据中总结小分子结构和活性之间的规律,最终得到一个活性更好的抑制剂 haptamide B(图 10-8)。

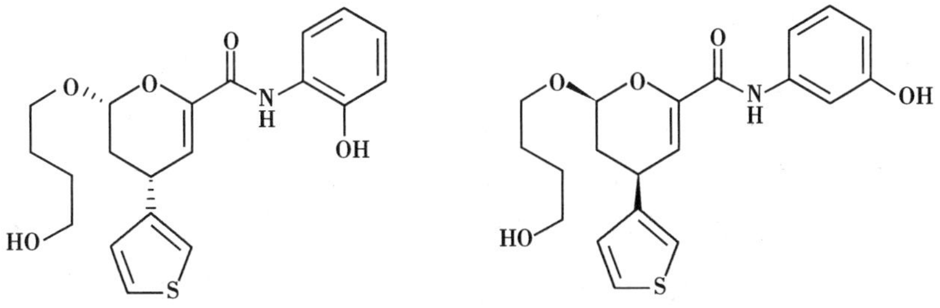

haptamide A

haptamide B

图 10-8　Hap3p 抑制剂

二、化学基因组学的关键技术

化学基因组学以化学信息学和生物信息学提供的数据为基础,利用小分子作为探针,通过调控某一特定的生命过程,对生物分子的功能进行研究。在这一研究过程中所需要的关键技术是化合物库的建立、高通量筛选和靶点蛋白的鉴定。

不管化合物库如何构建,筛选化合物库主要有三个目的:靶标鉴别、确证以及先导物发现。靶标库主要由已知参考底物或配体以及化学相似性的化合物组成,也可以包含一些新的类药化合物;先导物产生库是基于某个特异性靶标的已知信息而设计的,也可用于靶标的确证。在任何情况下,所有化合物都应对靶蛋白具有高的亲和力和特异性,以及适当的膜通透性,使其在整细胞测定中出现重大生物活性的可能性达到最大化。对于定向化合物库而言,应包含尽可能多的有关靶标活性部位的信息。

图 10-9 反映了化学基因组学驱动的从靶标到药物的研究策略。在药物发现阶段,靶标家族导向的发现研究将高度受益于基于化学基因组学知识策略的应用,由此得到的初选物既可以作为化学探针用于靶标的确认,也可作为化合物"种子"用于先导物的产生和优化;在药物开发阶段,治疗范围导向的开发研究将通过以下两方面的工作确保候选药物的质量:①优化先导化合物的药理和理化性质;②应用更严格的标准评价早期类药分子的药动学性质。这两个阶段是紧密联系在一起的,因为靶标家族和治疗范围之间的这种"一个对多个"和"多个对一个"的关系是共同存在的。

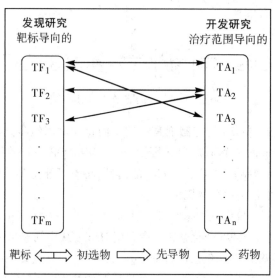

图 10-9 化学基因组学驱动的综合性药物发现和开发研究的组织结构

药物发现的前景越来越向细胞发展,而不是专注于单个的基因或蛋白质。化学基因组学的出现,推动了基因表达图谱和蛋白质组图谱的快速发展,为快速增长的生物靶数量和化学小分子之间建立了沟通,因此明显降低了药物发现的时间,提高了药物成功的可能性。

1. **基因芯片** 基因芯片也称 DNA 芯片,可以平行测定几千个基因的表达方式,以发现有意义的靶标,也可用来监测药物治疗过程中基因表达的变化,还可以直接筛选特定的基因文库以寻找药物作用的靶标。人类基因组图谱的绘制成功,使人们可以对所有基因加以研究,以确定其功能,理论上所有的基因都有可能作为药物靶标。而基因芯片有助于我们快速、准确地鉴别和确认药物靶标。美国的一个研究小组利用芯片技术研究患者对抗高血压药物的敏感性,在1000 多个高血压相关基因中发现血管紧张素转换酶 2(ACE2)为药敏的主要调控蛋白,并在模建三维结构的基础上设计了新的 ACE2 抑制剂,并在较短时间内就将其投入 Ⅰ 期临床试验。

基因芯片最具吸引力的应用是疾病中的差异基因表达研究。比较病变组织及正常组织或细胞中数以千计的基因表达谱有可能得到许多潜在的药物作用靶标。基因活性的上调或下调都会引起病理生理学的变化并导致疾病。尽管治疗疾病最好能找到引起疾病的基因作为靶标,但干扰诱发疾病的基因产物也可缓解症状。最近有人用基因芯片分析了风湿组织内在炎症中起重要作用的大约100个基因的表达情况,结果发现编码L-6、几种基质金属蛋白酶的基因都显著上调。

近年来,光纤芯片在检测 DNA 序列微小变化方面的能力使其成为人类单核苷酸多态性(SNPs)研究的有力工具。对人类基因进行 SNPs 分析可以打开人类基因变异大门的钥匙,是一个非常有争议但又有意义的研究课题。光纤芯片技术通过将高度并行的特定灵敏试样与小型化阵列平台结合在一起,为人类遗传疾病研究、药物基因组学应用、大规模细胞水平的药靶验证、药物开发和分子诊断学研究提供了强有力而又低成本的工具。

2. **蛋白质芯片**　蛋白质芯片能同时分析上千种蛋白质与生物分子的作用情况(酶-底物、抗体-抗原、配体-受体、蛋白质-核酸或小分子),在药物和蛋白质之间架起了一座桥梁。与 DNA 芯片相比,蛋白质芯片是对生命活动的执行者蛋白质进行研究,不仅能为药物的应用奠定坚实的理论基础,还能为药物的进一步开发和设计提供理论指导。目前,国外几乎所有规模较大的制药公司都不同程度地采用了芯片技术,减少了动物实验,以促进创新药物的研究与开发。主要研究途径包括直接筛选特定的蛋白质组以寻找药物作用靶标,检测用药前后蛋白质的变化以找出靶蛋白,比较病变及正常组织或细胞中蛋白质改变得到潜在的药物靶标。

蛋白质芯片的灵敏性高,对生物样品的要求较低,可以直接利用生物材料(血样、尿样、细胞及组织等)进行检测;其高通量特点加快了生物靶标的发现和确认速度。

总之,化学基因组学作为后基因组学时代的新技术,为基因组学、蛋白质全功能分析提供了一种新的技术支持;更为突出的是化学基因组学作为一种新的药物研发模式,不仅改进了针对单一蛋白质靶标的药物设计方法,甚至可以考虑针对多种靶标同时设计多种药物。这不仅解决了选择性和特异性问题,而且提高了成功的机会。结合中药现代化研究,化学基因组学可应用于中药中大量未知小分子药物的开发,有利于阐明中药治疗疾病的作用机制,在中药开发研究中有着广阔的应用前景。

【Summary】

Chemical genomics is a new strategy in drug discovery, which utilizes specially designed classes of compound against families of functionally related protein to explore the life science at various levels. The systematic strategy aims to discover highly potent, selective ligands against evolutionarily related targets, with the least effort.

The goal of chemical genomics is the rapid identification of novel drugs and drug targets, embracing multiple early phase drug discovery technologies ranging from target identification and validation, compound design and chemical synthesis, to biological test and ADME profile.

Chemogenomics is a complementary strategy for the investigation of chemically related compounds and libraries against various members of a target family. It is largely depends on the proper application of automated parallel synthesis. The advantages of such a systematic approach are manifold: Specific analogs within a target family are discovered more easily; Results from one target may be used to explore a related target; Different subtype selectivities may be observed; Structure-activity relationships (SARs) might be simillar.

【Key word】　human genome program, chemical genomics, chemogenomics, cheminformatics, bioinformatics

【思考题】

1. 什么是化学基因组学? 化学基因组学的两种研究策略是什么?
2. 举例说明化学信息学在先导化合物筛选中的使用。

(李玉艳　方　浩)

笔记

第十一章　基于靶点结构的药物分子设计

学习要求

1. 掌握:基于靶点结构的药物设计、全新药物设计、计算机虚拟筛选、基于片段药物设计的基本概念。

2. 熟悉:蛋白质三维结构预测法、分子对接方法及分类、基于片段药物设计的基本思路、基于片段药物设计的优点;片段筛选的主要检测技术;片段优化的常用方法。

3. 了解:全新药物设计的常用方法、磁共振检测技术的分类和原理;SAR-by-NMR 的原理和应用;Tether 和二次 Tether 技术的原理;结晶筛选的研究流程。

近 20 年来,通过 X-单晶衍射技术、多维 NMR 获得生物大分子靶点三维结构信息的方法日臻成熟,这为我们研究靶点三维结构信息提供了有利条件。根据靶点三维结构信息,可以有的放矢地寻找与靶点空腔结构互补、理化性质匹配的分子,从而减少药物设计中的盲目性。

随着人类基因组计划的完成、蛋白组学的迅猛发展,目前已发现大量与疾病相关的基因,由此发现的药物靶点也急剧增加。同时由于计算机技术发展日新月异,计算能力空前提高,使得过去因为计算资源不足而无法开展的药物分子设计变得可行。因此,在多种因素的推动下,基于生物大分子靶点结构的合理药物设计技术已经日趋完善。目前以靶点结构为主的药物设计可分为三大类(见图 11-1):①根据靶点活性位点构建配体,也就是全新药物设计(*de novo* drug design);②以靶点结构来搜寻配体,也就是分子对接(molecular docking);③根据靶点活性位置来构建配体片段,也就是基于片段的药物设计(fragment-based drug design)。

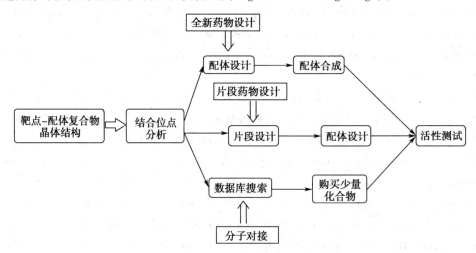

图 11-1　基于生物大分子靶点结构的药物设计方法

第一节　靶蛋白结构的预测

不论是全新药物设计还是数据库搜索法,它们都是基于靶点与配体之间相互作用的诱导-契合原理,将靶点的结构信息与计算机图形学结合起来进行药物设计的方法。尽管大量药物靶点的三维结构已被测定,目前仍然有很多重要的药物靶点难以解析其三维空间结构。为此,科

笔记

学家们开发了多种预测蛋白质三维结构的方法,以帮助人们在仅知道蛋白一级结构序列的基础上,通过预测蛋白质三维结构来进行针对靶点结构的药物设计。

人类基因组工作草图的顺利完成,标志着后基因组时代的到来,而蛋白质结构与功能研究已成为后基因组时代最具挑战性的研究课题。当前测定蛋白质结构的主要方法仍然是 X-射线晶体学方法和多维核磁共振技术。应用 X-射线晶体学方法测定蛋白质结构的前提是必须获得能对 X-射线产生强衍射作用的晶体,而蛋白质的表达、提纯与结晶增加了结构测定的难度;多维核磁共振技术能够避免培养蛋白单晶的实际问题,并能测定蛋白质的溶液结构,但该方法仅适用于氨基酸数量较少的蛋白。因此,现有蛋白质结构的测定速度远远落后于基因组测序和氨基酸序列的测定速度,无法满足蛋白组学及其相关的学科需要。为了缩小这一差距,发展理论的蛋白质结构预测方法势在必行,蛋白质结构预测也因此成为后基因组时代的一项重要任务。

一、蛋白质三维结构预测

蛋白质结构预测原理的基本假设是蛋白质的三级结构由其氨基酸序列唯一决定。这个假设是 Anfinsen 根据变性的核糖核酸酶 A 在一定的条件下可以自发地再折叠形成天然酶分子的实验提出的。这一假设后来被许多蛋白质体外实验证实,如许多去折叠的蛋白质在变性因素被去除后,能在体外自发折叠成有活性的天然分子。目前根据预测蛋白质空间结构的方法不同,可分为同源模建法、折叠识别法和从头预测法三种。

1. 同源模建法(homology modeling) 同源模建法也称为比较模建法(comparative modeling),是目前在蛋白质结构预测中最为成功的方法。一般认为同源性高的蛋白质可能由同一祖先进化而来,它们的结构具有一定的相似性。因此利用结构已知的同源蛋白质结构模型可以建立目标蛋白质的结构模型。

同源模建法需要目标蛋白质至少有一个已知三维结构的同源蛋白质,且两者之间要有较高的相似性。同源模建法的准确性不仅取决于目标序列和同源模板序列之间的同源性大小,同时也与两个蛋白质结构和功能的相似性有关。一般而言,如果目标蛋白质与模板序列的相似性大于50%,则同源模建法的准确度很高,主链的均方根(RMS)仅有 0.1nm 左右,可以与中等分辨率的磁共振或低分辨率 X-射线衍射得到的结果相媲美。如果相似性介于30% ~ 50%,则可以得到中等精度的结果,此时约90%主链部分的均方根为 0.15nm。可见,一般情况下当两个蛋白质的序列同源性高于30%时,它们的三维结构也基本相同。

同源模建的过程一般包括几个主要步骤:①目标序列与模板序列的比对;②根据同源蛋白的多重序列比对结果,确定同源蛋白的结构保守区以及相应的框架结构;③目标蛋白质结构保守区的主链建模;④目标蛋白质结构变异区的主链建模;⑤侧链的安装和优化;⑥对模建结构进行优化和评估。

序列比对是同源模建的关键,大多数的序列比对方法都是以目标蛋白质和模板蛋白质序列之间相似性为基础的,其准确性可以通过进行多序列比对得到提高。目前常用的序列比对程序有 FASTA 和 BLAST 等。许多药物设计软件公司也开发了同源模建法预测蛋白的软件模块,如 Tripos 公司的 Composer、Accelyrs 公司的 Homology 等(图 11-2)。

2. 折叠识别法(fold recognition) 当目标蛋白质找不到已知结构的蛋白质作模板时,可以采用蛋白质折叠识别方法进行三维结构预测。它可以应用到没有同源结构的情况,且可以绕过二级结构预测准确性不高的局限,因而是一种具有潜力的预测方法。现在一般认为蛋白质的折叠类型是有限的,估计在 600 种 ~ 700 种,不会超过 1000 种,折叠识别法就是总结出已知的蛋白质结构模式作为目标蛋白质进行匹配的模式,然后经过现有的数据库的观察,总结出可以区分正误结构的平均势函数作为判别标准,来选择最佳的匹配方式。目前采用折叠识别法预测蛋白质三维结构的方法主要是从 3D-Profile 法和 Threading 法演化来的。近年来,一些基于序列的

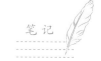

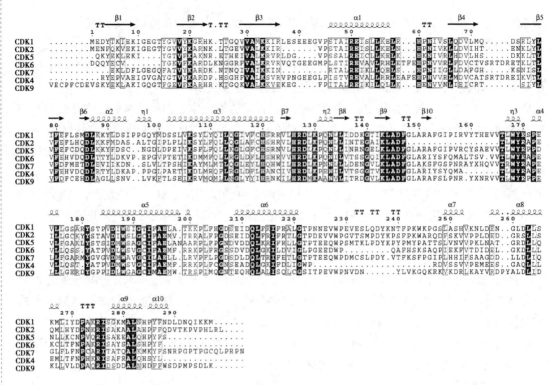

图 11-2　Homology 软件进行多重序列对比示意图

折叠识别方法表现突出,它们利用的是目标序列与模板序列之间的进化信息进行折叠识别,其中 PSI-BLAST 是应用最广泛的一个,它比早期的基于序列的方法更为灵敏,可以发现很多容易被 BLAST 忽视的远源问题,而利用结构信息进行折叠识别的方法一般是将蛋白质三维性质如二级结构、溶解性等转化为一级线性信息。3D-PSSM 是一个自动化的折叠识别程序,其特点是使用多个远源蛋白质进行比对从而得到广泛的序列谱,这样不仅可以扩大仅使用序列相似性所产生的序列谱的范围,这些序列谱还可以反映整个结构超家族的特征信息。

3. 从头预测 (*de novo* prediction)　蛋白质结构从头预测是一个尚未成熟的研究领域,但发展潜力十分巨大。因为该方法不需要知道任何一个目标序列的同源蛋白质,仅从蛋白质的一级结构预测其高级结构,一旦从头预测的方法获得重大突破,将有助于人们理解蛋白质折叠的过程,影响蛋白质结构稳定性的因素等基本问题。

二、活性位点的分析方法

活性位点分析方法是通过探针来探测简单的分子或碎片如何能够与生物大分子的活性位点很好地结合。用于分析的探针可以是一些简单的分子或碎片,例如水或苯环作为探针,通过分析它们与活性位点的相互作用情况,可以找到这些分子或碎片在活性部位中的可能结合位置。活性位点分析法通常不能直接产生完整的配体分子,但它得到的有关靶点结合的信息对后面的全新药物设计和分子对接等都有很好的指导意义。代表性的活性位点分析方法的软件有 GRID、MCSS 和 HINT 等相关程序,下面将进行简要介绍。

GRID 程序由 Goodford 研究小组开发,其基本原理是将靶点蛋白的活性部位划分为有规则的网格,应用分子力场的方法计算探针分子(水分子或甲基等)在不同的格点上与靶点活性部位的相互作用能,以此解析探针分子与靶点活性部位相互作用情况,发现最佳作用位点。应用 GRID 程序研究流感病毒的重要靶点神经氨酸酶时,以氨为探针分子搜寻神经氨酸酶结合位点时发现用胍基取代抑制剂 Neu5Ac2en 的 4-羟基,得到的化合物扎那米韦(zanamivir)活性大为提高,现已作为抗 A 型感冒病毒药物上市。

笔记

MCSS 是 Karplus 课题组发展的一种活性位点分析方法,其基本思路与 GRID 方法相似,但处理方式更为细致、深入。例如 GRID 方法中仅考虑探针和蛋白质的非键相互作用,而 MCSS 法进一步包括了探子分子片段的构象能;GRID 计算采用系统搜索法将探针分子片段依次放在每个格点上,而 MCSS 法将探针分子以多拷贝形式放置在活性口袋中,利用蒙特卡罗模拟结合分子力学进行优化来寻找最佳作用位点。Adlington 等应用 MCSS 对前列腺特异性免疫抗原(PSA)的活性位点进行了详细分析,以此对已有的 PSA 抑制剂进行结构优化,从而得到了迄今为止活性最高的 PSA 抑制剂,其 IC_{50} 为 (226 ± 10) nmol/L。

HINT(hydrophobic interaction)是 Kellogg 等研究的计算分子脂水分配系数及评价的程序,目前已商业化并已有 SYBYL 和 Insight II 下的版本。在 SYBYL 最新版本中,HINT 已作为一个正式模块推出,并能够进一步计算和显示疏水场及两分子间的疏水相互作用,并为 CoMFA 计算提供疏水场值。

第二节 分子对接与虚拟筛选

一、分子对接

分子对接(molecular docking)是通过研究小分子配体与靶点生物大分子相互作用,预测其结合模式和亲和力,进而实现基于结构的药物设计的一种重要方法。根据配体与靶点作用的"锁钥原理",分子对接可以有效地确定与靶点活性部位空间和电性特征互补匹配的小分子化合物。目前,分子对接技术已广泛应用于 SBDD 中数据库搜寻及虚拟组合库的设计和筛选研究中。此外,分子对接方法还进一步为探讨蛋白与药物分子间的相互作用提供了有效的研究手段。

分子对接方法的分类:根据对接过程中是否考虑研究体系的构象变化,可将分子对接方法分为以下三类:①刚性对接,是指研究体系的构象在对接过程中不发生变化;②半柔性对接,是指在对接过程中研究体系中的配体构象允许在一定范围内变化;③柔性对接,是指研究体系在对接过程中构象可以自由变化。

另外,根据对接时配体分子的形式还可以将分子对接方法分为两种基本类型,即整体分子对接法和片段对接法。整体分子对接法是运用特定搜索算法考察配体分子在靶点结合部位,根据评分函数找出最优结合方式;片段对接法是将配体分子视为若干片段结构的集合,先将其中一个或几个基本片段放入结合空腔,然后在活性部位构建分子的其余部分,最终得到理论上最优的结合方式。

目前已开发的分子对接软件很多,比较有代表性分子对接软件有 DOCK、FlexX、Affinity、LigandFit、AutoDock 和 Gold 等。下面主要介绍应用较多的前三种对接软件。

1. DOCK 该程序是由 Kuntz 小组于 1982 年提出的一种分子对接程序,也是开发最早、应用最广泛的一个分子自动对接及数据库搜索方法。最早的 DOCK1.0 版本只考虑配体与靶点之间的刚性对接,随着算法的不断优化,DOCK4.0 版本已开始在对接的计算中考虑配体柔性。

在应用 DOCK 进行药物设计时的基本步骤是:①结合部位模拟,即应用程序产生一个填充靶点分子表面的口袋或凹槽的球集,然后将其整理成一系列的假定结合位点;②在假定结合位点上,应用一组球集表示配体,按照匹配原则确定配体与靶点的作用位点,一般要求配体与靶点结合部位至少有 4 个匹配点;③评价打分,DOCK 支持多种评分函数,可以评价靶点活性部位与配体几何形状互补性、范德华作用和静电作用等。

2. FlexX FlexX 是德国国家信息技术中心生物信息学算法和科学计算研究室发展的分子对接方法,目前已作为 SYBYL 分子模拟软件包的一个模块实现商业化。

FlexX 是一种快速、精确的柔性对接法,在对接时考虑了配体分子的许多构象。在计算过程中,首先在配体分子中选择一个核心部分,并将其对接到靶点的活性部位,然后再通过搜寻的方法连接其余片段。FlexX 的评价函数采用改进的 Böhm 结合自由能函数。FlexX 的对接算法建立在逐步构造策略的基础之上,分以下三步:①选择配体的一个连接基团,称为核心基团;②将核心基团放置于活性部位,此时不考虑配体的其他部分;③通过在已放置好的核心基团上逐步增加其他基团,构造出完整的配体分子。

　　FlexX 对接一个典型的药物分子大约需要 3 分钟,可用于中等规模的三维数据库搜寻;此外,由于其采用了经验结合自由能函数进行评价,结果可能要优于以相互作用能为评价函数的分子对接方法。因此 FlexX 是一个非常有前途的药物设计方法,近年来发展迅速,已获得广泛的应用。

　　3. Affinity　Affinity 是 MSI 和杜邦联合开发的分子对接方法。该方法提供了多种分子对接的策略,用户可根据需要进行组合。应用该方法进行分子对接分为两个步骤:①应用蒙特卡罗或模拟退火法计算确定配体分子在靶点活性口袋的可能结合位置;②通过分子力学或分子动力学方法进行细致对接。Affinity 不仅考虑了配体的柔性,而且靶点的重要作用部位(活性位点的某些氨基酸残基)也可定义为柔性区域。但由于对配体和靶点均采用柔性对接策略,因此计算量较大,比较适合深入考察配体与靶点相互作用模式,而不适于基于分子对接法的三维数据库搜索。

二、计算机虚拟筛选技术

　　将计算机技术与化学合成、生物测试联合应用,是后基因组时代药物研究的基本策略。目前人们研究的疾病治疗靶点有 500 多个,今后预计还有大量潜在的靶标 600~1500 个,需要有效的筛选方法对大量化合物进行实验测试。然而传统的高通量筛选在这方面遇到许多问题,一方面是药理测试假阳性结果,另一方面是化合物样品来源短缺。尽管已报道的化合物数量非常庞大,但实际制药公司和有关研究机构现有的样品库却数量有限,这种情况在我国更为突出。

　　利用现代计算机虚拟筛选(virtual screening)技术可以有效克服上述困难,它利用计算机强大的运算能力,根据某个靶标的相关信息,利用三维药效团搜索或分子对接的方法,对商业化的化合物样品库进行虚拟筛选以寻找可能的活性化合物,发现潜在的活性分子后,可以向公司或有关机构定购,然后进行药理测试。与传统的高通量筛选技术相比,虚拟筛选不存在样品的限制,其成本也远低于高通量筛选(图 11-3)。

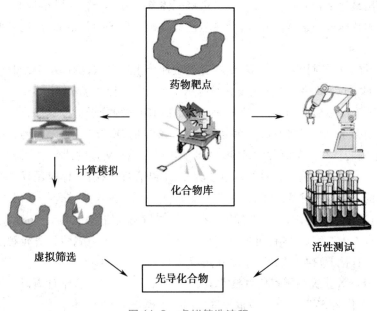

图 11-3　虚拟筛选流程

（一）小分子三维数据库

数据库的种类很多,但在计算机辅助药物分子设计中,人们最为关心的还是数据库中分子的三维结构信息,因为分子的三维结构是和它的药效以及物理化学特征直接相关的。下面简要介绍一下在计算机辅助药物分子设计中应用最为广泛的几个小分子三维结构数据库。

1. 剑桥结构数据库　剑桥结构数据库(cambridge structural database,CSD)是由剑桥大学的剑桥晶体数据中心(cambridge crystallographic data centre)提供的有关有机小分子晶体结构信息的三维结构数据库系统。在 CSD 中,所有这些晶体结构都是通过 X-射线或中子散射实验技术获得。目前,CSD 包含超过 25 700 个有机化合物、金属有机化合物以及金属配合物的晶体结构信息,其中约有 89% 的分子有明确的三维结构数据。

2. 国家癌症研究所数据库　到 2000 年为止,国家癌症研究所数据库(national cancer institute database,NCI 数据库)共收集了约 500 000 个化合物。尽管很多学术机构、政府部门及一些非营利组织提交测试的化合物没有任何限制条件,但是企业研究所通常要求对它们提供的化合物结构和测试结果遵守保密协议。NCI 数据库中近一半的保密化合物公众无法获得。

NCI 数据库最大的特点是拥有与之相配套的对公众开放的实物库。一般情况下,在 NCI 数据库中始终有约 60% 的化合物实物储备。

3. Available Chemicals Directory 3D(ACD-3D)　ACD-3D 数据库是 MDL 数据库的一种,是用户检索化学品供应商和价格信息的一种有效途径。目前,ACD-3D 包含从世界范围内的 651 种化学品目录中收录的将近 40 万个化合物的信息,其中约 33 万个具有三维结构,是目前世界上最大的可获取的商业化学品结构数据库。数据库每半年更新一次。数据库中的信息包含化学品的纯度、类型、等级、剂量和可比价格等。

2003 年 MDL 公司为了迎合高通量筛选而开发了数据库 available chemicals directory 3D-screening(ACD-SC)。该库的数据主要来自于 42 个商业化学品供应商的产品目录。这一数据库提供了化学品供应商所能够提供的超过 200 万个化合物的三维结构及相关信息。ACD-SC 可以说是 ACD-3D 的扩展,而且所有的化合物都可以找到相关购买信息。

4. MDL drug data report 3D(MDDR-3D)　DDR 数据库是 MDL 数据库产品中的一种。它的数据来源包括 1988 年以来 11 个国际专利部门的资料以及 1500 种期刊和 300 种会议论文中出现的约 100 000 种与生物研究相关的化合物及其衍生物。该数据库每月更新一次,每年化合物增长规模在 10 000 种左右。数据库中收录信息的特点是包括生物活性和药理性质方面的数据。

（二）虚拟筛选的策略

一般把基于分子对接的数据库搜索方法称为虚拟筛选,但实际应用中只要是通过某种提问形式进行数据库搜索的方法都可以统称为虚拟筛选,例如基于药效团的数据库存搜索、基于某些分子特性的数据库搜索等。

由于数据库中的化合物数目很大,同时还需要考虑配体分子的柔性,因此应用一般的计算机工作站很难在短时间内完成基于分子对接的虚拟筛选。尽管应用高性能超级计算机可大大加速数据库搜索进程,但是由于这样的超级计算机价格昂贵,只有较少的科研课题组才有可能购置。在这种情况下,科学家们尝试综合应用各种方法来提高基于分子对接的搜索效率,其中逐级筛选法就是一个常用策略(图 11-4)。

应用逐级筛选法时,首先可通过一些简单的规则,如应用本书 Lipinski 的"rule of five"规则或一些类药性评价规则等作为过滤条件,缩小三维数据库搜索范围。也可以根据活性化合物所必备的某些重要官能团作为二维提问条件进行搜索,以减少后期分子对接的运算量。

（三）虚拟筛选的意义及有关应用

100 多年来,用于药物研究的靶标约有 500 个,根据人类基因组预测,在今后 10 年内可能会

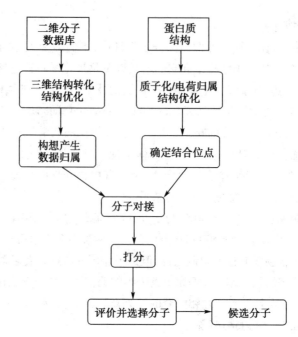

图 11-4　基于分子对接的虚拟筛选流程图

发现 1000 个以上的新靶点。现有的有机小分子(天然产物和合成化合物)约有 2000 万个,其中必定含有大量的活性化合物。如果合成或收集这些化合物,并针对所有的靶标筛选一遍,所花费的经费和时间是天文数字。虚拟筛选可能是今后解决此类问题的重要方法之一。人们已经收集了几乎所有的小分子化合物的信息,并构建了不同类型的数据库。随着结构生物学的发展,越来越多的重要靶标分子的三维结构将被测定。另一方面,由于计算机科学和计算方法的发展,目前分子对接方法每天可虚拟筛选上万个分子。因此,针对每一个特定的靶标结构,可以在很短时间内获得活性化合物的线索,将研究目标从几百万个化合物集中到几百个化合物,大大提高了筛选化合物的速度和效率,缩短新药研究的周期。

相比高通量筛选而言,虚拟筛选更显示出其诸多优越性。Doman 等以 2 型糖尿病的靶点——蛋白酪氨酸磷酸酯酶 1B(PTP1B)抑制剂的发现为例,比较了高通量筛选和虚拟筛选方法,其结果见表 11-1。从中可以看到,经过虚拟筛选后再进行生物学测试,其"命中率"比随机的高通量筛选提高了 1700 倍。

表 11-1　高通量筛选和虚拟筛选方法的比较

方法	测试化合物数量	$IC_{50} < 100 \mu mol/L$ 命中数量	$IC_{50} < 10 \mu mol/L$ 命中数量	命中率(%)
高通量筛选	4 000 000	85	6	0.021
基于分子对接的虚拟筛选	365	127	21	34.8

由英国 Protherics 分子设计公司李进领导的一个研究小组发展了虚拟筛选方法 Dock Crunch,以雌激素受体三维结构为靶标,筛选了含有 100 多万个化合物的 MDL/ACD-SC 数据库。根据虚拟筛选结果,购买了 37 个化合物。药理测试显示,结合常数 K_i 小于 $0.1 \mu mol/L$ 的化合物有 14 个,有两个化合物活性在 nmol/L 级别。这些研究结果表明,与随机筛选相比,虚拟筛选可以成百上千倍地提高筛选效率。因此,用虚拟筛选方法进行创新药物研究无论是在提高新药研究与开发的效率,还是在获得新结构活性化合物的速度方面,均具有十分重要的意义。

虚拟筛选是创新药物研究的新方法和新技术,近年来引起了研究机构和制药公司的高度重

笔记

视,并且已经成为一种与高通量筛选互补的实用化工具,加入到了创新药物研究的工作流程(pipeline)中。虚拟筛选的介入改变了药物筛选的模式,使药物筛选从原先的"体外筛选(in vitro)→体内筛选(in vivo)",变为"虚拟(in silico)筛选→体外筛选(in vitro)→体内筛选(in vivo)"。与传统高通量筛选相比,虚拟筛选具有高效、快速和经济等优势。虚拟筛选方法还在不断发展,从现有的活性筛选发展成活性和类药性(吸收、分布、代谢、排泄和毒性,ADMET)一体化筛选;另一个发展方向是根据疾病相关基因的调控网络(或途径)进行虚拟筛选,这也是计算系统生物学的重要研究内容。此外,虚拟筛选方法的应用领域也在不断扩大,如应用于功能基因组和化学生物学研究。

三、反向分子对接

药物作用靶点的识别和验证是药物研发的一个关键阶段。从成千上万的候选大分子中找到与药效相关的靶点是一项极具挑战性的任务。目前,基因组和蛋白质组技术是靶点识别的主要手段。通过观察给定小分子的存在对给定的细胞或组织蛋白质合成的影响,从而推测该小分子的结合蛋白。这种方法基本只能在实验室中使用且非常耗时。随着结构生物学的发展和计算机性能的提升,大量疾病相关蛋白质分子的三维结构已被测定,由于计算资源不足而无法开展的药物分子设计已变得可行。为了弥补实验方法的不足,新兴的计算机辅助药物设计(computer-aided drug design,CADD)已被应用于基因功能研究和靶点识别的领域,2001年反向分子对接(inverse docking)概念的提出,无疑为药物靶点发现掀起了一场新的革命。继INVDOCK软件后,TarFis-Dock、PharmMapper等免费在线服务器为人们所熟知并逐渐得到认可。其方便快捷的预测功能为药物靶点的发现提供了至关重要的作用,是药物研究与开发中不可或缺的重要工具。

经典的药物设计思路是针对某一给定靶点设计能够与之相互结合的化合物。反向分子对接的思路恰恰相反,该技术是将一个生物学活性已知的化合物与给定蛋白质数据库中的所有结合位点的三维结构进行对接,对于能够实现对接的蛋白质,再进一步通过实验方法来验证,其作为该活性已知化合物作用靶点的可能性。该技术能够高效、大规模进行靶点的确定和验证,预测与毒性相关的靶点。反向分子对接技术的出现彻底改变了药物的研发思路,加快了药物开发的进程,为先导化合物的优化和生物学验证提供了理论指导。

反向分子对接基于Fisher的"锁-钥匙模型学说"而提出,它以小分子化合物(天然产物、先导化合物及化学合成物)为探针,在已知结构的靶点数据库内搜寻可能与之结合的生物大分子,通过空间和能量匹配相互识别形成分子复合物,进而预测药物潜在的作用靶点。根据配体-靶点之间的匹配程度,反向分子对接可分为药效团模型法(pharmacophore)、配体相似法(ligand similarity)和结合位点相似法(site similarity)等。采用反向分子对接技术进行靶点识别的主要步骤是:筛选出来源于靶点数据库内所有能够与生物活性明确的小分子化合物相互匹配的蛋白质,经修饰后与特定的小分子化合物进行匹配,根据靶点与配体分子的性质和形状的互补性,调整分子构象,计算对接时各个取向的靶点-配体相互作用能量,进行分子动力学模拟和计算,求得复合物的全局最优化结合构象,分析这些蛋白质并根据一定的算法筛选出候选靶点;通过生化或细胞实验验证靶点;测定给定小分子化合物与蛋白质形成的复合物的结构,在原子水平上验证对接的存在。具体的反向分子对接流程如图11-5所示。

反向分子对接技术与蛋白质组学及生物信息学相结合,阐明天然产物的多靶点特性已成为当今药物研究的新方法。果德安课题组结合双向凝胶电泳,借助TarFisDock首次阐明了灵芝酸D通过直接与14-3-3蛋白结合而发挥抗肿瘤作用。随后该组采用类似的方法,阐明了丹酚酸B发挥心血管保护作用的机制与直接和表皮生长因子受体(EGFR)结合有关。鲁碧楠等于2010年亦采用反向分子对接技术发现了小檗碱引起细胞凋亡的机制与p53蛋白有关。

笔记

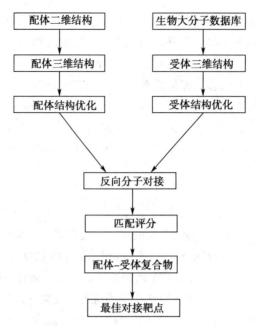

图 11-5　反向分子对接流程示意图

除了药物靶点预测功能外,反向分子对接在评价药物毒副作用机制的研究中亦发挥着巨大的作用。药物的不良反应是新药筛选的难题,也是导致药品撤市的主要原因,因此快速精准的毒性预测有利于降低药物研发的资本,加快新药开发进程。纪志梁等于 2006 年采用 INVDOCK 算法对 11 种已上市的抗艾滋病药物的毒副作用进行了预测,其结果与 FDA 药物不良反应数据库的报道惊人地相似。曹志伟课题组于 2011 年也采用类似的方法成功地预测了三聚氰胺的毒性。

反向分子对接技术的出现,彻底地改变了新药研发的思路,为后续生物学验证的顺利进行指明了方向。该方法可用于药物作用靶点预测、老药新用、毒副作用预测及新药研发中。反向对接的显著优点是可以发现与活性已知化合物产生作用的所有靶点,即药理作用的靶点和引起毒副作用的靶点,前提条件是靶点数据库涵盖了所有可能的靶点。然而,反向对接也存在许多不足。首先,蛋白质数据库收录的蛋白质不可能涵盖所有疾病相关基因组的蛋白质信息。其次,对接没有考虑蛋白质的柔性,而且很多蛋白质并不能通过 X-射线单晶衍射来确定结构。再次,对接的准确性还有待提高。因此,反向对接所采用的算法需要改进,相关程序需要优化,相关的蛋白质数据库需要不断更新。

第三节　全新药物设计

一、全新药物设计基本概念

全新药物设计也称为从头设计,它是根据靶点活性部位的形状和性质要求,通过计算机自动构建出结构与化学性质互补的新配体分子。利用全新药物设计的方法通常能够在分子设计中引入一些新的化学结构,从而帮助研究者突破原有的思想束缚,提出全新的先导结构;但一般所设计的化合物通常需要研究者通过化学合成得到,因此设计人员一般也应具有很好的有机化学和药物合成背景。

应用全新药物设计方法,首先需要分析靶点的活性部位,确定结合部位的基本特征(如疏水场、氢键场、静电场的分布);然后按照互补原则在靶点的活性部位上产生基本构建模块(building block),通过计算和数据库搜索,得到与靶点性质与形状互补的分子结构;得到的大量分子需要进一步评估和结构验证,一般多采用计算配体与靶点相互作用能的方法,给每个分子打分,按照得分的高低对进行排序,以便选择最佳的配体分子。

二、全新药物设计的分类

根据基本构建模块的产生方法不同,全新药物设计方法又进一步可细分为模板定位法、原子生长法、分子碎片法等,其中分子碎片法目前应用最为广泛。

1. 模板定位法　模版定位法是指在靶点活性部位用模板构建出一个形状互补的图形骨架,然后再根据其他性质如静电、疏水和氢键性质,把图形骨架转化为一个个具体分子。

模板定位法中,首先要建立一个模板库。模板库为三维图形,其顶点表示原子,边表示键。模板可分为环状模板和非环状模板,其连接原则为非环状模板能与环状模板或非环状模板连接,两个模板间形成一个新键。模板围绕新键而产生多个构象,两个环状模板也能形成稠环、桥环、螺环或在两者之间生成一个新键。

在模板定位法的骨架生成过程中,首先选择一个具有合适形状的模板,将模板的顶点置于靶点中心,模板围绕顶点旋转而选择最佳位置。然后再加入新的模板来构建骨架,骨架向剩余靶点方向生长。当所有的立体必要条件都满足,而且没有超出边界条件时,即得到了一个模板骨架(图11-6)。

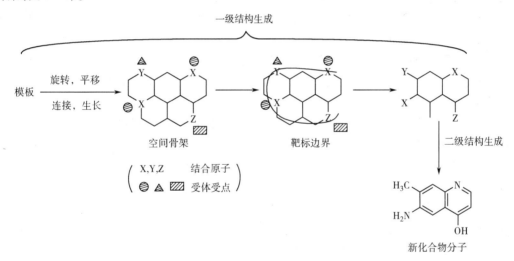

图 11-6　模板定位法设计配体示意图

对于第一个模板骨架,还需要进一步转化合适的分子才能达到目的。这就要用适当的原子和键取代模板骨架中的顶点和边,以产生所需要的静电、疏水和氢键相互作用。取代方式的好坏,可根据基于结合能大小而给定的分值进行评价,最终筛选出一些高分值的结构以进行下一步研究。

2. 原子生长法　Nishi-bata 等于1991年提出的原子生长法是利用不同种类的原子直接组合生长出分子。

原子生长法是指在靶点活性部位根据静电、疏水和氢键相互作用,逐个添加原子,最终生长出与靶点活性部位性质、形状互补的分子。原子生长法已发展成两种类型,第一种是从种子原子开始生长原子,该种子原子为靶点活性部位易形成氢键的原子,一般以氧、氮等作用起始原子起点;第二种类型是从起始结构开始生长原子,该起始结构可以是已知的底物或底物的一部分,它预先对接在靶点活性部位上。原子生长方式也有两种类型,一种是随机生长,另一种是系统生长。随机生长可对不同的结构和构象进行取样,从而提高生长效率;而系统生长则能产生所有可能的结构,但也因此产生太多的结构,难以进行后处理(图11-7)。

笔记

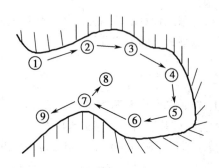

图 11-7   原子生长法示意图

与模板定位法需要模板库一样,原子生长法也需要一个原子库。该原子库含有原子生长所需要的各种原子类型。至于结构生长的起点,可由设计者自己选择,既可以从程序自动产生的起始原子开始,也可以从输入的起始结构开始,随后的原子一个接一个地产生。对于每次产生的原子而言,都要从已产生的结构中随机确定一个根原子,再根据势能值确定新原子的类型、键型和取向,接着用分子力学计算分子内和分子间相互作用能。如果由于新原子与靶点原子或已产生的原子靠得太近而使新原子在能量上不允许,那么程序将重新指定根原子。如果这种尝试经过设定的重复次数后失败,则程序将停止尝试而返回上一步,即移去已产生的最后一个原子,重新产生该原子。当产生的结构达到设计者指定的原子数目、或者结构生长达到死角时,程序将终止原子生长过程。最后程序将对结构进行修补,即补上可能缺失的碳原子以生成芳香环,并将所有非氢原子的空余价键补上氢原子。在工作最后,采用分子力学方法优化产生的结构。重复上述过程,可产生多个分子结构,借助于能量或其他标准,可对这些结构进行筛选并进行下一步研究。

3. 分子碎片法   分子碎片法是指在靶点分子的活性部位,根据静电、疏水和氢键相互作用,以碎片为模板,逐步生长出性质与形状互补的分子。这里指的碎片,是由单一官能团,如羟基、羰基或苯环所构成(图 11-8)。分子碎片法又分为碎片连接法与碎片生长法两种。

碎片连接法是由首先产生的与靶点活性部位匹配的各种分子碎片通过连接子连接成为一个完整的分子的方法。而碎片生长法则是从起始碎片开始,按照与原子生长法类似的方法,以碎片为单位,逐渐生长出一个与靶点匹配的完整分子。

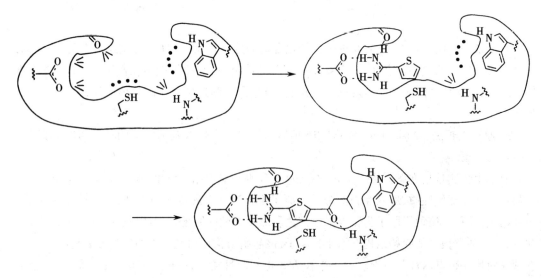

图 11-8   分子碎片法示意图

笔记

目前分子碎片法以德国 BASF 实验室 Böhm 等开发的 LUDI 方法为典型的代表,该方法已被制药公司和科研机构所广泛应用,并已实现商业化。下面简要介绍应用该方法进行药物设计时的基本步骤。

第一步是确定靶点活性位点,LUDI 识别四种活性位点:氢键给体位点、氢键受体位点、脂肪族疏水位点和芳香族疏水位点。

第二步是从碎片库中选择合适的碎片拟合到作用位点上。碎片库有近千种典型的小分子结构,如环己烷、醋酸、哌嗪、哌啶、吡咯、苯、吡啶、咪唑等。这些碎片的构象已进行过优化,某些高柔性的碎片则有多个构象。碎片原子的定位由活性位点确定,而且碎片原子与受体不能有范德华力重叠。一个作用位点可能会有多种不同碎片的选择。

第三步从连接库中选择连接片段将各区域的碎片连接起来,成为一个完整的分子。这些典型的连接片段有—CH_2—、—CH_2CH_2—、—CH $\equiv$ CH—、—O—、—SO_2—、—SO_2NH_2—、—CONH—、—COO—等。而连接方式有三种,即单重连接、双重连接和三重连接,见图 11-9。因此在连接碎片过程中,应用不同的连接子和不同的连接方式能够产生不同的分子。

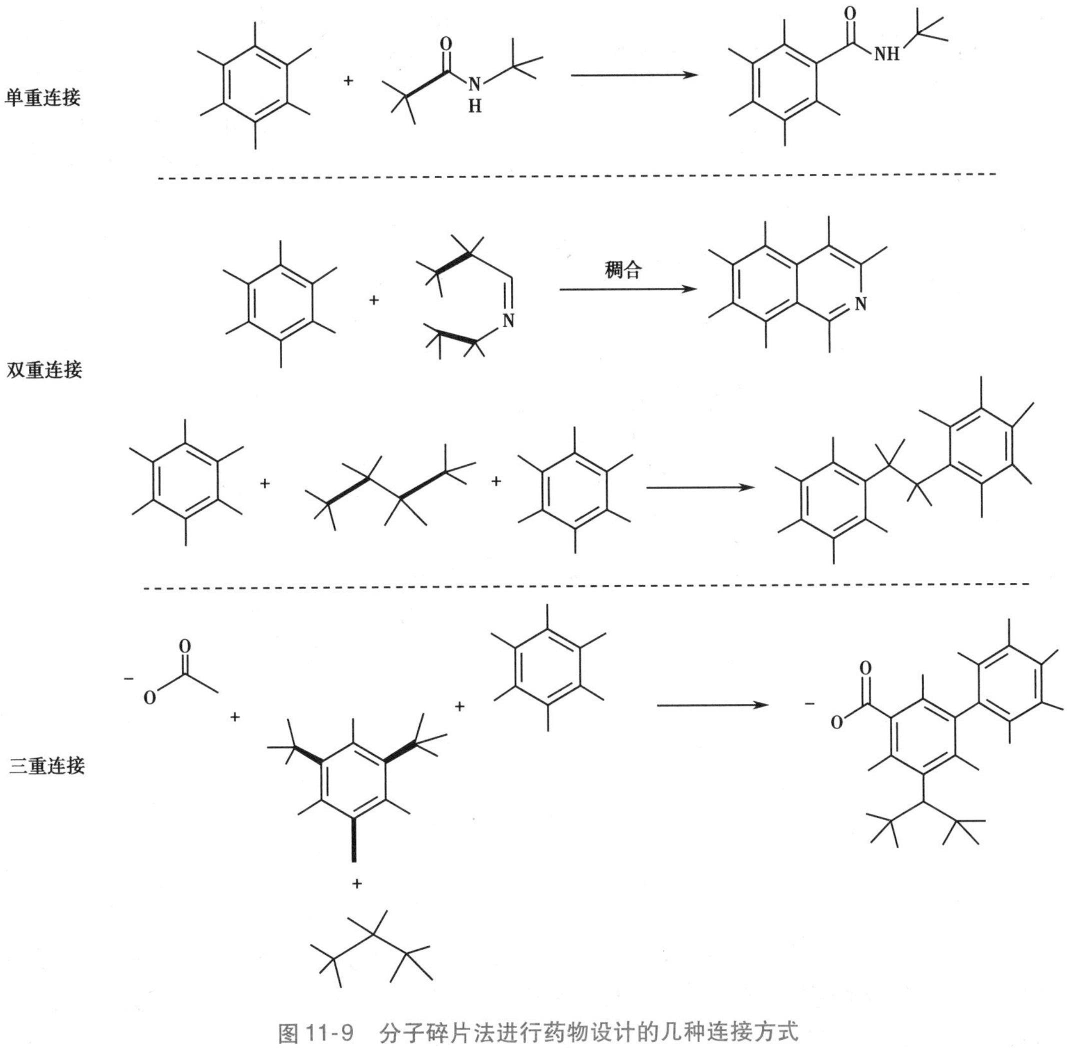

图 11-9 分子碎片法进行药物设计的几种连接方式

第四步,对产生的一系列新分子进行打分、评价。LUDI 评分方法是按照氢键作用和疏水作用两项对结合能的贡献进行打分,并按分值的高低进行排序。

需要指出的是,LUDI 方法不仅可以应用于药物分子的从头设计,还可以在靶点-配体复合物结构基础上,对配体的结构进行修饰。

4. 应用举例   FKBP-12 是在信息传导过程中非常重要的一个蛋白质。曾有科研人员利用 LUDI 进行了 FKBP-12 配体的设计工作。他们以 FKBP-FKSO6 复合物的晶体结构作为起点，把 FKS06 从复合物中删除，采用 LUDI 程序来寻找和 FRBP 的活性位点能形成匹配的分子片段（图 11-10）。从 LUDI 计算所给出的多种可能的分子片段中发现 a 能够很好地填充部分活性口袋，并和靶点形成好的几何匹配和能量匹配。进一步的研究表明，配体分子的亚甲基上引入酮基（化合物 b）后能与 Ile56 的氨基形成氢键。在此基础上，再一次利用 LUDI 对配体分子进行生长。发现通过一个桥原子在化合物 b 的侧链上连接芳香环有利于提高活性。经反复比较，LUDI 的计算结果显示在芳香环的间位连上一个酚羟基能够和靶点 Asp37 形成静电相互作用，有利于提高活性。研究人员合成了化合物 c。生物活性测试结果表明，该化合物具有较好的活性，$K_i = 16\mu mol/L$；而芳香环间位没有酚羟基取代的化合物 d 的 K_i 值仅为 $116\mu mol/L$。

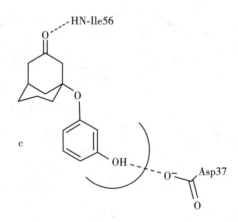

图 11-10　FKBP-12 配体的设计过程

第四节　基于片段的药物分子设计

一、基于片段的分子设计原理与方法

基于片段的药物设计（fragment-based drug design，FBDD）是一种将随机筛选和基于结构的药物设计有机结合的药物发现新方法。基于片段的药物设计方法首先筛选得到低分子量和低亲和力的片段，然后基于药靶结构信息将片段进行优化或连接，得到与药靶亲和力高并且类药性强的新分子。近 10 年来，随着片段检测、筛选和组装技术的不断成熟和完善，基于片段的药物设计方法逐步从理论走向实践，并取得了飞速的发展。

基于片段的药物设计是为了克服传统高通量筛选的缺陷而逐步发展起来的新方法。高通量筛选的广泛应用为临床提供了许多候选药物，但是其缺点也渐渐暴露出来。高通量筛选盲目性大，命中率很低，对于部分药物靶点很难筛选得到理想的化合物，而且命中化合物的类药性比较差。基于片段的药物设计方法认为,许多药靶的活性位点是由多个口袋组成的,高通量得到的活性化合物的各个片段往往不能与靶蛋白的活性口袋很好地结合,而且对其中的单个片段的优化往往会影响整个分子,甚至是与靶点结合位置的改变(图11-11),从而导致活性的丧失。而基于片段的药物设计方法是将与靶蛋白各个活性口袋特异性结合的片段以合适的连接子连接起来,组装成为高活性的化合物,因此通过该方法设计的药物往往具有高活性和高选择性的特点。

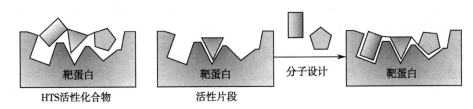

图 11-11　高通量筛选和基于片段药物设计比较

1981 年,Jencks 等首次提出了基于片段药物设计的基本设想。研究认为,药物分子结构中的每个片段都在与药靶结合过程中发挥着自身的作用,因此将不同的结构片段进行组合或者延伸,可以得到高活性的新分子。理论研究证实,将作用于药靶结合口袋不同区域的片段连接成为一个新的分子后,会引起结合自由能跳跃式的下降,从而导致亲和力有大幅度的提高。随后,Nakamura 等于 1985 年用该方法设计羟甲基戊二酰辅酶 A(HMG-CoA)还原酶抑制剂,为该理论提供了实验基础。但是在当时而言,与靶蛋白弱结合片段的识别、片段连接和结构优化仍是巨大的挑战。1996 年,基于片段的药物设计真正取得了突破,Shuker 等在美国《科学》(Science)杂志上首次提出了磁共振构效关系研究法(SAR by NMR)。该研究小组首先用磁共振技术检测得到 FK506 蛋白的两个低亲和力片段,然后通过片段连接和优化发现了亲和力达到纳摩尔(nmol/L)级的新型 FK506 蛋白抑制剂。自此以后,基于片段的药物设计方法开始引起大制药公司和学术界的广泛关注,并得到了飞速的发展。目前已有大量文献报道了该方法的成功研究实例,也发现了多个候选新药进入临床前和临床研究。

一般来说,基于片段分子的设计研究可以分成三个阶段:片段筛选、片段与药靶复合物的结构确证和基于片段构建新分子。首先,采用灵敏的检测技术筛选片段库,发现能与药靶结合的片段。片段与药靶的结合力一般比较弱,通常为毫摩尔(mmol)级。其次,需要确定片段与药靶结合的结构信息。也就是说考察片段结合在药靶的哪个区域和片段与药靶是如何相互作用的。最后,根据片段与药靶相互作用的结构信息来指导对片段进行优化和衍生化,或者将作用于药靶活性位点不同口袋的片段连接起来,构建得到新分子。设计得到新分子后,通过化学合成得到实体化合物,并进行生物活性的评价,探讨构效关系,发现高活性的新化学实体。

1. **片段库的建立**　一个高质量的片段库是进行基于片段药物设计的前提条件。构建片段库需要考虑三个因素:库容量、化学结构多样性和类药性。鉴于片段分子的分子量比较小,复杂程度比较低,片段的容量一般在 1000～10 000 个片段之间。片段库所含片段应尽具有比较好的化学多样性,这样可以搜寻更大范围的化学空间。在类药性方面,片段应该符合 Astex 提出的"三原则"(rule of three,RO3):片段的分子量应小于 300(一般在 160～250 之间),氢键供体或受体的数目应小于或等于 3 个,脂水分配系数(logP)应小于或等于 3。由于片段与药靶的亲和力比较弱,这就要求片段分子具有比较好的溶解度,以便于配制成高浓度的溶液进行筛选实验。此外,片段分子中应避免具有不合理的基团(例如毒性基团等),同时易于衍生化成为新的活性分子。目前,片段库已经实现了商业化,可以根据研究需求进行订购。此外,研究人员也可以根据具体课题的特点来自行设计和建立片段库。

笔记

2. 片段库的筛选　片段库构建完成后,最关键的步骤就是筛选和识别与靶蛋白弱结合的活性片段。目前,常用的识别片段技术主要有生物化学检测(biochemical assays)、表面等离子共振技术(surface plasmon resonance,SPR)、磁共振技术(nuclear magnetic resonance,NMR)、质谱(mass spectrometry,MS)和 X- 射线单晶衍射(X- ray crystallography)。后面将会对上述这些方法作比较详细的介绍。

3. 结构信息的确定　确定片段与药靶结合的结构信息对指导片段转化为先导化合物过程起到至关重要的作用。在片段检测的方法中,磁共振、质谱和 X- 射线单晶衍射技术都能直接或者间接地进行结构信息的测定。

4. 基于片段构建新分子　基于片段分子设计的最终目标就是要发现高活性的先导化合物甚至是候选药物,这就需要利用药靶活性位点与片段相互作用的结构信息,在片段基础上进一步设计新的分子,以提高生物活性。

二、活性片段的检测技术

(一) 磁共振技术

利用 NMR 进行药物筛选的基本原理在于配体与生物大分子结合后,许多 NMR 参数(如化学位移等)会发生改变,通过检测并分析这些数据,可以来判定配体是否与靶点结合、结合的强弱以及结合的模式。NMR 筛选片段的方法一般可分为两种:检测配体的筛选(ligand detection based screening,LDBS)和检测靶点的筛选(target detection based screening,TDBS)。

1. 检测配体的筛选　LDBS 法的原理是化合物在强磁场辐射下,核跃迁为激发态,然后缓慢恢复到基态并释放出相应的能量,不同的核恢复到基态的时间不同,这个时间叫弛豫时间(relaxation time)。弛豫时间的长短与分子大小成反比,小分子的化合物弛豫时间长,大分子的靶蛋白弛豫时间短,当药物与靶蛋白结合后就变成大分子,弛豫时间就会变短。只要适度地延迟恢复能量检测时间,就可以做到只能检测到游离的小分子药物,而检测不到大分子靶蛋白及其与小分子化合物的复合物。用 LDBS 法进行化合物活性筛选时,首先用普通条件测定小分子化合物的 NMR 谱,然后向小分子化合物中加入靶蛋白,向磁共振仪引入一个适当的延时使靶蛋白分子不能被检测到,在这种条件下再检测一次。假如化合物未与靶蛋白结合,那么它的 NMR 谱仍可以被检测到,如果化合物与靶蛋白结合了,就会成为蛋白的一部分,其核的弛豫时间就会缩短而无法检测。根据加入靶蛋白前后 NMR 谱的差异就可计算出化合物与靶蛋白的结合率。这种筛选方法不仅可筛选纯化合物,而且还可筛选混合物,不管是天然提取的还是组合化学合成的多组分样品都可不经分离直接进行测定。如果混合物中某成分能与靶蛋白结合,其 NMR 谱上该成分相应的信号就会消失,就可判断该成分有活性,然后再去分离提取这个成分。因此这种筛选方法对天然产物的研究和组合化学研究特别方便,而且还有以下优点:①速度快,可直接确定与靶蛋白结合的特异性配体(片段),每天可筛选 1000 个样品;②方法相对简便,灵敏度高,其他方法检测不到的很弱的结合也能检测到;③对靶蛋白要求低,无需对蛋白质的结构确定和谱峰指认,无需对靶蛋白进行放射性核素标记,避开对靶蛋白分子量的限制。其缺点:①不能获得靶蛋白结合位点的信息以及配体(片段)在结合位点的取向;②受配体溶解性限制,存在非特异性结合的假阳性问题。

报告配体筛选方法(reporter ligand screening)可在一定程度上克服 LDBS 方法的缺陷。该方法的原理是在筛选样品中加入一个已知能与药靶某一区域具有弱结合的分子,称为报告配体或探针。筛选样品中的片段分子可竞争性地与报告配体结合药靶,亲和力高于报告配体的片段分子被检测出来。这种方法筛选得到片段与报告配体结合到药靶相同的区域,避免检测到与药靶的非功能区域结合的片段,有效降低了假阳性,具有特异性高的特点。

笔记

2. 检测靶点的筛选　采用 TDBS 法的先决条件是必须知道靶蛋白的结构,要求靶蛋白进行 ^{15}N 标记,这样才能保证靶蛋白 NMR 谱能准确识别每个酰胺结合位点的特征峰。其原理是当小分子与靶蛋白结合后,会改变蛋白质结合位点的局部化学环境,通过 ^{15}N 标记蛋白的二维 N^{15} 和 H^{1} 异核单量子相关谱(2D heteronuclear single quantum correlation spectra,HSQC),可以找出各酰胺信号 ^{15}N 或 ^{1}H 的化学位移变化。如果片段有结合,相关氨基酸残基的酰胺信号就会发生位移,因此这种方法不仅可检测到片段是否有结合,而且还能检测片段结合在靶蛋白的哪个位置。如果发现一个配体化合物能很好地结合到靶蛋白结合位点的特殊部位,这个配体就可作为一个先导物的分子模块;如此重复这个过程就可发现其他与靶蛋白位点其他部位结合很好的配体(分子模块)。不过检测后面配体结合之前都要保证无前面任何配体与靶蛋白结合,这样才能确保后面配体确实只能结合在完全不同的位置。通过二维磁共振图谱的各类峰的变化,可以大体判断各个小分子片段与靶点结合的强度。在各个结合区域,选择结合比较强的片段,详细归属其与靶蛋白复合物的谱峰,得到复合物的构象,这样就得到了各结合区域与小分子结合的三维结构信息。因此 TDBS 法不仅可用于校正高通量筛选的假阳性结果,确保测试化合物结合在准确的部位;还可指导新化合物的设计,即把相邻的几个结合于靶蛋白活性位点亚区域的低亲和性配体片段,通过优化组装连接,就可设计得到所期望的高亲和性配体。另外 TDBS 法还可用于功能未知的新靶蛋白的筛选。TDBS 法的优点是准确度高、特异性强,可获得靶蛋白结合位点的结构信息。但是,TDBS 法在技术上还有很大的局限性,目前它仅适用于分子量小于 40000 的靶蛋白,靶蛋白要进行 N^{15} 标记,而且要能制备 200mg 以上的量,因此其应用受到一定限制。

3. 磁共振构效关系研究法　SAR-by-NMR 法由 Fesik 小组提出,是目前应用最广的 NMR 筛选方法。首先,通过二维 ^{15}N-HSQC 谱中 ^{15}N 或 ^{1}H 的化学位移的变化来检测是否有小分子与靶蛋白结合。配体和蛋白质的结合常数可以通过化学位移的变化和配体浓度的关系测得,这样可以筛选得到结合于生物靶分子活性位点亚区域的低亲和性配体,将这些配体进行连接可以得到具有较高亲和力的配体。然后通过对作用于每个亚区域的片段进行优化和重新组装便得到所期望的高亲和性配体。下面采用《科学》杂志上报道的首个 SAR-by-NMR 成功实例来阐述该方法的研究过程。

Shuker 等采用 SAR-by-NMR 法发现了亲和力达 nmol 级的 FK506 蛋白抑制剂,如图 11-12 所示。首先采用 NMR 技术筛选片段库,发现片段 11-1 与 FK506 蛋白具有最佳的结合(K_d = 2μmol/L)。作为片段而言,该分子的亲和力已经是比较高了,无须再进行进一步的优化。采用二维 ^{15}N-HSQC 谱和 NOE 等技术解析了该片段与 FK506 蛋白复合物的结构,发现该片段结合在由 D37、W59 和 I90 等残基组成的口袋中。第二步工作是要筛选得到与片段 11-1 具有不同结合位点的第二片段。为保证所得片段具有新的结合区域,在筛选样品溶液中加入饱和量的化合物 11-1,使其能够将其结合口袋占据。经过第二轮筛选,发现片段 11-2 与 FK506 蛋白有较好的结合,其 K_d 值为 0.8mmol/L。为进一步提高片段 11-2 的活性,对片段进行了结构优化研究,合成得到了七个结构类似物,发现化合物 11-3 活性最强,其 K_d 值提高到 0.1mmol/L。片段 11-1 和 11-3 与 FK506 蛋白复合物的结构信息显示,片段 11-3 结合在片段 11-1 的相邻口袋,由残基 Q53、R57 和 I56 组成。第三步工作是通过连接基团将 11-1 和 11-3 连接成新的分子。根据 FK506 蛋白活性位点的信息,选择了 3~6 个碳原子的烷基作为连接基团,得到了系列分子 11-4~11-6。相对于片段 11-1 和 11-3 而言,将其连接后所得分子的生物活性有了大幅度的提高,其 K_d 值范围是 19~228nmol/L。构效关系结论提示,当连接基团为丙基时活性最强,化合物 11-4 的 K_d 值达到 19nmol/L,活性值分别是片段 11-1 和 11-3 的 105 和 5263 倍。这个实例显示了基于片段药物设计方法的巨大优势,也在很大程度上推动了该方法的飞速发展。

笔记

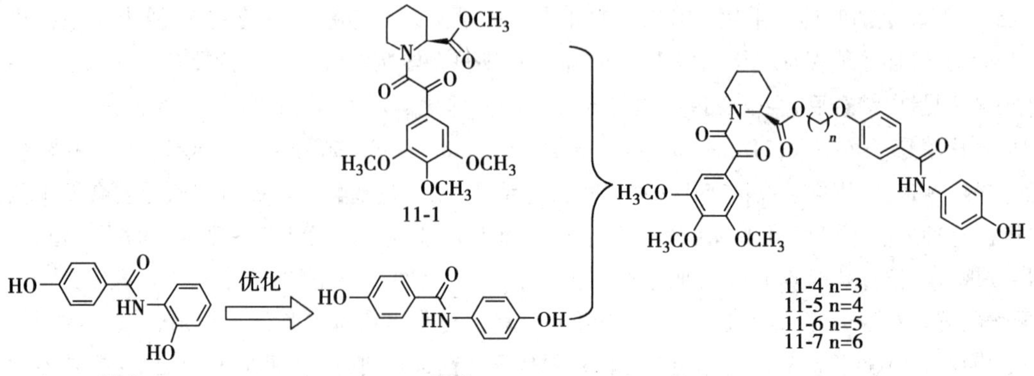

图 11-12　SAR-by-NMR 发现 FK506 蛋白抑制剂

（二）质谱技术

质谱检测技术分为非共价结合方法和共价结合方法。电喷雾电离质谱是非共价结合检测的代表方法，Tether 技术是共价结合检测的代表方法，下面对这两种方法的基本原理和应用作简要介绍。

1. 电喷雾电离质谱方法

（1）电喷雾电离质谱方法的原理：非共价结合方法指活性片段和靶蛋白之间靠氢键、范德华力、疏水作用等弱结合力形成片段-靶蛋白复合物，一般借助电喷雾电离质谱（electrospray ionization mass spectrometry，ESI-MS）进行分析和检测。ESI-MS 方法的原理是将所筛选片段与靶蛋白配成混合液，然后设定合适的离子化条件，将片段-靶蛋白复合物从液相转化为气相，并测定复合物的荷质比（m/z），这样可以得到结合片段的分子量，进而确定是哪一个片段与药靶结合。在此基础上，运用各种色谱技术分离得到片段-靶蛋白复合物，并将片段从复合物上解离下来，通过浓度测定，计算得到片段的亲和力。ESI-MS 方法的应用范围很广，可以检测得到各种低亲和力（$100 \sim 250 \mu mol$）的蛋白质-片段复合物和 RNA-片段复合物。

（2）电喷雾电离质谱方法的应用：质谱构效关系研究法（SAR by MS）的原理与磁共振构效关系研究法比较类似，下面用一个实例来讲述其研究过程。细菌 23S rRNA 的 U1061A 功能域是一个抗菌靶点，Criffey 等采用 SAR by MS 成功发现了高亲和力的配体。如图 11-13 所示，首先采用 ESI-MS 技术筛选得到两个低亲和力的片段——11-8 和 11-9。通过竞争性实验，发现两者不存在竞争性关系，能够同时与靶蛋白结合，因此推测它们可能结合在靶蛋白的不同区域。其次，通过不同连接基团 L 将 11-8 和 11-9 连接得到系列化合物，并考察连接基团和杂环部分的构效关系。连接前，两者解离常数 K_d 值均大于 $100 \mu mol/L$，将两者连接后得到的分子，其活性有了非常显著的提高，K_d 值范围在 $6 \sim 60 \mu mol/L$ 之间。构效关系研究发现，化合物连接基团的体积和柔性程度对活性影响比较大，刚性比较强的苯环有利于活性，而杂环部分以呋喃为最佳。化合物 11-10 活性最强，其 K_d 值为 $6.5 \mu mol/L$，活性是片段 11-8 和 11-9 的 20 倍以上。

2. Tether 方法

（1）Tether 技术的原理：共价结合方法代表技术是 Tether 方法，目前广泛使用质谱检测。Tether 技术由 Sunesis 公司发明，它是借助质谱识别片段来指导药物设计。Tether 技术不仅能检测片段和靶蛋白是否结合，而且能够检测是否结合在特定的位点。Tether 技术的原理是靶蛋白的半胱氨酸残基巯基与连有二硫键侧链的片段形成新的二硫键。一般来说，应用 Tether 方法筛选的含有二硫键片段由三个部分组成：片段母体、连接基团和离去基团（一般为 2-巯基乙胺）。如图 11-14 所示，首先考察靶蛋白活性口袋附近是否含有内源性的半胱氨酸残基，如果没有，则利用定点突变方法在靶蛋白的活性口袋附近引入半胱氨酸残基。其次，将片段库中的片段（各

笔记

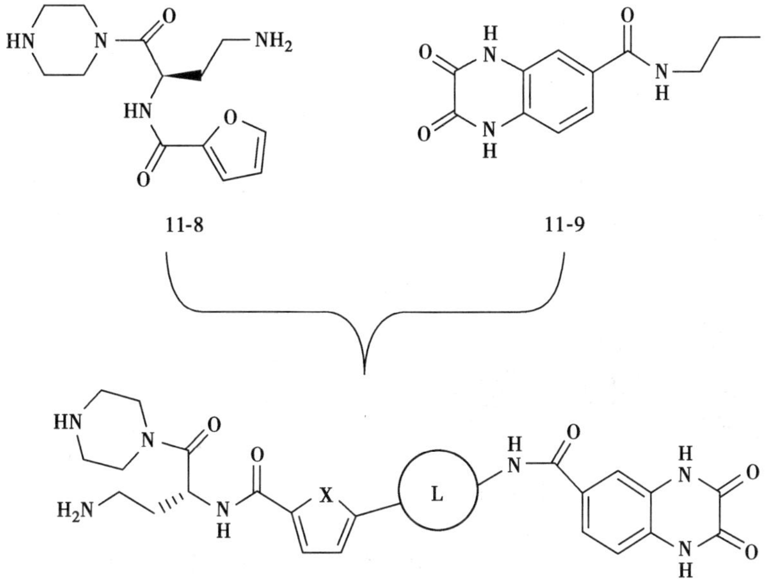

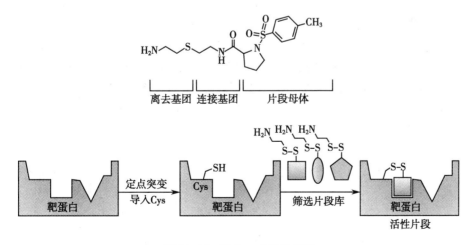

11-8

11-9

11-10 X = O, L = *m*-phenyl
11-11 X = O, L = *p*-phenyl
11-12 X = CH= CH, L = *m*-phenyl
11-13 X = CH= CH, L = *p*-phenyl
11-14 X = O, L= propargyl
11-15 X = O, L= propyl

图 11-13　SAR- by- MS 方法发现细菌 U1061A 功能域配体

个片段分子量不同)都连上相同的巯基侧链,然后将靶蛋白置入片段的高浓度溶液中。在溶液中片段和靶蛋白之间的二硫键的形成和解离达到动态平衡。当活性片段和靶蛋白结合时,片段和靶蛋白间不仅能够形成共价的二硫键,而且片段还会与半胱氨酸残基附近的活性口袋结合,从而形成比其他片段更稳定的片段-靶蛋白共价复合物,使得平衡移动。平衡的结果是溶液中的活性片段-靶点复合物的含量远大于其他复合物,占主导地位。这样根据复合物的分子量就可以在质谱图上轻易地识别活性片段。而且,根据插入的半胱氨酸残基位置的不同,还可以判断活性片段的结合位置。

离去基团　连接基团　片段母体

定点突变
导入Cys

靶蛋白

Cys
靶蛋白

筛选片段库

靶蛋白
活性片段

图 11-14　Tether 方法的原理

此外,通过二次 Tether 技术(图 11-15)检测识别连接毗邻位点的活性片段,然后将连接两个片段的二硫键以合适的连接子替换,就能得到高活性的化合物。

笔记

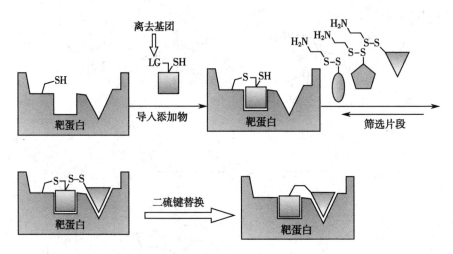

图 11-15　二次 Tether 方法的原理

（2）Tether 技术的优点与缺点：Tether 技术的优点在于片段与药靶之间形成了稳定并且可逆的二硫键，通过热力学平衡原理，用质谱快速检测得到与药靶具有较好契合的片段，降低了假阳性率。此外，片段与药靶形成二硫键后有利于开展分子模拟研究或者测定复合物的晶体结构，从而精确定位片段在药靶活性位点的位置，指导片段的优化或者连接。Tether 技术的缺点是需要用定点突变的技术在药靶活性位点引入半胱氨酸残基，增加了实验难度。但随着分子生物学技术的不断成熟，蛋白表达、纯化和突变将不再成为技术障碍。此外，应用 Tether 方法之前需要对药靶活性位点有非常深入的了解，这样才能选择恰当的氨基酸残基进行突变，一般需要已经测定药靶的晶体结构或者已经对药靶结构进行了深入的计算机模拟。对片段库而言，商业化的含二硫键片段很少，多数需要自行合成，这也在一定程度上增加了实验的难度。

（3）Tether 技术的应用实例——β-淀粉样前体蛋白裂解酶-1 抑制剂的发现：β-淀粉样前体蛋白裂解酶-1（β-amyloid precursor protein cleavage enzyme，BACE-1）是治疗老年痴呆症的重要靶点之一。Sunesis 公司的研究人员首先根据 BACE-1 晶体结构信息，在其活性位点选择了 20 个氨基酸残基进行定点突变实验，将它们转化成为半胱氨酸，其中有 11 个突变体得以成功表达和纯化。然后，将这 11 个突变体分别用 Tether 方法筛选含有 15 000 余个含二硫键的片段库。结果显示，Val332Cys 突变蛋白成功筛选到片段 11-16（$K_i > 600\mu mol/L$），进一步将其末端苯基上引入取代基后，结合强度显著提高，其中化合物 11-17 的结合强度是化合物 11-16 的 1100 倍。研究人员进一步测定了活性片段与 BACE-1 复合物的晶体结构，阐明活性片段的结合模式，并指导进一步的结构优化。初步的实验研究发现，将化合物 11-17 的含二硫键侧链用各种苯磺酰胺基替代后，得到了一类新颖的非共价结合抑制剂，化合物 11-18 和 11-19 对 BACE-1 的 K_i 值分别为 $170\mu mol/L$ 和 $74\mu mol/L$。目前，这两个片段与 BACE-1 复合物的晶体结构也已经测定，为进一步结构优化提供了有价值的指导信息。

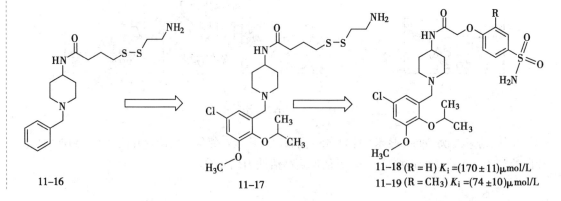

11-16　　　　　　　　　　　　　　　11-17　　　　　　　　11-18 (R = H) K_i =(170±11)μmol/L
　　　　　　　　　　　　　　　　　　　　　　　　　　　11-19 (R = CH₃) K_i =(74±10)μmol/L

笔记

（4）二次 Tether 方法的原理及应用：二次 Tether 方法（tethering with extenders）的原理是用一个已知的活性片段对靶蛋白进行共价修饰，然后将片段潜在的另一个巯基游离出来，用 Tether 方法去结合新的片段（图 11-15）。在起始阶段对靶蛋白共价结合的活性片段可以是由 Tether 方法筛选得到，也可以是通过其他手段发现的，一般具有中度的亲和力。该活性片段需要具有亲电的特征（例如含有一个易离去基团），并且含有一个潜在的巯基（例如硫酯）。活性片段首先与靶蛋白活性位点半胱氨酸残基的巯基发生反应形成稳定的共价键。然后，将片段脱保护，游离出巯基，再次用前述的 Tether 方法筛选含有二硫键的片段库，通过形成新的二硫键来识别得到结合在药靶毗邻位点的第二个活性片段。最后，将连接两个片段的二硫键以合适的连接子替换，就能得到高活性的化合物。

下面通过一个实例来阐述利用二次 Tether 方法发现高活性的半胱氨酸蛋白酶-3（caspase-3）抑制剂（图 11-16）。化合物 11-20 是一个具有亲电性的已知活性片段，半胱氨酸蛋白酶-3 活性位点的 Cys 巯基可以进攻其羰基 α 位形成硫醚，2,6-二氯苯甲酸作为离去基团脱除，得到靶蛋白共价修饰的复合物 11-21。然后，将化合物 11-21 分子中的硫酯水解，游离出巯基，得到共价复合物 11-22。利用 Tether 方法筛选含有 7000 个分子的片段库，发现含二硫键的 4-磺酰胺水杨酸片段 11-23 具有较强的结合，得到共价复合物 11-24。将复合物中配体部分的二硫键用乙基替换，并将分子末端转化为醛基，得到新型抑制剂 11-25（$K_i = 2.8\mu mol/L$）。最后，对 11-25 进行了构效关系研究，发现将两个片段之间的烷基链用刚性基团（例如苯基和杂环等）替换时，活性显著增强。化合物 11-26 是活性最好的分子，其 K_i 值达到了 20nmol/L。

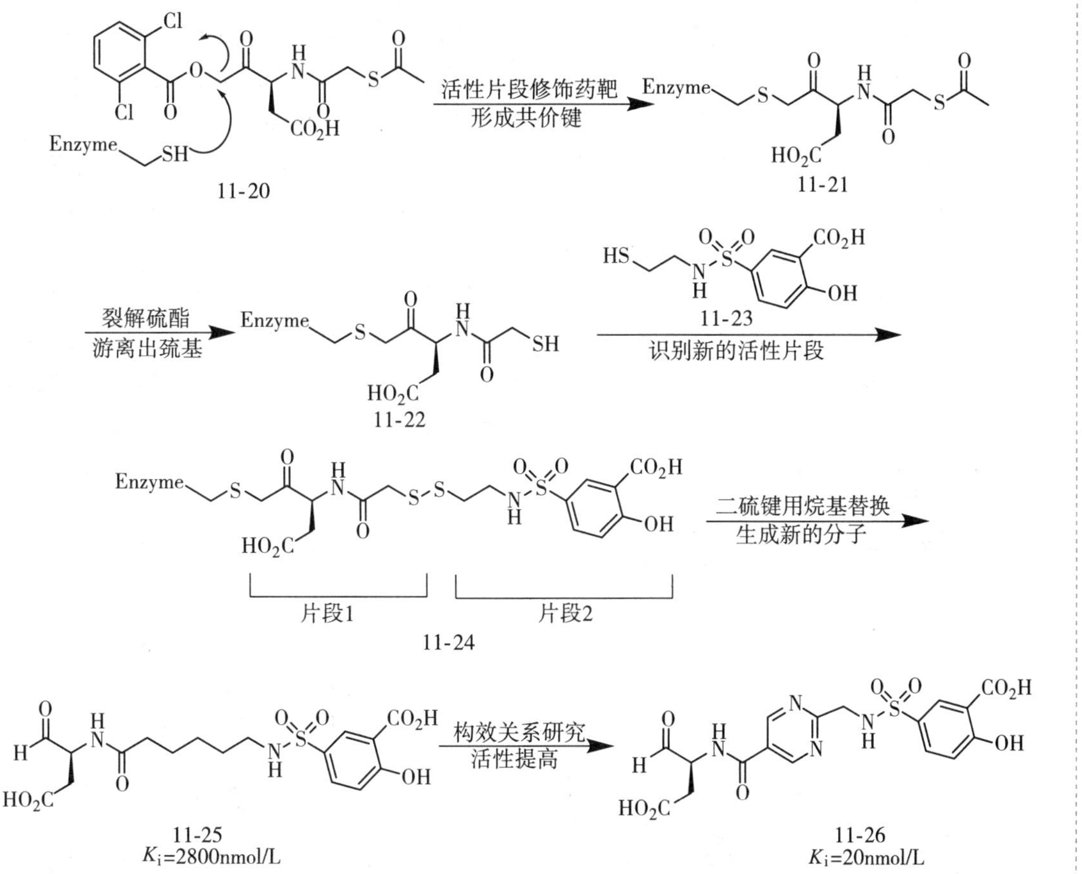

图 11-16　采用二次 Tether 方法发现高效半胱氨酸蛋白酶-3 抑制剂

3. X-射线单晶衍射技术　X-射线单晶衍射技术（X-ray crystallography）是研究分子结构最有效和最精确的方法。早期的 X-射线单晶衍射技术比较落后，测定蛋白质晶体结构耗时久、精确度低,不利于大量分子的筛选。随着 X-衍射实验技术、仪器自动化程度和计算机技术的高速发展,采用 X-射线单晶衍射技术测定蛋白质或蛋白质-配体复合物的晶体结构正趋向成熟,目前已经约有 60 000 余个蛋白质晶体结构被测定。对于部分靶蛋白,其结构测定已逐步实现了高通量和自动化,高分辨率的复合物晶体结构可以在很短的时间内确定,从而能够实现高通量的片段筛选。通过共结晶(co-crystallization)和结晶浸润(soaking)技术,靶蛋白可以快速识别并结合活性片段形成复合物,后者的三维结构可通过高通量 X-射线衍射技术快速测定,这种方法称为结晶筛选(crystallographic screening)。这种方法不仅可以检测片段是否有结合,而且还能精确的检测出结合在靶蛋白的具体位置。2000 年,雅培(Abbott)公司在《自然-生物技术》(Nature Biotechnology)上报道了首个结晶筛选成功实例,推动该项技术从理论走向应用。结晶筛选是一种比较理想的基于片段药物设计方法,它能够直接测定片段-靶蛋白复合物的三维结构信息,这不仅大大降低了非特异性结合和假阳性发生的概率,而且对后继的片段优化和连接提供了直接的指导信息。结晶筛选的缺陷在于对技术和仪器要求很高,不仅需建立高通量蛋白质晶体结构测试平台,而且需要自动化程度较高的实验机器人,目前已报道的结晶筛选研究实例多为国外大型制药公司完成。

(1)结晶筛选技术的原理:用于结晶筛选片段库一般含有 1000 个左右分子。根据目前的研究经验,片段库中最好包括约 50% 的含溴片段。使用含溴片段具有两个方面优势:①含溴片段与靶蛋白所形成的复合物有利于晶体结构的测定,可以通过溴元素特定的 X-射线吸收波长(0.9200eV)来进行测试;②含溴片段易于衍生化,在片段优化阶段具有较好的合成可行性。一般来说,结晶筛选的命中率为 1% ~5% ,一般含有 1000 个分子的片段库,通常可以发现 10 ~50 个活性片段,然后从中选择 4 ~5 个片段进行优化。片段选择主要根据片段与靶蛋白的作用模式,并结合考虑合成可行性。片段优化一般通过构建组合库,采用组合化学的方法进行平行合成。

结晶筛选过程一般分为四个阶段(图 11-17):①靶蛋白晶体结构的测定;②建立结晶筛选技术平台;③片段库的结晶筛选;④筛选结果分析,优选片段进行优化。测定靶蛋白的晶体结构是开展结晶筛选的先决条件,一般分辨率应优于 2.5Å。对于一个成熟的结晶筛选实验室而言,应建立"从基因到结构"的技术平台,即能够对基因克隆、蛋白表达、蛋白纯化、蛋白结晶和结构测定整个流程实现平行操作和高通量化。在开展结晶筛选实验之前,需要对结晶条件和测试条件进行反复考察和优化,使数据可靠并可重复。结晶筛选的自动化程度比较高,一般采用智能机器人

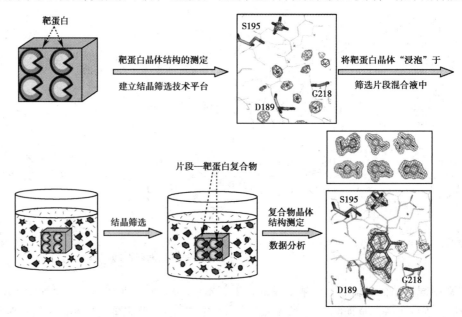

图 11-17　结晶筛选的研究流程

实现,每天可测试50个左右晶体样品。在筛选阶段,首先根据化学多样性将含1000个分子的片段库分成100份,每份混合物含有10个分子。然后,将1~2个靶蛋白晶体"浸泡"入各份样品混合液中(片段的浓度一般在10μmol/L左右),识别可结合的片段。片段与靶蛋白形成复合物晶体后快速冷冻,用液氮保存,并转移至结构测试模块,进行数据收集和结构解析,确证结合片段的化学结构和作用模式。最后,优选片段进行优化或连接。通常根据片段与靶蛋白结合的结构信息,基于活性片段设计组合库,并采用组合合成技术进行类似物的快速合成,进行生物活性筛选,发现高活性的新分子。

(2)结晶筛选技术的应用——脾脏酪氨酸激酶抑制剂的发现:脾脏酪氨酸激酶(spleen tyrosine kinase,Syk)是一种非受体型酪氨酸激酶,它可以控制哮喘过程中的肥大细胞脱粒,是一个抗炎药物靶点。SGX制药公司于2004年测定了Syk的晶体结构,其分辨率为2.5Å。在此基础上,SGX公司建立了高通量结晶筛选平台,并筛选了公司内部设计的片段库,发现五个活性片段(图11-18)。其中,片段11-27作用于Syk活性位点的铰链区域(hinge region),其2位NH_2与Syk形成了氢键相互作用。片段11-27虽然不是活性最强的,但是其吡啶环上3位甲基和5位溴很容易进行衍生化,因此被选择进行结构优化。通过设计组合库和快速平行合成,得到一系列3位和5位取代的类似物,它们对Syk的抑制活性方面有了较大幅度的提高。与片段11-27相比,3位 N-环丙基甲酰胺取代化合物11-28($IC_{50}=33\mu mol/L$)和5位间甲氧基苯基取代化合物11-29($IC_{50}=20\mu mol/L$)的活性分别提高了45和75倍。如果将 N-环丙基甲酰胺和间甲氧基苯基同时引入片段11-27的3位和5位,这对提高活性起到了累加效应,化合物11-30的IC_{50}值为400nmol/L,比片段11-27提高了约3750倍。为进一步增强2位NH_2与Syk的氢键相互作用,将11-30母核吡啶环用吡嗪环替代,并进一步优化3位和5位的取代基,得到高活性化合物11-31。该化合物对Syk的IC_{50}值达到了21nmol/L,活性约是起始活性片段的70 000倍。而且,化合物11-30在细胞水平也显示了很好的活性,它可以显著抑制B细胞磷酸化和嗜碱性粒细胞的脱粒。进一步的药理和毒理实验证实,SGX-65372口服有效,并且毒性较低,是一个很有研究前景的先导化合物。

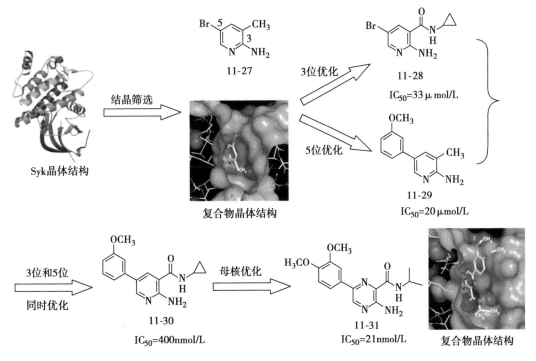

图11-18　结晶筛选技术发现新型脾脏酪氨酸激酶抑制剂

三、从活性片段到先导化合物的研究方法

上文介绍了各种活性片段检测技术,但是从新药发现角度而言,发现活性片段仅仅是研究的第一步,将活性片段转变为先导化合物甚至是候选药物才是基于片段药物设计研究的最终目的。活性片段虽然活性比较弱,但是它为先导化合物的发现提供了一个高质量的起始结构。片段的优化研究通常是在活性片段与靶蛋白的结合模式基础上开展,合成可行性也是需要重点考虑的问题。从片段到先导化合物的设计方法主要分为以下三种:片段生长(fragment growth)法、片段连接(fragment linking)或片段融合(fragment fusion)法、片段自组装(fragment self-assembly)法。下面通过基于片段药物设计的成功实例来阐述这三种片段优化方法。

(一) 片段生长法

片段生长又称为片段演化(fragment evolution)或片段加工(fragment elaboration),其基本原理如图11-19所示。活性片段a与靶蛋白结合在靶蛋白的一个活性口袋。片段a分子量小,结合力弱,在片段a的基础上接入合适的基团或者是小分子片段,使得到的新的分子同时能够结合在片段a毗邻的活性口袋,从而提高分子的活性,改善分子的理化性质。应用片段生长法已经发现数个候选新药进入临床试验阶段。

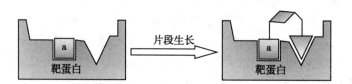

图11-19　片段生长原理

1. 过氧化物酶体增殖物激活受体激动剂　过氧化物酶体增殖物激活受体(peroxisome proliferator activated receptor,PPAR)是治疗2型糖尿病的重要靶点,它有三种亚型:PPARα、PPARγ 和PPARδ。Plexxikon 公司的科研小组利用结晶筛选方法筛选小分子片段库(分子量在150~350之间),初步筛选得到170个活性片段。其中分子片段11-32的结合方式与其他已知的配体不同,其吲哚环上1位N原子指向毗邻的一个重要结合口袋。在N原子上连一侧链,使其结合到毗邻的结合口袋,得到苯磺胺类化合物11-33。根据后者的结构和作用方式,研究人员合成了20个氨苯磺胺侧链的类似物,经过生化实验和细胞活性实验的检测,最终优选到候选新药 indeglitazar(11-34)。indeglitazar 是 PPARα 的完全激动剂和 PPARγ 的部分激动剂,降低了因完全激动PPARγ造成的副作用。目前,该化合物已经进入Ⅱ期临床试验。

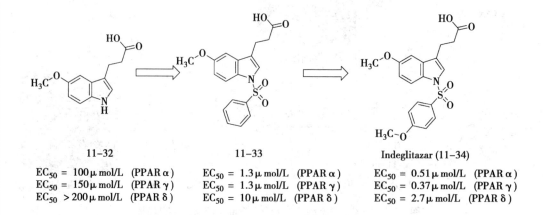

11-32	11-33	Indeglitazar (11-34)
$EC_{50} = 100\,\mu mol/L$ (PPAR α)	$EC_{50} = 1.3\,\mu mol/L$ (PPAR α)	$EC_{50} = 0.51\,\mu mol/L$ (PPAR α)
$EC_{50} = 150\,\mu mol/L$ (PPAR γ)	$EC_{50} = 1.3\,\mu mol/L$ (PPAR γ)	$EC_{50} = 0.37\,\mu mol/L$ (PPAR γ)
$EC_{50} > 200\,\mu mol/L$ (PPAR δ)	$EC_{50} = 10\,\mu mol/L$ (PPAR δ)	$EC_{50} = 2.7\,\mu mol/L$ (PPAR δ)

2. CDK2 抑制剂 细胞周期性蛋白素依赖性激酶 2（cyclin-dependent kinase 2，CDK2）是细胞周期的重要调控元件，也是癌症治疗的重要靶标。Astex 公司采用高通量的 X-射线晶体学方法筛选能在 CDK2 铰链区（Glu81 和 Leu83）至少能形成一个氢键的片段分子，发现片段 11-35 能够满足要求。采用基于结构的药物设计（structure-based drug design，SBDD）方法指导结构优化片段得到化合物 11-36，进一步结构优化得到化合物 11-37。晶体结构研究显示，该化合物能够和 CDK2 铰链区的 Glu81 和 Leu83 形成氢键，与 Asp145 形成水分子介导的氢键作用，活性得到极大的提高。研究人员又从分子的选择性、细胞活性和药代动力学性质考虑，优化化合物 11-37 得到二酰胺化合物 AT7519（11-38），该化合物已进入 I 期临床试验。

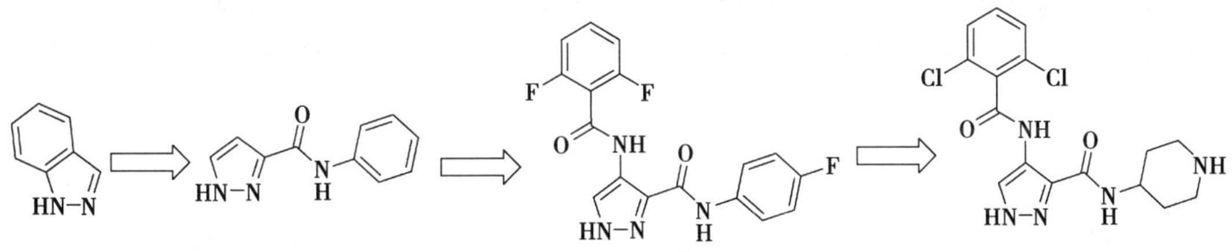

11-35	11-36	11-37	AT7519(11-38)
$IC_{50} = 185\,\mu mol/L$	$IC_{50} = 97\,\mu mol/L$	$IC_{50} = 0.003\,\mu mol/L$	$IC_{50} = 0.047\,\mu mol/L$

3. 凝血因子Ⅹa 抑制剂 凝血因子Ⅹa（factor Ⅹa）是治疗凝血障碍的重要靶点。Protherics 的研究人员用 X-射线晶体学方法筛选片段库得到活性片段 11-39。该片段结合在凝血因子Ⅹa 的 S1 口袋与 Asp189 形成氢键相互作用。以片段 11-39 为模板，研究人员基于凝血因子Ⅹa 活性腔结构设计了三类药效团模型。以此药效团模型对 ACD 库进行虚拟筛选，通过分子对接优选分子，生化实验检测活性，最终发现化合物 11-40 有良好的抗血栓活性，具有很好的发展前景。但是，化合物 11-40 口服生物利用度低，推测可能是其苯甲脒基团对吸收和分布有不良影响。因此，研究人员将化合物 11-40 的苯甲脒基团用吲哚替代得到化合物 LY-517717（11-41）。LY-517717 的 K_i 值为 5nmol/L，并且具有良好的药代动力学性质，目前已进入 II 期临床试验。

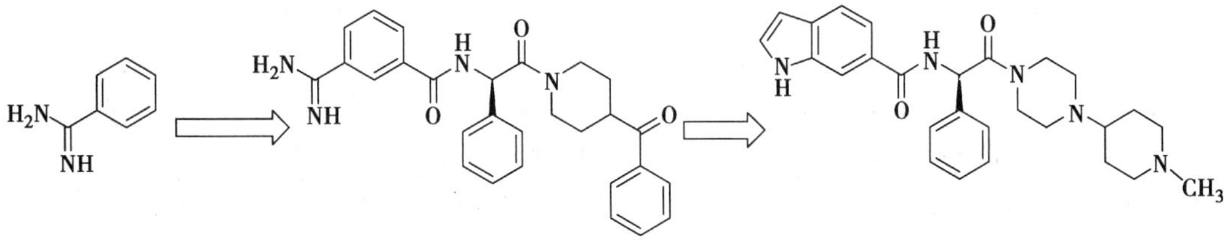

11-39	11-40	LY-517717(11-41)
$K_i = 200\,\mu mol/L$	$K_i = 0.016\,\mu mol/L$	$K_i = 0.005\,\mu mol/L$

（二）片段连接与融合

片段连接的原理如图 11-20 所示，片段 a 和 b 分别作用于靶蛋白的不同活性口袋，且两个活性口袋毗邻，将两个片段用合适的连接基团连接起来得到亲和力增强的新分子。如果两个活性片段结合的位点有部分重合，这样可以将重合部分以合适的方式合并，即将两个片段融合成为一个活性更高的新分子。一般来说，两个 mmol 级活性的片段能够连接或融合为一个 μmol 级的新化合物，这种现象称为"加和效应"（additivity effect）。下面结合具体的实例来介绍片段连接和融合方法的应用。

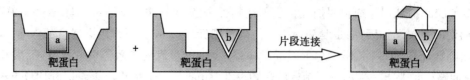

图 11-20 片段连接和融合原理

1. **Bcl-X$_L$ 抑制剂**　肿瘤的发生与 Bcl-2 和 Bcl-X$_L$ 的过表达相关。因此,研制 Bcl-X$_L$ 的高效抑制剂对癌症的治疗有重要的意义。Abbott 公司用 HTS 筛选 Bcl-X$_L$ 抑制剂未获得成功。随后,他们采用 NMR 技术筛选片段库得到活性片段 11-42 和 11-43。它们分别作用于毗邻的两个活性位点。根据它们与 Bcl-X$_L$ 结合的晶体结构复合物,研究人员移除片段 11-43 的羧基,用磺酰基连接片段 11-42 和 11-43,经结构优化得到 nmol 级活性的化合物 11-44。后者经过分子选择性和药代动力学性质的优化得到 ABT-263(11-45),目前 ABT-263 已进入 II 期临床试验。

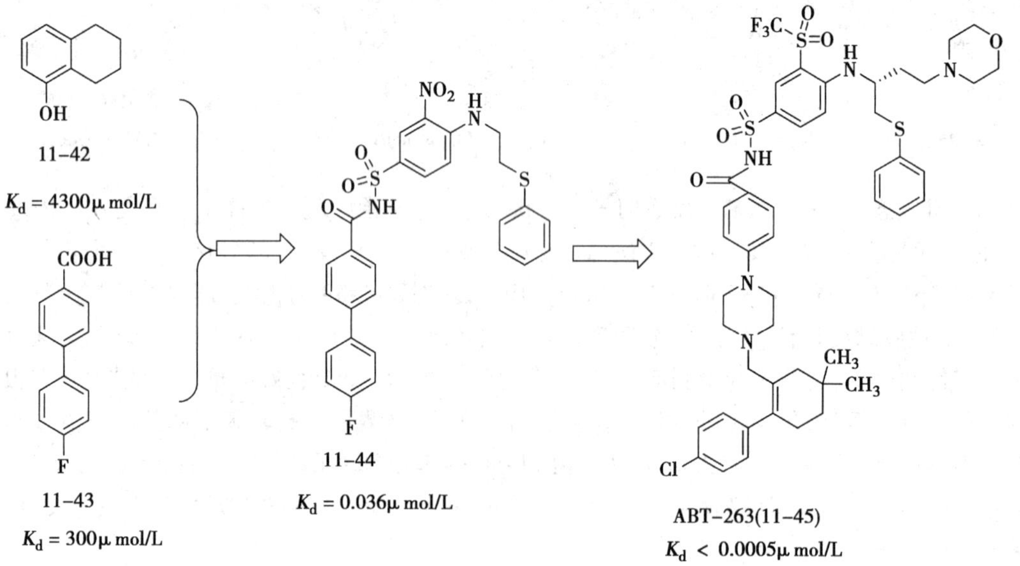

2. **基质金属蛋白酶抑制剂**　基质金属蛋白酶(matrix metalloproteinase,MMPs)是抗肿瘤药物作用靶点。Abbott 公司的研究小组用 NMR 法筛选片段库,发现片段 11-46 和 11-47 分别结合于金属锌所属口袋和 S1 口袋,有较好的亲和性,解离常数分别为 17mmol/L 和 0.02mmol/L。根据这两个片段在 MMP 活性部位的结构和位置,发现它们可以用两个亚甲基连接得到新分子 11-48,后者的活性有了显著提高,其 K_d 值达到了 15nmol/L。对化合物 11-48 进行进一步的结构修饰得到 ABT-518(11-49),对 MMP-2 和 MMP-9 具有良好的活性,目前该化合物已进入 I 期临床试验。

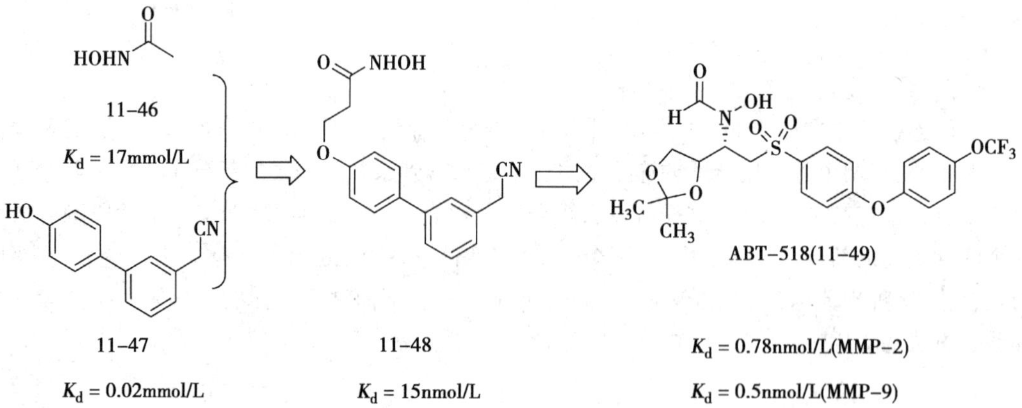

笔记

3. **尿激酶(urokinase)抑制剂的抗肿瘤作用靶点** Abbott 公司采用 X-射线晶体学方法筛选与尿激酶相互作用的小分子片段。他们将靶蛋白结晶浸润于多种片段的混合溶液中,随后用 X-射线衍射实验检测片段与尿激酶是否结合及结合位置,得到活性片段 8-羟基-2-氨基喹啉(11-50),然而该片段经结构优化未能如期得到理想的化合物。研究人员另辟蹊径,他们发现化合物 11-51 是已经发现的尿激酶抑制剂,与化合物 11-50 作用在尿激酶的相同活性口袋,但是口服生物利用度极低。因此研究人员将化合物 11-50 和 11-51 化学结构融合得到化合物 11-52,活性从 56μmol/L 提高到 0.37μmol/L,口服生物利用度达到 38%。

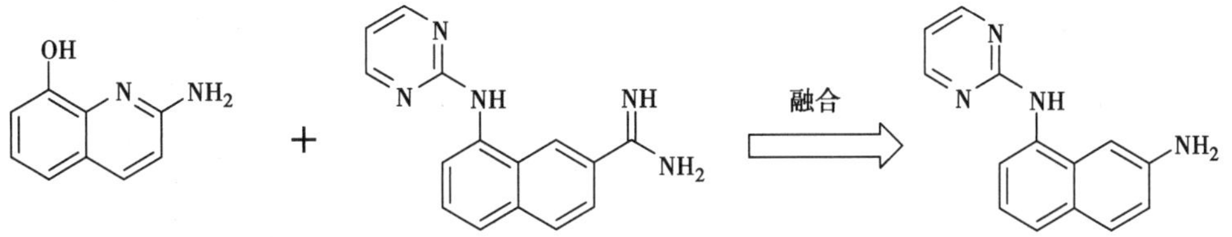

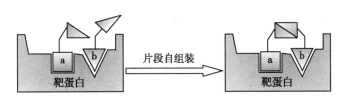

$K_i = 56\mu\ mol/L$ $K_i = 0.03\mu\ mol/L$ $K_i = 0.37\mu\ mol/L$

（三）片段自组装

片段自组装可以看作是一种自动的片段连接方法,如图 11-21 所示,在片段筛选过程中,分别结合在活性位点中相毗邻的结合口袋的两个活性片段 a 和 b 含有可相互反应的基团,这两个片段可自发地反应连接成为高活性的化合物。靶蛋白在整个过程中起到选择片段并催化连接的作用。片段的自组装一般通过两种技术实现:点击反应(click reaction)和动态组合化学(dynamic combinatorial chemistry,DCC)。下面对这两种技术进行简要介绍。

图 11-21 片段自组装原理

点击化学的基本思想是利用一些近乎"完美"的化学反应来实现特定构建模块的快速合成或组装。目前,最为成熟的点击化学反应是由 Cu(Ⅰ)催化炔基与叠氮化物生成 1,2,3-三唑的反应。

动态组合化学将组合化学与分子识别和自我装配有机结合起来,动态组合化学库中的片段之间能发生可逆的反应,它们处于一个动态平衡中。当一个外来因素(例如药靶)加入到这个平衡中,某些库组分(反应产物)和靶标分子发生识别作用,选择性地与它结合,动态平衡因此而发生移动。这样就在动态库中诱导组装出与靶标分子具有最好结合效果的产物,并加以富集。

1. **乙酰胆碱酯酶抑制剂** 乙酰胆碱酯酶(AChE)是治疗老年痴呆的重要靶点之一。研究人员采用 HPLC-MS 技术筛选结合 AChE 的活性片段。他们发现,片段 11-53 和 11-54 分别作用在 AChE 毗邻的活性口袋,而且,片段 11-53 的叠氮基和片段 11-54 的乙炔基在空间上相互靠近,两者自发进行 1,3-偶极环加成反应生成化合物 11-55。化合物 11-55 对 AChE 的抑制活性达到 0.077nmol/L。研究表明,未活化的叠氮化合物和乙炔的 1,3-偶极环加成在室温下几乎不反应,片段 11-53 和 11-54 在 AChE 存在下快速反应生成化合物 11-55,可见 AChE 在反应中起到活化反应物和催化反应的作用。

笔记

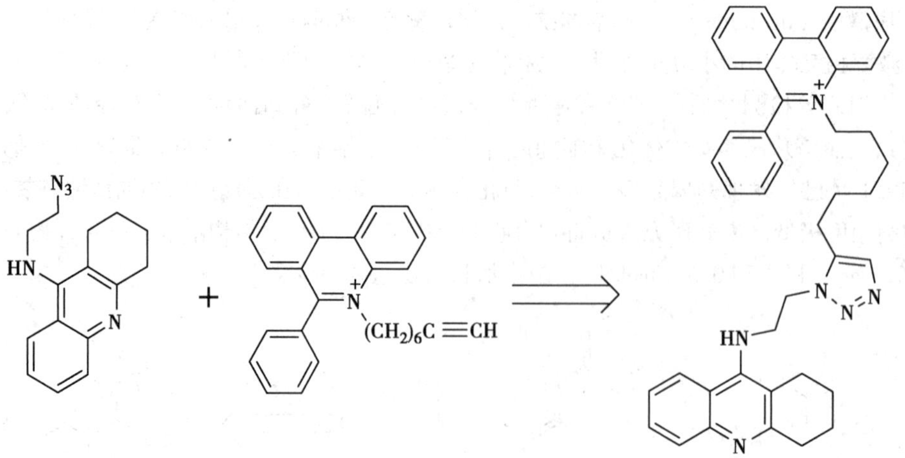

11-53

$K_d = 10\sim100nmol/L$

11-54

$K_d = 10\sim100\mu mol/L$

11-55

$K_d = 0.077nmol/L$

2. 神经氨酸酶抑制剂　神经氨酸酶（neuraminidase）是分布于流感病毒被膜上的一种糖蛋白，协助成熟流感病毒脱离宿主细胞感染新的细胞，在流感病毒的生活周期中扮演了重要的角色。奥司他韦（达菲，11-56）是1999年上市的高效神经氨酸酶抑制剂，研究人员将其拆分得到的片段11-57。将后者和各种酮类片段组成动态组合化学库，采用LC/MS进行筛选。结果表明，片段11-57和11-58在靶蛋白催化下反应得到化合物11-59，后者具有较好的活性，IC_{50}值达0.085μmol/L。虽然化合物11-59的活性较奥司他韦低，但是该方法提供了一种新颖药物设计策略，值得参考。

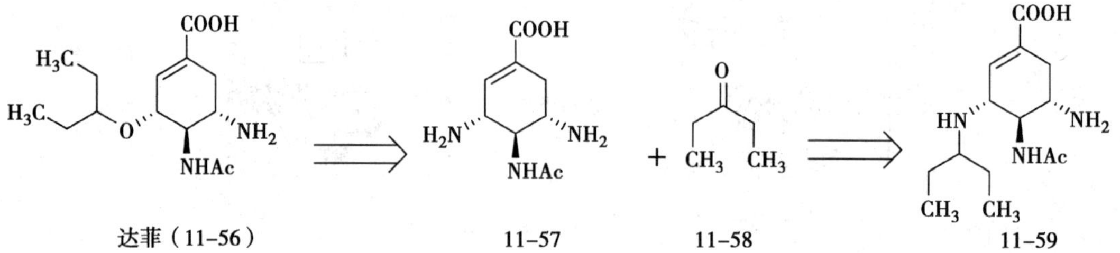

达菲（11-56）

$IC_{50} = 0.0013\mu mol/L$

11-57

$IC_{50} = 31\mu mol/L$

11-58

11-59

$IC_{50} = 0.085\mu mol/L$

第五节　案例分析：基于靶点结构的药物设计在HIV蛋白酶先导化合物发现的应用

一、研发背景

由人类免疫缺陷病毒（HIV）感染引起的获得性免疫缺陷综合征（AIDS）俗称艾滋病，作为一种跨种属传播的死亡率很高的疾病，是世界十大致命疾病之一。自美国1981年报告首例艾滋病病例以来，世界各国的科学家们就致力于寻找抗艾滋病药物。AZT是首次经美国FDA批准用于临床的抗艾滋病药物，它与随后批准的DDI，DDC，D4T和3TC同属核苷类HIV逆转录酶抑制剂。它们在临床上得到了广泛的应用，但并不能根治艾滋病，尤其是它们的毒副作用及长期用药产生的耐药性在相当程度上限制了它们的使用。艾滋病主要由Ⅰ型人类免疫缺陷病毒（HIV-1）引起，在艾滋病毒的生命周期中有多种酶起了重要的生化和生理作用，其中受到现代药物开发关注的有三种酶，分别是逆转录酶（RT）、蛋白酶（PR）和整合酶（IN）。HIV蛋白酶在适当的位置产生具有传染性HIV病毒粒子的成熟蛋白成分，缺少HIV-1蛋白酶,HIV 病毒粒子就不具有传染性。目前,随着对 HIV 病毒学及分子生物学等方面的研究,人们逐渐认识到 HIV-1 蛋白酶所催化的 HIV gag 和 gag-pol 基因产物的水解过程对于成熟的有感染能力的 HIV 病毒颗粒的产生是至关重要的。抑制了 HIV-1 蛋白酶的活性或将此酶的活性降低到极低水平,HIV 在被感染的细胞中就会产生不成熟的、没有感染性的病毒颗粒。改变 HIV-1 蛋白酶活性位点或抑制其活性,会影响 HIV 的复制及传染其他细胞,因此抑制 HIV-1 蛋白酶成为制药研究的重点。

HIV-1 蛋白酶是天门冬氨酸属蛋白水解酶,是由两条肽链组成的同质二聚体(homodimer),每一条肽链由 99 个氨基酸组成。Peal 等测定了 HIV-1 蛋白酶晶体的三维结构,发现它有 C2 对称轴,其活性中心由两部分组成:两个柔软的富含甘氨酸(glycine)的 β 发卡结构构成"屋顶",而"地板"由两个单体提供的两个天门冬氨酸-苏氨酸-甘氨酸片段构成。其中两个天门冬氨酸(Asp 25,Asp 25′)在催化过程中起重要作用。

当前以 HIV-1 蛋白酶为靶点寻找蛋白酶抑制剂可归纳为 3 个研究方向:①根据 HIV-1 蛋白酶具有 C2 对称轴,设计能够阻止两个单体聚合或将已聚合的二聚体解聚的化合物。②大部分抑制剂是根据 HIV 的 gag 和 gag-pol 基因产物中至少存在 7 个裂解键而设计的,用不易裂解的化学键替代肽底物中的酰胺键,以合成肽底物的类似物。③通过大规模普筛及借助于晶体结构数据和计算机分子图形学的计算机辅助药物设计(CADD)寻找生物活性较强的小分子非肽类抑制剂,再进一步结构优化。这个研究方向已成为研制新型的抗艾滋病药物的一个新热点。近几年美国 FDA 批准了 4 个新型的抗艾滋病药物,它们均是基于第二种设计思想而找到的肽类抑制剂:沙奎那韦(saquinavir,1995);利托那韦(ritonavir,1996),印地那韦(indinavir,1996)及奈非那韦(nelfinavir,1997)。这 4 个抗艾滋病药物生物利用度较低,有明显的副作用,容易产生耐药性,且单独使用效果不明显,需与其他抗艾滋病药物联合使用,即所谓的鸡尾酒疗法。由于它们的分子量都比较大,且含有多个手性中心,生产成本高,价格昂贵,难以推广使用。

二、先导化合物的发现

研究表明,每个 HIV-1 蛋白酶亚基由 99 个氨基酸残基组成,该酶抑制剂必须具有渗透细胞膜的能力。通过对 HIV-1 蛋白酶与天门冬氨酸蛋白酶的结构进行比较,并借助 X-射线衍射波谱的结果,人们获得了高精确度(1.8nm)的 HIV-1 蛋白酶的三维结构,并建立起该酶的结构模型。

随后,Kuntz 等人于 1990 年根据其晶体结构中酶活性部位,利用 DOCK 程序将剑桥晶体数据库中的 10000 个分子与之进行分子对接虚拟筛选,并按照打分数值的高低排列。然后对打分值最高的 200 个化合物进行严格筛选,选出带有羟基或氨基且易于合成的化合物,并评价这些分子能否与酶的 Asp25 发生相互作用。最后发现其中一个化合物溴哌利多(bromoperidol,11-60)具有较好的结合作用,分子中的羟基能与酶活性中心的天门冬氨酸形成氢键,而已知抗精神病药氟哌啶醇(haloperidol,11-61)与溴哌利多分子结构非常相似,并且能从试剂公司直接买到。通过肽底物的酶活性检定法进行药理筛选,结果表明 haloperidol(11-61)有抑制 HIV-1 蛋白酶的活性($K_i = 100\mu mol/L$,$IC_{50} = 0.25mmol/L$,$IC_{90} = 2.0mmol/L$)。另外,此化合物对 HIV-1 蛋白酶同属天门冬氨酸蛋白酶的人血管紧张肽原酶(human renin)无抑制作用,对胃蛋白酶(pepsin)的抑制作用较弱,其选择性较高。

随后他们对此化合物进行结构修饰与改造,得到硫缩酮衍生物 thioketal(11-62),此化合物对 HIV-1 蛋白酶的抑制活性为 $15\mu mol/L$,其活性得到进一步的提高。随后他们对化合物 thioketal(11-62)与 HIV-1 蛋白酶复合物的晶体结构进行分析,发现其结合模式与分子对接得到的结果略有不同。

笔记

X=Br, bromoperidol (11−60)
X=Cl, haloperidol (11−61)

thioketal (11−62)

值得说明的是,此系列化合物的治疗指数过低,在大剂量的条件下有明显的毒性,可导致一系列神经系统疾病,因此难以发展为抗艾滋病药物,但作为先导物供进一步的结构修饰则是很有价值的。这一结果也说明利用计算机辅助设计,借助于晶体结构数据库寻找先导物是比较成功的。

【Summary】

The field of structure-based drug design, including molecular docking, *de novo* drug design and fragment-based drug design, has emerged for two decades since increasing numbers of protein crystal structure were determined. The availability of the three-dimensional coordinates of a protein opened an avenue to deriving computational methods to predict the binding orientation of ligands inside protein cavities, a process that is generally referred as molecular docking. Molecular docking is widely used to predict the binding pose of ligands and receptors. In such applications, organic molecules are screened against a binding site, typically on a protein. The docked molecules are sampled in multiple conformations and orientations within the binding site, and each configuration is scored for complementarity to the receptor. It should be noted that molecular docking approach has been of fundamental importance in modern structure-based drug design. Owing to the rapid increase in computer power and algorithm performance, it is now possible to dock thousands of ligands in a timeline which is useful to the pharmaceutical industry. Such strategy is often referred as 'virtual screening', whereby large virtual libraries of compounds are reduced in size to a manageable subset, which, if successful, includes molecules with high binding affinities to a target receptor.

De novo drug design attempts to use the unliganded structure of the protein to generate novel chemical structure that can be binded. There are varying algorithms, most of which depend on identifying initial putative sites of interaction that are grown into complete ligands. Traditionally, *de novo* design has focused on designing molecules satisfying a single objective, such as similarity to a known ligand or an interaction score, and ignored the presence of the multiple objectives required for drug-like behavior.

In the absence of an experimental structure, protein prediction method, such as homology modeling, is able to provide a practical alternative to develop a reasonable theoretical coordinate. It needs to be acclaimed that such homology modeling is currently the most accurate method for the prediction of protein structure, thus affording models suitable for a wide spectrum of applications, such as mechanism examination, structure-based drug development and virtual screening as well as the interpretation of experimental data.

Fragment-based drug design (FBDD) builds drugs from small molecular pieces. It combines the empiricism of random screening with the rationality of structure-based design. Even though the concept was first articulated decades ago, the approach has become practical only within the last decade, since Fesik and colleagues introduced the 'SAR by NMR' method in 1996. Their results reignited interests in the general idea of discovering drug leads by first identifying discrete components showing molecular recognition at a given target. In these so-called 'fragment-based' approaches, low molecular weight chemical fragments are initially selected on the basis of their ability to bind to the target of interest or to inhibit it in a functional assay.

In summary, the recent explosion of protein structures, and the advent of the genome projects, has renewed interests in using structure-based drug design for early-phase lead discovery. These approaches have made considerable progress in the past decade. On the other hand, current programs will dissatisfy investigators interested in definitive predictions of new ligands, and predictions of geometries can still go wildly wrong. In favorable circumstances, docking screens can substantially enrich hit rates and predict the structures of hits bound to their targets in sufficient detail to be useful for the synthetic elaboration of leads. With all of its weaknesses, structure-based screening is mature enough to be considered as a first-line and bang-for-the-buck technique in pharmaceutical discovery research.

【Key word】 receptor-based drug design, protein structure prediction, molecular docking, *de novo* drug design, virtual screening, fragment-based drug design, fragment screening

【思考题】

1. 什么叫基于靶点结构的药物分子设计？其研究内容有哪些？

2. 同源模建法的基本步骤是什么？

3. 什么叫计算机虚拟筛选？

4. 基于片段药物设计的基本思想和研究流程是什么？

5. 常用的片段筛选方法有哪些？它们的优、缺点是什么？

（李敏勇）

笔记

第十二章　基于配体结构的药物设计

学习要求

1. 掌握:基于配体结构的药物设计的基本概念;Hanch 方程及理化结构参数;比较力场分析法及其基本过程;药效团与基于药效团三维数据库搜索的基本概念。

2. 熟悉:2D-QSAR 和 3D-QSAR 的常用研究方法;构建三维药效团的几种常用方法;几何优化与构象搜索的基本概念。

3. 了解:骨架跃迁技术。

当前对于基因组学和蛋白组学的研究不断深入,被解析的蛋白质三维结构也越来越多。但对于许多与药物开发有关的重要靶酶或受体却进展较慢,其原因主要在于这些它们常常是存在于细胞膜的蛋白,很难培养晶体并对其进行解析。另外,目前尚有大量活性分子的靶点是未知的,给结构优化带来了困难。在上述情况下,只能通过"基于配体的药物设计"这种间接的方法,从研究配体的三维结构信息入手,推测配体与靶点的作用方式并以此指导我们的药物分子设计。

基于配体的药物设计主要包括两个方面的研究内容,第一种是研究一系列药物的定量构效关系(quantitative structure-activity relationships,QSAR),第二种方法是构建共同作用于同一靶点的药效团(pharmacophore)模型。定量构效关系研究是应用数学模式来表达药物的化学结构因素与特定生物活性强度的相互关系,通过定量解析药物与靶点特定的相互作用,从而寻找药物的化学结构与生物活性间的量变规律,从而为新一轮的结构优化提供理论依据。而构建药效团模型的用途不仅可以用于预测新的化学结构是否具有活性,还可进一步配合虚拟化合物库的三维结构搜索,为发现新的先导化合物提供新的方法。

第一节　定量构效关系

定量构效关系作为现代药物设计的重要研究方法,其萌芽可追溯到 19 世纪中叶。当时有的科学家已提出化合物的生物活性与化学结构之间存在有某种函数关系。1900 年前后,Meyer 和 Overton 分别观察到一些简单有机分子的相对麻醉作用与其脂水分配系数呈平行关系。但直到 20 世纪 60 年代,Hansch 和藤田借鉴有机化学中有关取代基电性效应对反应活性的定量分析原则,并进一步外推到构效关系的研究中,才真正确立了定量构效关系方程。伴随着分子图形学与计算化学的发展,定量构效关系研究也已从早期的二维定量构效关系(2D-QSAR)发展到三维定量构效关系(3D-QSAR),近年来又出现了四维定量构效关系(4D-QSAR)和五维定量构效关系(5D-QSAR)。下面将对目前应用较多的二维定量构效系和三维定量构效关系进行介绍。

一、二维定量构效关系

(一) 二维定量构效关系研究发展简介

目前二维定量构效关系方法很多,有 Hansch 方法、Free-Wilson 方法和分子连接性指数法等。其中最为著名、应用最为广泛的仍然是 Hansch 方法,它假设同系列化合物的某种生物活性变化与它们的理化性质(疏水性、电性和空间立体性质等)变化相联系,并假定这些因子是彼此

笔记

276

孤立的,采用多重自由能相关法,借助多重线性回归等统计方法就可以得到定量构效关系模型。

Free-Wilson 方法又称基团贡献法。1964 年,Free 与 Wilson 根据多变量回归分析理论,在对有机物子结构信息和生物活性的相关研究基础上建立的一种方法。该方法一组同源化合物的生物活性是其母体结构(基本结构)的活性贡献与取代基活性贡献之和。应用 Free-Wilson 方法不需要各种物化参数,在农药、医药、化学反应、光谱学研究中都有大量应用。但是该方法只能应用于符合加和性的生物活性,其结果不能说明化合物机制;另外它只能预测系列化合物中已经出现的取代基在新化合物中的生物活性,对于未出现的取代化合物则无能为力。因而该方法在应用中受到很多限制。因此有研究者尝试将 Hansch 方法和基团贡献法联合应用,也取得一定成果。

分子连接性指数法(Molecular connective index,MCI)是由 Kier 和 Hall 提出的,该方法使用拓扑学参数,将化合物的结构参数化。根据分子中各个骨架原子排列或相连接的方式来描述分子的结构性质。MCI 是一种拓扑学参数,有零阶项、一阶项、二阶项等等,可以根据分子的结构式计算得到,与有机物的毒性数据有较好的相关性。MCI 能较强地反映分子的立体结构,但反映分子电子结构的能力较弱,因此缺乏明确的物理意义,然而由于其具有方便、简单且不依赖于实验等优点,也得到广泛应用和发展。

实际应用最多的仍是 Hansch 方法,下面将主要介绍其基本原理和有关应用。

(二) Hansch 方法

1964 年,Hansch 和藤田将物理有机化学研究中 Hammett 和 Ingold 有关定量评价取代基的电性或立体效应对反应中心影响的原理进一步延伸,成功地应用于定量处理药物分子与生物系统的构效关系研究,为定量构效关系研究确立了初步的科学思路和方法,是定量构效关系研究和计算机辅助分子设计的一个重要的里程碑。该方法目前仍然是研究二维定量构效关系最常用的方法。

Hansch 方法认为药物经过结构改造成为其衍生物时,其生物活性的改变主要与结构改变后引起的疏水性、电子效应以及空间效应的变化相关。当每一因素对生物活性具有独立的、加和性的贡献时,可通过统计学方法导出这些理化参数与生物活性的关系式,即 Hansch 方程。

$$\log 1/C = K_1(\log P)^2 + K_2\log P + K_3\delta + K_4 E_s + K_5 \qquad (式12\text{-}1)$$

对于系列化合物,如果只改变基本骨架的取代基时,可以用 π 代替 $\log P$ 得式(12-2)或是式(12-3):

$$\log 1/C = K_1(\pi)^2 + K_2\log P + K_3\delta + K_4 E_s + K_5 \qquad (式12\text{-}2)$$

$$lg\frac{1}{C} = a\pi^2 + b\pi + c\sigma + dE_s + K \qquad (式12\text{-}3)$$

式中,C 为化合物产生某种特定生物活性(如 ED_{50}、ID_{50} 或 MIC 等)的浓度,P 为脂水分配系数,π 为疏水参数,δ 为电子效应参数,即 Hammett 常数,E_s 为 Taft 立体参数(空间效应参数)。方程式右边的各项并不都是必需的,可以根据具体情况进行取舍。由于所有参数都与系统的自由能有关,因此 Hansch 方法又被称为线性自由能相关法(linear free energy relationships,LFER),或超热力学相关(extra-thermodynamic relationships)模型。

应用 Hansch 方法研究定量构效关系时,首先要设计合成一定数量的化合物,分别测出它们的生物活性。然后选定参数(疏水参数 π,电性参数 δ 和立体参数 E_s 等),这些参数值有的来自文献,有的则通过计算或实验求得。下一步通过统计学方法,将各衍生物的活性数值与相应的参数值进行回归分析,得到定量构效关系方程。

参数的选择是 Hansch 方法中的重要环节,实际常用到的有关电性参数、疏水性参数和立体参数见表 12-1。

表 12-1　常用化学结构参数

类型	参数名称	定义及测定或计算方法	物理意义
电性参数	Hammett 常数(σ)	$\sigma = \log(K_X/K_H)/\rho$ K_X 和 K_H 分别为取代苯甲酸和苯甲酸的解离常数。ρ 为常数,在标准条件(25℃,丙酮水溶液)下,定义 $\rho = 1$。	表示芳香族化合物上的取代基的诱导效应和共轭效应
	Taft 常数(σ^*)	$\sigma^* = 2.48^{-1}\left[\log(K_X/K_H)_B - \log(K_X/K_H)_A\right]$ K_X/K_H 分别表示取代乙酸乙酯和乙酸乙酯的水解常数,下标 A、B 分别表示在酸性和碱性条件下水解。	表示脂肪族化合物上的取代基的诱导效应和共轭效应
	解离常数(pK_a)		表示整个分子的电性效应
疏水性参数	脂水分配系数(P)	$P = C_O/C_W$ C_O 和 C_W 分别表示处于平衡状态下,化合物在有机相和水中的浓度	表示化合物向作用部位的转运和与受体的疏水结合情况
	疏水性常数(π)	$\rho\pi X = \log(P_X/P_H)$ P_X 和 P_H 分别为同源的取代化合物和无取代化合物的分配系数。不同源的化合物的 π 值不同。当用正辛醇/水系统测定时 $\rho = 1$	表示取代基的相对疏水性,可用加和性计算同源化合物的疏水性
立体参数	Taft 立体参数(E_s)	$E_s = \log(K_X/K_H)_A$ K_X/K_H 分别表示取代乙酸乙酯和乙酸乙酯的水解常数,下标 A 表示在酸性条件下水解。	表示取代基的立体因素对分子内或分子间的反应性的影响
	分子折射率(MR)	$MR = \left[(n^2-1)/(n^2+2)\right] \times (MW/d)$ n 为化合物的折射率,MW 为分子量,d 为密度	作为分子的近似立体参数使用
	Verloop 多维立体参数(Sterimol Parameter)	L 为沿着与母体相连的第一个取代基总长度。使 L 垂直于纸面,然后自 L 点向两边作两上垂直线将两边分为四份(四个宽度参数,从小到大依次为 B1 ~ B4);Verloop 多维立体参数 L、B1 ~ B4 可以从原子的 Van Der Waals 半径及键长键角计算。	表示基团大小

（三）指示变量（indicator variables）

　　指示变量又称为哑变量,或虚拟变量,常用于线性自由性相关分析中描述某些不能用连续性变量说明的某种结构特征。通常指示变量的赋值为 0 或 1,以表示该结构特征的有无。该参数属于一种经验性参数,在方程中可以表示某些特定结构特征对活性的贡献。例如具有光学异构体的系列化合物,可应用指示变量将右旋体定义为 1,左旋体定义为 0。此外,分子结构中具有顺-反异构现象、分子内氢键等情况也可引入指示变量。

　　（四）QSAR 的统计分析、评价

　　Hanch 方程一般按多元线性回归分析处理,用最小二乘法求得各参数项的系数,得出回归方

笔记

程。所得定量构效关系方程中,其拟合能力的统计评价指标主要有相关系数 r,标准偏差 s(或 SD)和 Fisher 检验值 F。相关系数 r 和 F 值越高,标准偏差 s 越小,表明模型的拟合能力越好。上述三个指标可通过下面三个公式来计算:

$$r = \sqrt{1 - \frac{\sum (y_{calc} - y_{exp})^2}{\sum (y_{calc} - y_{mean})^2}} \qquad (式12\text{-}4)$$

$$s = \sqrt{\frac{\sum (y_{calc} - y_{exp})^2}{n - k - 1}} \qquad (式12\text{-}5)$$

$$F = \sqrt{\frac{r^2 (n - k - 1)}{k (1 - r)^2}} \qquad (式12\text{-}6)$$

式中,n 是样本数;k 是变量数;y_{calc} 为活性的计算值;y_{act} 为活性的实测值。

另一方面,QSAR 不仅仅是对活性与结构的分析总结,还应具有预测能力,以帮助研究者寻找活性更好的化合物。预测能力的评估主要有两种方法,即交叉验证(cross-validation)和预测集(test set)的预测。交叉验证指的是依次从 N 个样本中抽出 n 个样本,其余的 $N-n$ 个样本建立定量构效关系方程。然后该方程预测抽出的 n 个样本的活性,重复此操作,直到所有样本都被抽取和预测。如果每次抽出一个样本($n = 1$),就是最常用的抽一法交叉验证,简称抽一法(leave-one-out)。评价交叉验证的指标主要有交叉验证的预测误差平方和(PRESS)和交叉验证的相关系数(R_{CV},也可以用 Q 表示)。PRESS 越小或者 R_{CV} 越大,表明方程的预测能力越强。

$$PRESS = \sum (y_{pred} - y_{exp})^2 \qquad (式12\text{-}7)$$

$$r = \sqrt{1 - \frac{PRESS}{\sum (y_{calc} - y_{mean})^2}} \qquad (式12\text{-}8)$$

二、三维定量构效关系

20 世纪 80 年代,计算化学的发展和计算机图形工作站(如 SGI,SUN 等)的出现为人们处理三维定量构效关系研究提供了现实的平台。随后陆续出现的多种考虑药物分子与靶点结合时三维结构性质的定量构效关系研究方法,统称为 3D-QSAR。3D-QSAR 与传统的 Hansch 方法的最大不同在于考虑了药物的三维结构信息,从而能够准确地反映出药物分子与靶点作用时真实图像,更加深刻地揭示出生物活性分子与靶点的结合机制,因此引起了药物化学家的重视。

在建立 3D-QSAR 模型时,一般遵循以下步骤:①选择一组对特定靶点具有生物活性的化合物;②确定药效构象并按一定方式将分子叠加;③计算空间参数;④将分子的空间参数与对应的生物活性进行回归分析得到 3D-QSAR;⑤检验 3D-QSAR 模型的预测能力。

最经典的 3D-QSAR 方法有三种,分别是:分子形状分析法(molecular shape analysis,MSA)、距离几何法(distance geometry,DG)和比较分子力场分析法(comparative molecular field analysis,CoMFA)。其中 Cramer 于 1988 年提出的比较分子场分析法仍然是目前应用最多的方法。随后还发展了其他几种方法,如比较分子相似因子分析(comparative molecular similarity indices analysis,CoMSIA)、SOMFA、虚拟受体(phesudo receptor)等,近年也开始应用于科研工作之中。

(一)分子形状分析法

分子形状分析法(Molecular Shape Analysis,MSA)是 Hopfinger 教授于 1980 年提出的一种 3D-QSAR 方法,属于分子构象分析与 Hansch 方法结合的产物。分子形状分析法认为柔性分子可以有多种构象,而受体所能接受的形状是有限的。因此分子的活性就应该与该分子形状对受体腔的适应能力有关。MSA 使用一些可以表达分子形状的参数,如与参照分子之间重叠体积、共同重叠体积比例、非共同重叠体积比例和分子势场积分差异等作为变量,经统计分析求出 QSAR 关系式。MSA 法将经典的 QSAR 分析进一步扩展到包含三维结构信息的分子形状参数,目的是进一步寻找药物分子空间形状的相似性与活性的关系。这样既可以得到更好的 QSAR

关系式,也为深入研究药物-靶点的作用机制提供有益的参考。

进行构效关系分析之前,MSA法首先要确定药物分子体系的活性构象,并将其作为分子体系的参照构象。然后将药物分子相应构象与参照构象进行合理重叠,进而求算它们的分子形状参数。因此,MSA法的成败与参照构象的选择有很大的关系。为确保参照构象选取的可靠性,MSA法一般选取 m 个高活性化合物的 n 个低能构象,分别作为系统的参照构象进行定量构效关系研究,根据拟合实验数据的好坏最终确定体系的参照构象,这样能保证找到正确的参照构象,从而提高 MSA 的成功率。

Hopfinger 应用该方法对二氢叶酸还原酶抑制剂(DHFR)进行研究,取得了很好的结果。目前该方法已作为 MSA 的模块实现了商业化。但总的来说,MSA 给出的分子参数还是较为简单,常常不能细致区分药物分子形状上的差别;引入的重叠体积等变量物理意义比较模糊,属于初级的 3D-QSAR。因而使用上还是受到很大的限制。

（二）距离几何法

距离几何法(Distance Geometry,DG)认为,药物-靶点的相互作用是通过药物的活性基团和受体结合部位相应的结合点直接作用而实现的。因此药物的活性高低可通过其活性基团和受体结合位点的结合能来衡量,这一结合能与药物活性基团的性质和受体结合点的类型有关。通过选择合理的靶点结合点分布模型和药物分子的结合模式,建立药物分子结合能力与活性之间的关系,就可得到一套与药物活性基团和受体结合点类型相关的能量参数。确定新化合物结合模式后,使用这些能量参数,可定量预测其结合能,进而推知其药效程度。

距离几何法的基本步骤如下:①定义药物分子中可能的作用位点,这些作用位点可能是与靶点直接作用的部位;②计算配体分子的距离矩阵,从原子的距离矩阵得到配体分子中作用位点的距离矩阵;③定义靶点结合位点的分布,靶点结合位点能直接和配体作用位点产生相互作用,这些结合位点间的相对位置也采用距离矩阵表示;④确定靶点结合位点的分布,通过配体分子结合位点以及靶点分子活性位点的距离矩阵来确定最佳结合模式以及靶点活性位点的空间分布。计算过程中只有配体分子的结合位点进入到靶点活性位点周围半径 r 的球形范围之内,才认为结合位点与活性位点产生了结合。通过计算,不断地调整结合模式以达到最好的拟合程度为止。若调整结合模式仍然结果很差,需返回第一步重新定义结合位点,直到取得最佳结果为止。

与传统的 2D-QSAR 相比,距离几何法除了提供活性预测模型外,还能够得到靶点与配体之间可能的结合信息。但计算操作繁琐,定义配体作用位点有很大的主观性,因此二十多年来一直应用较少。

（三）比较分子力场分析法

比较分子力场分析法(comparative molecular field analysis,CoMFA)是由 Cramer 等人于 1988 年创立的三维定量构效关系(3D-QSAR)研究方法。该方法彻底摆脱了传统 2D-QSAR 研究方法束缚,是 QSAR 研究领域的重大突破。CoMFA 提出后不久,就作为 SYBYL 中的一个模块实现了商业化,并很快被公认为应用最广泛的 3D-QSAR 方法。

CoMFA 认为在分子水平上,影响生物活性的相互作用主要是非共价键作用的立体和静电等相互作用。作用于同一靶点且结合模式相同的一系列药物分子,它们与受体之间的上述三种作用力场应该有一定的相似性。这样,在不了解靶点三维结构的情况下,研究这些药物分子周围三种作用力场的分布,把它们与药物分子的生物活性定量地联系起来,既可以推测受体的某些性质,又可依次建立一个模型来设计新的化合物,并定量地预测新化合物分子的药效强度。

CoMFA 的计算可分为以下几个步骤:

1. 确定化合物的活性构象　刚性化合物的构象固定,因此活性构象易于确定。但对于柔性化合物来说,由于药物与靶点结合时构象会发生一定变化,因此在实际操作中如何确定化合物中柔性键较多的活性构象有很多困难。

2. 分子叠加 即按照一定规则将药物分子构象进行叠合。分子重叠方式及重叠程度对 CoMFA 影响很大。在计算过程中必须保证所有化合物分子在三维网格中取向一致。通常以活性最大的化合物的最优构象做模板，其余分子都和模板分子骨架上的相应原子相重叠。叠加过程中，如果已知该类化合物药效团，可直接把这些基团在空间上重叠起来；如果不知道其药效团，就需要分析该类化合物中哪些官能团或原子对生物活性影响较大，从而重叠其相应的基团和主要共同结构特征。

3. 建立网格，计算场效应 将重叠好的分子放置在一个足够大的三维网格中，该网格按照一定步长均匀划分产生格点；每个格点上用一个探针原子（一般用 sp^3 杂化、带 +1 价电荷的碳原子）在网格中以一定的步长移动（通常为 0.2nm），计算格点上探针与化合物相互作用能（主要是立体场和静电场，现在又加入疏水场和氢键场），以此确定化合物周围各种作用力场的空间分布。

4. 偏最小二乘法分析 将上步计算得到的分子场数值作为自变量，将分子的活性作为因变量，由于此时自变量数目远大于因变量，故采用偏最小二乘法进行回归。首先用交叉验证方法检验所得模型的预测能力，并确定最佳主成分数。再以得出的最佳主成分对变量进行回归分析，拟合 QSAR 模型（参见图 12-1）。

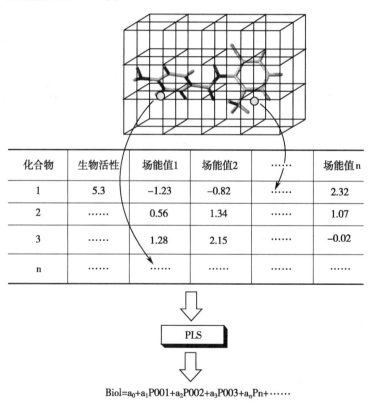

化合物	生物活性	场能值1	场能值2	……	场能值n
1	5.3	−1.23	−0.82	……	2.32
2		0.56	1.34		1.07
3		1.28	2.15		−0.02
n		……			

PLS

Biol=a_0+a_1P001+a_2P002+a_3P003+a_nPn+……

图 12-1 CoMFA 流程图

5. 用三维等势线系数图（contour maps）显示 QSAR 方程，体现结构和活性的关系。在三维立体图中，化合物各取代基性质及方位变化对活性的影响用不同颜色的表示，直观、形象。用户可进一步设计新的化合物，并预测其活性。

应用 CoMFA 对 30 个具有人皮质激素球蛋白亲和力的甾体类化合物进行了 3D-QSAR 研究。选择其中 21 个化合物做训练集，另外 9 个化合物做预测集。按照前面所述的基本步骤，首先将 21 个化合物通过分子建模，然后进行叠加（21 个化合物叠加后分子模型见图 12-2）。

笔记

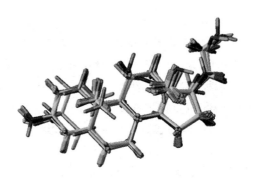

图 12-2　甾体化合物叠加图

　　然后构建网格,格点的距离为 0.15nm;计算静电场和立体场,用 PLS 分析,经"抽一法"交叉验证得到最佳主成分数为 6,$R_{CV}^2 = 0.65$;下一步选定最佳主成分数后对变量进行回归分析,得到 QSAR 模型,见图 12-3。图 12-3 中,立体场对活性影响以绿色和黄色表示,静电场对活性的影响以蓝色和红色表示。分子周围出现红色(蓝色)区域,提示该处连接带负电性基团有可能提高(降低)分子活性;分子周围出现黄色(绿色)区域,提示该处连接带空间体积较小基团有可能提高(降低)分子活性。应用该模型对预测集的化合物进行验证,也取得很好的结果。

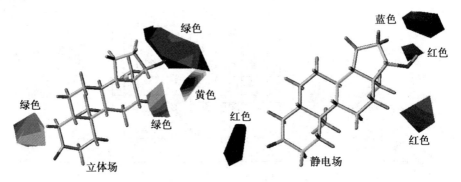

图 12-3　CoMFA 等势线系数图

　　CoMFA 由于其自身优势,除了已被广泛应用于药物的结构与活性关系研究之外,还被用于分析化合物结构-毒性关系、环境分析等多个领域。药物化学界有许多学者认为 CoMFA 与 Hansch 方法相结合来研究定量构效关系,可以取长补短,能更好地进行 QSAR 研究。Hansch 方法所使用的物化参数是建立在化合物二维结构基础上的,不能反映立体情况,缺乏描述构型、构象的参数且只能应用于同源物之间的构效关系研究。而 CoMFA 法正可弥补 Hansch 方法的这些不足。另一方面,由于 CoMFA 仅能应用于纯药效学(或绝大部分为药效学)的数据(如以酶、受体或细胞测定的体外数据),而对包含药动学成分的活性数据(如测定整体动物的体内数据)则不宜应用。CoMFA 方法存在的不足恰好是 Hansch 方法的长处,因为 Hansch 方法含有药动学有关的物化参数,适用于药动学和体内的活性数据。

　　(四) 比较分子相似因子分析法

　　比较分子力场分析法问世后很快发展成为目前应用最广泛的 3D-QSAR 研究方法,但该方法在实际使用中也存在许多不足。首先,CoMFA 仅考虑静电场和立体场,没有涉及对药物活性有重要影响的氢键场和疏水场;其次 CoMFA 所选用的分子势能场函数在某些格点附件会出现显著变化,出现不正常的分子场数值,需要定义能量的截断(cutoff)值,会导致某些区域的分子场信息不能很好的表达。因此 CoMFA 计算的结果对格点的步长、叠合分子的空间取向等因素非常敏感,需要仔细进行选择。

　　而比较分子相似因子分析法(comparative molecular similarity indices analysis, CoMSIA)作为更新的一种方法,定义了五种分子场进行定量构效关系研究,包括:立体场、静电场、疏水场、氢

笔记

键场(包括氢键受体和氢键给体);而且在分子场能量函数上的计算也有效克服了传统 CoMFA 方法的缺陷。许多学者应用 CoMFA 和 CoMSIA 对同一系列化合物进行 3D-QSAR 研究,均发现 CoMSIA 计算受网格设置和分子空间的影响较小,更易于操作且统计预测能力更强。CoMSIA 作为 SYBYL 一个模块已实现商业化,预测今后的应用将更为广泛。

三、QSAR 案例分析

(一) 2D-QSAR 案例分析

三十多年来,关于 2D-QSAR 发表的定量关系式已逾千个,其在预测同源物的生物活性,药物选择性,药物代谢动力学的研究及了解药物作用机制等方面均取得了一定的成绩。喹诺酮类抗菌药氟哌酸(AM715)的发现是将 QSAR 方法应用于药物设计的成功例子之一。

1962 年发现了萘啶酸(nalidixic acid,12-1)具有抗菌作用。古贺等人利用喹啉酮酸为母体,考查 6,7,8 位引入取代基对抗菌活性的影响。对 π、σm、σp、F、R、E_s、MR 等参数进行了考查,发现 E_s 与生物活性有显著的相关性。

nalidixic acid　　　　　　　　　　　AM715

12-1　　　　　　　　　　　　　　12-2

6-位取代:

$$\lg \frac{1}{MIC} = -3.32[E_{s(6)}]^2 - 4.37E_{s(6)} + 3.92 \qquad (式 12\text{-}9)$$

其中,$n = 8$　$R = 0.989$　$S = 0.108$　$E_{s(6)} = -0.66$

8-位取代:

$$\lg \frac{1}{MIC} = -1.02[B_{4(8)}]^2 + 3.73B_{4(8)} + 1.30 \qquad (式 12\text{-}10)$$

其中,$n = 7$　$R = 0.978$　$S = 0.221$　$B_{4(8)} = 1.83$

6,7,8 位单取代:

$$\lg \frac{1}{MIC} = -3.24[E_{s(6)}]^2 - 4.21E_{s(6)} + 1.36I - 1.02[B_{4(8)}]^2 + 3.79B_{4(8)} + 1.25$$

$$(式 12\text{-}11)$$

其中,$n = 25$　$R = 0.9789$　$S = 0.205$

(12-11)式中 I 为指示变量,当 7 位有取代基时 $I = 1$。(12-11)式的最适条件为:$E_{s(6)} = -0.65$ $B_{4(8)} = 1.84$　$I = 1$,即当 7-位有取代基时比没有时的活性要大 20 倍。因此对 7-位取代基进行考查。

$$\lg \frac{1}{MIC} = -0.24\pi_7^2 - 0.68\pi_7 - 0.71I + 5.99 \qquad (式 12\text{-}12)$$

其中,$n = 22$　$R = 0.94$　$S = 0.24$

式中 I 为指示变量,当取代基中有 NCO 结构时 $I = 1$,式中的系数为负值,说明有这种结构对活性不利。最适的 π 值为 -1.38。化合物 AM715 中哌嗪基的 π 值为 -1.74,F 的 E_s 值为 -0.46,均说明(12-12)及(12-8)的合理性与预见性。8-位甲基为最适合的取代基,但从合成的角度来考虑,以没有取代基较易合成。

对 1-位取代也进行了考查,QSAR 关系式为:

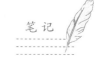

$$\lg \frac{1}{MIC} = -0.49[L_{(1)}]^2 + 4.10L_{(1)} + 2.00 \qquad \text{(式 12-13)}$$

其中，$n = 8$　$R = 0.955$　$S = 0.126$　$L_{(1)} = 4.17$

乙基的 $L = 4.11$，故为适当的取代基。

根据以上的结果，合成了在喹啉酮酸的母核上，1- 位为乙基，7- 位为哌嗪取代，6- 位为氟取代的 AM715（12-2）。其 $\lg(1/MIC)$ 预计值为 6.38，实测值为 6.63。表明方程有较好的预见性。AM715 现已上市，即为现在常用的诺氟沙星。

虽然 QSAR 已经取得了一些成就，但还有局限性，例如：药物在体内的复杂过程，也还不能用数学模型全面概括；各种理化参数只能近似地表示结构特征，并不能真正描述分子三维结构的客观指标；结果难以用图像的形式直观地显示等等。随着计算机科学和分子图像技术的发展，定量构效关系研究也从二维平面分析进一步向三维立体空间过渡，这也为药物设计和优化提供了新的研究工具。

（二）3D- QSAR 案例分析

唑类羊毛甾醇 14α- 去甲基化酶（lanosterol 14α- demethylase，CYP51）抑制剂是临床上最为常用的抗真菌药物，但酮康唑、氟康唑等现有药物存在抗真菌谱窄、毒性大、耐药性严重等问题，因此需对其进行结构优化。但是，致病真菌 CYP51 是跨膜蛋白，其晶体结构尚未得到解析，因此采用 3D- QSAR 等药物设计方法对其进行优化。

首先，将自行设计合成的 40 个三唑类化合物作为数据集（3 ~ 42），并随机分成训练组（35 个化合物）和检验组（5 个化合物）（图 12-4）。其次，通过药效构象分析对化合物构象进行叠合（图 12-4），并生成 CoMFA 和 CoMSIA 模型。在 CoMFA 模型优化中，考察了网格点步长对统计结果的影响。在 CoMSIA 模型优化中，系统考察了各种分子场组合、网格点步长和衰减因子对模型统计结果的影响，发现立体场，静电场，疏水场和氢键受体场的组合得到最佳模型。所建立 CoMFA 和

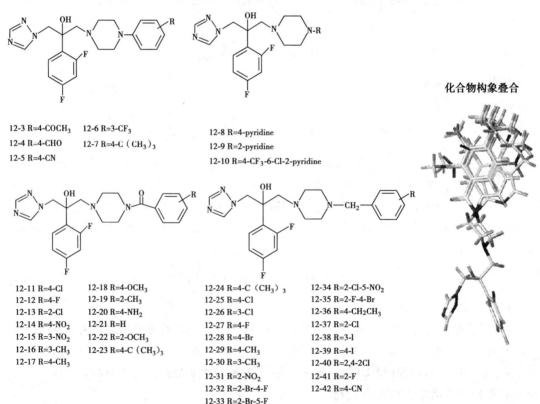

数据集（标下划线的化合物为检验组）

12-3 R=4-COCH₃　12-6 R=3-CF₃
12-4 R=4-CHO　　12-7 R=4-C（CH₃)₃
12-5 R=4-CN

12-8 R=4-pyridine
12-9 R=2-pyridine
12-10 R=4-CF₃-6-Cl-2-pyridine

化合物构象叠合

12-11 R=4-Cl　　　12-18 R=4-OCH₃
12-12 R=4-F　　　 12-19 R=2-CH₃
12-13 R=2-Cl　　　12-20 R=4-NH₂
12-14 R=4-NO₂　　 12-21 R=H
12-15 R=3-NO₂　　 12-22 R=2-OCH₃
12-16 R=3-CH₃　　 12-23 R=4-C（CH₃)₃
12-17 R=4-CH₃

12-24 R=4-C（CH₃)₃　12-34 R=2-Cl-5-NO₂
12-25 R=4-Cl　　　　12-35 R=2-F-4-Br
12-26 R=3-Cl　　　　12-36 R=4-CH₂CH₃
12-27 R=4-F　　　　 12-37 R=2-Cl
12-28 R=4-Br　　　　12-38 R=3-I
12-29 R=4-CH₃　　　 12-39 R=4-I
12-30 R=3-CH₃　　　 12-40 R=2,4-2Cl
12-31 R=2-NO₂　　　 12-41 R=2-F
12-32 R=2-Br-4-F　　12-42 R=4-CN
12-33 R=2-Br-5-F

图 12-4　3D- QSAR 研究数据集和分子构象叠合

CoMSIA 模型的交叉相关系数 R_{CV}^2 值分别为 0.718 和 0.655,都具有较强的预测能力。

CoMFA 和 CoMSIA 模型的三维等值线图直观地解释了化合物的构效关系(图 12-5)。3D-QSAR 研究结果显示:在苯环的各个取代基中,对位取代基对抗真菌活性的影响要大于邻位和间位取代基。在对位取代基中,有一定立体位阻的疏水性基团,电负性基团和氢键受体基团有利于提高抗真菌活性;在邻位取代基中,具有一定疏水性的电负性基团对抗真菌活性有利,从实际情况来看,卤素原子比较适合;而间位取代基对抗真菌活性影响相对较小,有一定位阻的立体基团有利于抗真菌活性,而引入氢键受体基团会降低抗真菌活性。

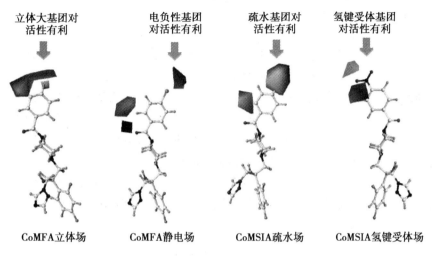

图 12-5　3D-QSAR 等势线系数图

在 3D-QSAR 结果的指引下,进一步提出了唑类药物合理优化设计分子模型(图 12-6),国内外 10 余个研究单位应用该模型设计得到一系列高活性的抗真菌化合物。其中,根据该模型,设计和优选得到了艾迪康唑(iodiconazole),作为化药 1.1 类抗真菌创新药进行新药开发,目前已经完成了Ⅲ期临床试验。艾迪康唑与目前临床上同类药物相比,具有抗真菌作用强、抗真菌谱广、毒性低、稳定性好等优点。

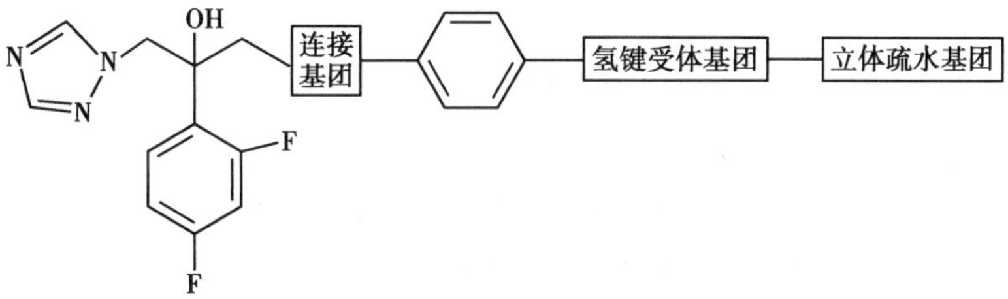

图 12-6　唑类抗真菌药物优化设计分子模型

第二节　药效团模型及其应用

药效团(pharmacophore)又称药效基团,其概念源于化合物的一部分结构发生变化时,生物活性也发生相应改变,而其余部分结构发生变化时其生物活性发生却很小。这些活性化合物所共有的,对化合物的活性有重要影响的一组原子或基团,被称为药效团元素。药效团是药效团元素的集合。当进一步考虑相关药效团元素的空间位置时,就属于三维药效团概念范畴。因而,三维药效团包括药效团元素及其特殊的空间排列组合。

药效团和定量构效关系研究一样,都是以间接药物设计原理的基本假设为前提,即具有同类活性的一系列化合物与靶点相互作用的活性部位是一致的。但两者又有明显的不同。定量构效关系研究的是基于同一母核(或骨架)的系列化合物,侧重于对先导化合物的优化过程;药效团模型则高度概括了不同结构类型的多种先导化合物的构效关系,更能体现活性配体分子的抽象特征。一个成功的三维药效团模型,涵盖了设计新配体分子所需的三维结构信息,只要符合药效团模型要求的就可能有活性,因而为我们提供了一种发现先导化合物新结构类型的有效途径。

一、药效团元素的概念

(一) 药效团元素

早期的药效团元素往往是经验性的,即通过实验观察找出对活性有贡献的共同原子或功能基。用于建立三维药效团模型的药效团元素则更强调与靶点能发生弱相互作用的原子或基团,如这些原子或基团通过氢键、静电力或范德华力与受体的键合点发生作用。通常,一些杂原子或极性官能团常被选做药效团元素,例如,氧原子、氮原子、羧基、氨基和羟基。药物分子中的芳杂环系统能够和靶点的芳香环侧链发生强烈的 π-π 相互作用,因而,芳香环也常被选做药效团元素。除此之外,还有一些假原子如氢键供体、氢键受体、疏水中心、正电基团和负电基团等。

在药效团模型中,药效团特征元素一般以抽象的点(比如疏水中心、电荷中心)、线(比如氢键)、面(比如芳环平面)的形式出现。有的药效团元素(如氢键供体)具有方向性(或矢量性),不同的软件在这方面的表现方式并不相同。下图中是 CATALYST 处理药效团元素的表现形式(图 12-7)。

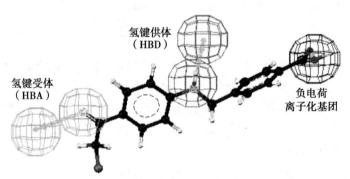

图 12-7   CATALYST 处理药效团元素示意图

(二) 几何约束

一个药效团模型中除了包含药效团元素之外,还包括药效特征元素之间的空间约束,这些约束一般是通过特征元素之间的距离、角度、二面角来定义的,其中距离限制是最为常见的约束形式。这些特征元素或它们之间几何关系的约束可以采用多种形式。如:位置约束可以是点的空间活动范围;距离限制可以是点与点之间的距离,或点到线的距离,角度限制可以是三点的角度,直线与平面的角度,或者是平面与平面的角度(图 12-8)。

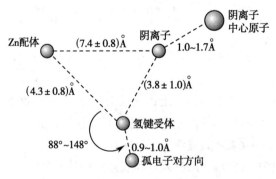

图 12-8   ACEI 药效团模型

笔记

二、三维药效团的构建方法

识别并构建三维药效团一般都应用相关的计算机辅助分子设计软件自动完成。基本的步骤均大同小异,可分为选择候选化合物、构象分析、分子叠合、药效团构建和评价等几个步骤。计算机辅助设计软件一般可自动调用相关的分子力学和量子化学计算程序,计算出药效团元素中的基本性质(如氢键给体和受体、杂原子电荷);但构象分析步骤有时需要应用另外的程序预先做好并存储成特定的分子结构文件,以备在构建药效团时调用。

目前构建药效团的方法和软件系统主要有活性类似物法(active analogue approch,AAA)、距离比较法(distance comparison,DISCO)、APEX-3D、GASP 和 CATALYST 等,这些方法均已实现商业化。

1. 活性类似物法　Marsholl 等提出的活性类似物法(active analogue approch,AAA)是最早出现的药效团识别方法。AAA 方法是根据具有结构多样性的活性化合物和非活性化合物的构效关系,寻找对活性起主要作用的基团、活性构象以及三维药效团模型。SYBYL 软件中的 Receptor 模块就是基于活性类似物方法的原理设计的药效团识别程序。

Receptor 在确定药效团的过程包括下面几个基本步骤:①选择多个和某种靶点能产生相似作用模式的配体分子,把这些分子分为两组:活性分子组和非活性分子组。②对所有的分子进行构象分析以及分子叠合得到药效元素的空间约束。构象分析一般采用系统搜索的方法。在分子叠合过程中,若分子的柔性比较大,可选择某个活性化合物作为模板分子,对模板分子进行构象分析。在模板分子中确定几个药效团元素,把通过构象分析确定的药效团元素之间的空间限制作为第二个分子构象分析的约束条件,对第二个分子进行构象分析,仅仅保留满足第一个分子药效团元素空间限制的构象,把得到的空间限制作为下一个分子构象分析的约束体检。依次下去,得到所有分子共同满足一定空间约束条件的构象空间以及叠合方式,从而确定药效特征元素之间的空间约束条件。③从叠合构象计算得到排斥受体体积和包含受体体积。

尽管该方法出现很早,但方法比较简单,同时要求对研究体系的药效团元素比较清楚,在许多情况下并不适用,因此应用并不广泛。

2. DISCO(距离比较法,distance comparison)　距离比较法是 MARTIN 开发的药效团识别方法,已经成为 SYBYBL 的一个模块实现商业化。一般可以提供多个药效团模型,对每一种模型均需要验证,求选出最好的药效团模型。在 SYBYL 软件包中,DISCO 得到的药效团模型可以作为提问结构,采用 Unity 模块进行基于药效团模型的数据库搜索来寻找先导化合物。

其主要计算步骤为:①选择一组作用靶点相同的活性化合物,用构象搜寻方法,得到每个化合物一系列可能的低能构象;②在每个分子上定义分子特征基团(molecular features)并将这些特征基团赋予分子的每个构象。分子特征基团是配体分子中可能与受体结合的基团,即可能的药效团,DISCO 共定义了 7 种分子特征基团,包括氢键的给体原子和受体原子,氢键的给体位置和受体位置,强正(或负)电性原子及疏水中心等;③选择构象数少的分子作为参考分子,所有化合物的每个低能构象均与参考分子的每个构象逐个进行比较,选出所有化合物共有的药效基团元素及其空间距离限制条件;④根据打分情况及观察构象的实际叠合情况进行模型的评价,确定合理的药效团模型。

DISCO 可以提供多种药效基团模型,用户再根据其他实验结果验证以便选出合适的模型。在 SYBYL 软件中,应用 DISCO 构建的药效团的模型,可以结合 Unity 进行基于药效团模型的数据库搜索(图 12-9)。

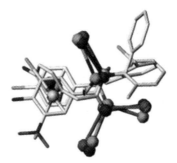

图 12-9　应用 DISCO 构建的
药效团模型示意图

笔记

3. GASP（genetic algoritym similarity program）　GASP 是基于遗传算法的药效团识别方法，由 Gareth Jones 提出，现已作为 SYBYL 的一个模块实现商业化。GASP 共定义氢键受体、氢键给体和芳香中心三种药效团元素。进行分子叠合时，一般先选定一个刚性分子作模板，其他分子叠合在这个模板分子上。利用遗传算法在进行药物分子之间的柔性叠合和药效团识别。评估分子叠合和药效团的优劣主要通过范德华能量得分、公共体积得分和相似性得分的三种得分函数来评估。该方法得到的药效团模型可作为 SYBYL 中 Unity 的提问结构进行数据库搜索。

GASP 计算效率较高、计算速度快，但该方法定义的药效团元素较少，这也在一定程度上影响了构建药效团的质量。

4. APEX-3D　该软件最早是由 Biosym 公司推出的自动识别药效团的专家系统，主要是基于 Valery Golender 提出的逻辑结构分析方法。该方法首先对活性分子和非活性分子进行构象处理，然后采用多种方法通过计算分子结构参数（如电性、疏水性质和体积性质等），接着进行构象叠合和药效团搜索，并用统计方法对搜索到的几十个甚至几百个药效团打分。药效团确定后还可以进行三维定量构效关系研究。

Apex-3D 曾经在构建药效团方面获得了一些应用，但 Biosym 公司和 MSI 公司合并后，该软件基本没有进一步发展，目前已基本停止销售。

5. CATALYST　CATALYST 是美国 MSI 公司开发的面向药物研究领域的综合性的药物开发软件。由于这一软件为药效团模拟提供了完善的解决方案，使得 CATALYST 成为近年来在国际上应用最为广泛的基于药效团模型的药物开发软件。

CATALYST 与其他几个药效团模拟系统有很大的不同，它不仅提供了药效团识别的功能，还提供了分子构建、分子优化、构象分析、数据库管理、数据库倒换以及数据库搜索等一系列强大的功能。CATALYST 是一个完全独立的基于药效团的药物设计软件系统，不附属于其他任何软件。

CATALYST 构建药效团模型的基本步骤与 DISCO 较为相似，但 CATALYST 提供了更加完备和细致的药效特征元素定义方法。在 CATALYST 软件中，每一药效特征元素包含三部分内容：

（1）化学功能，包括疏水团、正电/负电基团和氢键供体/受体。这些默认的化学功能还可以进一步细化或重新定义，进行灵活和独立的分析。

（2）三维空间的位置和定向。主要通过绝对坐标来定义不同化学特征的空间位置，如化学特征间的距离，还可以辨别结构对映体。

（3）每个化学功能用彩球图像表示。如：配体和活性结合位点的氢键受体和供体用表示重原子一端的两个球表示。球的大小代表位置精确度。小球意味着该特征的精确位置对活性很重要，大球表示位置要求低一些。

三、基于药效团的三维数据库搜索

三维数据库搜索作为一种计算机筛选方法，是利用计算机模式识别技术，在三维结构数据库中搜寻具有特定三维结构形状的分子。药效团是具有特定生物活性的化合物所必须具有的结构特征，利用三维数据库搜索方法从已知化合物中寻找符合药效团要求的化合物，再通过药理测试确证该化合物活性，已成为发现先导化合物的有效方法，可大大缩短先导化合物的发现周期。

现在已有很多商用数据库系统可支持基于药效团结构特征的结构搜索。比较常用的有早期的 3D-SEARCH，MDL 信息系统公司的 ISIS/Base，化学设计公司的 Chem-X，Tripos 公司的 Unity 和 MSI 公司（现为 Accerlry 公司）的 CATALYST 等软件。我国自行设计的三维结构搜索软件

笔记

3DFS 近年在科研工作中也得到一定应用。图(12-10)显示了基于药效团三维数据库搜索的基本过程。

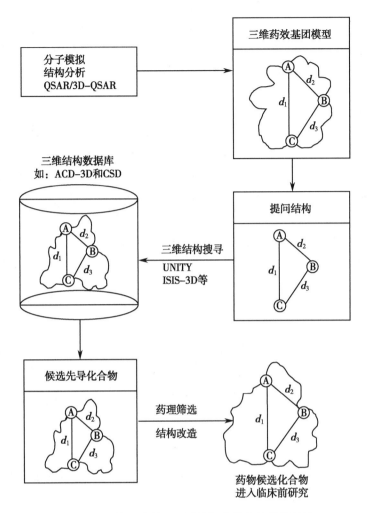

图 12-10　基于药效团三维数据库搜索的药物设计

基于药效团的三维结构搜索方法有三个基本要素,分别为三维结构数据库、提问结构(药效团)和搜索算法。

（一）三维结构数据库

过去化合物三维结构信息主要来源于 X-单晶衍射实验,因此剑桥晶体数据库是最早的可查询的大型三维结构数据库。后来出现能够将化合物二维分子模型转变为三维分子模型的软件 CONCORD,才使得公司和科研机构能够将本室或本公司的二维分子数据库转变为三维结构数据。目前可供利用的商用或科研用途的三维结构数据库有 ACD-3D,Chem-3DBS,NCI-3D 等。有关三维结构数据库的详细介绍详见本章第四节。

（二）提问结构

研究人员一般通过构建药效团模型,得到三维结构搜索的提问结构。提问结构也经历了一个从基于原子的简单定义到基于化学功能定义的发展过程。早期的提问结构通常只由一些原子和原子间的距离限制组成,后来扩展到点、线、面的角度和二面角的空间限制,同时对原子的定义也更加详细和灵活。下面以 CATALYST 软件中有关化学功能的提问结构为例进行说明。

CATALYST 考虑了 4 种重要的配体与靶点相互作用:静电相互作用、氢键作用、疏水作用和

π-π相互作用。在此基础上 CATALYST 定义了 6 种配体与靶点的作用位点：正电荷中心、负电荷中心、氢键给体、氢键受体、疏水中心和芳环中心。每一个作用位点都有详细的定义。例如，正电荷中心主要指带正电荷的原子和带碱性氮原子的基团，如脂肪胺基、脒基和胍基中的氮原子中心；负电荷中心主要指带负电荷原子和某些在生理环境下会发生离子化的中性分子的基团，如羧基、磷酸二酯、和羟基的中心以及四氮唑负电荷氮原子；氢键给体主要指羟基（酸根除外）、硫和与氢相连的氮原子；氢键受体主要指带孤对电子的氮、氧、硫原子；疏水中心则采用疏水区识别算法在查找过程中自动识别。

（三）搜索算法

三维结构的搜索一般包括初筛、几何查找和柔性搜索三个步骤。在初筛过程中，主要是删去根本不可能与提问结构匹配的分子，减少下一步查找时间；几何查找是指通过初筛的分子继续进行的二维子结构查找，以确定原子间的连接方式是否与提问结构匹配；柔性构象搜索是要求符合提问结构的分子在二维结构匹配的基础上，还要满足三维匹配。基于药效团的数据库搜索中，可用下面三种方法处理分子柔性问题：

1. 第一类是在数据库中存储多个构象，但这样需占用大量存储空间，且有限的存储构象也不能涵盖全部低能构象范围。该方法适于刚性分子较多的小型数据库，CATAYLST 具有这方面的功能。

2. 第二类是在数据库搜索中采用柔性提问方式，但这种方法不适于所有的体系，因此实际应用不多。

3. 第三类方法是在数据库搜索中对数据库每个分子进行构象分析，这是目前最常用的方法。这些构象分析方法主要包括系统搜索法、距离几何法、蒙特卡罗法和遗传算法等。其中定向扭角法是专门针对三维结构搜索提出的柔性搜索策略，具有搜索速度快的优点，已被 SYBYL 中的 Unity 模块所采用。

四、骨架跃迁技术的概念与应用

在先导化合物的结构改造和优化的各种方法中，最值得关注的是基于药效团的骨架跃迁（scaffold hopping）技术。药效团模型是一种重要的基于配体结构的药物分子设计方法，通过对一系列生物活性分子与活性相关的结构特征的总结，可以利用构象搜索和分子叠合等技术来模拟构建配体分子的活性构象，进而推测受体大分子与生物活性分子之间可能的作用模式。在药效团模型建立后，还可以帮助预测一个分子是否具有某一个生物靶标的生物活性。近年来，随着计算机技术和化合物数据库的发展，用药效团模型对化合物库进行虚拟筛选已得到了广泛的应用，并成为目前发现先导化合物的重要手段之一，从中获得的有关靶点-配体作用模式的信息还可用于指导先导物的结构修饰和改造，对于结构较复杂的活性分子，可以在保留药效团模型的结构特征的基础上进行结构简化。因此，药效团模型可望成为生物活性虚拟筛选、先导化合物发现和结构修饰改造的重要手段。

骨架跃迁概念是 1999 年罗氏制药公司研究员 Schneider 博士提出的，其目的是以药效团模型为依据，采用计算技术在已知的数据库中，寻找与苗头化合物完全不同的拓扑骨架，但仍然保持原有的生物活性。换句话说，骨架跃迁就是从已知的活性分子结构出发，根据其药效团模型，通过计算化学方法发现新的拓扑结构和活性分子。目前应用骨架跃迁原理的成功例子很多，比如罗氏制药公司从先导化合物钙通道阻滞剂咪拉地尔（mibefradil,12-43）的结构出发，利用进行药效团和骨架跃迁研究，成功的得到了活性更好和副作用更少的候选药物分子clopimozid（12-44）。

由于在新药研究中的重要价值，骨架跃迁在现代药物化学领域占有突出的地位，但骨架跃迁的理念已不限于计算的方法，药物化学家在用传统的类似物设计方法的同时，亦可以在先导

笔记

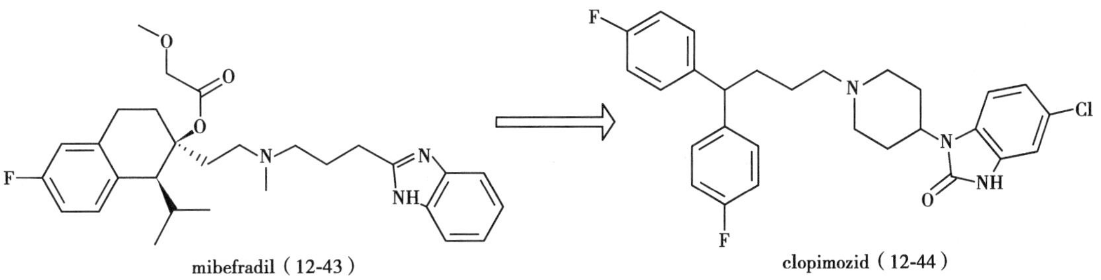

mibefradil（12-43）　　　　　　　　clopimozid（12-44）

图 12-11　骨架跃迁在先导化合物优化中的应用

物结构的基础上设计全新骨架,实现骨架的跃迁。骨架跃迁可以改变已有活性分子的母体结构,具有以下一些特点:①增加药物的溶解度,将亲脂性的骨架用极性骨架替换;②改变药物的分配性,调整骨架亲水/亲脂的相对程度;③提高药物的稳定性,将容易发生代谢作用的骨架用代谢稳定性的毒性低的骨架替换;④改善药代动力学性质;⑤降低分子的柔性;⑥提高对受体的亲和力,有的骨架不只是对药效团起支撑作用,而且也参与同受体的结合,改变骨架可以提高对受体的亲和力;⑦从知识产权的角度考虑,中心骨架的改变,产生了新的结构,能够获得专利保护。

　　骨架跃迁的核心是从现有药物或者活性化合物出发,通过改变其骨架结构,得到结构新颖但功能类似的分子。骨架跃迁设计方法一般可以分为三类:杂环替换、环的打开和关闭、基于拓扑形状的跃迁。这三种方法对骨架跃迁的程度依次升高,直接影响了所得目标分子的结构新颖性。对骨架环系上杂原子/杂原子和杂原子/碳原子的互换是一种最为常见的骨架跃迁方法,这种策略类似于环状的生物电子等排体设计,对骨架结构改变比较小,所产生的结构新颖性相对比较低。例如,磷酸酯酶 5（phosphodiesterase type 5,PDE5）抑制剂西地那非（sildenafil,12-45）和伐地那非（vardenafil,12-46）骨架的差别仅在于 N 原子的位置不同（图 12-12）。与之相比,环的打开和关闭与基于拓扑学形状的骨架跃迁这两类则更有可能产生全新的骨架。例如,抗过敏药物非尼拉敏（pheniramine,12-47）作用于组胺 H_1 受体（histamine H_1 receptor）。该类药物一般均具有如下结构特征:两个芳环通过一个 C 原子或 N 原子连接,并存在一个正电性中心。对非尼拉敏进行闭环骨架跃迁,将两个芳环固定在新的三环骨架上（图 12-13）,降低了分子柔性,得到了赛庚啶（cyproheptadine,12-48）。赛庚啶对组胺 H1 受体具有更强的亲和力,分子刚性增强使其具有更好的口服吸收。

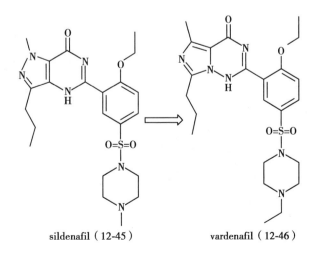

sildenafil（12-45）　　　　　　　vardenafil（12-46）

图 12-12　西地那非的骨架跃迁设计

笔记

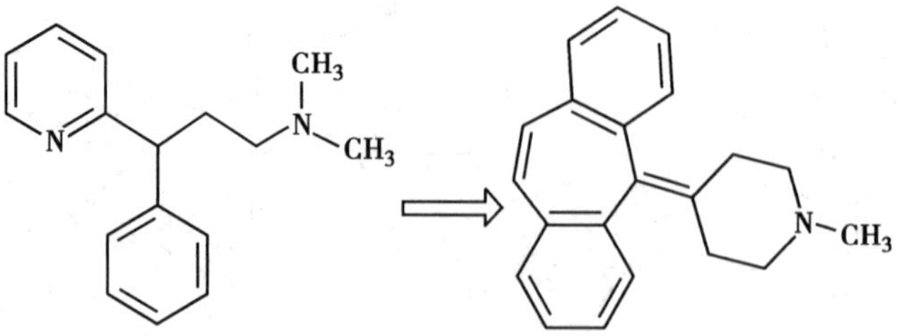

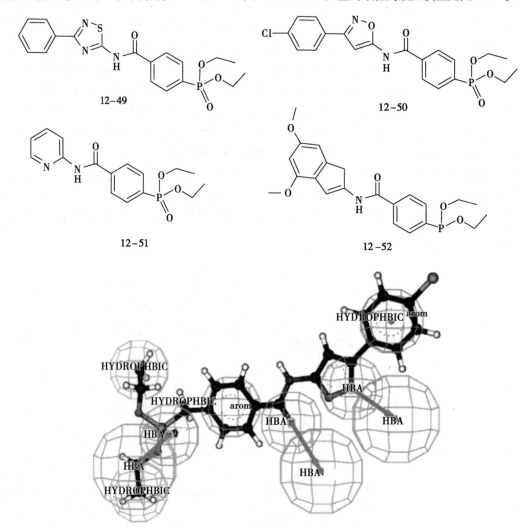

pheniramine（12-47）　　　　cyproheptadine（12-48）

图 12-13　非尼拉敏的骨架跃迁设计

五、案例分析

肾小球毛细血管中的血管系膜细胞（mesangial cell,MC）的增生与许多血管疾病的发生密切相关,其中包括 IgA 肾病、膜增生肾小球性肾炎、狼疮肾炎以及糖尿病肾病等。因此,MC 增生抑制剂的研究具有非常重要的意义。

2001 年,Kurogi 等采用基于药效团的数据库搜索进行了 MC 增生抑制剂的设计。通过研究已知的 MC 增生抑制剂,应用 CATALYST 构建该类抑制剂的药效团模型。构象分析时保留了与最低能量构象相差为 20 kal/mol 的构象,最大构象数为 250 个。得到的最佳药效团包括 7 个药效团元素。用于搭建药效模型的 4 个抑制剂（12-49 至 12-52）和 CATALYST 产生的最佳药效团模型见图 12-14。

12-49

12-50

12-51

12-52

图 12-14　CATALYST 构建 MC 增生抑制剂的药效团

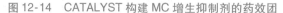

根据得到的药效团模型,用 CATALYST 搜索了 Maybridge 3D 的数据库,从 47045 个化合物结构中发现了 41 个命中结构。最后挑选了 4 个分子进行生物活性测试,初筛药理结果显示,这 4 个分子(12-53 ~ 12-56)都能显著的抑制 MC 增生作用。

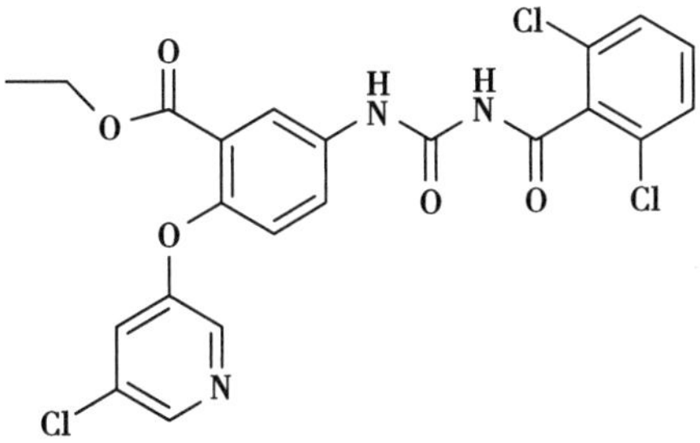

12-53

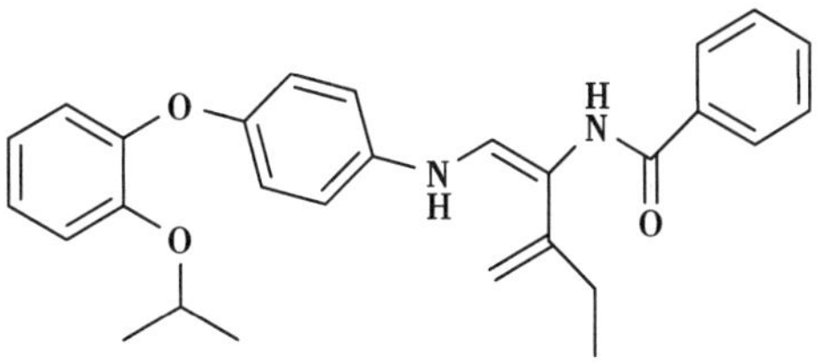

12-54

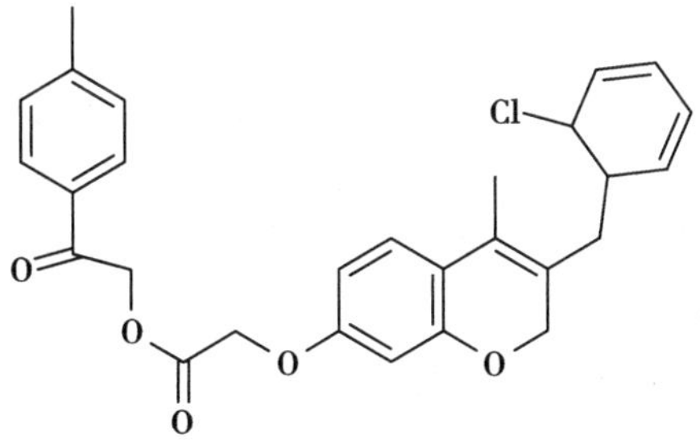

12-55

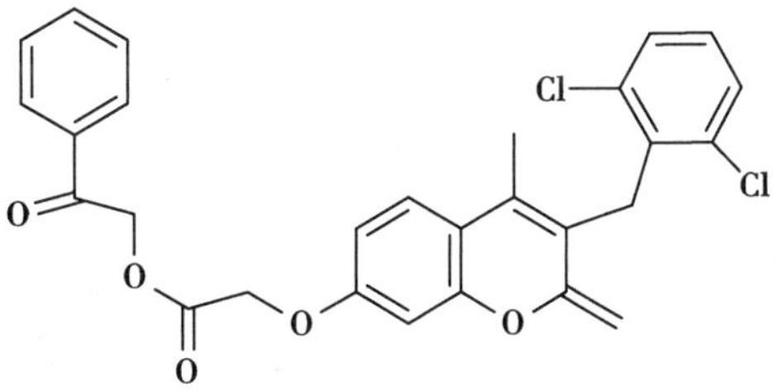

12-56

【Summary】

When the target information is inavailable, the drug development cannot directly base on the protein structure. As a complimentary of receptor-based method, the ligand-based approach aims to address such an issue. The relationship between physico-chemical property and activity data of the molecules will be determined in this method for further design of novel compounds. The time and material cost has been efficiently reduced with the development of quantitative structure-activity relationships, pharmacophore modeling and molecular scaffold transition techniques. As a result, we do believe this is the future direction of the rational discovery process.

【Key word】　ligand-based drug design, QSAR, descriptors, pharmacophore, scaffold hopping

【思考题】

1. 什么叫基于配体结构的计算机辅助药物分子设计?其研究内容有哪些?

2. 应用 CoMFA 进行 3D-QSAR 研究的基本步骤是什么?应用交叉验证的目的是什么?

3. 基于药效团的三维结构搜索与基于分子对接的三维数据库索有何异同?

(盛春泉)

第十三章 类药性及其在药物设计中的应用

学习要求

1. 掌握:ADMET 和类药性的基本概念,类药性的影响因素。
2. 熟悉:类药性的评价方法和改善 ADMET 性质的结构修饰策略。
3. 了解:基于类药性的药物设计策略。

近年来,组合化学和高通量筛选技术的广泛应用为新药研发提供了大量结构多样性的苗头化合物(hit)、先导分子(lead)以及候选药物(drug candidate)。然而,每年上市的新化合物实体(new chemical entity,NCE)的数量却没有显著增加,反而有下降的趋势。究其原因,除了现代药物研究面临如靶点的可靠性、多药耐药、疾病越来越复杂等诸多困难外,很多候选化合物是因为低劣的药代动力学性质和安全性问题被淘汰。在传统的药物研发中,药代动力学性质常常在研发的中后期才被关注,一旦在此环节出现问题就会导致新药研发费用的大幅增加和资源的严重浪费。为了解决上述问题,近年来,在研发早期研究人员在选择先导分子和候选药物时,除关注化合物的体内、外药效数据外,还加强了化合物在吸收、分布、代谢、排泄和毒性(ADMET)方面的性质的评价。

第一节 基本概念

一、药物在体内的过程

药物在体内经历的多个复杂的物理化学过程(图 13-1),即表现为药物从给药部位到作用部位的随机转运、生物转化以及药物发挥药效后的分解和排泄。这些过程在体内为统一整体。

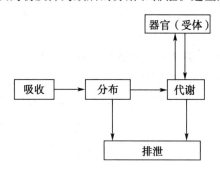

图 13-1 药物体内过程的简单模型

(一)吸收

吸收(absorption)是药物从给药部位进入血液循环的过程,吸收可在口腔、胃、小肠、大肠、直肠、肺泡、鼻黏膜和角膜等部位的上皮细胞膜中进行。口服是最常见也是最方便的药物给药方式。药物透过胃肠道上皮细胞后进入血液,随体循环分布到各组织器官而发挥疗效。了解胃肠道的结构功能以及与吸收相关的生理特征(表 13-1),有利于掌握口服药物吸收的规律。除了胃肠道生理环境的变化会对吸收产生较大的影响之外,药物的理化性质也与药物胃肠道吸收密切相关,这些性质包括:药物的解离度、水溶性、脂溶性、溶出速度和稳定性等。

笔记

表 13-1　胃肠道生理条件和药物吸收规律

部位	pH	长度(m)	表面积	转运时间
胃	1~2	—	小	30~40 分钟
十二指肠	4~6	0.2~0.3	较大	6 秒
空肠	6~7	1.5~2.5	很大	2~8 小时
回肠	7	2.0~3.5	很大	2~8 小时
结肠	8	0.9~1.5	较小	24 小时

（二）分布

药物从给药部位吸收进入血液后,由循环系统转运至体内各脏器组织(包括靶组织)的过程称为药物的分布(distribution)。由于药物的理化性质以及生理因素的差异,药物在体内的分布是不均匀的。不同的药物往往具有不同的分布特性,如有些药物主要分布于肝、肾等消除器官,有些药物则易与血浆或组织蛋白高度结合,某些药物可透过血脑屏障进入中枢等等。药物的分布差异往往是因为药物的化学结构因素(如分子大小、亲脂性、解离度和立体构型等)不同造成的。

（三）代谢

药物代谢(metabolism)即生物转化阶段,其结果是药物经生物转化,形成水溶性物质而被排泄。药物代谢不仅直接影响药效的强弱及持续时间的长短,还影响药物治疗的安全性。药物代谢所涉及的化学反应通常可分为两类(Ⅰ相转化和Ⅱ相转化),Ⅰ相转化包括氧化、还原和水解等反应,在分子结构中引入或暴露极性基团(如羟基、氨基、巯基和羧基等);Ⅱ相转化将极性基团与体内的一些内源性物质(如葡萄糖醛酸、醋酸、谷胱甘肽等)结合生成极性大、易溶于水和易排出体外的轭合物(conjugates)。药物的结构中是否存在易代谢的官能团极大地影响了其在体内的代谢过程。

（四）排泄

排泄(excretion)是药物从体内消除的过程。药物的排泄与药效、持续时间以及毒副作用等密切相关。药物排泄的主要途径是肾排泄和肝消除,一般药物在体内形成的代谢产物经肾随尿液排出,也有的药物以原型由肾清除。此外,有些药物还可通过肺(呼气)、口腔(唾液)和皮肤(汗液)排泄。当药物的排泄速度过快时,血中药物量减少,药效降低甚至不能产生疗效;反之,排泄过慢则引起药物在体内的蓄积,往往产生毒副作用。

二、药代动力学及其参数

药物通过各种途径进入人体,其吸收、分布、代谢和排泄是一个动态的过程。药代动力学就是应用动力学原理和数学方法,定量描述药物在体内动态变化规律的一门学科。为了方便后面的叙述,简单介绍药代动学研究中的一些重要概念及参数。

1. **血药浓度-时间曲线**　通过某种途径给药后,药物在血浆的浓度随着时间的推移而发生变化,这种变化可通过以浓度(或对数浓度)为纵坐标、以时间为横坐标作图,即为血药浓度-时间曲线(plasma drug concentration-time curve,药-时曲线)。该曲线反映了血药浓度的动态变化,由此可以得到三个参数:曲线下面积(AUC,表征该时程内的药量),药物峰浓度(C_{max})和达峰时间(t_{max})。

2. **生物利用度**　生物利用度(bioavailability)指药物从给药部位到达血液循环系统的速度和程度,以受试药物的药-时曲线下面积与参比药物的药-时曲线下面积之比计算。若参比药物为静注给药,则计算结果为绝对生物利用度,它反映了药物吸收进入体循环的量与给药剂量的

笔记

比值。

3. 表观分布容积   表观分布容积(apparent volume of distribution)指同一时间内药物在机体的总量与血浆中药物浓度的比例常数,用"V"表示,是反映药物在体内分布情况的重要参数。该容积不代表具体的生理空间,而是表征药物被组织摄取的能力。表观分布容积大的药物,一般在体内留存时间较长,清除较慢。

4. 血浆蛋白结合率   血浆蛋白结合率(protein plasma binding rate)指血液中与血浆蛋白结合的药物占总药量的百分数,描述药物与血浆蛋白结合的程度。药物进入循环后有游离型和结合型两种形式。许多药物与血浆蛋白有某种程度的结合,一般蛋白结合率高的药物体内消除慢,作用维持时间长。

5. 清除率   清除率(clearance)指单位时间内从体内消除的含药血浆体积,其单位为 L/h 或 L/(kg·h),是反映药物自体内消除的重要参数。清除率具有加和性,多数药物以在肝脏的生物转化和肾脏的排泄两种途径从体内消除,因而药物的清除率等于肝清除率和肾清除率之和。

6. 生物半衰期   生物半衰期(half life)指血浆中药物浓度消除一半所需要的时间,常以 $t_{1/2}$ 表示。生物半衰期反映了药物从体内消除的快慢,对临床用药方法的确定具有非常重要的意义。

三、药物毒性

药物开发过程中,毒性问题也是导致失败的主要因素之一,因此药物毒性也是研究者关注的焦点问题。引起毒性的机制很多因素,如靶标毒性、脱靶效应、活性代谢物和氧化应激等。

1. 靶标毒性   药物靶标是指体内具有药效功能并能被药物作用的生物大分子,如某些蛋白质和核酸等。目前用于寻找新药的靶标约 500 个左右,随着基因组学和蛋白质组学的发展,靶标的数量还在不断增加。发现作用于与特定疾病相关靶标蛋白的药物是现代新药开发的基础,然而,某些活性化合物对靶标活性的调控不可避免地会产生毒副反应,称之为靶标毒性(target toxicity)。那么是否将该靶标选作药物治疗靶标就要做出慎重的选择。

2. 脱靶效应   某些药物对特定的治疗靶标之外的酶或受体具有一定程度的活性而诱导产生的毒副作用,称之为"脱靶效应(off-target)"。例如,抗抑郁药物氟西汀(fluoxetine,13-1)和帕罗西汀(paxil,13-2)的结构与 β-受体拮抗剂相类似,因而长期服用易导致 β-受体敏感性增加。在氟西汀和帕罗西汀突然停药后会造成静息心率加快、心律不齐等副作用。

13-1   13-2

3. 活性代谢物   药物经一系列的生物转化后产生的代谢物或中间体(表 13-2)能与体内的内源性物质(如蛋白质、DNA)发生共价结合,进而引起组织损伤,称为活性代谢物,包括亲电试剂、自由基、亲核试剂和氧化还原反应物等。肝脏是人体的主要代谢器官,容易产生活性代谢物从而引起肝脏毒性。另外,有些药物会因为皮肤暴露在光照下而产生有毒或致敏的降解产物。

4. 氧化应激   在氧化应激(oxidative stress)状态下,药物能从脂肪,谷胱甘肽和 DNA 中获取一个氢原子,从而产生自由基和过氧化物,进而造成细胞和组织的损伤。诱导氧化应激的化合物结构类型有芳香胺类,硝基化合物和醌类化合物等。

表 13-2　易产生毒性的药物结构片段及其活性代谢产物

结构片段	活性代谢物	结构片段	活性代谢物
芳香胺	羟胺,亚硝基,醌-亚胺	溴代芳环	环氧化物
羟胺	亚硝基	多环稠芳环	环氧化物
肼	偶氮,重氮离子,碳正离子	α,β-不饱和醛	迈克尔受体
吡咯	吡咯氧化物	呋喃	α,β-不饱和二酮
氮芥	吖丙啶离子	对苯二酚	对苯醌
亚硝胺	卡宾离子	o- 或 p-烷基苯酚	o- 或 p-醌-亚甲基
偶氮	氮宾离子	乙炔基	烯酮
卤代烷烃	亚硝基,重氮离子	乙烯基	环氧化物
多卤代物	自由基,卡宾		

第二节　类药性及其评价方法和应用

通过对已进入临床研究的候选药物的结构进行研究,研究人员发现顺利通过 I 期临床的候选药物往往具备一些共同的结构特征和性质,称之为"类药性(drug-likeness)"。类药性是药代动力学性质与安全性的总和,包括药物的理化性质、拓扑结构特征、药代动力学性质以及毒性特征。具有类药性的化合物并不一定是药物,但成药的可能性较大,这一类化合物称为类药性分子。类药性低的化合物,其成药的可能性小,在药物发现的早期阶段应予以摒弃,否则将会造成资源的大量浪费,延缓药物研发的进程。因此,将基于类药性的结构修饰应用于优化苗头化合物、先导分子,以提高候选药物质量的药物研发策略越来越受到人们的关注。

随着现代制药行业的发展,化合物数量急剧增多,传统的动物体内药动学性质和毒性评价已不能满足快速筛选的需求。数据库分析、预测技术和体外高通量筛选技术的快速发展为早期、快速开展类药性评价提供了可能。本章节主要介绍以下几个种类药性评价方法:①基于经验判断的类药性评价;②基于理化性质的类药性评价;③基于 ADMET 性质的类药性评价。

一、基于经验判断的类药性评价

在新药研发过程中,人们积累了丰富的经验,目前已发展了一些预测化合物类药性的方法,包括 Lipinski 法、Ghose 法和片段分析法等。这些方法是在已知药物数据库中提取与类药性相关联的理化性质和拓扑结构特征的基础上,形成的经验规律,可用于化学库(如组合化学库或虚拟化合物库)的早期设计和评价,但不能区分单个化合物是"类药"还是"非药"。目前,常用的药物数据库有以下几种:WDI(World Drug Index)、MDDR(MACCS- II Drug Data Report)、CMC(Current Medicinal Chemistry)、PDR(Physicians Desk Reference)。典型非药数据库有:ACD(Available Chemicals Directory)。

(一) Lipinski 法

Lipinski 从世界药物索引(Word Drug Index,WDI)数据库中收集了 2245 种已通过 I 期临床研究的药物或候选药物,分别统计了这些化合物的分子量、ClogP、氢键供体数目和氢键受体数目,得出了口服药物的经验性规则,即 Lipinski 五规则(rule-of-five)。符合以下规律的化合物往往具有较好的吸收和透膜性:①分子量小于 500;②氢键给体(OH 或 NH 等)小于或等于 5;③氢键受体小于 10;④logP 小于 5(ClogP)或 4.15(MlogP)。违背上述规则中的一条可能不会导致类药性不佳,但是违反上述任意两个或多个规则时,化合物出现口服吸收或分布性质差的可能性就会很大（大于90%）。上述规则仅适用于口服药物被动转运的情况。

（二）Ghose 法

Ghose 等人研究了综合药物化学数据库（Comprehensive Medicinal Chemistry,CMC）数据库中的 6304 个药物的理化性质,对具有正态分布理化性质的研究表明,其中 80% 化合物的理化性质具以下特征:①分子量在 160~480 之间,平均值为 357;②原子数在 20~70 之间,平均值为 48;③AlogP 在 −0.4~5.6 之间,平均值为 2.52;④摩尔折射率 40~130 之间,平均值为 97。而对具有偏态分布理化性质的研究表明,70% 化合物的理化性质特征:①氢键给体在 0~2 之间;②氢键受体在 2~9 之间;③可旋转单键在 2~8 之间;④环状结构在 1~4 之间。其中 61% 化合物的环数≥3,刚性键数目≥18。

（三）Veber 法

Veber 法是对 Lipinski 规则的补充。通过分析 1100 多个候选药物的大鼠口服生物利用度,发现分子的柔性、极性表面积和氢键数目对这些候选药物的口服吸收有着重要的影响,提出生物利用度较好的候选药物一般满足以下 2 个条件:①极性表面积小于或等于 140 Å（或氢键供体与受体数之和≤12）;②可旋转单键数≤10。

采用上述判断标准进行类药性评价时应当注意,这些规则都是在已知药物数据库或已知药物集合的基础上得出的,由于药物数据库不能涵盖所有可能的药物,因而得到的规则或规律都受到一定的限制。同时,有些研究发现不同适应证的药物分子的性质常集中在不同的范围,其类药性的选择标准也应有所区别。例如,Lipinski 五规则是针对口服药物总结出的经验性规律,但也有一定数量的口服药物不符合这一规则,如抗生素、抗真菌药、维生素和强心苷类药物。

（四）类药片段分析法

对药物、非药物分子的结构分析可见,某些结构片段在药物分子中出现的频率较高,而有些官能团则往往并不发挥作用。研究表明,在 CMC 数据库中的 5121 个药物分子中包含了 1179 个不同的骨架,而其中 32 个骨架（图 13-2）出现在一半的药物分子中。其中,六元环是最常见的结构,32 个骨架中有 23 个包含至少两个稠合或是相连的六元环。

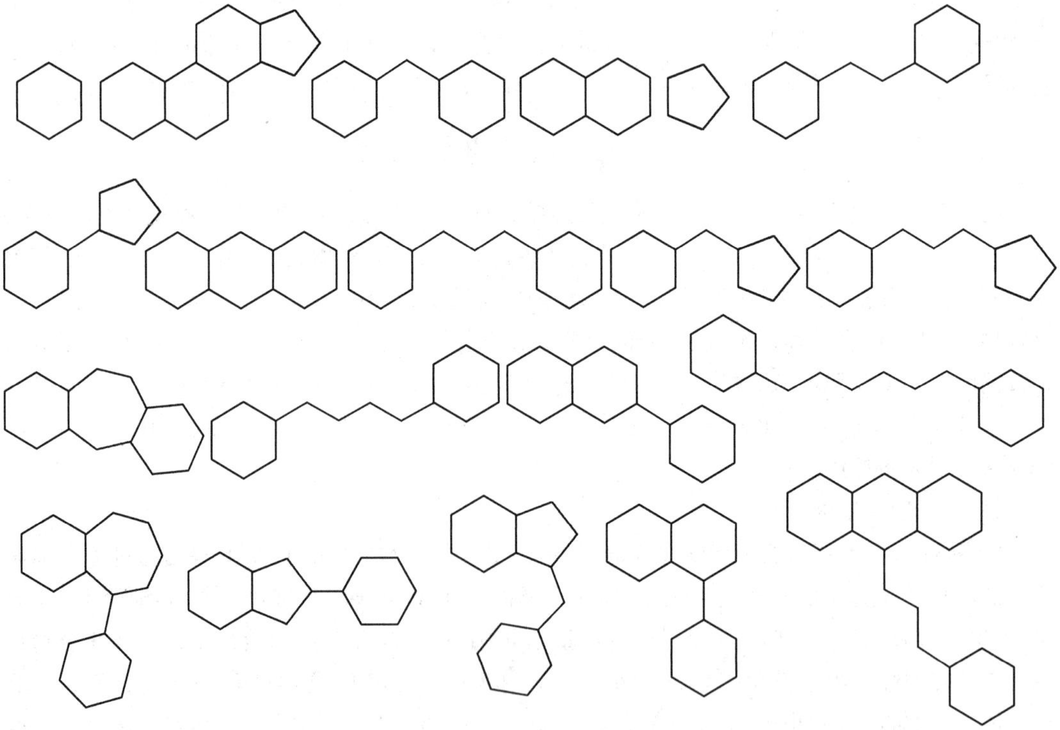

图 13-2　常见的一些药物骨架

另外,研究表明 CMC 数据库中的药物包含 1246 种不同的侧链,其中 20 种最常见的侧链(图 13-3)出现的频率占所有侧链的 73%。最常见的侧链包括:羰基、甲基、羟基和甲氧基等。多数分子含有 1~5 种侧链,每条侧链中的平均重原子数是 2。

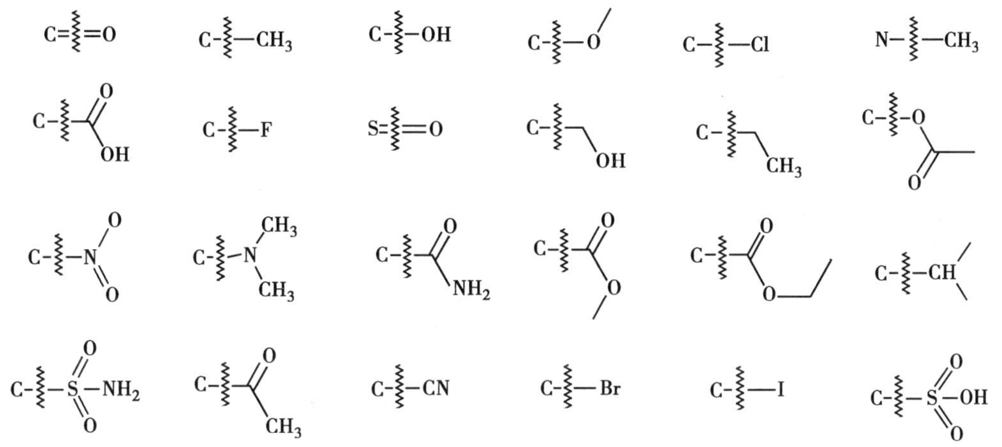

图 13-3　常见的一些侧链片段

（五）非类药片段分析法

经验证明,有些结构特征会导致毒性、生物利用度低下等问题,称之为非类药(non-drug-like)规则,其判别标准总结如下:①分子中存在"非药物"元素(如过渡金属元素);②相对分子质量小于 100 或大于 1000;③碳原子总数小于 3;④分子中无氮原子、氧原子或硫原子;⑤分子中存在一个或多个毒性或反应活性子结构;⑥环数≤2,可旋转键数≤17 和刚性键数≤5。此外,一些易与蛋白质反应的毒性或反应性基团(表 13-3)在生物活性检测实验中常常表现出假阳性,干扰药物研究和开发的进程,因此,在药物设计中应尽量避免。基于此,研究人员开始建立一些诱变性、致癌性和急毒性化合物的数据库,以提供毒性化合物的结构及其他方面的信息,如美国国家毒理学计划和 Toxic Effect of Chemical Substances database,RTECS。根据对毒性结构的预测,一些商业软件(如 CASETox、TOPKAT、DEREK 等)应用回归模型和专家系统等方法帮助去除虚拟化学库中具有潜在毒性的化合物。

表 13-3　常见的毒性/反应活性子结构

毒性/反应活性子结构	毒性/反应活性子结构
卤代硫酰基和卤代磷酰基	硫酯
卤代酰基	磺酸酯
卤代烷基	磷酸酯
酸酐	α-卤代酮
卤代嘧啶	1,2-二酮
醛	Michael 反应受体
亚胺	杂原子-杂原子单键连接
三卤代酮	β-杂原子取代酮
脂肪族酯	卤代硅酰烷,硅烷,硅酸盐
脂肪族酮	脂肪族胺
环氧化物和环硫化物	氰醇
氮丙啶	不稳定的烯醇和烯醇盐

总体而言,应用这种基于经验判断的类药性规则是为了排除那些类药性差的化合物,然而这些规则对于先导物活性进行的结构优化,却不能提供有价值的信息。

二、基于理化性质的类药性评价

(一)亲脂性

亲脂性(lipophilicity)是药物吸收、分布、代谢、排泄和毒性等诸多性质的主要决定因素之一,且与其他性质密切关联,如溶解度、透膜性、代谢稳定性、蛋白结合率等。传统测量亲脂性的方法是测算化合物在油相和水相的分配比,以 $\log P$ 和 $\log D$ 来描述。$\log P$ 指有机分子在油相和水相的分配平衡。在口服给药后,经被动扩散能在胃肠道中被吸收的药物 $\log P$ 值一般处于中等水平(0~3)。口服药物需要在化合物的透膜性和水溶性之间寻求平衡(图 13-4)。

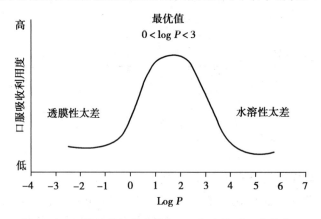

图 13-4　口服给药的化合物 $\log P$ 与生物利用度的关系

考虑到不同 pH 条件下化合物的解离状态不同,$\log D$ 用于描述离子化和未离子化的化合物在油相和水相的分配平衡。在特定的 pH(x)值条件下,化合物的 $\log D$ 的计算公式为:

$$\log D_{pH(x)} = \log([\text{化合物}_{有机相}]/[\text{化合物}_{水相}])$$

对于酸性化合物,溶液中中性分子和阴离子的比值随 pH 值的增加而减少,因此,$\log D$ 随 pH 值增加而减少。相反,对于碱性化合物,溶液中中性分子和阳离子的比值随 pH 值增加而增加,因此,$\log D$ 也随 pH 值增加而增加。表 13-4 列举了在溶液 pH 为 7.4 时,化合物的 $\log D_{7.4}$ 值对其类药性以及药代动力学性质的影响。

表 13-4　不同 $\log D_{7.4}$ 值的化合物对其类药性以及药代动力学性质的影响

$\log D_{7.4}$	类药性	药代动力学性质
<1	水溶性好 被动扩散透膜性低	口服吸收和血脑屏障透过性差 表观分布容积低 肾清除率高
1~3	水溶性中等 透膜性中等	口服吸收和血脑屏障透过性 表观分布容积中等 代谢活性低
3~5	水溶性差 透膜性好	口服生物利用度中等到差 代谢活性高 代谢活性中等到高
>5	水溶性差、透膜性好	口服吸收不理想 表观分布容积大 代谢活性高

笔记

测量化合物亲脂性的方法有许多种,如高通量摇瓶法、毛细管电泳法和反相高效液相色谱法等。另外,还可以通过许多专业软件进行预测,如 Alog P、ACDlog P、HINT、KOWIN、Clog P、Pro-Log、PQLog P、MLog P 和 XLog P 等。

（二）pK_a

药物的 pK_a 是其水溶性和透膜性的主要决定因素之一。绝大多数的药物含有离子化基团,其中多数是碱性化合物,部分是酸性化合物,仅 5% 的药物不可解离。表 13-5 列举了一些酸性和碱性药物以及它们的 pK_a 值。在特定的 pH 值条件下,离子化的药物水溶性较好,但透膜性会随之降低。高通量测定 pK_a 值的方法有毛细管电泳法和光谱梯度分析法。另外,pK_a 还可以通过许多商业化软件预测得到,可以作为实验测试方法的重要补充。

表 13-5　部分酸性或碱性药物及其 pK_a 值

酸	pK_a	碱	pK_a
乙酰水杨酸	3.5	咖啡因	0.6
双氯芬酸	4.1	奎尼丁	4.1,8.0
苯巴比妥	7.4,11.8	甲苯磺丁脲	5.3
苯妥英	8.3	可卡因	8.4
对乙酰氨基酚	9.9	麻黄碱	9.4

（三）水溶性

药物分子必须溶于水才能透过生物膜,进入血液循环。如果水溶性太差,大部分服用的药物就会被直接排出体外,不能进入血液循环系统。化合物的水溶性常用 $\log S$ 表示,S 是化合物在饱和状态下水中的浓度(单位是 mol/L)。据统计,约 85% 的药物的 $\log S$ 值在 $-1 \sim -5$ 之间,只有少数的药物(如,糖和小分子肽)的 $\log S$ 值大于 -1。因为若没有主动转运过程,这些大极性分子对生物膜的渗透性会很差。药物分子的水溶性受其亲脂性、分子大小、pK_a 和熔点等因素的影响,其数值可采用浊度法、散射法、直接紫外以及高效液相法等实验方法获得。此外,熔点是直观表征晶格能的参数,一般情况下熔点越高的化合物固体形态越稳定,其水溶性越差,Yalkowsky 等人采用与化合物的溶解性密切相关的两个参数(亲脂性和熔点)归纳了溶解度的计算公式 $\log S = 0.5 - \log P - 0.01(m.p. -25℃)$,为快速判断化合物的水溶性提供了很好依据。

三、基于 ADMET 性质的类药性优化

（一）溶解性

药物必须具备一定的溶解性,处于溶解状态才能被吸收,这就要求药物要有一定的水溶性。针对某些活性化合物水溶性差的问题,研究者会试图通过改进剂型和给药方式来加以解决,但往往发现其效果有限而最终导致研发失败。因此,通过结构修饰从源头上改善它们的水溶性问题是最直接、有效的策略。事实证明,增加离子化基团、降低亲脂性等方法均能有效地改善化合物的水溶性。

1. 增加离子化基团　青蒿素(arteannuin,13-3)是从中药青蒿中提取的倍半萜内酯药物,主要用于间日疟、恶性疟以及耐氯喹虫株的治疗。尽管青蒿素具有良好的抗疟活性,但是它的水溶性差,口服生物利用度低。研究表明,通过引入羧酸侧链并使其成钠盐 13-4,可显著提高其水溶性,但是该片段在体内极易水解而限制了其应用;改用醚键引入含碱性氮的侧链,既提高了化合物 13-5 和 13-6 的水溶性,又保证了其稳定性,因此其口服吸收的效果明显改善。

笔记

13-3　水溶性差　　　　　　　　　　　13-4　水溶性好
　　　　　　　　　　　　　　　　　　　　　不稳定

R= OCH₂CH(OH)NR₁R₂　13-5　水溶性好，稳定
R= O(CH₂)₂NR₁R₂　　　　13-6　口服吸收利用度高

2. 降低亲脂性　研究发现化合物 13-7、13-8 和 13-9（表 13-6）是一类特异性的强效的蛋白酶抑制剂，具有抗艾滋病毒活性，然而由于结构存在多个亲脂性基团而导致其具有过高的 $\log P$（分别为 4.67、3.7 和 3.69），所以该类化合物因为水溶性极差（<0.001mg/ml）而限制了其进一步的应用。考虑在结构优化过程中，R 官能团的改变对于活性的影响相对较小，当研究人员采用 3-吡啶甲基时（茚地那韦，13-10），有效地降低了化合物 13-10 的亲脂性（$\log P = 2.92$），其水溶性有了大幅度的提高（溶解度 =0.07mg/ml），从而增加了该药物的口服吸收效果，其最大需要浓度（C_{max}）达到了 11.4μmol/L。

表 13-6　蛋白酶抑制剂茚地那韦及其类似物的亲脂性和水溶性

化合物	结构	R	$\log P$	水溶性 （mg/ml）	C_{max} （μmol/L）
13-7		苄氧羰基	4.67	<0.001	<0.10
13-8		8-磺酰基喹啉基	3.7	<0.001	<0.10
13-9		2,4-二氟苄基	3.69	0.0012	0.73
13-10		3-吡啶甲基	2.92	0.07	11.4

（二）透膜性

药物分子在到达靶细胞前，须透过不同的膜障碍，包括胃肠道上皮细胞、毛细血管壁、肝细胞膜、肾小球和靶细胞膜等。此外，作用于中枢神经系统的药物还需透过血脑屏障才能起效。透膜性（permeability）用于评价化合物通过生物膜的能力，是口服药物的生物利用度高低的决定因素之一。决定化合物透膜性的因素主要包括亲脂性、氢键数目、离子化特征、分子大小及柔性等。非极性分子比极性分子具有更好的透膜性，中性分子比离子化分子更易透膜。考虑到脑内毛细血管的内皮细胞间连接更为紧密，与其他组织中的毛细血管相比，内皮细胞间相互连接十分紧密，内皮细胞外有基底膜，毛细血管壁外 85% 的表面积被神经胶质细胞所包绕，因此，与其他治疗领域的药物相比，中枢神经系统药物在理化性质方面的要求更加苛刻，往往在分子量、亲脂性、氢键受体和供体数目等方面的要求更严格。近年来，体外模型如脂质人工膜、人克隆结肠腺癌细胞（Caco-2）、犬肾上皮细胞（MDCK）等细胞单层模型经常被用来评价化合物的口服吸收程度，而采用过量表达 P-糖蛋白的 MDR1-MDCKⅡ、TR-BBB 和 TM-BBB 等细胞单层模型来评价化合物透过血脑屏障的能力，通常以表观渗透系数（P_{app}）表示。这些模型均可用于评价化合物经被动扩散或主动转运透过细胞膜的能力，药物的透膜性和水溶性往往是相反的。因此，通过结构优化来提高化合物的透膜性的研究策略往往与水溶

性改造的策略相反的。

　　1. 减少离子化基团　降低分子极性是化合物结构修饰中提高分子透膜性的常用方法。化合物 13-11 具有很强的内皮素受体拮抗活性,但分子中两个羧基的存在使其透过 Caco-2 细胞模型能力非常弱($P_{app}=0.0075$cm/h)。当其中一个羧基变为羟甲基后,化合物 13-12 的活性虽然略微有下降,但对 Caco-2 模型的透膜率明显增加,P_{app} 值增加了约 30 倍,相应的口服生物利用度也提高了近 15 倍,达到 66%。

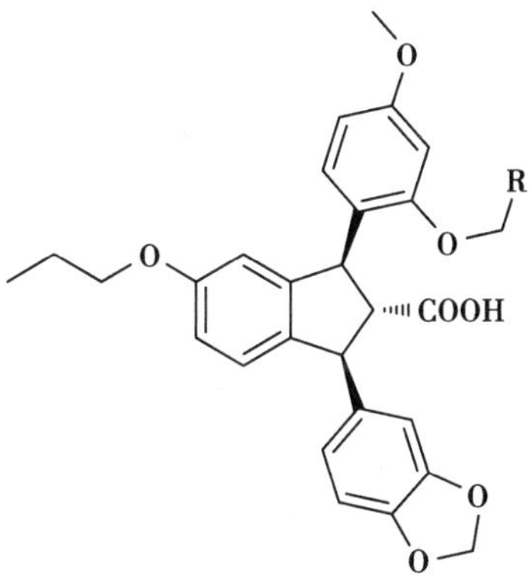

	ETA Ki (nmol/L)	Caco-2 (cm/h)	F%(rat)
R = COOH　13-11	0.43	0.0075	4
R=CH$_2$OH　13-12	1.1	0.2045	66

　　体外活性筛选发现化合物 13-13 具有强效的蛋白酪氨酸磷酸酯酶 1B 抑制活性,但其在细胞水平上活性很弱。MDCK 单层细胞透膜性实验表明该化合物的膜透过率很低,造成了体外酶和细胞水平的活性结果不一致。同样,因为两个羧基的存在导致了透膜性的下降,而将两个羧基成酯后,化合物 13-14 对 MDCK 单层细胞的透过率有了显著提高。

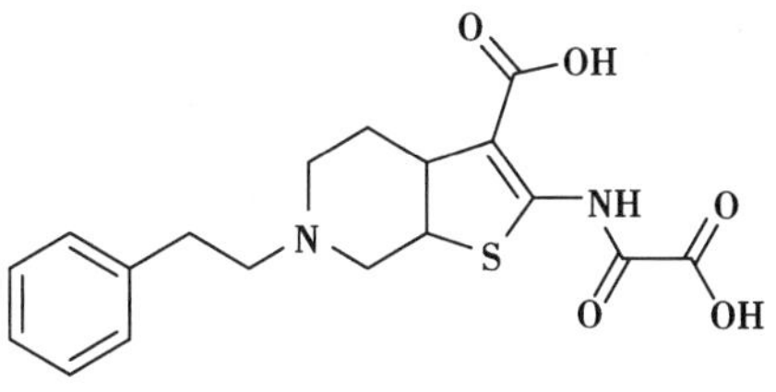

13-13

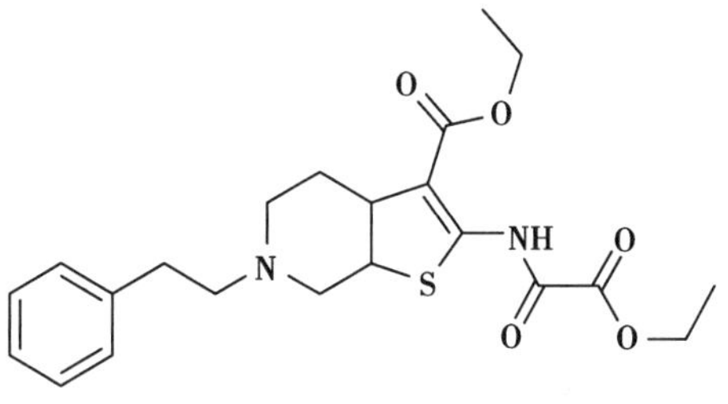

13-14

　　羧苄西林 13-15 分子中含有二个羧基,在肠道内容易解离而离子化,不易被吸收,导致其口服吸收效果差。将其中的一个羧基酯化成茚满酯 13-16,口服吸收利用度从 48% 提高至 69%,在体内易经酯酶水解释放出原药。

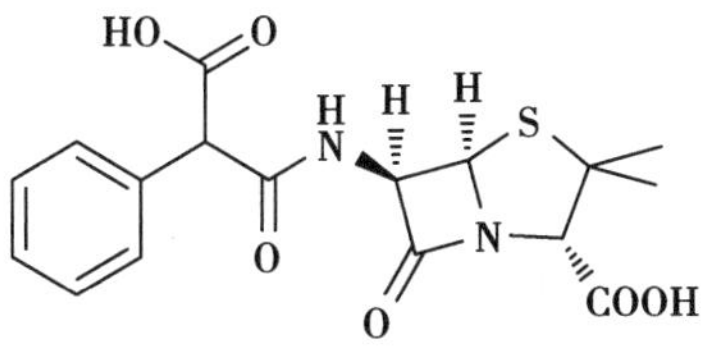

13-15

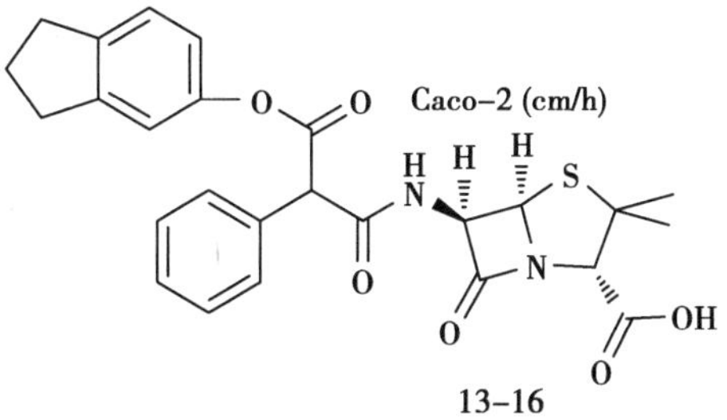

13-16

　　2. 调整分子大小　2-氯-嘧啶-5-取代甲酰胺类化合物 13-17 ~ 13-20 是一类活性明确的核转录因子 NF-κB 抑制剂,通过观察该类化合物的构效关系,研究人员发现,分子大小的变化与化合物的膜透过性密切相关。例如,R$_2$ 依次由甲基、乙基、丁基和苯基取代,其对 Caco-2 膜透过性 P_{app} 值相应地降低。

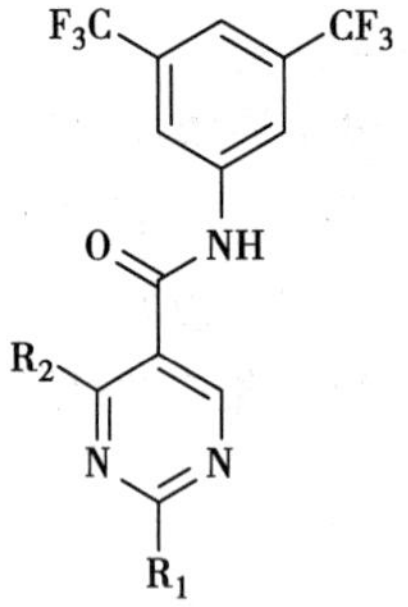

	R$_1$	R$_2$	Caco-2 Permeability ($\times 10^{-7}$cm/s)
13-17	Cl	CH$_3$	62
13-18	Cl	CH$_2$CH$_2$	58
13-19	Cl	CH$_2$CH$_2$CH$_2$	31
13-20	Cl	Ph	9

此外,还可以通过提高亲脂性,减少氢键受体或供体的数量等方法提高化合物的透膜性。

(三) 转运蛋白

药物的跨膜转运除被动扩散之外,转运蛋白(transport protein)介导的主动转运是药物透膜的主要方式之一。有些转运蛋白能主动摄取生物体所需的营养物质,如氨基酸、多肽、核苷及糖等,据底物的不同,这类转运蛋白可分为小肽转运蛋白、氨基酸转运蛋白、单羧酸转运蛋白、有机铵盐转运蛋白以及外排转运蛋白等。如表13-7所示,一些药物由于含有与内源性物质相似的结构片段,可被转运蛋白识别经主动转运进入细胞。目前,主要采用一些表达转运蛋白的细胞模型或一些特定的膜系统来测定化合物被转运蛋白转运的能力,例如,表达了特异性载体基因的细胞、离体生物膜、永生化的细胞株等。

表 13-7　通过主动转运吸收的一些药物

转运体	代表药物
小肽转运蛋白 (PEPT1)	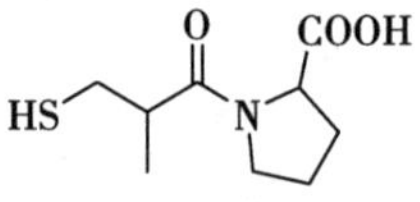 卡托普利 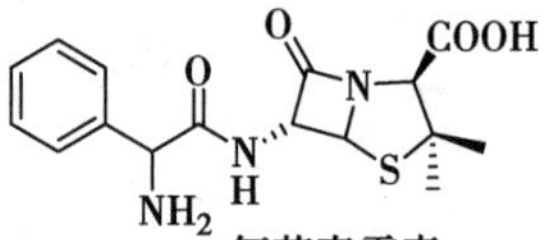　　氨苄青霉素
氨基酸转运蛋白 (LAT1)	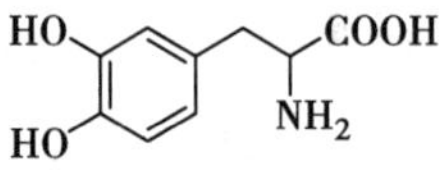 L-多巴胺 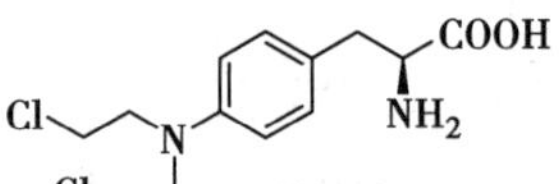　　美法仑
单羧酸转运蛋白 (MCT1)	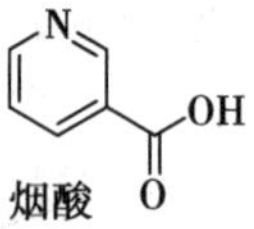 烟酸 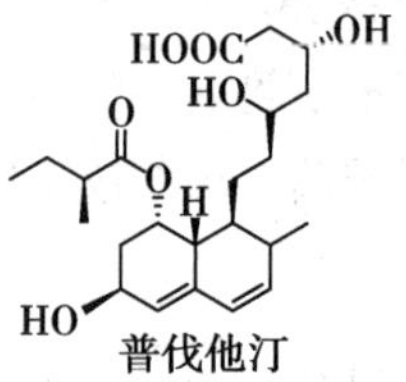　　普伐他汀
有机铵盐转运蛋白 (OATP1)	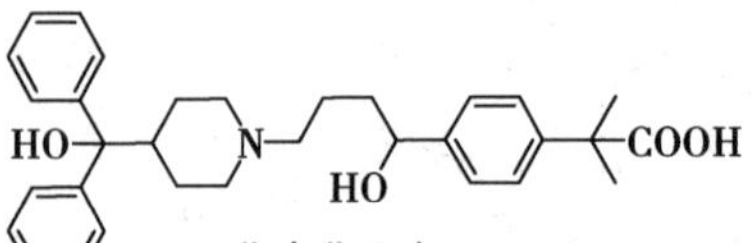 非索非那定

一方面,为了提高候选药物的主动转运效率,可在分子中引入与底物相似的结构片段,如氨基酸片段,使药物成为氨基酸转运蛋白(PEPT1和PEPT2)的底物,从而提高药物口服生物利用度。例如,抗病毒药物更昔洛韦(ganciclovir,13-21)和阿昔洛韦(aciclovir,13-23)及其类似物的口服生物利用度较差,但将其制成缬氨酸酯后,由于PEPT1和PEPT2转运蛋白的作用,缬更昔洛

韦(valganciclovir,13-22)的口服吸收得到了改善,其生物利用度较 13-21 提高了近 10 倍,而伐昔洛韦(valaciclovir,13-24)也比 13-23 的口服生物利用度提高了 3 ~5 倍。

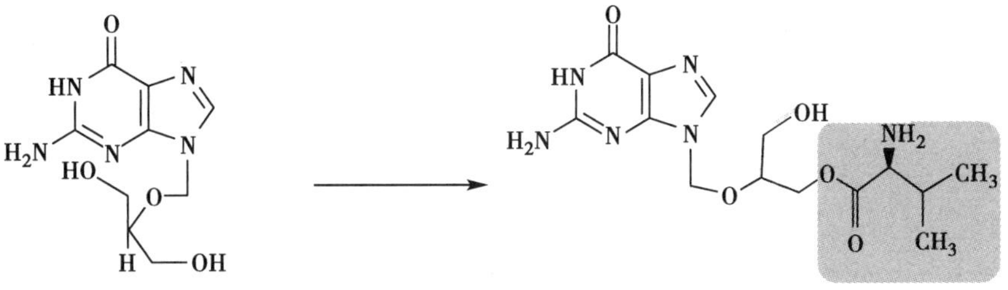

13-21　　13-22

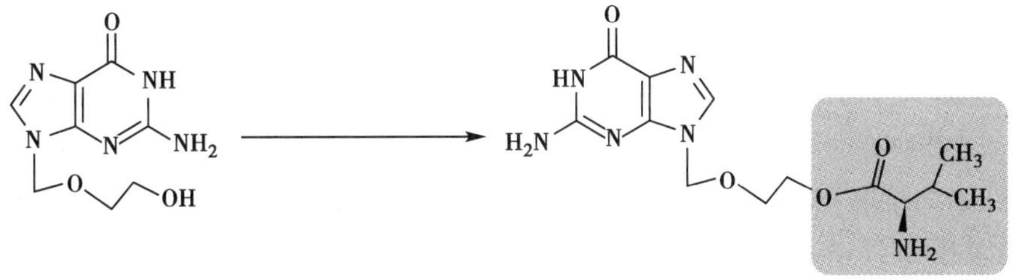

13-23　　13-24

另一方面,P-糖蛋白是一个比较常见的保护细胞免受外来有害分子入侵的分子泵,若药物能特异性地结合于 P-糖蛋白上,则会被泵出细胞,进而影响药物口服生物利用度。P-糖蛋白是一种跨膜糖蛋白,跨膜区域至少有 2 ~4 个药物结合位点,因此,与之结合的底物结构非常多样。一般情况下,分子量在 400 以上、分子中氢键受体和供体的数量较多(N + O≥8)以及 $pK_a \geq 4$ 的化合物作为 P-糖蛋白底物的可能性较大。研究表明,增加先导分子的氢键受体、供体数目(N + O)会导致其被 P-糖蛋白外排的概率升高。图 13-5 中为若干先导分子的 R 取代基片段,其受 P-糖蛋白外排的程度与该片段含有的氢键受体、供体数量呈正相关。

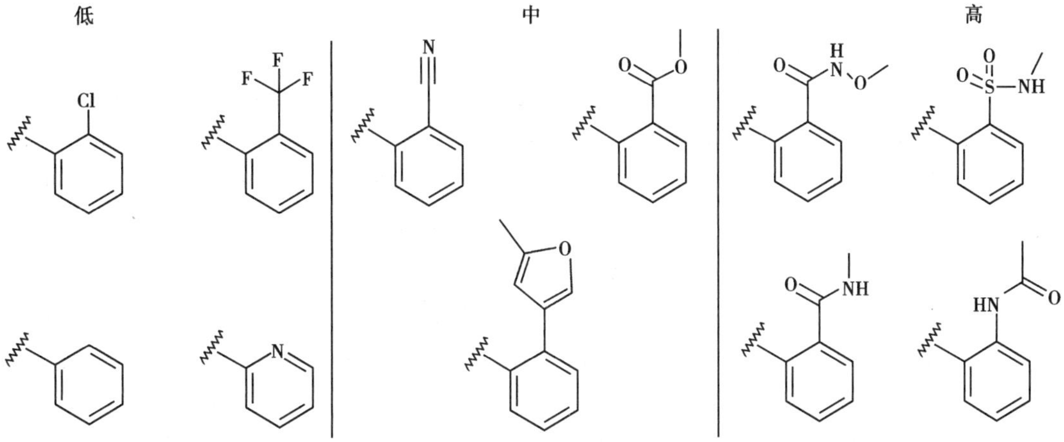

图 13-5　先导分子中取代基与 P-糖蛋白外排的程度的相关性

引入酸性基团可以抑制化合物与 P 糖蛋白的结合。例如,紫杉醇(13-25)是一种高效微管蛋白稳定剂,被广泛用于治疗癌症,但多药耐药问题的出现限制了它的临床应用。人们采用 2-羧基丙酰基替代乙酰基得到单羧酸化合物 13-26,可有效克服 P-糖蛋白的外排作用,其透膜性提高了将近 10 倍。

笔记

13-25

13-26

另外,在氢键供体上引入位阻基团或在氢键受体的邻位引入强吸电子基团以限制氢键受体或供体与P-糖蛋白结合,也可有效地避免使之成为P-糖蛋白的底物。醌类化合物 13-27 ~ 13-29 为抗肿瘤候选药物,其中 R 取代基上氮原子被二甲基取代的化合物 13-27 虽然对白血病细胞株 K562 表现出良好的细胞毒活性(IC$_{50}$ = 1.2μmol/L),但由于它是 P-糖蛋白的底物,对多药耐药细胞株 K562i/S9 的细胞毒活性降低了一个数量级(IC$_{50}$ = 12.5μmol/L)。通过在该氮原子上引入大位阻基团时(13-28、13-29),P-糖蛋白对其的外排作用基本消失,但保持对多药耐药细胞株的细胞毒活性。

	R	K562 IC$_{50}$(μmol/L) (no Pgp)	K562i/S9 IC$_{50}$(μmol/L) (with Pgp)	Pgp/no Pgp
13-27	CH$_2$NMe$_2$	1.2	12.5	10
13-28		1.2	1.2	1
13-29		3.2	2.2	1

(四)代谢稳定性

代谢稳定性(metabolic stability)被用来描述化合物的代谢速度和程度,化合物的代谢稳定性低意味着其体内易被代谢,在 ADME 性质上,表现为生物利用度低、半衰期短以及清除率高等问题。肝脏是药物代谢的主要器官,绝大多数体外代谢评价模型是以肝脏为基础建立的,包括微粒体、S9(肝脏匀浆 9000g 离心的上清液)、肝切片、原代培养肝细胞、肝细胞系等。目前,鼠的原代肝细胞和人肝微粒体已在评价代谢稳定性的高通量筛选中普遍使用,人肝细胞一般用于已筛选出的性质较为优良的化合物,以估算药物经人体的清除及给药剂量。另外,根据已知药物或者活性化合物的化学结构与代谢稳定性的关系,采用计算机技术构建定量或者定性的计算模型已经成为人们快速判断活性化合物的代谢稳定性重要手段。但由于个体之间存在显著差异,以及人们对一些代谢酶的功能和结构仍然不清楚,药物在体内仍然会出现不可预知的代谢过程。因此,无论是体外代谢模型还是计算模型对药物在体内代谢稳定性的预测准确度仍存在一定的问题,但这些快速评价方法能够帮助研究人员加速评价的过程,提供合理设计的方案。

在药物研发的过程中,人们可以利用上述方法来研究活性化合物的代谢稳定性以及其可能的代谢位点,然后采用限制化合物与代谢酶结合、降低代谢位点的反应性等结构修饰策略进一步提高化合物的代谢稳定性。

1. 引入不易代谢的原子或基团　丁螺环酮(buspirone,13-30)是一新型的抗焦虑药物,由于其嘧啶环的 5 位极易被 CYP3A4 羟基化而缩短了其体内半衰期。将此位点用氟原子取代(13-31),阻断了该位点的代谢,从而显著提高其代谢稳定性,半衰期提高了近 10 倍。

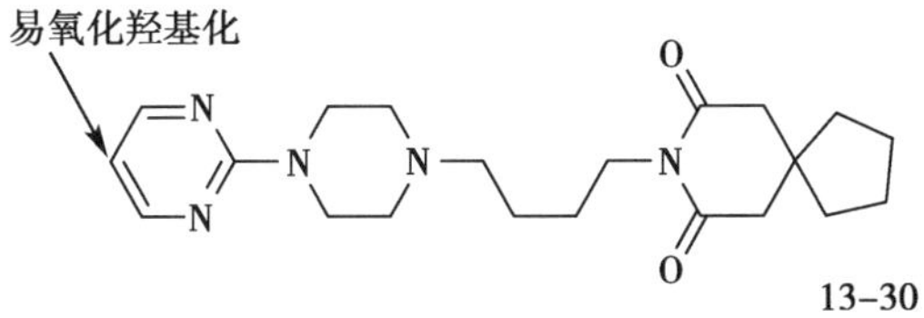

易氧化羟基化

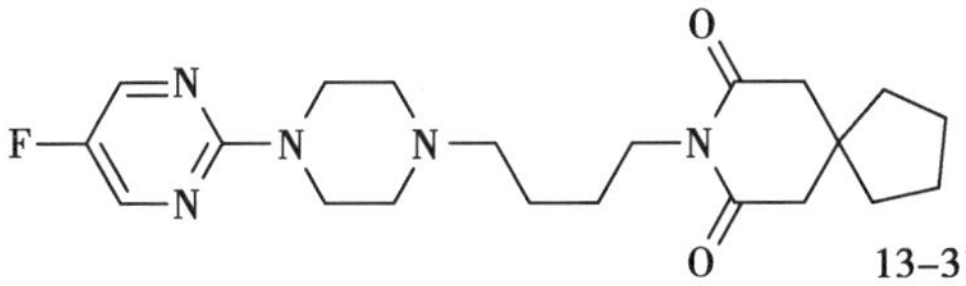

	5-HT1A IC$_{50}$(μmol/L)	CYP3A4 $t_{1/2}$(min)
13-30	0.025	4.6
13-31	0.063	52.3

2. **增加易代谢片段的位阻** CYP2D6 是细胞色素 P(cytochrome P,CYP)酶系中重要的一种氧化代谢酶,其去甲基化反应是影响许多药物代谢稳定的重要因素之一。β 受体阻断剂美托洛尔(metoprolol,13-32)的结构中存在甲氧基,易被 CYP2D6 去甲基化而导致其清除率较高(50%),体内半衰期只有 3.5~6 小时。根据这一特点,研究人员在羟基上引入大位阻的环丙亚甲基来克服这一问题,得到了倍他洛尔(betaxolol,13-33),其在人体内的半衰期从前者的 3.5~6 小时延长至 16~22 小时。

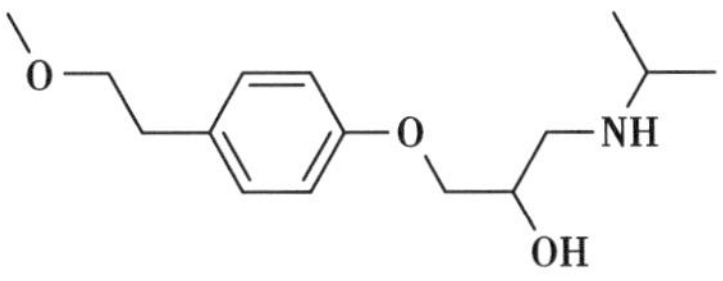

	13-32	13-33
代谢清除率	50%	15%
$t_{1/2}$	3.5~6小时	16~22小时

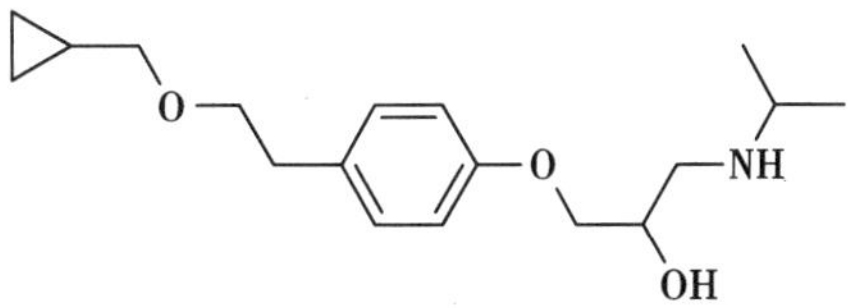

3. **移除易代谢片段** 同样地,13-34 为强效 δ 阿片受体激动剂,但由于结构中存在的甲氧基和烯丙基极易被 CYP 代谢酶氧化代谢脱烷基化,进而导致其体内稳定性很差,虽然其 δ 阿片受体激动活性(EC$_{50}$)达到了 1.3nmol/L,但代谢稳定性仅为 1%,故而限制了其进一步的应用。研究发现,该化合物的脱甲基代谢产物 13-35 代谢稳定性略有改善,而去羟基、去 N-烯丙基衍生物 13-36 的代谢稳定性大幅改善,其代谢稳定性提高至 80%,而保持了强效的 δ 阿片受体激动活性(EC$_{50}$ = 1nmol/L)。

13-34	13-35	13-36
EC$_{50}$: 1.3nmol/L 稳定性:1%	EC$_{50}$: 0.23nmol/L 稳定性:4%	EC$_{50}$: 1nmol/L 稳定性:80%

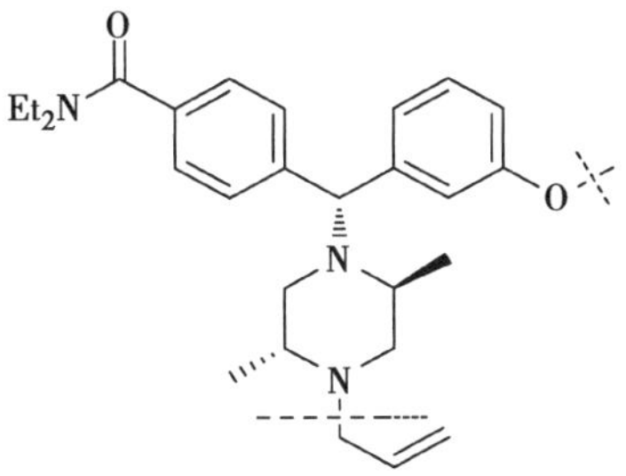

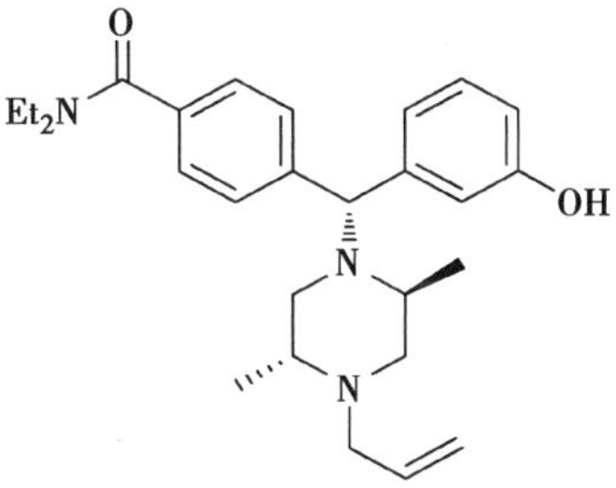

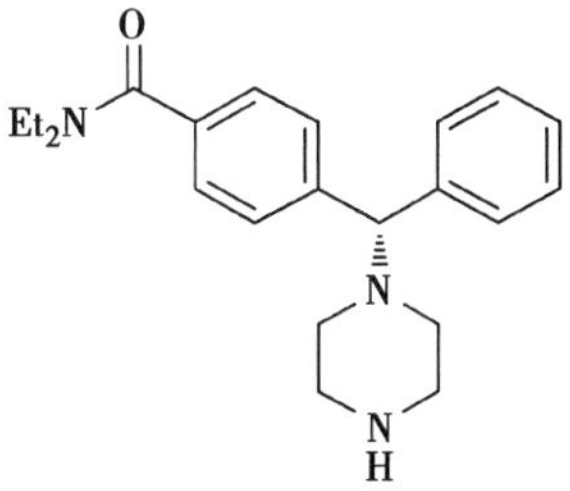

（五）血浆稳定性

血浆稳定性(plasma stability)主要用于描述化合物在血浆中被水解的速率和程度。血浆中含有大量的水解酶(如胆碱酯酶、细胞醛缩酶、脂肪酶和脱氢肽酶等),而一些化合物中的特定官能基团(如酯、酰胺、氨基甲酸酯、内酰胺、内酯和磺酰胺等)在血浆中可被特定的酶所水解。化合物的血浆稳定性低意味着其易被水解,在 ADME 性质上,表现为具有高清除率和较短的半衰

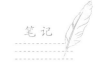

期。目前,主要采用将化合物与血浆共孵育的方法快速测定化合物的血浆稳定性,而检测和定量分析样本一般采用液质联用技术。

一般情况下,除了前药和软药,任何在血浆中不稳定的先导化合物都不值得进一步研发。因此,针对血浆稳定性差的先导分子,可基于该特点开展结构修饰以提高其耐受水解酶的能力,从而提高血浆稳定性。

1. 酰胺基替代酯基　Balanol 衍生物 13-37 为新型的高活性 Akt 抑制剂(IC$_{50}$ =5nmol/L),然而该化合物的酯键在血浆中极易被水解,导致其半衰期不到 1 分钟。为了提高其稳定性,研究人员将该化合物中的酯基用酰胺基替代,得到了二酰胺衍生物 13-38,该化合物保持了强效的Akt 抑制活性(IC$_{50}$ =4nmol/L),同时改善了其在血浆中的稳定性,半衰期延长至 69 小时。通常情况下,用酰胺基替代酯基可提高化合物的代谢稳定性,该修饰策略常常被优先用于改进含酯键活性化合物的稳定性。

$t_{1/2} < 1$min
Akt IC$_{50}$ = 5nmol/L

$t_{1/2} = 69$h
Akt IC$_{50}$ = 4nmol/L

稳定性好
活性高

13-37　　　　　　13-38

2. 增加易水解片段的位阻　化合物 13-39 具有较强的巨细胞病毒(HCMV)蛋白酶抑制活性(K_i = 2.4nmol/L),虽然该化合物不存在酯键,但由于五元并环的环张力较大,导致其内酰胺环易被水解开环,其在人血浆中的稳定性较差,半衰期为 0.5 小时。为了提高该化合物的稳定性,研究人员采用在环丙烷上引入甲基的方法增大酰胺片段的位阻,得到化合物 13-40 和 13-41,结果表明位阻效应与血浆稳定性成正比,半衰期分别达到了 6 和 16 小时,其中化合物 13-45仍能保持强效的巨细胞病毒(HCMV)蛋白酶抑制活性(K_i = 16nmol/L)。

	R	人血浆稳定性 $t_{1/2}$(h)	HCMV 蛋白酶 IC$_{50}$(μmol/L)	K_i(nmol/L)
13-39		0.5	0.2	2.4
13-40		6	0.3	16
13-41		16	>20	

（六）血浆蛋白结合

血浆蛋白与药物结合是影响药物分布的重要因素,药物进入体循环后,均会通过离子键、氢键、及范德华力等作用与血浆蛋白形成结合型药物。药物与血浆蛋白结合是可逆的,两者结合后可降低药物的分布容积、肝脏代谢和组织穿透能力,进而延长药物的半衰期。药物与血浆蛋

笔记

白结合会因不同的身体状况或年龄状态而存在差异,且种属之间存在显著差异。研究药物与血浆蛋白结合的方法包括平衡透析、超滤、超离心、快速或动力透析、分配平衡、光谱等。在这些常用的方法中,平衡透析(ED)和超滤(UF)是使用最多的方法。ED法基于药物结合的平衡原理,且受实验因素的干扰很小,常被认为是研究药物-蛋白结合的经典参比方法;UF的最大优点是实现了血浆中游离药物的快速分离,加之与高灵敏度的LC-MS用检测技术相结合,UF已被广泛运用于大规模生物样品的游离药物浓度分析。

一般情况下,增加药物的亲脂性对提高其与血浆蛋白结合率的作用最大。药物分子中引入烷基、芳环、卤素等疏水性基团,可增加与蛋白结合的亲和力;而引入极性基团如氨基、羟基或羧基等,则与血浆蛋白结合作用降低。胰高血糖素样肽-1(GLP-1,13-42)是人体内存在的一种内源性多肽,它能根据体内葡萄糖水平高低,按需促进胰岛β细胞分泌胰岛素,抑制胰岛素拮抗激素胰高血糖素的分泌,从而发挥降糖作用。然而GLP-1很不稳定,易被体内的二肽基肽酶Ⅳ(dipeptidyl peptidase Ⅳ,DPP-Ⅳ)降解,不适合临床应用。将GLP-1的34位赖氨酸用精氨酸取代,并引入棕榈酰脂肪酸侧链得到利拉鲁肽(liraglutide,13-43),增加了与血浆蛋白的亲和力,有效克服了DPP-Ⅳ的降解作用,由皮下缓慢吸收,代谢稳定,血浆半衰期长,每日仅需注射给药1次就能发挥良好的降糖作用。

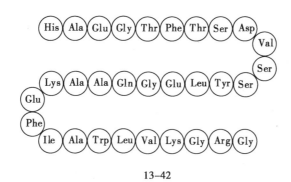

13-42

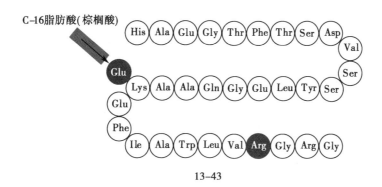

13-43

（七）CYP450 的抑制或诱导作用

细胞色素 P450 酶(cytochrome P450,CYP450)是生物体主要的Ⅰ相代谢酶,主要分布在肝脏、小肠和肾脏,参与多种内、外源性化合物的代谢转化。在 CYP450 超家族中,CYP1A2,CYP2A6,CYP2C9,CYP2C19,CYP2D6 和 CYP3A4 与目前市场 95% 以上药物代谢及药物间相互作用有关。药物对 CYP450 的抑制和诱导是导致药物相互作用的重要因素,当 CYP450 的活性发生改变时,药物本身或其他药物的代谢会发生改变,进而影响疗效或引发毒性。因此,在药物研发的前期就应该特别关注化合是否存在对 CYP450 的抑制或诱导作用。例如,特非那定(ter-fenadine,13-44)需要 CYP3A4 同工酶的参与完成其体内代谢,然而红霉素(erythromycin,13-45)却能抑制该酶的活性,当两个药物同时服用时,由于红霉素的存在使得特非那定的代谢受阻,其

笔记

血药浓度比正常条件下增大很多,从而导致尖端扭转型心律失常。

13-44   13-45

为了在药物研发的早期阶段能快速判断药物是否存在 CYP450 抑制或者诱导作用,近年来,研究人员建立了多种 CYP450 酶系的快速筛选模型,包括 cDNA 表达的 CYP450、人肝脏微粒体、肝细胞培养系统、转基因细胞人源性 PXR 转基因小鼠等模型。其中,肝细胞培养系统是应用最为广泛的模型,它含有所有肝脏表达的 CYP450 酶,能全面地反映药物进入人体内的真实状态,还能考察活性化合物代谢产物对 CYP450 酶的影响。基于快速 CYP450 筛选模型,当研究人员发现某些活性化合物具有 CYP 抑制或诱导活性时,就可以通过结构修饰来克服这一类药性问题。例如,三取代咪唑类化合物 13-46 具有较强的 p38α 丝裂原活化蛋白激酶($IC_{50} = 0.45\mu mol/L$)和 COX-1 酶($IC_{50} = 5\mu mol/L$)抑制活性,但该化合物对 CYP3A4、CYP2D6、CYP2C9 和 CYP1A22 等都具有不同程度的抑制活性,而限制了其进一步的应用。研究人员采用降低该化合物的亲脂性和平面性的设计策略,通过引入 N-甲基哌啶基来替换乙酰苯基,所得化合物 13-47 对 CYP450 各亚型的抑制作用大幅下降。

13-46

p38 α $IC_{50}=0.45\mu mol/L$
COX-1 $IC_{50}=5\mu mol/L$
CYP3A4 $IC_{50} < 2\mu mol/L$
2D6 $IC_{50} > 100\mu mol/L$
2C9 $IC_{50} < 2\mu mol/L$
1A2 $IC_{50} = 2\mu mol/L$

13-47

p38 α $IC_{50}=0.35\mu mol/L$
COX-1 $IC_{50} > 100\mu mol/L$
CYP3A4 $IC_{50} = 100\mu mol/L$
2D6 $IC_{50} = 22\mu mol/L$
2C9 $IC_{50} > 100\mu mol/L$
1A2 $IC_{50} > 100\mu mol/L$

(八) hERG 通道阻滞

hERG(human ether-a-go-go related gene)钾离子通道存在于人类心室和心房肌细胞中,在动作电位时程的上升支和平台期被激活,因此,在心脏正常的动作电位复极过程中起关键作用。阻断 hERG 钾离子通道会导致心脏 QT 间期延长,这是诱发尖端扭转型室性心动过速的主要原因。最近几年,格雷沙星(grepafloxacin,13-48)、硫利达嗪(thioridazine,13-49)和西沙必利(cisapride,13-50)等不同化学结构的药物均被撤出市场,其原因都与它们会抑制 hERG 钾离子通道进而引发心律失常所致。因此,在药物开发的早期,研究人员开始重视 hERG 钾离子通道阻滞这一问题,药物 hERG 毒性评价是药物类药性早期评价的重要方面之一。

13-48　　　　　　　　13-49　　　　　　　　13-50

hERG 钾离子通道是 Kv 电压门控离子通道家族中的一员,hERG 通道的晶体结构至今没有被成功地解析出来。hERG 钾离子通道的结构和家族中的其他成员比较相似,由同源四聚体组合而成,每个 hERG 的亚基包含了 6 个螺旋,分别是 S1-S6,其中 S1-S4 是组成的电压感应区域,S5、S6 螺旋围成了 hERG 通道。

与其他电压门控型通道不同,hERG 钾离子通道的 S6 跨膜螺旋的形态多样性大,利于结构多样的药物分子与之结合,而 S6 羧基末端的 2 个芳香族氨基酸(Tyr 652 和 Phe 656)可与配体通过 p-共轭作用及 π-共轭作用形成稳固的结合,进而造成药物对 hERG 钾通道的抑制作用。研究表明,hERG 钾离子通道抑制剂具有以下共性结构特征:①一个碱性氮原子;②亲脂性较强(ClogP > 3.7);③缺乏阴离子基团。因此,在开展早期的药物设计时,出现上述情况时应该加以重视,通过合理设计规避潜在的开发风险。目前,化合物的 hERG 钾离子通道阻滞作用主要通过全细胞膜片钳技术建立的 hERG 体外评价模型获得,由于膜片钳技术的筛选通量比较低,所以有研究通过建立基于受体或者配体的 hERG 通道阻滞的计算模型,用于加快评价的速度,并形成了较为完善的 hERG 通道阻滞剂数据集。此外,还发展了一系列早期评价化合对 hERG 钾离子通道影响的实验模型,譬如,实验动物模型主要有犬心脏完全性房室传导阻滞模型、氟烷麻醉犬模型、慢性 AVB 猴模型等。

阿司咪唑(astemizole,13-51)为强力和长效 H$_1$ 受体拮抗剂,它与组织中释放的组胺竞争效应细胞上的 H$_1$ 受体,从而抑制过敏反应。研究发现,阿司咪唑可阻断 hERG 钾离子通道,增加了尖端扭转型室性心动过速或心脏 QT 间期延长发生的风险。1999 年,杨森公司撤销了阿司咪唑在全球的销售。研究人员发现,阿司咪唑的 hERG 通道阻滞作用的发生,与其结构中哌啶基上的碱性氮以及与之相连的甲氧基苯基密切相关,因此针对性地改为二氨基环己烷,且将氮原子直接与嘧啶酮相连,既可以降低氮原子的碱性,又提高了片段的亲水性,所得药物咪唑斯汀(mizolastine,13-52)就不存在 hERG 通道阻滞作用。

13-51　　　　　　　　　　　　　　　13-52

第三节　基于类药性的药物设计策略

经过几千年时间的发展,化合物 ADMET 性质已经越来越受到人们的重视,类药性评价方法也已有机地被整合到新药研发的流程中。随着科技的进步,基于类药性的评价方法和药物设计策略也在不断发展之中,由于拥有的资源、研究内容以及研发经验的不同,基于类药性的药物设计策略也会有所差别。

一、早期类药性评价

候选药物的确定是新药研发成败的关键,而候选药物的质量又取决于苗头化合物和先导化合物的优劣和优化准则,实验证明,生物活性并不是唯一标准,化合物的类药性与生物活性应该建立一种平衡,作为一种结构优化的准则。因此,在药物研发过程中,应该在早期阶段就积极开展类药性评价。如图 13-6 所示,通过高通量筛选获得了苗头化合物(hit)后,研究人员首先采用基于经验判断的方法来选出亲脂性、极性表面积、分子量和氢键等与类药性密切相关的结构参数在合理的区间内的候选苗头化合物,并优先开展对他们的合成和活性评价,然后进一步评价其体外的理化性质(水溶性、透膜性)以及 ADMET(代谢稳定性、血浆蛋白结合率、hERG 通道阻滞等)性质。如果发现某苗头化合物的类药性低,且不能通过结构修饰克服或改善,则该类化合物的开发将暂为搁置,研发资源会转向更有潜力的苗头系列。反之,若发现该苗头化合物具有可用于改善类药性的结构修饰部位,则应尽早将其结构修饰列入先导优化计划,在投入大量人力物力之前,把类药性问题降至最低,并最终获得高质量的先导分子。

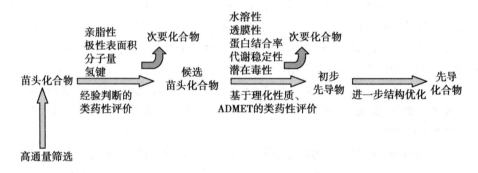

图 13-6　基于类药性评价的先导分子优化流程

二、快速、并行的成药性优化

与药物开发阶段不同,在新药发现阶段开展类药性评价,经常要处理成百成千化合物,所以测量方法要求高通量、样品用量少,成本低和速度快等。在活性化合物不断被合成的同时,迅速开展类药评估将形成良好的快速反馈机制,指导研究者去判断结构修饰策略是否合理,同时,还能提供活性化合物的结构-性质关系(structure-properties relationship,SPR)相关数据。例如,活性化合物的结构特征和理化性质(如亲脂性、pK_a 值、氢键数量、替换易代谢位点和(或)减少活性基团等)发生改变时,其 ADMET 性质(如水溶性、透膜性、代谢稳定性和毒性等)也会随之改变。对于一系列化合物的结构-性质关系的分析可与化合物的构效关系分析结果相结合。

先导化合物的结构与活性关系(structure-activity relationship,SAR)定义了某一位点的结构修饰对活性的影响,而 SPR 则定义了结构修饰对类药性的影响。SAR 和 SPR 相结合的多元分析策略,更利于平衡先导化合物的活性及类药性,甚至同时改善两个方面的性质,并有效指导化合物结构的重新设计改造(图 13-7)。这样研究者能够相对高效地利用研发资源,并可对整个优化方案有全面宏观的把握和深入细致地了解。

三、应用案例——索非布韦的发现

丙型肝炎简称丙肝,是由丙型肝炎病毒引起的一种肝脏疾病,会造成肝硬化或者肝癌,严重

笔记

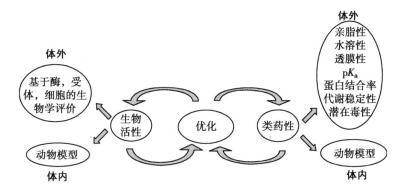

图 13-7　快速、并行的成药性优化

威胁众多感染者的健康。据世界卫生组织(WHO)统计,全球有 1.3 亿～1.5 亿人患有慢性丙肝感染。因此,抗丙肝药物的发现具有重要的意义。索非布韦(sofosbuvir)是由美国 Pharmasset 和 Gilead 公司开发用于治疗慢性丙肝的药物,于 2013 年 12 月经美国食品药品监督管理局(FDA)批准上市,索非布韦是首个针对丙肝病毒 NS5B RNA 聚合酶的药物,也是首个无需联合干扰素就能安全有效治疗丙肝的药物,它的发现在抗丙肝领域具有里程碑式的意义。

（一）基于代谢途径分析的先导分子发现

研究发现 2′-氟-2′-甲基脱氧胞苷 13-53 具有抑制 HCV 复制子的活性(EC$_{90}$ = 5.40μmol/L),而其脱氨产物 2′-氟-2′-甲基脱氧尿苷 13-54 则没有 HCV 复制子抑制活性。基于肝细胞内 13-53 和 13-54 的代谢产物分析,13-53 代谢产物包括其 5′位羟基发生一磷酸、二磷酸和三磷酸化产物以及脱氨产物 13-54 及其一磷酸、二磷酸和三磷酸化产物。相反的,13-54 不能被脱氧胞苷激酶(dCK)磷酸化,这可能是导致其无 HCV 复制子抑制活性的原因,因为对 NS5B 聚合酶产生抑制活性的是三磷酸化胞苷。此外,经脱氨生成的一磷酸尿苷 13-55 在肝细胞内可发生二磷酸化和三磷酸化,生成的三磷酸尿苷 13-56 具有较高的 NS5B 抑制活性(K_i = 0.42μmol/L),而且 13-55 可在肝细胞中长时间存留,半衰期为 38 小时,不过 13-55 的磷酸基存在两个酸根,极性过强而不利于过膜吸收。因此,该化合物的药效和类药性发生了冲突,需要进一步修饰来掩蔽其极性基团加以解决。

（二）基于类药性的结构优化

为实现 13-55 在肝细胞中释放,以提高抗病毒效力的能力,所以引入的掩蔽基团不仅需要耐受消化道的化学环境,而且对血浆中酯酶和酰胺酶也应保持稳定,随后在肝脏中实现代谢活化。研究人员采用磷酰胺酸酯来封闭磷酸根来进行前药设计,设计了通式化合物 13-57。在结构优化过程中发现,当通式化合物 13-57 的 R_1 为苯酯、R_2 为天然丙氨酸、R_3 为异丙基或甲基时,所得 7 个候选化合物 13-58 ~ 13-64 的 NS5B 聚合酶抑制活性最优,且具有较优良的选择性(细胞毒性小)。

同时,研究人员开展了类药性评价(表 13-8),考察了 13-58 ~ 13-64 在胃液(SGF)、肠液(SIF)和血浆中稳定性。首先与预期一致,磷酰胺酸酯修饰的衍生物在胃液、肠液和血浆中具有高度的稳定性,仅在暴露于人肝 S9 组分中才迅速被降解。其中 13-58、13-59 和 13-64 的体外活性、在非靶组织的稳定性和在肝细胞生成 13-55 的速率等表现优良。基于这些体外数据分析,研究人员还进一步通过灌胃给予受试化合物,动态测定大鼠、犬和猴血浆中前药的 C_{max} 和 AUC,并测定其肝脏中的前药和三磷酸尿苷 13-56 的总量(13-56 的含量是抗 HCV 病毒活性的评价标准)。结果表明,13-58 和 13-59 在 3 种实验动物中释放和转化成活性产物的量明显优于 13-64;此外在猴上 13-58 的药动学数据明显优于 13-59,应是治疗效果最佳的前药(表 13-9)。在安全性方面,体外微粒体和骨髓细胞评价结果表明,化合物 13-59 高剂量下也未呈现毒性。遂确定化合物 13-59 为候选药物进行后续开发,被命名为索非布韦。

表 13-8 化合物 13-58 ~ 13-64 的抗 HCV 复制子活性和体外代谢稳定性

| 编号 | R_1 | R_2 | HCV Activity | | 稳定性 $t_{1/2}$(h) | | | |
			cloneA[a]（μmol/L）	rRNA replication[b]	SGF	SIF	human plasma	HumanS9
13-58	Me	Ph	1.62	0.0	15.5	>20	16.7	0.18
13-59	i-Pr	Ph	0.52	25.9	22	>24	>24	0.57
13-60	c-Hex	Ph	0.25	61.1	17	>20	>24	1.4
13-61	Et	4-F-Ph	0.76	55.3	17	>20	>8	0.23
13-62	i-Pr	4-F-Ph	0.77	0	>20	>20	>24	0.42
13-63	i-Pr	4-Cl-Ph	0.42	0	>20	>20	>24	0.35
13-64	c-Hex	4-F-Ph	0.04	52.1	20	>20	>24	0.18

[a] 抑制活性为 EC_{90};[b] 50μmol/L 浓度条件下受试化合物对 CloneA 细胞内 HCV rRNA 复制子的抑制率。

表 13-9　猴灌胃给药后,血浆和肝脏中药物代谢动力学参数[a]

Compd.	血浆				肝脏	
	C_{max} (ng/ml)	t_{max} (h)	AUC(inf) (h·ng/ml)	AUC(0-t) (h·ng/ml)	prodrug (ng/g liver)	13-61 (ng/g liver)
13-58	19	0.25	34	27	4.66	26
13-59	33	1.00	170	86	177	57
13-60	1.8	6.00	NA	NA	13	NA

[a] 50mg/kg 连续给药 4 天。

化合物的 ADMET 性质是影响其能否成药的关键因素。类药性的提出奠定了化合物 AD-MET 性质在药物研发中的地位,经过多年的努力,类药性评价方法已得到了广泛的发展和应用。基于经验判断的类药性评价方法最为简单,适合于化合物的设计阶段或对大量化合物的初步筛选;基于理化性质和 ADMET 性质的类药性评价方法能快速获取化合物的实验数据,准确度较高。这些方法均为研究者分析化合物的结构-性质关系提供了详细的数据,用以进一步提高先导分子或候选化合物的质量。随着类药性评价的早期介入,由于低劣的药代动力学性质导致的新药研发失败的比例已经有所下降,但因药物毒性问题导致研发失败的情况并没有得到改善,因此,类药性评价方法及其在药物设计中的应用值得进一步改善。

【Summary】

In addition to pharmacology (e. g. , efficacy, selectivity) , ADMET (absorption, distribution, metabolism, elimination, toxicity) properties are also a crucial aspect of clinical candidate quality. If the properties are weak, the candidate will have a high risk of failure or be less desirable as a drug product. Drug-likeness is defined as those compounds that have sufficiently acceptable ADME properties and sufficiently acceptable toxicity properties to survive through the completion of human Phase I clinical trials.

There are mainly three methods to assess the drug-likeness of compounds. The first one is to apply "rules", such as Lipinski and Veber rules. While it is true that these rules are quite fast and efficient, it also should be point out that the rules are not absolute. The second one is based on the physicochemical property data. Since the ADMET properties of a compound are affected by its physicochemical properties and significant correlations have been observed between them, it is effective to predict the ADMET properties of a compound on the basis of its physicochemical properties, including lipophilicity, water solubility, pK_a, etc. The third method is the direct assessment of in vitro ADMET properties, including permeability, metabolic stability, plasma stability, plasma protein binding, CYP450 inhibition, hERG blocking, etc. Many in silico and in vitro models have been developed in recent years that facilitate the evaluation of these properties, such as the Caco-2 cell monolayer model for predicting the absorption of orally administered drugs, various liver models for drug clearance, etc.

With readily available of the three methods above, drug-likeness assessment can be performed early in the hit-to-lead process, and the data are tremendous assets in guiding selection and optimization of previous leads. Moreover, various structure modification strategies, including but not limited to the methods listed in this chapter, may be employed to improve drug-likeness of compounds simultaneously with the optimization of its pharmacology.

This chapter is devoted to providing students with an introduction of the concepts related to AD-MET and drug-likeness, the methodology and strategies in the field of drug-likeness-based drug design. Readers are aided by case studies.

【Key word】　ADMET, drug-likeness, property assessment, high-throughput screening

【思考题】

1. 什么是类药性？影响类药性的结构因素和理化性质有哪些？

2. 如何开展化合物的类药性评价？

3. 化合物 13-65 的主要代谢途径如下图所示，请问如何改善其代谢稳定性？

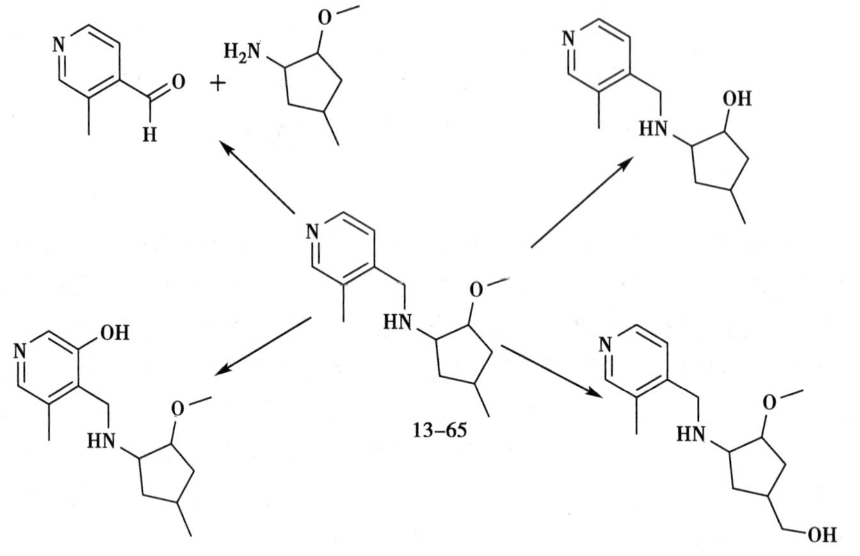

（胡永洲　董晓武　李　新）

第十四章　新药开发的基本途径与方法

学习要求

1. 掌握：先导化合物的发掘途径与结构优化方法。
2. 熟悉：药物作用靶点的发现、表达和鉴定的基本方法。
3. 了解：临床候选药物的研究与开发过程，及近年来世界上市的化学小分子实体药物。

第一节　药物作用靶点的发现

在人类基因组计划和新的生物技术的推动下，以基因组学为基础，基于靶点的现代药物设计和筛选策略逐渐取代了传统的经验模式。人类基因组计划为药学领域提供了更多的药物作用靶点。人类基因组计划的完成以及后续功能基因组计划和蛋白质组计划的实施，大大改变了药物研究与开发的思路与策略，形成了药物研发的新模式——从基因到药物，即首先通过功能基因组学的研究，从细胞和分子层面弄清疾病发生的机制与药物调节的机制，发现并确证药物作用的靶点，然后有的放矢地设计和筛选药物。

尽管目前还没有直接通过基因组学的研究而衍生出化合物进入临床应用，但是基于靶点的药物设计模式在药物发现与开发工作的早期阶段所显示出的重要性已不言而喻，同时功能基因组学在靶点的发现中将会发挥重要的作用。

一、人类功能基因组学的研究

功能基因组学（functional genomics）是利用结构基因组学研究所提供的信息和结果，发展和应用新的实验手段，在基因组或系统生物学水平上全面分析基因的功能，从解析生命的全套遗传信息，转移到系统研究这些遗传信息所代表的实际意义，也就是生物功能上来。利用基因过量表达（转基因）和基因敲除技术，可以更为有效地在肿瘤、神经退行性疾病、自身免疫性疾病及代谢性疾病等存在多基因、多靶点和网络调控的人类重大疾病中，确认哪些生物大分子是起关键作用并有可能被开发成为药物作用的靶点。该部分内容已在第十章第三节中作了叙述，此处不再重复介绍。

二、与重大疾病相关基因的发现与表达

功能基因组学近几年来的进展揭示，人类所有的健康与疾病状态都与基因直接或间接相关，每种疾病都有其相应的致病基因或易感基因存在，疾病发生和发展的过程则是相关基因与内外环境相互作用的结果。

人类常见疾病中，恶性肿瘤、心血管疾病、神经系统退行性疾病、自体免疫性疾病以及代谢性疾病均是难治之症。这些疾病均涉及基因的先天性缺陷与后天的基因突变，涉及细胞生长、分化与凋亡之间的调控失衡。随着 10 多万个人类基因的结构与功能的阐明，以及对维持人体基因组稳定性、基因表达调控、DNA 复制与修补的物质基础的了解，以及分子生物学与系统生物学新技术的产生，我们已经有条件对重大疾病发生发展过程中的起重要作用的关键性生物大分子（主要为功能蛋白）进行深入的研究，以探明其作为治疗靶点的可能性。

笔记

（一）重大疾病相关基因的发现

药物开发是一个漫长的过程,包括样品制备、新化学实体的发现、靶点的探测与验证、先导物开发筛选、优化和临床前及临床研究等。其中靶点的探测与验证是新药开发的瓶颈阶段。基因组学研究表明,人体中全部靶蛋白有 1 万 ~ 2 万种,而在过去 100 年中所发现的靶点,仅有约 500 种。

在前基因组时代,靶点的发现遵循"正向遗传学"方式,主要运用结构基因组学策略,即先发现功能蛋白,而后借助生化技术获得表达该功能蛋白的基因并在染色体上定位;再通过生物技术方法,利用该基因表达出该功能蛋白,经过分离、纯化、结晶和测定,获得其三维结构。

如今在后基因组时代,根据"反向遗传学(reverse genetics)"原理,以逆向的研究顺序,运用功能基因组学的一系列研究方法和生化技术,先找到可以作为靶点的功能基因,经过确证后,再将其表达于合适的系统,而获得相应的功能蛋白。而后可利用该功能蛋白进行药物设计与筛选。

在肿瘤、神经退行性疾病、代谢疾病等人类重大疾病中,一些相关基因发挥着极为关键的作用,如果能够发现它们,并对其功能加以确证,则极有可能将其开发为发现新药的靶点。这些基因的表达产物(多为功能蛋白)则有可能应用于药物的设计与筛选。兹将与这些重大疾病相关基因发现与表达的方法和技术,结合一些实例介绍如下:

1. 利用基因敲除模型发现药物作用靶点　基因敲除技术已成为发现和验证靶标的常用方法,它是在同源重组技术以及胚胎干细胞技术逐步完善基础上发展起来的。它可以揭示药物作用的机制,帮助寻找药物作用的新靶点,为疾病的治疗提供全新的机制。在多数情况下基因敲除表型与药物的治疗作用间存在着直接的联系。

例如,如果某些肿瘤细胞基因的敲除可能会导致细胞死亡或对细胞代谢和器官生长有影响,它们则有可能被开发成为靶点。拓扑异构酶Ⅲ的 β 型如果被敲除的话,就会导致受试小鼠寿命缩短 50% ,并且会在各种组织中出现病理状态,这种结果提示了拓扑异构酶在细胞老化中的作用,并且证明人类拓扑异构酶的变异会导致早衰。又因为癌症破坏了正常的细胞老化,所以这种表现可能易于解释为什么其抑制剂可以导致肿瘤细胞老化。因此,拓扑异构酶Ⅲ的 β 型有可能开发为抗肿瘤药物的靶点。如盐酸伊立替康是通过抑制拓扑异构酶而合成的。另一种核激素受体——促性腺释放激素受体,因其在性腺发育中的作用而成为一种抗肿瘤药的靶点。如合成的促性腺激素释放激素受体 LHRH 类似物戈舍瑞林(goserelin,14-1)和亮丙瑞林(leuprorelin,14-2)都可用于治疗前列腺癌。

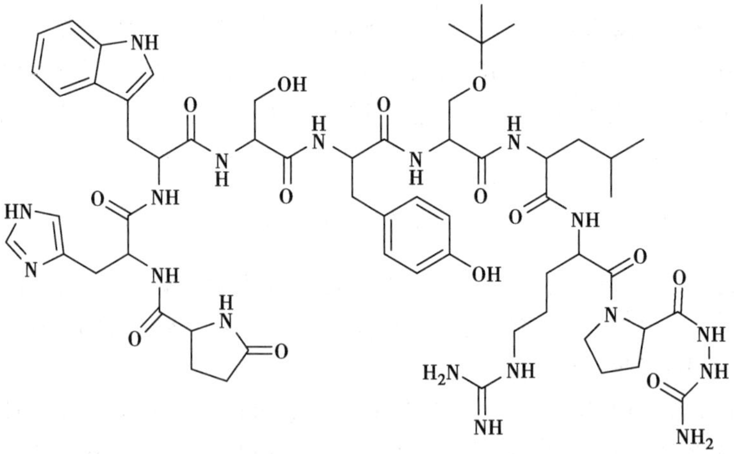

5-oxoPro–His–Trp–Ser–Tyr–D–Ser(t-Bu)–Leu–Arg–Pro–NHNHCONH$_2$

14-1

pGlu–His–Trp–Ser–Tyr–D–Leu–Leu–Arg–Pro–NHEt

14-2

Lazner F 等在小鼠遗传模型繁殖代中应用基因敲除的靶点发现工作中比较成功的例子包括组织蛋白酶 K。组织蛋白酶 K 是黑皮质素-3 受体和黑皮质素-4 受体（MC-3R,MC-4R），是一种骨结合素特异性半胱氨酸蛋白酶。实验显示组织蛋白酶 K 与骨质降解有关，其抑制剂可用于治疗骨质疏松。

2. 利用基因沉默策略发现药物作用靶点　这里主要是通过利用反义化合物或 RNAi 造成基因沉默来探测基因功能、该基因是否在肿瘤细胞的生命过程中起关键作用和是否具有较强的特异性而能够只在肿瘤细胞内高度表达等，以确定其作为靶点的可能性。其中,RNAi 因其高效而较为多用。

Aza-Blanc 等应用 Dharmacon 公司生产的针对 510 个基因（包括大多数激酶基因）的 RNAi 文库，通过转染 HeLa 细胞筛选了对 TRAIL 诱导细胞凋亡有控制作用的基因。TRAIL 是 TNF 家族的一员，能够诱导肿瘤细胞凋亡，因而具有抗肿瘤功能。RNAi 实验证明,TRAIL 蛋白能同 DR4 和 DR5 受体结合,诱导多种肿瘤细胞的凋亡，而对正常细胞没有影响。Aza-Blanc 等的筛选既发现了一些能增强 TRAIL 诱导细胞凋亡的基因，也发现了一些具有抑制作用的基因,其中包括一些未知的调控基因,对了解 TRAIL 的作用机制和开发抗肿瘤药物具有重大意义。

3. 利用蛋白质组学方法发现药物作用靶点　蛋白质组学探测药物相关靶点的基本策略是蛋白质组的比较，即健康与病变细胞、组织或体液的蛋白质表达谱的差异和表达量变化。蛋白质组学已成功用于肿瘤、糖尿病、艾滋病、关节炎等多种基本相关蛋白的检测,成为疾病监测、诊断、治疗的有力工具。

2002 年,Hanash 等提出对细胞或组织的蛋白质表达进行大规模的分析以发现新的药物靶点。Boyd 等采用一维 SDS-PAGE 联合高通量 MALDI-TOF 质谱技术对 CLL 细胞的质膜蛋白质进行了分离与鉴定,寻找 B 细胞特异的膜蛋白以期发现可用于小分子或抗体治疗的药物靶点。他们成功地找到两个潜在的新蛋白药物靶点:MIG2B 和 B 细胞新蛋白 1（B-cell novel protein 1,BCNP1）。

Geuijen 等采用噬菌体表面展示技术及流式细胞术来遴选可与 AML 细胞系及 AML 患者细胞膜蛋白结合的单链抗体,获得的单链抗体被重新克隆表达出完整的 IgG。这些 IgG 首先被用来与 AML 细胞膜蛋白免疫共沉淀,以验证实验结果的准确性,其次用通过验证的 IgGs 对 AML 细胞膜抗原进行大规模的亲和纯化并以质谱鉴定出相应膜抗原的身份。其中既有已知的细胞表面原,如白血病细胞抗原相关受体蛋白氨酸磷酸酶（LARPTP）、活化的白血病细胞黏附分子（ALCAM),也有一些未知的蛋白,如 ATAD3A。这种思路不失为一种快速筛选肿瘤抗原和（或）药物靶点的方法。

4. 利用其他功能基因组学技术发现药物作用靶点　为了寻找和识别重大疾病相关基因,我们往往从表达型与已知的疾病相关基因相似的新基因入手,使用一种叫做 guilt-by-association（GBA）的方法。Michael G. Walker 等应用 GBA 检测了 522 个 cDNA 库中的 40000 个人类基因,从中发现了几百个未曾被识别的基因与癌症、炎症、类固醇激素合成、胰岛素合成、神经递质病变等疾病相关。其中有八种与前列腺癌相关的基因具有成为诊断基因或原始靶点的潜力。

反转录病毒介导的功能基因组学可以用于发现细胞内治疗靶点。反转录病毒以其独特的性质可以作为向多种类型细胞中大规模引入多种多样的潜在遗传效应子库的理想工具。效应子库的引入可以产生大量的诱变细胞,由于特定的效应子的表达,就可以挑选和分离出那些对生物的或疾病特异性的刺激产生新表型应答的细胞。通过界定这些效应子与细胞中其他蛋白质的相互作用,我们就可以去识别开发的治疗靶点。

（二）重大疾病相关基因的表达
获得候选基因序列后,接下来要进行的工作就是推测基因表达的蛋白质的结构及生物学功能。目前许多研究者使用生物信息学预测软件对蛋白质结构进行推测。生物信息学软件通过对基

笔记

因序列中一些有显著功能片段的分析,可以大体上确定靶基因在细胞中的定位和可能的功能。

具体研究候选蛋白的功能可采用以下的方法:选择表达体系进行表达。借助载体在细胞中表达出完整的蛋白质结构是检测蛋白质功能的一个非常有效的方法,可以采用真核或原核表达体系来表达目的蛋白。究竟选择哪种表达体系必须综合考虑靶点基因表达产量、表达产物稳定性、表达产物生物学活性及分离纯化等各种影响因素,建立最佳表达体系。各表达体系的特点见表 14-1。

表 14-1　大肠埃希菌、酵母菌、动物细胞作为蛋白表达体系的特点

表达体系	细胞类型	特点
大肠埃希菌	原核	简单便捷,但缺乏真核蛋白表达后加工修饰的酶系,在人类重大疾病相关基因表达中的应用很有限
酵母菌	真核	蛋白的加工、转运和分泌途径与高等真核生物相似,分泌的异源蛋白糖基化产物与天然产物完全相同
动物细胞	真核	基因产物是糖基化的,接近或类似于天然产物,但动物细胞生长缓慢,培养条件要求苛刻,费用高

（三）靶点的验证

在靶点的发现工作完成之后,下一个关键步骤就是对靶点的验证,即在不同系统和不同模型上证明药物与潜在靶点发生特异性相互作用时会产生治疗效果,靶点验证不同阶段及相关技术见表 14-2。

表 14-2　靶点验证不同阶段及相关技术

传统的靶点验证方法	靶点验证阶段	后基因组时代靶点验证方法
生物化学方法	基于疾病假设选择的靶点	人类遗传学和动物遗传学
		基因组序列数据库
		生物信息学
检测技术	与生理或病理生理相关的靶点	人类和动物组织库
		蛋白质组织定位
		mRNA 组织定位
		蛋白质组学
药物化学	基于疾病生物学机制相关的靶点	细胞生物学
		发育生物学
		蛋白质-蛋白质相互作用
		新的疾病模型
药理与毒理	药物临床效应在动物体内证明	转基因和基因敲除动物模型
		抗体制备技术
		生物标记物
		毒理基因组学
	临床新药试验证明	单核苷酸多样性数据库
	药物作用	疾病遗传学数据库
		基因型技术

第二节　先导化合物的发掘与结构优化

新药研究是涉及诸多方面的复杂的系统工程。有目的地研究一个新药,首先要确定其治疗用途、药物在体内可能作用的靶点和构建判定药物活性的药理模型,在这些基础上进行药物化学的研究工作。

新药的药物化学的研究通常分为两个阶段,一是发现先导化合物,二是对先导化合物进行结构优化。这是 20 世纪 70 年代提出的程序,现在成了新药研究工作者遵循的标准步骤。

苗头化合物(hit compound)是指对特定靶标或作用环节具有初步活性的化合物,但可能存在活性不强,物理化学性质不理想,选择性很差等问题。苗头化合物的发现可有多种途径,其中主要是用随机筛选的方法(天然产物和高通量筛选化合物库)和理性的方法(基于受体或配体结构和机制的分子设计)。由苗头化合物进行优化得到先导物的过程即为苗头演化先导物(hit-to-lead)。

一、先导化合物的发现

先导化合物是现代新药研究的出发点。先导化合物是指有独特结构且具有一定生物活性的化合物。它可能因为活性太小,选择性不高,或药代动力学性质不好等原因,不能作为新药开发;但可以在该化合物结构的基础上,进行一系列的结构改造或修饰,得到符合治疗要求的新药。通常先导化合物的发现有以下四种途径。

(一) 从天然资源得到先导化合物

从中药青蒿中分离出的抗疟有效成分青蒿素(artemisinin,14-3)为新型结构的倍半萜过氧化物。实验证明其对耐氯喹的疟原虫有极高的杀灭作用,并于 2015 年获得诺贝尔医学与生理学奖。后采用结构修饰的方法制备了抗疟效果更好的蒿甲醚(artemether,14-4)和青蒿素琥珀酸酯(artesunat,14-5),疗效比青蒿素高 5 倍。

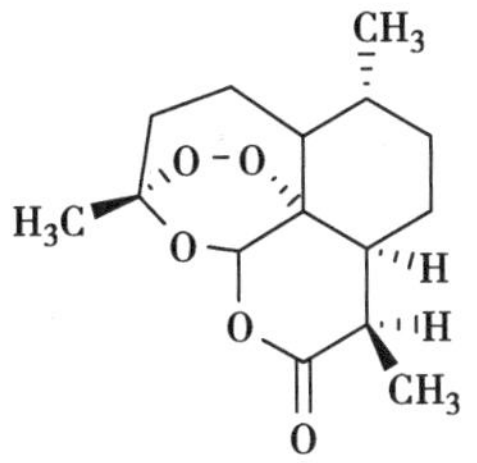

14-3

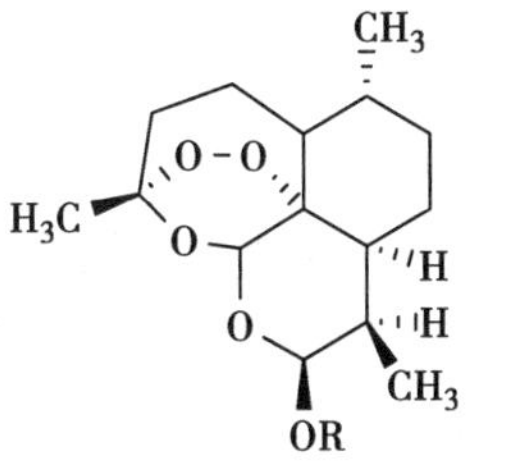

14-4　　R=-CH₃
14-5　　R=-OCOCH₂CH₂COOH

从微生物资源的开发中,能获得新药和供研究用的先导化合物,近代应用超敏菌株与特异靶方法发现了许多新的抗生素,例如用对 β-内酰胺类抗生素特别敏感的菌株,并用不同 β-内酰胺酶作区别实验,发现了克拉维酸(clavulanic acid,14-6)和硫霉素(14-7)等具有强力抑制 β-内酰胺酶活性的药物。

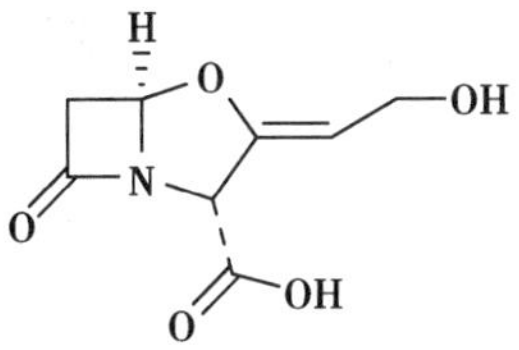

14-6 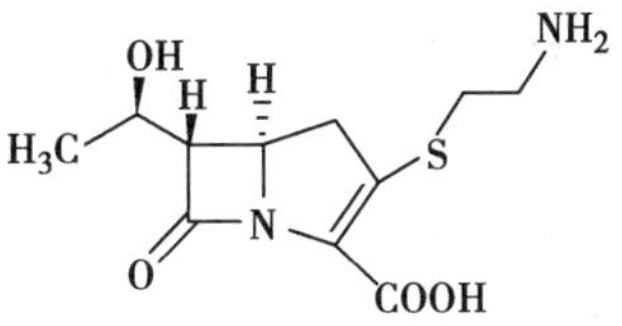　　　　　　　　　14-7

从微生物资源中还可能得到抗感染药物以外的新药,如从土壤链霉菌 MC974-A₅ 发酵液中,分离得到 L-(4-甲酰基-3-羟苯基)甘氨酸(14-8)和苯丁亮氨酸(14-9),分别可以抑制细胞膜上的碱性磷酸酶和氨肽酶 N,能增强机体的免疫功能,增加 T 细胞和 NK 细胞的数目和水平。

其中苯丁亮氨酸上市后可用于恶性肿瘤的免疫辅助治疗,其结构类似物研究已成为发展免疫增强剂类抗肿瘤药物的一个新领域。

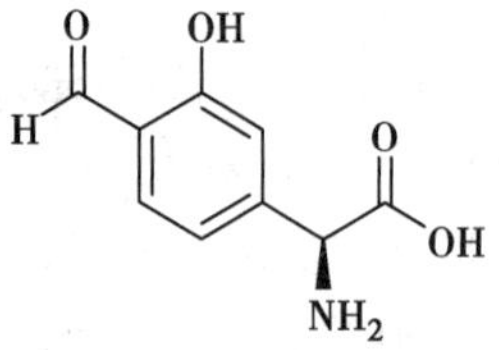

14—8 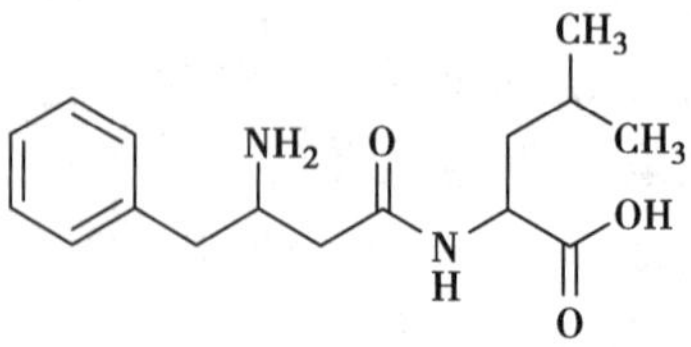　　　　　　　　　　　　　　　　14—9

(二) 以现有的药物作为先导物

已有的药物中有些可被选作先导物,进一步优化得到新药。这可有以下的几种类型。

1. 由药物副作用发现先导化合物　药物对机体常有多种药理作用,用于治疗的称治疗作用,其他的作用通常称为毒副作用。在药物研究中,常可以从已知药物的毒副作用出发找到新药,或将毒副作用与治疗作用分开而获得新药。这需要了解药物的药效学基础,如毒副作用与治疗作用的药效基础不同,就有可能将两者分开,否则就难以实现。例如吩噻嗪类抗精神失常药氯丙嗪(chlorpromazine,14-10)及其类似物,是由结构类似的抗组胺药异丙嗪(promethazine,14-11)的镇静副作用发展而来的。

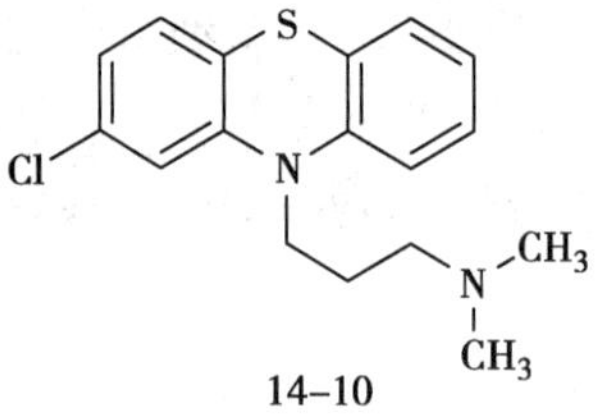

14—10 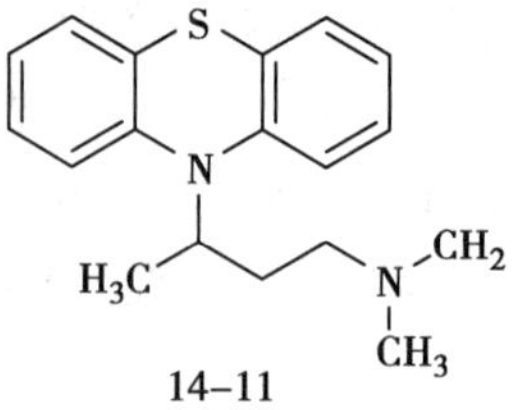　　　　　　　　　　　　　　　　14—11

又如磺酰脲类降血糖药氨磺丁脲(carbutamide,14-12)和甲苯磺丁脲(aglicem,14-13)等都是根据磺胺类药物降血糖的副作用经结构改造而发现的。而在发现了磺酰胺利尿的副作用后,进一步开发出许多含有磺酰胺结构的利尿药,如呋塞米(furosemide,14-14)及氢氯噻嗪(hydro-chlorothiazide.14-15)等都有很强的利尿作用。

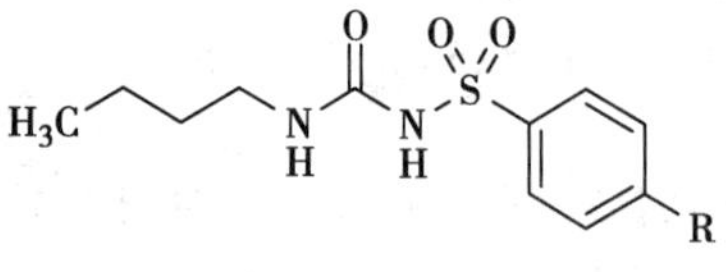

14—12　　R = —NH₂
14—13　　R = —CH₃　　　　　　14—14 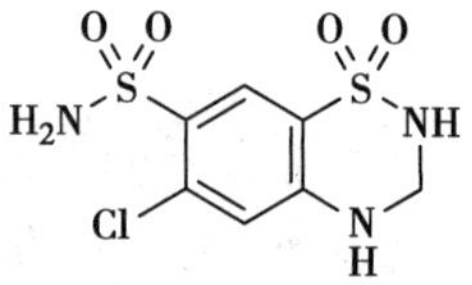　　　　　　　　　　14—15

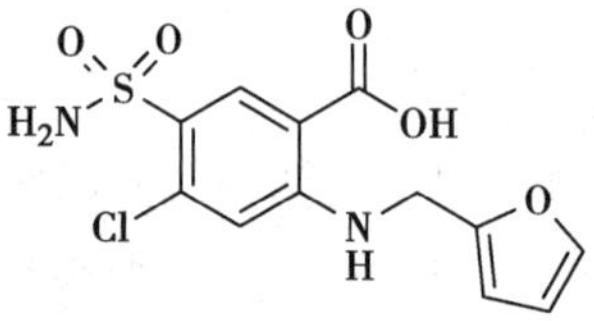

2. 通过药物代谢研究得到先导物　药物通过体内代谢过程,可能被活化,也可能失活,甚至转化成有毒的化合物。在药物研究中,可以选择其活化形式,或考虑避免代谢失活、毒化的结构来作为药物研究的先导物。采用这类先导物,得到优秀的药物的可能性较大,甚至直接得到比原来药物更好的药。例如,抗抑郁药丙米嗪(imipramine,14-16)和阿米替林(amitriptyline,14-17)的代谢物去甲丙米嗪(desipramine,14-18)和去甲阿米替林(nortriptyline,14-19),抗抑郁作用比原药强,且有副作用小、生效快的优点。再如,羟基保泰松是保泰松的活性代谢物,奥沙西泮是地西泮的活性代谢物等。

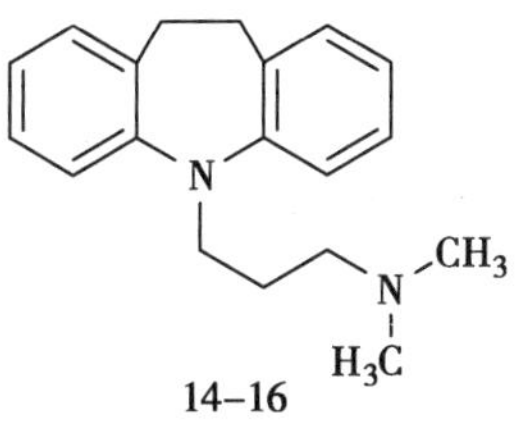

14-16

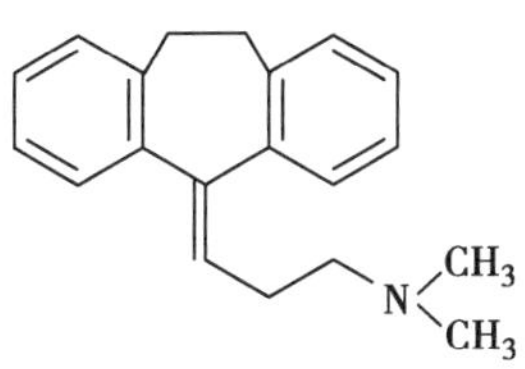

14-17

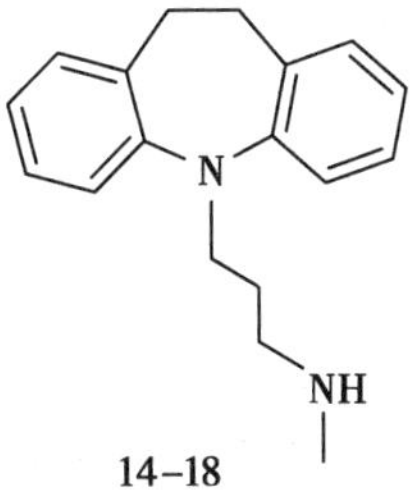

14-18

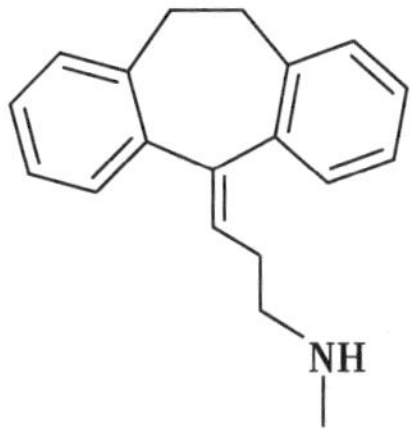

14-19

在对奎宁(quinine,14-20)代谢过程的研究中,发现其 2′位易被氧化失活,用芳香基团封闭 2′位虽可增加活性,但有光毒化作用,当用吸电子基团 CF_3 取代时,光毒化作用大大降低。以此为先导,在 8′位上再引入一个 CF_3 基团,发现了代谢阻滞剂甲氟喹(mefloquine,14-21)。副作用大大减小,而活性更强的甲氟喹现已被认为是安全有效、治疗有多重抗药性的恶性疟的药物。

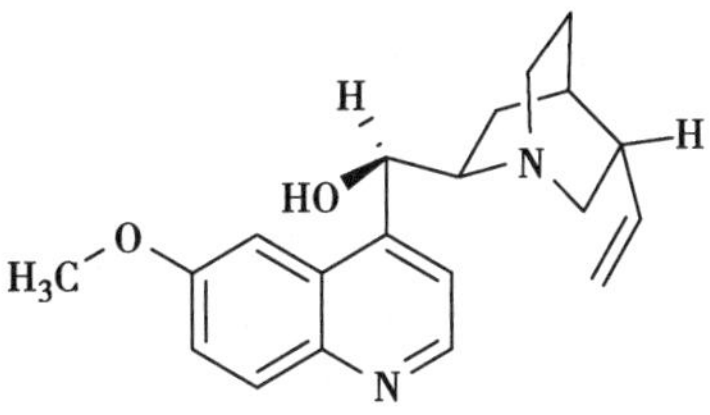

14-20

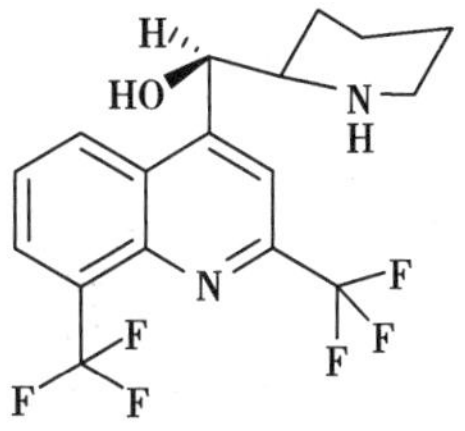

14-21

3. 以现有突破性药物作先导 近年来随着生理生化机制研究的深入,发现了一些疾病治疗的突破性的药物,这些药物不仅在医疗效果方面,而且在医药市场上也取得了较大的成功,这些药物通常被称为原形药物(prototype drug)。随之出现了大量的"me too"药物。"me too"药物特指具有自己知识产权的药物,其药效和同类的突破性的药物相当。这种旨在避开"专利"药物的产权保护的新药研究,大都以现有的药物为先导物进行研究。研究的要点是找到不受专利保护的相似的化学结构,这种研究有时还可能得到比原"突破性"药物活性更好或有药代动力学特色的药物。例如兰索拉唑(lansoprazole,14-22)及其他拉唑类药物的研究是以奥美拉唑(omeprazole,14-23)为先导物进行的,其活性比奥美拉唑活性更强。

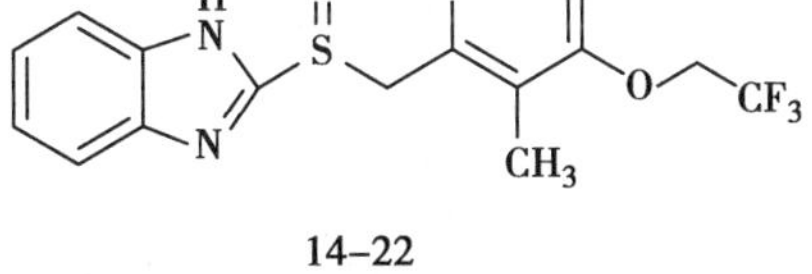

14-22

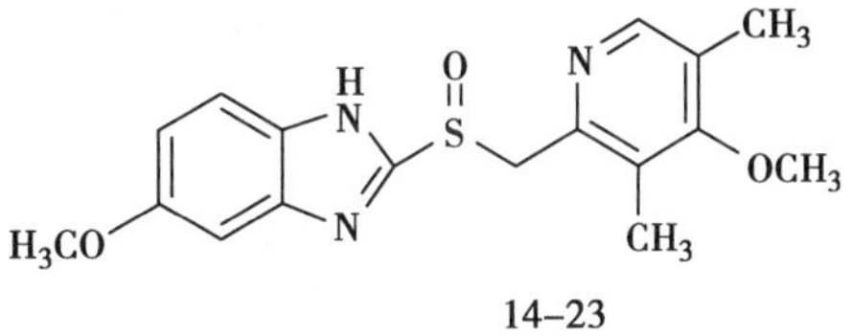

14-23

"me too"药物的研究对于我国的新药研究有特别重要的意义。知识产权的保护促进了更多的高水平的新药研究,推动了药物研究的发展。

(三)以活性内源性物质作先导化合物

现代生理学认为,人体被化学信使(生理介质或神经递质)所控制。体内存在一个非常复杂的信息交换系统,每一个信使都具有特殊的功能,并在其作用的特定部位被识别。患病时机体失去了平衡,而药物治疗就是用外源性的化学物质(信使)来帮助机体恢复平衡。

以生理、病理的为基础研究新药,被称作合理药物设计(rational drug design)。通常是以该生理活动有关的酶、受体等为靶点来设计药物。于是内源性的神经递质,内源性的受体激动剂

笔记

等内源性活性分子就顺理成章地成了药物研究的先导化合物。

例如氟尿嘧啶(5-fluorouracil,14-24)的研究以 DNA 或 RNA 合成的核苷酸尿嘧啶(uracil, 14-25)作为先导化合物,将 5 位的氢换成氟,使之成为生物体的正常代谢物的代谢拮抗剂,用做抗肿瘤药。

14-24　　　　　　　　　14-25

（四）利用组合化学和高通量筛选得到先导化合物

在 20 世纪 80 年代初,科学家提出一种新药研究的新思路,即对含有数十万乃至数百万个化合物的化学品库进行同步的合成和筛选,这一方法即为组合化学(combinational chemistry)。

组合化学的化合物库的构建是将一些基本小分子,如氨基酸、核苷酸、单糖等通过化学或生物合成的手段装配成不同的组合,由此得到大量具有结构多样性的化合物分子。

组合化学也被称为非合理药物设计,其研究策略完全不同于合理药物设计。是采用构建大量不同结构的化合物库,通过高通量筛选(high-throughput screening)发现其组分具有生物活性后再进行分离,并确定其活性化合物的结构,这样可以节约大量的人力物力。

高通量筛选是组合化学实施的一个关键。利用近二三十年来国际上生物化学、分子生物学、分子药理学和生物技术的研究成果,将已阐明影响生命过程的一些环节的酶、受体、离子通道等用作药物作用的靶标进行分离、纯化和鉴定,由此建立起来的分子、细胞水平的高特异性的体外筛选模型,具有灵敏度高、特异性强、需用药量少、快速筛选的特点。在此基础上加上自动化操作系统,即可以实现高通量、快速、微剂量的筛选。这种高通量筛选改变了传统的药物筛选方法,使组合化学的研究得以推广和应用。具体内容见第九章。

二、先导化合物的结构优化

在新药研究过程中,确定了先导化合物后,进一步的工作就是对先导化合物进行优化,以得到活性更强、选择性更好、毒副作用更小以及具药代动力学性质更好的新化合物。

通常用于先导化合物优化的方法有采用生物电子等排体进行替换、前药设计、软药设计、定量构效关系研究等。该部分内容前面各相关章节中均有专题论述,在此不再展开介绍。

第三节　临床候选药物的研究与开发

新药从发现到上市的过程及所需要的大致时间图 14-1 所示:

临床候选药物确定后,需要经过临床前药理、毒理实验对其有效性和安全性进行初步评价;通过药学方法进行工艺路线、结构确证、质量稳定性和质量标准等的研究;谨慎地进入临床试验,在人体内进行深入的关于有效性、安全性的研究,获得理想结果后,最终才能被批准上市应用。

一、临床前体内外药效学评价

有效性是新药应用的首要条件,也是评价新药的基础。一个化合物首先必须有效才有可能成为药物,所以,药效评价是新药评价中重要而且必须及早完成的工作。药效的评价应该从生物实验到临床试验的所有阶段进行。药物是否有效最终是由临床试验决定的,但未经临床前药理学评价的物质不能直接用于临床,这不但存在着该物质是否有效的问题,还涉及安全性、伦理道德与人权的问题,因此,在动物实验研究中进行精确的有效性的初步评价是不可缺少的。

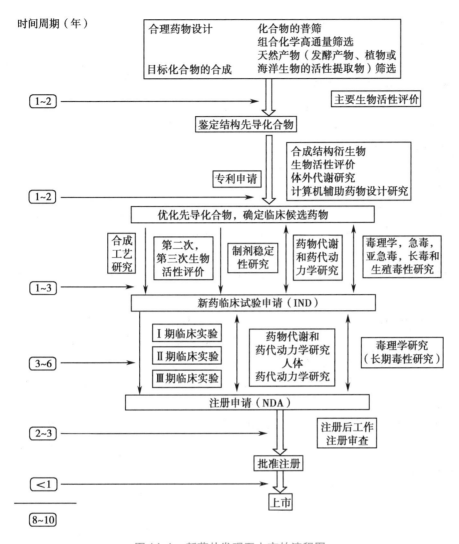

图 14-1　新药从发现至上市的流程图

药效学实验也是新药的药理研究的一部分。通过定向筛选、普遍筛选、高通量筛选等药理筛选实验可以筛选出有效而毒性小的药物,供药效学比较研究;也可能意外地发现创新型药物、新的药物结构类型或新的作用机制。因此新药药效学评价一方面评选新药,另一方面是发现新药。

1. 药效学研究的内容　新药的药效学研究是研究药物的生化、生理效应及机制,以及剂量和效应之间的关系,主要评价拟用于临床预防、诊断、治疗作用有关的新药的药理作用的观测和作用机制的探讨。

2. 药效学研究的目的　药效学研究的目的主要有:①确定新药预期用于临床防、诊、治的目的药效;②确定新药的作用强度;③阐明新药的作用部位和机制;④发现预期用于临床以外的广泛药理作用。从而为新药临床试用时选择合适的适应证、治疗人群、有效安全剂量和给药途径,为新药申报提供可靠的试验依据并促进新药的开发。

3. 药效学评价实验设计　药效研究的基本要求如下:①方法应有两种以上,其中必须有整体实验或动物模型实验,所用方法和模型要能反应药理作用的本质;②指标应能反映主要药效作用的药理本质,应明确、客观、可定量;③剂量设计能反映量效关系,尽量求出 ED_{50} 或有效剂量范围;④实验应用不同形式的对照(如溶剂对照、阳性药对照);⑤给药途径应与临床用药途径一致。

(1)实验设计原则:药效实验评价首先要考察资料是否由正确的实验方案获得,各种实验所提供的资料是否具有科学性,实验是否有合理的对照并有适宜的方法克服主观因素带来的误差。遵循实验设计的重复、随机、对照三大原则。

(2)实验方法和实验动物选择:药理作用的实验方法一般分为体内与体外实验两种类别。

1)体外实验:指采用动物的离体组织、器官、细胞,以及病原体等在体外进行的,通过观察药物对组织形态、生理功能、生化代谢等指标的影响来判断药物药理作用的实验方法。

其特点是方法简便,敏感性高,比体内法用药量少,结果判断更直接,尤其适用于大样本筛选,可初步确定被研究对象能否产生某方面的药理作用。同时,体外实验也是药物作用机制探索的有效方法。体外实验最大的缺点是缺乏对机体整体性的调节,也往往不能反映药物代谢物可能产生的作用。

2)体内实验:是采用清醒或麻醉的动物构建与临床相同或相似的疾病模型,如心律失常动物模型、高血压动物模型、肿瘤及感染动物模型等,以观察药物作用的实验方法。也可采用正常的动物,如观测新药对行为的影响。

体内实验反映的药效结果可靠性大,与临床实际治疗应用比较相近。药物体内实验结果往往是其药效评价的主要指标。

在动物体内实验中,动物选择是否得当,直接关系着实验的成功与否和质量的高低。根据实验目的,选择"专家"式动物,还应注意动物的性别、年龄和品系等因素。此外,动物和人种属差异很大,人与动物在药效学、毒理学及药代动力学方面也都存在对药物质与量反应的差异,故而临床前药效学评价应根据药物作用的特点,尽可能选择与人药物反应差异小的种属、品质、性别的动物,用与人药效反应平行的实验模型进行药效学研究。

4. **药效学评价分析** 药效学评价分析是通过药效实验,应用有关指标对药物的科学评价。通过评价证明某一药物具有何种药效作用,作用强度如何,是否比标准药物作用强,强多少倍;作用是否持续,强度变化是否随时间变化,剂量变化是否有明显的规律;有什么特点;受什么因素的影响等等。这些评价结论都要通过合理的实验设计、严格的实验条件、一定数量的实验例数和次数,应用合理的数理统计方法实现。

药效评价的定量分析方法有许多种类,如量-效关系分析、时-效关系分析、构-效关系分析、时-量关系分析、药-靶关系分析等。

(1)剂量-效应关系评价:剂量-效应关系被认为是确定药物有效性的重要资料,因此剂量-效应关系评价是药物研究开发的一个重要环节。若在药物研究开发过程中从实验设计到具体实施都能注意到剂量-效应关系的研究,不仅可以节省研究开发时间,也可以降低研究开发的成本。

剂量-效应关系分析是药效评价的基本分析。根据药效反应的类型可分为量反应、质反应、时反应的剂量-效应关系。药物作用的量效关系是指药物作用的强弱与其剂量或浓度呈一定关系。在药效研究中,药物作用强度是一项表示药效作用的重要尺度,它一般随剂量增大而增大,即具有剂量依赖性,作用曲线多呈 S 形,达到最大值后再增加药物剂量,作用强度不再增大。

(2)时间-效应关系分析:药物作用时间包括起效时间和持续时间,也是药效比较的一个方面。要了解药效作用的持续时间与剂量间的关系,需进行时-效关系分析和量-时关系分析。药效的上升和药效最大值是由药物被吸收及向靶器官分布的速度决定的,但随着药物的消除,药效会逐渐降低。

在实验中,比较药物作用强度用最大作用达到时的作用强度作指标;比较作用出现时间用达到最大作用的时间作指标;比较作用持续时间用作用消除速率或实际作用延续时间作指标;用作用-时间曲线下的面积作为综合评价指标,可同时考虑到作用最大值和作用持续时间。指标可根据药物的类型、作用特点等选择,使结果具有可比性。

5. **新药作用机制的研究** 药物作用机制是药效学研究的最重要的部分,主要研究药物的初

笔记

始反应和中间环节。药物作用机制的研究不但有助于阐明药物治疗作用和不良反应的本质,同时对于提高疗效、设计新药、了解生命现象具有重要意义。

虽然各国新药审批的规定对药理作用机制的研究都提得比较笼统,但是如果作用机制不清楚,仅仅一个新药疗效好、毒性小就可以临床应用,对新药研发可能是一大不足。新药最可贵的是具有新的药理作用,所以一个新药发现后,要立即做药理作用,与老药的药理作用机制比较,来鉴别新化合物是否有新的药理作用机制。如果它的作用机制与老药相同,下一步就可以按老药的标准评选。如果发现它的作用机制与老药不同,下一步就应该按新药的特点专门设计一些标准进行评选。

当发现新药作用于新作用机制时,一方面,尽快开展全面的药效学、安全性和临床评价以期早日成功,尤其是在新药竞争异常激烈的情况下;另一方面,发现此新作用机制的苗头时,应该尽早收集类似化合物进行综合评选,以获得更优的候选化合物,甚至可能从已淘汰的候选药物中发现其新的疗效。

二、临床前安全性评价

安全、有效是一切药物具备的两大要素,在新药筛选、新药评价和临床评价过程中,很大程度也是围绕“安全”和“有效”进行的,因此安全性评价也是新药评价的主要项目之一。

安全性研究始终贯穿于新药开发的全过程,而一般把临床安全性研究纳入新药临床研究及药物不良反应监测的范畴,就非临床研究项目时间花费而言,急性毒性、长期毒性、生殖毒性、致突变实验、致癌实验等安全性评价研究约占整个临床前研究时间的90%。

安全性评价在新药研制和开发过程中占有重要的地位,又要耗费大量的财力和时间,其在新药发现过程中的作用也日益受到重视。现在不仅进行高通量药效筛选以寻找新的药物,还进行高通量的毒性筛选,以期早日排除不适宜成为药物的结构,降低新药研制成本。

临床前安全性评价的质量主要取决于是否认真实施非临床实验研究规范(good laboratory practice for non- clinical laboratory studies,简称GLP)。各国药政管理部门根据自身的经济、科技水平制定相应的药政管理法规,对新药安全性评价提出了不同的技术要求。目前,发达国家和部分发展中国家为保证用药安全,规定药物安全性评价研究实验条件必须符合非临床药物安全性研究管理规范(GLP)规定的基本条件,制定相应的标准操作规程(SOP),并要求实验人员严格按照SOP进行药物安全性评价研究,以确保新药申报材料中有关安全性评价研究工作的质量。

为从源头上提高药物研究水平,保证药物研究质量,我国国家食品药品监督管理总局规定,自2007年1月1日起,新药临床前安全性评价研究必须在经过《药物非临床研究质量管理规范(GLP)》认证的实验室进行。否则,其药品注册申请不予受理。

（一）新药临床前安全性评价的目的

进行临床前安全性评价可以预测临床用药的安全性,为临床研究提供可靠的参考:①确定新药毒性的强弱,找出毒性反应及毒性反应的剂量,为临床安全监测、可能发生的毒副作用及预防和解救措施提供依据;②确定新药安全剂量的范围,阐明在多大剂量范围有效且不产生毒副作用;③寻找毒性的靶器官,损伤的性质、程度及可逆性。药物作用的靶器官不仅可以为药物毒性防治提供依据,还可为开发新药提供线索。

（二）新药临床前安全性评价的内容

根据我国非临床药物安全性评价的基本要求,在进行一个新药的临床安全性评价前,应先确定其“类别”,以有针对性地进行实验,满足审评要求。不同类别的药品在安全性评价工作中只有实验项目的区别,而对所完成的实验的质量要求都是完全相同的。

根据新药评审的基本要求,临床前安全性评价一般包括以下基本内容:单次给药毒性实验;多次给药毒性实验;生殖毒性实验(一般生殖实验、致畸实验、围生期实验及三代实验);遗传毒性实验;局部用药毒性实验;免疫原性实验;制剂的安全性实验;药物依赖性实验等。

1. 一般毒理学实验

(1)全身性用药毒性实验

1)单次给药毒性实验:1日内对动物单次或多次给药,连续观察给药后动物产生的毒性反应及死亡情况。急性毒性实验应进行定性和定量观察。定性观察就是观察服药后动物出现的中毒表现,如中毒反应的程度、反应出现的时间、消失的速度如何、涉及哪些组织和器官、作用的靶器官、损伤的性质、程度、可逆性、中毒死亡的过程有哪些特征、可能的死亡原因等。定量观察就是观察药物的毒性反应与给药剂量的关系。最主要的定量观察指标是半数致死量 LD_{50}(50% lethal dose)和近似致死量 ALD(approximate lethal dose)。药物的安全程度也可用药物的治疗指数(therapeutic index)反映,即药物有效剂量和致死量的比值(LD_{50}/ED_{50})。该指数比例越大,安全程度越大。

2)多次给药毒性实验:亦称长期毒性实验,是反复多次给药毒性实验的总称。给药期限从数天到终生不等。其目的是观察长期重复给药对动物是否产生积蓄毒性,毒性反应的表现、性质和程度,剂量与毒性效应的关系如何,主要靶器官是什么,损害的程度、可逆性如何,是否产生迟发型毒性反应,在长期给药的情况下耐受量是多少,从而找出安全无毒的剂量,为临床试验提供依据。

当某一个化合物经过药效学研究和急性毒性实验,显示其具有进一步研究开发的价值时,才考虑进行长期毒性实验。长期毒性实验在临床前安全性评价中,研究周期最长,苦难最多,难以重复。其结果对评价新药的研制价值具有重要意义,因而对其实验质量的要求也是最高的,制药公司对某一新药长期毒性实验的开展也很谨慎。一个候选的新药最终能否成为新药,主要取决于临床试验的效果,但能否过渡到临床试用的主要依据之一则是长期毒性实验的结果,因此长期毒性实验在新药临床前安全性评价中占有重要地位。

(2)局部用药毒性实验:某些药物因其具有本身的特点、适应证、作用部位等因素需要采用局部给药,例如皮肤给药、黏膜给药、阴道给药等。对这类药物要进行局部给药的安全性评价,应包括以下内容——急性实验、长期毒性实验、刺激性实验、过敏性实验,皮肤用药要做光敏实验。

(3)过敏性实验:对于源于天然产物的新药,其中往往含有一些多肽、多糖等大分子物质,抗原性很强,较易产生过敏反应,因而对海洋生物新药的过敏性实验更显得有特殊意义。过敏性实验一般要进行全身主动性过敏实验和被动过敏实验。

此外,根据药物给药途径及制剂特点须进行相应的制剂安全性实验。作用于中枢神经系统的新药,如镇痛药、抑制药、兴奋药以及人体对其化学结构具有依赖性倾向的新药,须做药物依赖性实验。

2. 新药特殊毒性实验　按照我国《新药审批办法》的要求,以及新药药理、毒性研究指南的技术要求,特殊毒性研究范围包括致突变实验、生殖毒性实验和致癌实验三个方面的研究内容。只有一、二类新药要求进行特殊毒性实验,一般为致突变实验、生殖毒性的致畸敏感期实验和围生期毒性实验。一类新药的生殖毒性实验要增加一般生殖毒性实验和在围生期毒性实验中加入 F1 代的生殖行为实验。

(1)遗传毒理学实验:通常采用一组检测遗传毒性的体内和体外实验,这些实验相互补充。各国制定的遗传毒性的实验项目比较接近,但具体的组合方案有所不同。我国的遗传毒性评价方案由微生物回复突变实验、哺乳动物培养细胞染色体畸变实验和啮齿动物微核实验组成。

(2)生殖毒性实验:按照我国的《药理毒理指导原则》的要求,生殖毒性实验包括一般生殖毒性实验、致畸敏感期实验和围生期实验。一、二类新药应进行生殖毒性实验,另外计划生育用药、保胎药、催乳药、与生殖、妊娠有关的药物也应进行生殖实验。在长期毒性或急性毒性实验中发现药物对生殖系统有影响时,在致突变实验中显示阳性结果时也应进行生殖毒性实验。生殖毒性实验是在动物生殖过程中的不同阶段给予受试物,三段生殖实验中有很多必然的联系,实验观察也有很多交叉,因此在分析实验结果时应综合评定、综合判断。

(3)致癌实验:研究药物致癌性是用体外或整体动物的方法,来预测药物在临床应用中诱导癌症的危险性。由于致癌实验周期长,耗费多,并不是所有药物都要进行该实验。致癌实验一般是在致突变实验结果呈阳性、长期毒性实验发现有可疑肿瘤发生、某些器官组织细胞异常(指异常增生活跃、形态结构异常、生理功能异常等)、药物结构与已知致癌物有关或代谢产物与已知致癌物有关、作用机制为细胞毒类等情况下要求进行。我国的《药理独立指导原则》所要求的致癌实验包括叙利亚地鼠胚胎细胞体外恶性转化实验、大鼠或小鼠致癌实验。

近20年来,免疫毒性研究为临床药物的应用和新药在临床前研究阶段的安全评价提供了新的评价视角和检测方法。于是将这些免疫学的方法应用于药物的安全性评价造就了免疫毒理学这一亚学科。它的主要任务是从分子细胞水平研究外来物与免疫系统的相互作用,鉴定这些外来物对机体的免疫毒性,对外来物提供出安全性评价依据,从而达到防治疾病的作用。

现有新药注册需要的系列安全性评价内容十分丰富,采用的实验方法经典,实验结果具有较好的预测性。但目前各国药政部门规定的安全性数据主要来自动物实验,随着不同特点新药的增多、对药物安全性要求的提高、市场竞争的加剧和新药研发投资的快速增长,目前常规的安全性评价方法和手段已不能满足需要。近年来在新药非临床安全性评价中越来越多采用新方法和新技术,包括生物标记物,以及毒理基因组学、毒理蛋白质组学、代谢组学和系统毒理学方面的新技术,以适应不同特点新药的开发,提高效率(时间短、动物数少、消耗样品少、提供信息多),并尽可能在临床前发现潜在的毒性和提高动物毒性实验结果的预测性的需要。用体外筛选方法包括高通量筛选(HTS)整合吸收、分布、代谢、排泄和毒性(ADMET)的基本特征将代替法定临床前动物实验以前的大量动物实验。细胞培养模型是主流技术。毒理基因组和蛋白质组寻找识别毒性的生物标记物正在增多。临床前实验的各种计算机预测技术也正在发展。

此外,人类细胞色素P450(CYP450s)在药理学、毒理学研究中也有着重要意义,尤其对阐明药物-药物的相互作用,指导临床合理用药有着非同寻常的意义。目前欧美各国已经把CYP450s及其同工酶测定用于新药的筛选及代谢安全性研究,并把它列为新药申报必须进行的一项实验。

三、临床前药学研究

药学评价主要工作应在临床前进行,全面开展原料药和制剂的实验室研究,完成新药临床试验所需要的药学方面的工作,为Ⅰ期临床评价做好准备。

(一)原料药研究

1. 原料药药学研究的目的　原料药药学研究的目的主要有:①完成药物合成小试研究,进行实验室批量制备,积累充分实验数据,为过渡到中试生产准备资料;②提供临床前生物学评价、制剂和分析研究所需要原料药;③从实验室批量制备的合格样品中,随机留样3~5批,进行稳定性实验,包括长期留样观察和加速实验;④新药系统分析研究,包括测定各种理化性质、鉴别实验、纯度分析、含量测定和杂质检查等,还要对主要杂质(包括可能影响毒性和制剂稳定性的杂质)进行分离、鉴定并测定其含量;⑤制定临床研究用新药质量标准草案,提供Ⅰ期临床评价用原料药。

2. 原料药药学研究的具体研究内容

(1)化学原料药制备工艺研究:包括试制路线、反应条件、合成工艺和工艺流程图、化学原料来源和质量、中间体来源和质量、产品精制过程和工艺条件及质量控制标准等都是制备工艺需要研究的问题。

笔记

（2）化学结构确证：化学结构是新药研究最关键和最基本的条件，应采取多种途径和方法，获得充分的数据资料，进行综合分析证明评价的新药正是预想的化学结构。具有立体异构现象的新药（手性中心、顺反异构等）应该进行立体化学和构型研究，说明药物是单一异构体、消旋体或混合体。如果暂不能获得纯的单一异构体，应确定混合异构体的比例。具有多晶型的药物，应测定属何种晶型和晶型的稳定性，暂不能获得单一晶型的，要确定混合晶型的比例。

（3）理化性质：性状、理化常数、油水分配系数、解离度、立体异构、晶型现象、原料药晶型研究，其他如药物溶解速率、粒子大小等与药物剂型设计的关系。

（4）分析鉴别：鉴别时对新药的定性实验，以鉴别药物的真伪。根据新药的化学结构和理化性质，可以用化学或物理的方法进行鉴别。实验方法要求专属性强、重现性好、灵敏度高、操作简单、快速。

（5）质量控制：含量测定、药物纯度、杂质检查、有关物质检查、残余溶剂检查等。

（6）药物稳定性研究：从实验室批量制备的合格样品中，随机留样 3～5 批进行稳定性实验，包括长期留样观察和加速实验。原料药的稳定性研究是设计适当的制剂处方及对其制定必要的稳定性措施的基础，是处方前研究的重要组成部分。

（二）制剂研究

1. 制剂研究的目的　制剂研究的最终目的是根据药物的理化性质、临床应用的要求研制出疗效好、毒副作用小、性能稳定和生产、使用方便的药物剂型。

（1）确定剂型：①通过剂型评选和实验研究，确定剂型和处方组成；②进行实验室批量试制和制剂生产工艺研究，为中试生产准备资料；③提供临床前生物学评价用药物制剂。

（2）建立主药含量测定方法，如为复方制剂，全部有效成分均需分析。

（3）从实验室批量试制的样品中，随机取样 3～5 批，进行稳定性实验，包括长期留样观察和加速实验。根据剂型特点和原料药理化性质，选好适宜包装材料，制成上市包装样品。

（4）开展制剂生物利用度或体外溶出度研究。

（5）制定临床研究用药制剂质量标准草案，提供合格人用制剂，供Ⅰ期临床评价。

2. 制剂研究的具体内容

（1）剂型设计：药物应用于临床必须设计处方，加工生产成为适宜于医疗或预防应用的形式，成为药物剂型。药物剂型与疗效的关系十分密切。理想的药物制剂应该是有效性、安全性、稳定性、均匀性和适用性的统一。在设计剂型时首先要根据医疗的需要，掌握主药的理化性质，如颗粒大小、形状、晶型、熔点、水分、溶解度、溶解速度等，特别要了解热、湿及光对原料药稳定性的影响。同时还要掌握所用辅料的理化特性，为处方设计与工艺研究提供科学依据。

（2）药物制剂的处方工艺设计：制剂在申报生产时，还应注意进行生产规模的放大研究，尤其是一些特殊的制剂。因为这些制剂在小规模或实验室中制备时，比较容易达到质量要求，但一扩大规模就会产生各种问题，质量及工艺的稳定性都很难保证。根据《药品管理法》第 10 条的有关规定：药品必须按国家药品监督管理部门批准的生产工艺进行生产。不论是从法规还是技术上，都要求在制备工艺的研究中进行中试放大研究。中试规模不能简单地从每批产品的数量上理解，判断一个工艺是否达到中试的根本点应该有两点：①该工艺所用的仪器设备及操作流程应与大生产一致，不同之处仅在于规模比大生产小；②规模与大生产不能相差过大。如FDA 对批量的变化幅度就严格规定不能超过 10 倍，即申报资料中的批量与批产后的大生产的批量应在 10 倍以内。

（3）质量标准研究：根据剂型的特点设置必要的检测项目，即基本性能评价，以真正控制产品的质量。例如，固体口服制剂的溶出度检查，缓控释制剂的释放度检查，脂质体的包封率、粒径分布等的检查，都是这些制剂的一些关键质控指标。

（4）稳定性研究：经过基本性能评价合格的药物制剂样品进行稳定性评价。一般要求选用两种以上的制剂进行影响因素的考察,考察项目有含量测定、有关物质检查、外观变化检查,并根据稳定性实验要求进行制剂的稳定性研究,如在不同条件下,进行对光、热、湿的稳定性研究和对降解产物的分析研究。根据稳定性考察研究结果,对不同的制剂提出不同的工艺要求、包装要求和储存条件的要求。

FDA在药学研究中,要求对那些可能产生安全性问题的工艺过程、杂质和降解产物需提供详细的研究资料,提供对杂质的定性、定量的分析方法、限度确定依据,这些依据不仅涉及质量标准的研究,而且与新药的生产工艺过程、稳定性情况、动物的安全性实验、人体临床研究结果等紧密结合。以确保进入临床研究的新药的安全性,同时对新药的有效性予以关注。这种新药审批思路值得在我国创新药的审评中借鉴、学习。

四、药物临床研究

在新药研究开发的最后阶段,药物的临床评价研究肩负着在健康受试者和患者评价新药的安全性和有效性的使命,对药物能否生产上市有重要的作用。一种新药从正式进入开发计划到完成研究上市,一般需要7~10年的时间,其中大部分时间花在临床评价上,临床费用数千万美元甚至上亿美元。时间和金钱足以反映临床研究的重要和艰巨。

（一）新药临床研究的基本原则

1. **法规原则**　新药临床研究是一项在国家法规原则指导下进行的科学研究,申办单位提出的项目必须是国家药品管理部门批准的项目,而且要求在具有开展此类研究的、有资格的药品临床试验单位,按药品临床试验管理规范进行研究才具有合法性。试验单位接受任务后,要求按药品临床试验管理规范制订研究方案,组织研究队伍,执行医学伦理委员会批准的研究方案,完成任务后进行科学的数据统计和结果分析,及时提交研究报告供药品审评部门审查。

2. **医学伦理原则**　在人体进行任何药物临床试验都必须遵循赫尔辛基宣言的原则,医生有责任保护受试者的利益。试验方案要经伦理委员会审查同意后才能实施。最重要的是贯彻受试者自愿参加的原则。必须让受试者了解实验目的、研究程序、可能的受益和风险,参加是自愿的,在试验的任何阶段有权退出研究。受试者因参加试验一旦健康受损,有获得补偿和治疗的办法。上述对受试对象保护的原则必须以文字和口头形式在试验前让受试者获知,并签署"知情同情书"（inform consent）。

3. **试验设计原则**　随机、对照、重复的三原则是新药临床研究的基本原则。一个完善的临床试验设计必须从以下方面遵循这三条基本原则：①对照试验（controlled clinical trials）；②随机化（randomization）；③盲法试验（blind trial technique）；④安慰剂（placebo）；⑤病例入选标准与排除标准（inclusion criteria and exclusion criteria）；⑥剂量与给药方案（dosage and administration）；⑦药效评价（assessment of response）；⑧不良反应评价（evaluation of adverse drug reaction）；⑨患者依从性（compliance）；⑩病例数估计（assessment of trial size）。

4. **研究道德原则**　只有通过严格科学的试验后才能对药物的安全性和有效性作出客观、科学、真实的评价。因此完成这些研究,除了研究者的科学研究水平、专业技术知识外,还要求实验者在临床研究的全过程中严格遵守科学研究的法则,认真设计试验方案,严格执行试验方案和计划,认真记录收集实验数据,进行数据统计分析,全面总结试验结果,做出科学的结论。

5. **统计分析原则**　在药物临床研究中,临床试验设计、临床试验方案实施中都离不开对统计学的要求。各国的药品临床研究规范（GCP）均对此有不同的考虑,有的还专门制定了临床试验的统计学规范（good statistical practice,GSP）。

（二）新药临床研究

在大多数国家,新药临床试验分为四期,并对每期临床实验提出了基本的原则和技术要求。

1. **Ⅰ期临床试验**　Ⅰ期临床试验又称临床药理和毒性作用试验期,是新药临床评价的最初阶段,主要在健康志愿者中进行。试验的目的主要是确定安全有效的人用剂量和设计合理的治疗方案,为Ⅱ期临床试验做准备,实验内容包括人体对药物的耐受性、临床药物动力学以及治疗剂量时的药物疗效和可能发生的不良反应等。在健康受试者试验完成后,Ⅰ期临床试验也可在少数患者中进行初步试验。一般规定Ⅰ期临床试验所需的总例数为 20～50 例,必要时需更多的受试者。

2. **Ⅱ期临床试验**　Ⅱ期临床试验也称临床治疗效果的初步探索试验。本期临床试验在较小规模的病例上对药物的疗效和安全性进行临床研究。在此期,必须对每一位患者的药物疗效和安全性进行严格观察。一般观察例数不超过 100 例,有时也需 200 例或更多病例。在这一期临床试验还需进行药物动力学和生物利用度的研究,观察患者和健康人的药物动力学差异。Ⅱ期临床试验主要为Ⅲ期临床研究做准备,以确定初步治疗适应证和治疗方案。

3. **Ⅲ期临床试验**　Ⅲ期临床试验也称治疗的全面评价临床试验。在新药初步确定有较好的疗效以后,必须用相当数量的同种病例,与现有的标准药物(也称参比对照药物)进行大规模的对比研究,一般试验在 300 例以上,有的药物要超过千例。所选病例必须有严格的标准,合格者方可进入临床治疗。必须有明确的疗效标准和安全性评价标准,通过严格的对比试验研究,全面评价新药的疗效和安全性,以证实新药有无治疗学和安全性的特征,是否值得临床上市应用。

4. **Ⅳ期临床试验**　经过以上三期临床试验后,新药得以批准销售。在上市以后,还要进行上市后的临床监视,即Ⅳ期临床试验,也称上市后临床监视期。通过临床调查,监视有无副作用,副作用发生率有多高。如果发现有明显的新药缺陷(如疗效不理想、副作用发生率高而严重),上市后仍可宣布淘汰。Ⅳ期临床试验的目的也是为了使更多的临床医生了解认识新药,所发表的临床结果也对制药公司起宣传作用。

在国外,临床试验四期之间有着有机的联系。每一期临床试验都要有妥善的设计、计划、方案及评价标准,以保证试验的科学性,真正使药物安全有效,达到预期目的。如前一期试验结果通过讨论论证,审议认为不值得进行下一期试验的则应宣布终止试验。国外新药研究淘汰率比国内高得多,大约有 1/10 进行临床试验的药物可以批准正式上市。

我国的《新药审批办法》结合我国国情,参考国外临床试验的法规,制定了新药临床试验的基本技术要求。规定新药的临床研究包括临床试验和生物等效性试验。新药的临床试验分为Ⅰ、Ⅱ、Ⅲ、Ⅳ期。新药临床研究的病例数应符合统计学要求。各类新药视类别不同进行Ⅰ、Ⅱ、Ⅲ、Ⅳ期临床试验。某些类别的新药仅可进行生物等效性试验。

Ⅰ期临床试验为初步的临床药理学及人体安全性评价试验。观察人体对于新药的耐受程度和药物代谢动力学,为制订给药方案提供依据。

Ⅱ期临床试验为随机盲法对照临床试验。对新药有效性及安全性作出初步评价,推荐临床给药剂量。

Ⅲ期临床试验为扩大的多中心临床试验。应遵循随机对照原则,进一步评价有效性、安全性。

Ⅳ期临床试验为新药上市后监测。在广泛使用条件下考察疗效和不良反应(注意罕见不良反应)。

根据规定,第一、二、三类新药进行临床试验,第四、五类新药进行临床验证。每一种新药的临床研究医院不得少于三个。新药临床研究的病例数规定为:①临床试验:Ⅰ期临床可在 10～30 例之间;Ⅱ期临床一般应不少于 300 例(其主要病种不少于 100 例)。必须另设对照组,其病例数根据专业和统计学要求而定。②临床验证:一般应不少于 100 例。必须另设对照组,其病例数根据专业和统计学要求而定。

笔记

（三）药品临床试验管理规范（GCP）

GCP 是国际公认的临床试验标准,它从申办者、研究者、受试者、管理者的各自责任以及相关关系和工作程序等内容,规范以人体为对象的临床试验的设计、实施、进行和总结,以确保临床试验结果的科学性和符合医学伦理道德标准。

各国的 GCP 条款不一,但基本内容主要包括:①对新药临床试验的审批及试验前的要求;②保护受试者权益的有关规定;③对研究者资格要求与职责规定;④对临床试验场所、实施的服务条件的要求;⑤对试验药品质量、供应、包装、储存、使用管理的要求;⑥对申办者及监查员的职责要求;⑦对药物管理部门的有关要求规定;⑧对试验设计及试验方案的要求;⑨对试验质量及安全性监控的要求;⑩对试验记录、数据处理、统计分析及总结报告的标准化要求。

我国的 GCP 是为保证药物临床试验过程规范,结果科学可靠,保护受试者的权益并保障其安全,根据《中华人民共和国药品管理法》和《中华人民共和国药品管理法实施条例》,参照国际公认原则制定的。此规范的颁布和实施促进了我国临床试验水平的提高,为我国的新药尽快走向世界提供了前提条件。

传统药物发现方法的低效导致数以百亿的美元用于有希望的候选药物开发,但是最后在临床晚期试验中以失败告终,候选药物淘汰率高,这几乎成为医药公司开发新药的瓶颈。据报道,芯片实验室(工业和高校)的数量正在增加,它们可以模拟从细胞到临床试验的所有过程,数以百万计的模拟实验可以在单个传统实验所需的时间内完成,这将带来医药研究上的巨大变化,因此计算机建模公司坚信利用药物模拟方法可以帮助医药公司早日走出失败,并且能帮助他们把努力集中于最有希望的候选药物上。同时,一些医药公司已经利用模型基础的分析法成功地划分候选药物的优先次序,并且能测定候选药物的作用机制,以提高药物开发的效率。

总之,随着化学基因组学、药物基因组学、蛋白质组学、免疫组学、代谢组学、生物信息学、药理毒理学、药物代谢动力学、临床药理学等学科及相关技术的发展,临床候选药物的评价方法和手段也不断优化,其目的在于加速提高药物评价的准确性,同时也致力于提高候选化合物的新药命中率。因此临床候选药物的开发涉及化学、生物学、医学等领域,是一个相当复杂的过程。

第四节 创新药物研发实例:托法替尼的发现

一、研发背景

自身免疫性疾病是机体自身产生的抗体或致敏淋巴细胞破坏、损伤自身的组织和细胞成分,导致组织损害和器官功能障碍的原发性免疫性疾病,这些疾病包括:1 型糖尿病、系统性红斑性狼疮(system lupus erythematosus,SLE)、牛皮癣、类风湿性关节炎(rheumatoid arthritis,RA)等。若药物能够对抗过于活跃的免疫系统,则可能对自体免疫性疾病加以控制。此外,抑制免疫系统的活性也是防止器官移植后排斥的必要手段。

由于现阶段缺乏针对上述疾病病因的治疗药物,故而临床实践中大都是采用对症治疗。例如,治疗类风湿性关节炎选用 COX-2 选择性抑制剂或非甾体抗炎药等,只是为了减缓疾病的进程。又如免疫抑制剂环孢素 A 作为针对性的治疗药物可阻止 T 淋巴细胞功能,而 T 淋巴细胞是免疫系统的关键成分,因而环孢素 A 被广泛应用于肾移植手术后的排异反应。但是,环孢素 A 可引起肾脏毒性,导致移植肾脏不断地被环孢素 A 损害。因此亟待发现新型的靶标和作用机制的药物用于自身免疫疾病的治疗。

1993 年美国国立卫生研究院的生物学家 O'shea 等人发现了一种新的 Janus 激酶家族成员激酶,其在免疫系统中起一定作用,其被命名为 JAK-3。JAK-3 只在淋巴细胞表达,与白介素-2

(IL-2)受体的 γ 链结合,调节信号转导。IL-2 具有排斥移植的异体器官作用,是 T 淋巴细胞的关键生长因子。JAK-1 广泛表达于淋巴和神经细胞,与 IL-2 受体的 β 链结合。因而,选择性抑制 JAK-3 激酶可抑制或调节免疫功能。

二、苗头化合物的发现

1993 年,辉瑞公司希望研发全新靶点的免疫抑制剂。与美国国立卫生研究院之间签订了合作协议后,化学家 Changelian 等人着手针对这个新靶标进行研究,测定构建 JAK-3 的体外模型,开始化合物的普筛。筛选是应用化学生物学原理,用不同小分子化合物作为探针研究靶标的生理功能,寻找有活性的苗头化合物,继而过渡到寻找新药的药物化学过程。

他们从 40 万个化合物中筛选出了对 JAK-3 具有抑制作用的化合物 14-26。但是,在进行用以评价对 JAK-1 或 JAK-3 的抑制活性的 IL-2 诱导的 T 淋巴母细胞增殖试验及另外的实验中,发现化合物 14-26 对 JAK-2、JAK-1 均有抑制活性。JAK-2 与血液生成和红细胞在体内的稳态相关,抑制 JAK-2 可能会导致贫血。最终的结果是化合物 14-26 对 JAK-2 的结合力为 $K_i =$ 200nmol/L,可能会导致贫血的不良反应。

此外,由于化合物 14-26 可被肝微粒体迅速代谢,其半衰期只有 14 分钟,所以在结构优化的过程中要提高代谢的稳定性。设定化合物的生物学目标是:对 JAK-3 激酶的结合活性 < 10nmol/L,对 IL-2 母细胞抑制活性 ≤100nmol/L,对 JAK-3(或母细胞)的 T 细胞增殖试验选择性应大于对 JAK-2 抑制活性的 100 倍以上,对人肝微粒体的半衰期≥60 分钟。

14-26   14-27   14-28

三、先导化合物的确定与优化

1. **苗头化合物结构的简化** 化合物 14-26 含有 5 个环,相对分子质量为 290.37,苗头向先导物过渡(hit-to-lead)的演化策略之一即是减少环数和分子量,以便为以后的优化预留出化学空间。初期的构效关系研究显示,在吡咯并嘧啶骨架上含有环状亲脂性的胺基,特别是 N-甲基-环烷基化合物对 JAK-3 酶的抑制作用较强,其对 JAK-1 有较高的活性,且对细胞也呈现高活性,其中 N-甲基环己基(化合物 14-27,n = 2)对 JAK-3 的 $IC_{50} = 370$nmol/L,对 T 淋巴细胞抑制的 $IC_{50} = 330$nmol/L,这说明同时抑制了 JAK-1,并起着与 JAK-3 的协同作用,然而并没有提高 JAK-2/JAK-3 的选择性,此外其代谢稳定性仍然较差。

2. **N-甲基-N 环己基化合物的优化** 经快速类似物合成(high speed analoging,HAS)的方法,在环己基片段上进行甲基、乙基、正、异戊基等基团取代,其中 2′,5′-二甲基化合物(化合物 14-28)活性最高,其对 JAK-3 的 $IC_{50} = 20$nmol/L,但并没有提高对 T 细胞的抑制活性,其原因可能是大体积的烷基不利于透过细胞膜。

3. **借助天然产物的结构确定高活性化合物的构型** 化合物 14-28 有两个手性中心,为了说明取代基的构型对活性的影响,以具有确定构型的天然产物作为起始原料,合成 14-28 的类似物。香芹酮(carvone,14-29)在环己烷六元环上的取代位点与化合物 14-28 相同,分别用 R-(-)-和 S-(+)-香芹酮作为原料,考察绝对立体对活性的影响。结果表明,由 R-(-)-香芹酮合成的化合物 14-30 活性远低于由 S-(+)-香芹酮合成的化合物 14-31,后者对 JAK-3 的抑制活性比前者高约300倍,在此基础上进一步得到活性更高的全顺式化合物14-32,其对JAK-3激酶和细胞的抑制活性令人满意,这使它成为里程碑式的化合物。但是化合物14-32的物理化学性质存在缺陷,其脂溶性过强,水溶性很差只有1.3μmol/L,生物利用度极低(F=7%),并且代谢稳定性差,与人肝微粒体温育的$t_{1/2}$=14分钟,成药性差。

	14-29	14-30	14-31	14-32
JAK-3 IC_{50}		1200nmol/L	4nmol/L	2nmol/L
T Cell IC_{50}		8900nmol/L	90nmol/L	50nmol/L

4. 先导化合物的最终确定　化合物14-32仍不能作为先导化合物,因其具有高亲脂性和3个手性中心,使合成复杂。为了提高水溶性,达到的先导化合物的要求ClogP≤3.0,用哌啶环代替环己烷,降低亲脂性的同时减少了一个手性中心,另外相当于环己烷的5-位是亲核性的氮原子,更易于引入取代基团。虽然新的哌啶骨架仍有两个手性碳原子,但因为含有氮原子呈碱性,使其较容易拆分,便于研究构效关系,从而确定了化合物14-33为先导化合物。

四、候选药物的确定

化合物14-33的哌啶环上的氮原子可以引出烷基或酰胺侧链,通过合成一系列化合物并进行活性测试,发现了初步的构效关系:①经胺甲酰基取代生成脲类化合物,对JAK-3激酶和细胞都有很好的活性,但是其他性质达不到要求;②哌啶N的磺酰化产物对JAK-3有良好的抑制活性,对JAK-2也有选择性,但抑制细胞的活性不理想;③氮原子烷基化,当为吸电子基团时有很好的酶活性,给电子基使碱性增强,易被质子化从而降低活性,另外,烷基取代的化合物与血浆蛋白的结合率高,也易被肝微粒体代谢。最终,酰胺类化合物获得了成功,低级酰胺化合物的logP≤2.0,亲水性强,溶解和吸收好并且提高了代谢稳定性。其中氰代乙酰化合物14-34对JAK-3的抑制活性最强,IC_{50}=3.3nmol/L,选择性为JAK-1的20倍,对细胞抑制的IC_{50}=40nmol/L,ClogP=1.52,人肝微粒体代谢的半衰期$t_{1/2}$>100分钟。

	14-33	14-34	14-35	14-36
JAK-3　IC_{50}		3.3nmol/L	43nmol/L	1nmol/L
T Cell　IC_{50}		4.0nmol/L	580nmol/L	11nmol/L

化合物14-34除选择性外其余都达到了预期的目标,为提高其选择性,随即对化合物14-34进行了拆分,活性测试结果显示,3'R,4'R化合物14-36的活性明显强于14-35。将化合物14-36制成枸橼酸盐即为枸橼酸托法替尼(tofacitinib citrate),静脉注射和灌胃大鼠、犬和猴,药代动力学性质如表14-3所示。3种动物的半衰期为0.5~2.1小时,有中等或较低的分布容积,人的血

浆蛋白结合率与3种动物相近,游离药物占24%,体外代谢试验表明对多种CYP450的作用很弱,预示有较低的药物-药物相互作用。Caco-2单细胞层试验表明,在10μmol/L浓度下,预测不是外排蛋白的底物,推算人的口服生物利用度F=70%。

表14-3　托法替尼对实验动物的药代动力学参数

动物	静脉注射					口服灌胃		
	$CL/ml \cdot min^{-1} \cdot kg^{-1}$	$CLR/ml \cdot min^{-1} \cdot kg^{-1}$	$V_{dss}/L \cdot kg^{-1}$	$t_{1/2}/h$	$Fu/\%$	剂量$/mg \cdot kg^{-1}$	$C_{max}/ng \cdot mL^{-1}$	$F/\%$
大鼠	62	6.2	2.6	0.6	23	10	442	26.7
犬	19	1.9	1.8	1.2	19	5	1 020	78
猴	18	2.3	1.7	2.1	26	5	790	48

五、托法替尼的临床研究

Ⅱ期和Ⅲ期临床试验显示,在对DMARD(disease modifying antirheumatic drug)治疗效果不佳的1402名中重度活动性类风湿性关节炎患者,1514名MTX治疗效果不佳的中重度活动性类风湿性关节炎患者和399名至少1种TNF抑制剂治疗反应不佳的中度到重度活动性类风湿关节炎患者分别进行为期6个月到两年不等的双盲试验中,托法替尼组的RA活动度改善显著。

托法替尼已于2012年经FDA批准上市,成为第一个口服治疗类风湿性关节炎的小分子药物。随后该药又开展了治疗牛皮癣和炎性大肠炎的临床试验。

【Summary】

For the past decade, the number of molecular targets for approved drugs has been debated. The completion of the sequencing of the human genome, and those of other organisms, is expected to lead to many potential new drug targets in various diseases, and it is predicted that novel therapeutic agents will be developed against such targets. However drug discovery is a very time-consuming and expensive process. Estimates of the average time required to bring a drug to the market range from 12 ~ 15 years at an average cost of about $ 800 million. For approximately every 10 000 compounds that are evaluated in animal studies, 10 will make it to human clinical trials in order to get 1 compound on the markct.

What is more likely to be discovered is known as a lead compound. The lead is a prototype compound that has a number of attractive characteristics, such as the desired biological or pharmacological activity, but may also has other undesirable characteristics, for example, high toxicity, other biological activities, absorption difficulties, insolubility, or metabolism problems. The structure of the lead compound is modified by synthesis to amplify the desired activity and minimize or eliminate the unwanted properties to a point where a drug candidate, a compound worthy of extensive biological, pharmacological, and animal studies, is identified, then a clinical drug, a compound ready for clinical trials, is developed. Development of the new chemical entity(NCE) as a drug candidate must go through the proceeds from phases Ⅰ, Ⅱ, Ⅲ, and continues, after the new drug application(NDA) has been approved by the Food and Drug Administration(FDA), with the post-marketing surveillance(PMS) of phase Ⅳ.

【Key word】　human genome, prototype compound, prototype compound, new chemical entity (NCE), new drug application(NDA), post-marketing surveillance(PMS)

笔记

【思考题】

1. 药物作用靶点发现与表达的主要方法和技术有哪些?

2. 先导化合物的发掘与结构优化的主要途径与方法有哪些?

3. 概述临床候选药物的研究与开发过程及主要技术要求。

（方 浩 周 易）

参考文献

［1］ ALED E,JUDD B,MICHAEL S,et al. Structural Genomics and Drug Discovery. Annual Reports in Medicinal Chemistry, 2005,40:349-369

［2］ HANS R. Pharmacogenetics and Drug Development. Annual Reports in Medicinal Chemistry,2005,40:417-427

［3］ CHEN XO,WANG WB. The use of bioisosteric groups in lead optimization. Annual Reports in Medicinal Chemistry,2003, 38:333-346

［4］ JOHN B,JOHN B. Wilson and Gisvold's Textbook of Organic Medicinal and Pharmaceutical Chemistry,12th Revised edition. Lippincott Williams and Wilkins,2010

［5］ CHUNG KF. Phosphodiesterase inhibitor in airways disease. European Journal of Pharmacology,2006,533:110-117

［6］ CORBIN JD. Molecular biology and pharmacology PDE-5 inhibitor therapy for erectile dysfunction. Journal of andrology, 2003,24(6):38-41

［7］ CARD GL,ENGLAND BP,SUZUKI Y,et al. Structural Basis for the Activity of Drugs that Inhibit Phosphodiesterases. Structure,2004,12:2233-2247

［8］ HAFFNER CD,LENHARD JM,MILLER AB,et al. Structure-based design of potent retinoid X receptor agonists. J Med Chem,2004,47(8):2010-2029

［9］ DAVIES SS,PONTSLER AV,MARATHE GK,et al. Oxidized alkyl phospholipids are specific,high affinity peroxisome proliferator-activated receptor gamma ligands and agonist. J Biol Chem,2001,276(19):16015-16023

［10］ GENTLES RG,HU S,DUBOWCHIK GM. Recent Advances in the Discovery of GSK-3 Inhibitors and a Perspective on their Utility for the Treatment of Alzheimer's Disease. Annual reports in medicinal chemisty,2009,44:3-23

［11］ GAMBACORTI-PASSERINI C. Part I:Milestones in personalised medicine—imatinib Lancet Oncology. Lancet Oncology, 2008,9(6):600

［12］ BAJPAI K,SINGH VK. Immunomodulatory activity of met-enkephalin and its two potent analogs. Int. J. lmmunopharmacology,1995,17(3):207-212

［13］ RINNOVA M,NEFZI A. Opioid activity of 4-imidazolidinone positional analogues of Leu-Enkephalin. Bioorg Med Chem. Lett.,2002,12(21):3175-3178

［14］ XIONG C,ZHANG J. Stereoselective synthesis of individual isomers of Leu-enkephalin analogues containing substituted β-turn bicyclic dipeptide mimetics. Chem. Commun.,2003,(13):1598-1599

［15］ GU X,YING J. Novel Design of Bicyclic β-Turn Dipeptides on Solid-Phase Supports and Synthesis of ［3.3.0］-Bicyclo ［2,3］-Leu-enkephalin Analogues. Org. Lett.,2004,6(19):3285-3288

［16］ EGUCHI M,RICHARD YW. Design,Synthesis,and Evaluation of Opioid Analogues with Non-Peptidic β-Turn Scaffold: Enkephalin and Endomorphin Mimetics. J. Med. Chem.,2002,45(7):1395-1398

［17］ WISZNIEWSKA A,KUNCE D. Synthesis of peptidomimetics:An evaluation of the p-nitrophenyl carbamate of ethylenediamine. Lett. Peptide Sci.,2003,10(1):33-39

［18］ BLOMBERG D,KREYE P. Synthesis and biological evaluation of leucine enkephalin turn mimetics. Org. Biomol. Chem., 2006,4(3):416-423

［19］ BLOMBERG D,HEDENSTROEM M. Synthesis and Conformational Studies of a β-Turn Mimetic Incorporated in Leu-enkephalin. J. Org. Chem.,2004,69(10):3500-3508

［20］ KUSSIE PH,GORINA S. Structure of the MDM2 oncoprotein bound to the p53 tumor suppressor transactivation domain. Science,1996,274(5289):948-953

［21］ GRASBERGER BL,LU T. Discovery and cocrystal structure of benzodiazepinedione HDM2 antagonists that activate p53 in cells. J. Med. Chem.,2005,48(4):909-912

[22] ZHAO Y,AGUILAR A. Small-molecule inhibitors of the MDM2-p53 protein-protein interaction(MDM2 Inhibitors)in clinical trials for cancer treatment. J. Med. Chem. ,2015,58(3):1038-1052

[23] DING O,ZHANG Z. Discovery of RG7388,a potent and selective p53-MDM2 inhibitor in clinical development. J. Med. Chem,2013,56(14):5979-5983

[24] TAO G,DONG WH. Development of BACE1 inhibitors for Alzheimer's disease,Curr. Med. Chem. ,2006,13(15):1811-1829

[25] ZHANG L,HAN Y. Trend of histone deacetylase inhibitors in cancer therapy:isoform selectivity or multitargeted strategy. Med. Res. Rev,2015,35(1):63-84

[26] KOZIKOWSKI AP,TAPADAR S. Use of the nitrile oxide cycloaddition(NOC)reaction for molecular probe generation:a new class of enzyme selective histone deacetylase inhibitors(HDACIs)showing picomolar activity at HDAC6. J. Med. Chem,2008,51(15):4370-4373

[27] WONG JC,HONG R. Structural biasing elements for in-cell histone deacetylase paralog selectivity. J. Am. Chem. Soc,2003,125(19):5586-5587

[28] BUTLER KV,KALIN J. Rational design and simple chemistry yield a superior,neuroprotective HDAC6 inhibitor,tubastatin A. J. Am. Chem. Soc. ,2010,132(31):10842-10846

[29] LEE JH,MAHENDRAN A. Development of a histone deacetylase 6 inhibitor and its biological effects. Proc. Natl. Acad. Sci. ,2013,110(39):15704-15709

[30] DONALD JA. Burger's Medicinal Chemistry and Drug Discovery. Sixth edition. New York:John Wiley and Sons,Inc. ,2014

[31] RICHARD B,MARK WH. The Organic Chemistry of Drug Design and Drug Action. Academic Press,2014

[32] BLACKBURN GM,GAIT MJ,WILLIAMS DM. Nucleic acids in chemistry and biology. 3rd ed. ,RSC Publishing,2006.

[33] CLERCQ ED. Clinical potential of the cyclic nucleoside phosphates cidofovir,adefovir,and tenofovir in treatment of DNA virus and retrovirus infections. Clinical Microbiol. Rev. ,2003,16:569-596

[34] MANOHARAN M. RNA interference and chemically modified small interfering RNAs. Curr. Opin. Chem. Biol. ,2004,8(6):570-579

[35] CHRISTOPHERSON RI,LYONS S,WILSON P. Inhibitors of de novo nucleotide biosynthesis as drugs. Acc. Chem. Res. ,2002,35:961-971

[36] COREY DR. RNA learns from antisense. Nature Chem. Biol. ,2007,3:8-11

[37] PATZEL V. In silico selection of active siRNA. Drug Disc. Today,2007,12(3-4):139-148

[38] BELL NM,MICKLEFIELD J. Chemical Modification of Oligonucleotides for Therapeutic,Bioanalytical and other Applications. ChemBioChem,2009,10(17):2691-2703

[39] ALVAREZ-SALAS LM. Nucleic Acids as Therapeutic Agents. Curr. Topics Med. Chem. ,2008,8(15):1379-1406

[40] KANASTY R,DORKIN JR,VEGAS A,et al. Delivery materials for siRNA therapeutics. Nat. Mater. ,2013,12(11):967-977

[41] JANA S,MANDLEKAR S,MARATHE P. Prodrug Design to Improve Pharmacokinetic and Drug Delivery Properties:Challenges to the Discovery Scientists. Curr. Med. Chem. ,2010,17(32):3874-3908

[42] SINGH Y,PALOMBO M,SINKO PJ. Recent Trends in Targeted Anticancer Prodrug and Conjugate Design. Curr. Med. Chem. ,2008,15(18):1802-1826

[43] SCHELLMANN N,DECKERT PM,BACHRAN D,et al. Targeted Enzyme Prodrug Therapies. Mini-Rev in Med Chem,2010,10(10):887-904

[44] BORCHARDT RT,LIEDERER BM. Enzymes involved in the bioconversion of ester-based prodrugs. J Pharm Sci,2006,95(6):1177-1195

[45] MINKO T,KHANDARE J. Polymer-drug conjugates:progress in polymeric produgs. Prog Polym Sci,2006,31:359-397

[46] KALASZ H,ADEM A,HASAN MY,et al. Medicinal Chemistry of Antiviral/Anticancer Prodrugs Subjected to Phosphate Conjugation. Mini-Rev in Med Chem,2010,10(9):822-845

[47] HALEN PK,MURUMKAR PR,GIRIDHAR R,et al. Prodrug Designing of NSAIDs. Mini-Rev in Med Chem,2009,9(1):124-139

[48] SLOAN KB,WASDO SC,RAUTIO J. Design for optimized topical delivery:Prodrugs and a paradigm change. Pharm Res.

2006,23(12):2729-2747

[49] LIDIA ML,ELIEAER JB. Bioisosterism:A Useful Strategy for Molecular Modification and Drug Design. Current Medicinal Chemistry,2005,12(1):23-49

[50] APURBA K. Bhattacharjee,Dennis E. Kyle,Jonathan L. Vennerstrom. Structural Analysis of Chloroquine Resistance Reversalby Imipramine Analogs. Antimicrobial Agents & Chemotherapy,2001,45(9):2655-2657

[51] TACKE R,SCHMID T,BRUSCHKA C,et al. Syntheses,Structures,and Sensory Characteristics of the Perfume Ingredient Majantol and its Analogs Sila- majantol and Germa- majantol:A Study on C/Si/Ge Bioisosterism. Organometallics,2002,21 (1):113-120

[52] BURGER A. Relationships of chemical structures and biological activity in drug design. Trends in pharmacological,Sciences,1979,1(3):62-64

[53] JEFFREY AP,CHOI C,SONG YT,et al. Design and synthesis of novel,conformationally restricted HMG2CoA reductase inhibitors [J]. Bioorg Med Chem Lett,2007,17(16):4531-4537

[54] TACKE R,KORNEK T,HEINRICH T,et al. Syntheses and pharmacological characterization of achiral and chiral enantiopure C/Si/Ge- analogous derivatives of the muscarinic antagonist cycrimine:a study on C/Si/Ge bioisosterism [J]. Journal of Organometallic Chemistry,2001,640(1):140-165

[55] HAZUDA DJ,FELOCK P,WITMER M,et al. Inhibitors of Strand Transfer That Prevent Integration and Inhibit HIV-1 Replication in Cells [J]. Science,2000,287(5453):646-650

[56] ADAM JV. MARWITZ,ERIC RA,et al. Diversity through Isosterism:The Case of Boron- Substituted 1,2- Dihydro-1,2- azaborines [J]. Organic Letters,2007,23(9):4905-4908

[57] CASES M,MESTRES J. A chemogenomic approach to drug discovery:focus on cardiovascular diseases. Drug Discovery Today,2009,14(9-10):479-485

[58] ROGNAN D. Chemogenomic approaches to rational drug design. Brit J Pharmacol,2007,152(1):38-52

[59] Konrad H. Chemogenomics:Bridging a Drug Discovery Gap. Current Medicinal Chemistry,2002,9(23):2077-2084

[60] BREDEL M,JACOBY E. Chemogenomics:An emerging strategy for rapid target and drug discovery. Nat Rev Genet,2004,5 (4):262-275

[61] HARRIS CJ,STEVENS AP. Chemogenomics:structuring the drug discovery process to gene families. Drug Discovery Today, 2006,11(19-20):880-888

[62] KOEHLER AN,SHAMJI AF,SCHREIBER SL. Discovery of an Inhibitor of a Transcription Factor Using Small Molecule Microarrays and Diversity- Oriented Synthesis. J Am Chem Soc,2003,125(28):8420-8421

[63] KERNS EH,DI L. Drug-like properties:concepts,structure design and methods:from ADME to toxicity optimization. London:Academic Press,2008

[64] KERNS EH,DI L. Pharmaceutical profiling in drug discovery. Drug Discovery Today,2003,8(7):316-323

[65] LI AP. Screening for human ADME/Tox drug properties in drug discovery. Drug Discov Today,2001,6(7):357-366

[66] DI L,KERNS EH,CARTER GT. Drug-like property concepts in pharmaceutical design. Curr Pharm Des,2009,15(19): 2184-2194

[67] WUNBERG T,HENDRIX M,HILLISCH A,et al. Improving the hit- to- lead process:data- driven assessment of drug-like and lead- like screening hits. Drug Discovery Today,2006,11(3-4):175-180

[68] CHRISTOPH F,HEIKE B. Functional Genomics in Antibacterial Drug Discovery. Drug Discovery Today:Targets,2005,10 (13):927-935

[69] STANLEY F,YUJI K,DAVID J. Lockhart. Functional Genomics. PNAS,1999,96(1):8825-8826

[70] JOHN S. Science,medicine,and the future:Prospecting for gold in the human genome. BMJ,1997,314(7073):43-45

[71] LADINA J,EMEL E,MARTIN H. Brutsche. Functional genomics and gene microarrays—the use in research and clinical medicine. Swiss Med Wkly,2003,133(3-4):31-38

[72] PAGE MJ,AMESS B,ROHLFF C,et al. Proteomics:a Major New Technology For the Drug Discovery Process. Drug Discovery Today,1999,4(2):55-62

[73] SERVICE RF. Structural Genomics Offers High- Speed Look at Proteins. Science,2000,287(5460):1954-1956

［74］HANASH S. Disease Proteomics. Nature,2003,422(6928):226-232

［75］GEUIJEN CAW,BIJL N,SMIT RCM,et al. A Proteomic Approach to Tumour Target Identification Using Phage Display,Affinity Purification and Mass Spectrometry. Eur J Cancer,2005,41(1):178-187

［76］Reiss T. Drug Discovery of the Future:the Implications of Human Genome Project. Trends in Biotechnology,2001,19(12):496-499

［77］ALED E,JUDD B,MICHAEL S. Structural Genomic And Drug Discovery. Annual Report in Medicinal Chemistry,2005,40:359-379

［78］SHEN JH,XU XY,CHENG F,et al. Virtual Screening on Natural Products for Discovering Active Compounds and Target information. Curr Med Chem,2003,10(21):2327-2342

［79］ARUN KG,PERALI RS,SOFIYA L. Structure-Based Design of Novel HIV-1 Protease Inhibitors To Combat Drug Resistance. J Med Chem,2006,49(17):5252-5261

［80］WASZKOWYCZ B,PERKINS TDJ,SYKES RA,et al. Large-scale Virtual Screening for Discovering Leads in the Postgenomic Era. IBM Systems J,2001,40(2):360-376

［81］OPREA TI,MATTER H. Integrating Virtual Screening in lead Discovery. Curr Opin Chem Biol,2004,8(4):349-358

［82］李绍顺. 药物化学(英中双语注解版). 北京:科学出版社,2009

［83］徐文方. 新药设计与开发. 北京:科学出版社,2001

［84］孙大业,郭艳林,马力耕. 细胞信号转导. 第2版. 北京:科学出版社,2000

［85］魏尔清. 药理学前沿——信号、蛋白因子、基因与现代药理. 北京:科学出版社,2001

［86］章国燕,张奕华. 选择性磷酸二酯酶Ⅳ抑制剂的研究,药学进展,2004,26(2):86-91

［87］李文东,刘芝华. HDM2和p53蛋白的相互作用及其抑制剂的研究. 国际医学肿瘤学分册,2002,29(4):255-258

［88］宿莉,徐文方. 类肽与金属蛋白酶抑制剂类抗肿瘤药物研究进展. 中国科学B辑:化学,2008,12(38):1043-1058

［89］郭宗儒,基于代谢活化设计的索非布韦,药学学报,2014,49(10):1479-1482

［90］郭宗儒. 药物化学总论. 第3版. 北京:科学出版社,2010

［91］恽榴红. 新药发现阶段类药性评选. 国外医学:药学分册,2003,30(4):211-213

［92］韩春艳,李燕,刘刚. 类药性:预测与实践,化学进展,2008,20(9),1335-1344

［93］陈凯先. 计算机辅助药物设计. 上海:上海科学技术出版社,2000

［94］徐筱杰. 计算机辅助药物分子设计. 北京:化学工业出版社,2004

［95］周家驹. 药物分子的模型化技术. 北京:科学出版社,2003

［96］张礼和,王梅祥. 化学生物学进展. 北京:化学工业出版社,2005

［97］尚鲁庆,徐文方. 化学基因组学与药物发现. 食品与药品,2005,7(3):5-8

［98］GASTEIGER J,ENGEL T. 化学信息学教程. 梁逸曾,译. 北京:化学工业出版社,2004

［99］段梅莉. 组合化学. 上海:华东理工大学出版社,2013

［100］吉民. 组合化学. 北京:化学工业出版社,2004

［101］郭宗儒. 药物分子设计. 北京:科学出版社,2005

［102］彭司勋. 药物化学进展. 北京:中国医药科技出版社,2003

［103］秦路平. 生物活性成分的高通量筛选. 上海:第二军医大学出版社,2002

［104］何兰,赵康,李文宝. 靶标模板引导的动态组合化学及其应用. 科学通报,2003,48(15):1597-1602

［105］郑枫,刘文英,吴峥. 高通量药物筛选现代检测技术研究进展. 中国科学:化学,2010,40(6):599-610

［106］白东鲁. 药物化学进展. 北京:化学工业出版社,2005

［107］姜凤超. 药物设计学. 北京:化学工业出版社,2007

［108］仇缀百. 药物设计学. 第2版. 北京:高等教育出版社,2008

［109］李学军. 多靶点药物研究及应用. 北京:人民卫生出版社,2011

［110］曾芬,曾庆乐. PPARα/γ双重激动剂的研究新进展. 海峡药学,2011,23(5):11-14

［111］杨兰义,张殊佳,郑学仿,等,β-榄香烯含S,Se糖苷衍生物的设计合成［J］. 高等学校化学学报,2008,29(11):2187-2190

中文索引